实用消化内科

护理手册

SHIYONG XIAOHUANEIKE HULI SHOUCE

何文英　侯冬藏　主编

化学工业出版社

·北京·

本书详细介绍了消化内科的护理管理、工作制度及常见风险评估与防范，消化内科护理技术、手术监护技术，常见疾病的诊疗及护理要点和难点、常用药物等，并介绍了消化内科常用设备的使用方法。本书内容丰富，理论与实践相结合，注重临床实用性和可操作性。可供临床护理人员、护理专业学生及临床医师参考阅读，也可作为护理管理、护理教学和护士继续教育用书。

图书在版编目（CIP）数据

实用消化内科护理手册 / 何文英，侯冬藏主编 . —北京：化学工业出版社，2018.10（2023.6 重印）
ISBN 978-7-122-32850-2

Ⅰ.①实… Ⅱ.①何…②侯… Ⅲ.①消化系统疾病 –护理 – 手册 Ⅳ.① R473.5-62

中国版本图书馆 CIP 数据核字（2018）第 188572 号

责任编辑：赵兰江	文字编辑：何　芳
责任校对：王素芹	装帧设计：张　辉

出版发行：化学工业出版社
　　　　　（北京市东城区青年湖南街 13 号　邮政编码 100011）
印　　装：涿州市般润文化传播有限公司
787mm×1092mm　1/32　印张 20¼　字数 530 千字
2023 年 6 月北京第 1 版第 3 次印刷

购书咨询：010-64518888
售后服务：010-64518899
网　　址：http://www.cip.com.cn
凡购买本书，如有缺损质量问题，本社销售中心负责调换。

定　　价：68.00 元

编写人员名单

主　编　何文英　侯冬藏

副主编　姚倩倩　张　雪　张伟娟

编　者　张寸娟　王　其　李　娜　彭丽燕

　　　　王　翠　平春荣　袁　泱　李　匣

　　　　秦　甜　李　倩　史立敏　赵　璐

　　　　马会会　刘　欢　田　慧　姚菊欣

　　　　李　姗　侯　微　明　洁　刘　琼

　　消化系统疾病是临床内科最为常见的疾病种类之一，为了促进消化内科护理人员更好地认识、了解消化内科疾病及护理知识，满足广大消化内科护理人员对专业知识的需要，我们组织有经验的护理人员编写了《实用消化内科护理手册》一书。本书系统地介绍了消化内科的护理组织与管理，护理技术，疾病护理，常用药物及护理操作。全书全面系统地介绍了消化内科护理工作需要的知识，是提高广大消化内科护理人员护理技能的实用工具书。

　　参编本书的人员均来自临床一线，同时还有多名专家对本书进行审校，力争为临床护士提供切实可行的指导，使消化内科各项护理操作更加科学、规范、安全，从而更好地做好消化内科的临床护理工作。

　　本书可作为护理人员、高等护理院校学生的参考书。由于编者水平有限，疏漏之处在所难免，恳请广大读者和护理界的同仁提出宝贵的建议和意见，以便不断改进。

编者

2018年8月

第一篇 护理组织与管理

第二篇 护理技术

第三篇　疾病护理

第四篇　常用药物

第五篇　护理操作

第一篇
护理组织与管理

第一章　护理人员职责

第一节　护理岗位设置

　　岗位设置是根据实际工作任务而设定的，它是人力资源管理的基础和核心，是建立科学绩效考核和薪酬管理体系的必要条件。因此，为保障患者的治疗护理，在护理部人力配置要求的基础上结合消化内科收治患者的特点设置了护理人员（图1-1）。

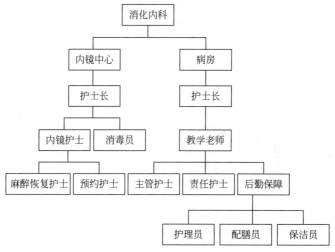

图1-1　护理岗位设置

第二节 岗位职责及任职条件

一、病房护士长的岗位职责及任职条件

（一）护士长职责概述

根据医院对护理工作要求，建立健全科室规章制度、人员岗位职责及工作流程，安排实施各项护理工作，协助医生完成诊断和治疗，提升患者护理安全，确保护理质量持续改进。

（二）组织结构

见图1-2。

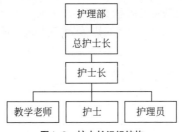

图1-2 护士长组织结构

（三）护士长具体工作职责

1. 在护理部、总护士长和科主任的领导下负责病房行政管理和护理业务工作。

2. 根据护理部和科室目标管理计划，认真组织落实，并做好检查和记录工作。

3. 负责本病房护理人员素质教育和思想教育，改进服务态度，密切医护配合，建设良好的护理团队。

4. 合理安排和检查病房护理工作，参与并指导危重症患者的护理及抢救工作。

5. 督促护理人员严格执行各项规章制度和操作规程，严防差错事故的发生。

6. 定期参加科主任和主治医师查房，参加科内会诊、疑难病

例、死亡病例的讨论。

7. 落实护理人员业务学习及技术训练，组织护理查房，积极开展护理科研工作。

8. 指导教学老师做好病房各类人员的临床教学工作。定期检查带教情况。

9. 定期督促检查药品、一次性物品、仪器设备、护理用具和被服的请领及保管。

10. 监督配膳员、保洁员、保安的工作质量，及时与相关部门沟通。

11. 定期召开患者座谈会，落实健康教育工作，认真听取患者的意见，不断改进病室管理工作。

12. 负责本病房防火、防盗等安全工作，严格执行安全保卫和消防措施。

13. 按时完成护士长质量考核及护士长月报表，按时上交护理部。

（四）护士长任职条件

1. 教育水平及工作经验　大专以上学历，护师以上职称，6年以上临床护理工作经验。

2. 专业背景　护理专业。

3. 资格证书　护士执业资格证书。

4. 培训经历　管理培训、法律知识学习、人际沟通培训、专业业务培训。

5. 外语水平　外语达到中级水平。

6. 计算机水平　熟练使用办公室软件系统。

7. 其他能力　具有良好的人际沟通及协调能力；具有一定的教学科研能力。

二、教学老师的岗位职责及任职条件

（一）职责概述

根据医院管理精神，建立健全科室规章制度、人员岗位职责及工作流程，安排实施各级护理人员临床护理教学工作，确保完成在职护士继续教育和各级护生及进修护士临床教学任务，带领病房护士开展护理科研工作。

（二）组织结构

见图1-3。

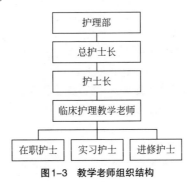

图1-3 教学老师组织结构

（三）具体工作职责

1. 在护士长领导下，负责病房临床护理教学及科研工作的管理和实施。

2. 负责制订和实施本病房内各层次实习护生和护理进修人员的实习计划，并及时与护理部及学校联系。

3. 组织并参加具体的教学活动，如：病房小讲课、操作示范、病历讨论、教学查房、临床带教、阶段考核、出科考试及总结评价等。

4. 针对不同层次实习护生，安排相应带教资格的护士带教，并检查教学计划的落实情况，及时给予评价和反馈。

5. 关心实习护生的心理及专业发展，帮助学生尽早适应临床环境，及时发现实习中的问题并给予反馈。

6. 负责病房带教护士的培训，与护士长一起定期对带教护士进行考核。

7. 负责本病房在职护士继续教育工作，认真记录、审核各类继续教育学分情况，配合护理部完成每年的学分审核工作。

8. 带领或指导护士开展护理科研，积极撰写并发表护理论文。

9. 协助护士长做好病房管理工作，护士长不在时，代理护士长工作。

（四）任职条件

1. 教育水平及工作经验　大专以上学历，护师以上职称，5年以上临床护理工作经验。

2. 专业背景　护理专业。

3. 资格证书　护士执业资格证书。

4. 培训经历　教学技能培训、科研知识培训、人际沟通培训、专业业务培训。

5. 外语水平　外语达到中级水平。

6. 计算机水平　熟练使用办公室软件系统。

7. 其他能力　具有一定的教学科研能力及人际沟通能力。

三、主管护士岗位职责及任职条件

（一）职责概述

在护士长领导下，承担医嘱处理、办理出入院、与医技科室和后勤部门沟通协调，协助护士长进行病房管理和临床带教工作。

（二）部门组织结构

见图1-4。

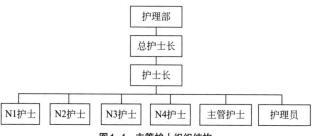

图1-4　主管护士组织结构

（三）主管护师具体工作职责

1. 在护士长领导下，参与病房全面管理，督促检查各班护理人员认真贯彻岗位职责及各项规章制度。

2. 负责医嘱的处理、核对和打印工作。掌握患者的病情，每日书写病室报告。

3. 负责患者会诊、检查、转科安排及督促各种检查通知单的外送工作。

4. 协助护士长检查各班执行医嘱情况及表格书写的质量。

5. 负责落实各种特殊化验或检查的联系、带药、容器准备等，并向患者交代。

6. 协助护士长解决护理工作中出现的紧急情况，参加危重患者的抢救工作。

7. 负责并指导实习护生和进修护士的带教工作。

8. 负责指导疑难重症患者护理，并开展护理新技术、新业务。

9. 保持办公室及护士站的物品到位、清洁、整齐以及表格的准备。

10. 护士长不在时，代理护士长工作。

（四）任职条件

1. 教育水平及工作经验　国家认可护理专业毕业，N2及以上责任护士。

2. 专业背景　护理专业。

3. 资格证书　护士执业资格证书。

4. 培训经历　医嘱系统使用培训、管理培训、沟通协作培训。

5. 外语水平　初级以上水平。

6. 计算机水平　熟练使用计算机办公系统。

7. 其他能力　业务工作能力、沟通与协作能力、突发事件应急能力、书写能力、管理能力、教学能力。

四、责任护士岗位职责及任职条件

（一）N1护士岗位职责及任职条件

1. 职责概述　在护士长领导下能够独立完成病情较轻患者的

责任护理，保障患者安全，促进患者康复。

2. 部门组织结构　见图1-5。

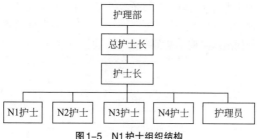

图1-5　N1护士组织结构

3. N1护士具体工作职责录

（1）按照护理工作流程、标准、技术规范完成患者专科护理工作。

（2）承担轻患者的护理，包括评估患者、实施护理措施和评价护理效果。

（3）按要求做好病情观察及护理记录。

（4）参与重症患者护理配合。

（5）提供患者及家属健康指导。

（6）参与患者及病房管理。

4. 任职条件

（1）教育水平及工作经验　国家认可护理专业毕业，3年以下护士。

（2）专业背景　护理专业。

（3）资格证书　护士执业资格证书。

（4）培训经历　院内护理业务培训，完成继续教育学分25分。

（5）外语水平　初级以上水平。

（6）计算机水平　可操作计算机常用办公系统。

（7）其他能力　业务工作能力、沟通与协作能力、突发事件应急能力、健康教育能力。

（二）N2护士岗位职责及任职条件。

1. 职责概述　在护士长领导下，独立完成相对较重患者的责任制护理，参与病房临床护理带教工作，保障患者安全，促进患者康复。

2. 部门组织结构　见图1-6。

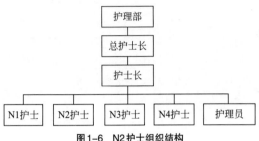

图1-6　N2护士组织结构

3. N2护士具体工作职责

（1）按照护理工作流程、标准、技术规范完成患者特殊专科护理工作。

（2）承担较重患者的护理，包括评估患者、实施护理措施和评价护理效果。

（3）按要求做好病情观察及护理记录。

（4）承担急危重症患者抢救及配合。

（5）提供患者及家属健康指导。

（6）参与患者及病房管理。

（7）参与护生的临床带教工作。

4. 任职条件

（1）教育水平及工作经验　国家认可护理专业毕业，4年及以上护士或3年及以下护师。

（2）专业背景　护理专业。

（3）资格证书　护士执业资格证书。

（4）培训经历　参加护理业务培训，完成继续教育学分25

分，且护师Ⅰ类学分10分，Ⅱ类学分15分；参与专业学术交流、专科培训。

（5）外语水平　初级以上水平。

（6）计算机水平　熟练掌握常用计算机办公系统。

（7）其他能力　业务工作能力、沟通与协作能力、突发事件应急能力、健康教育能力、临床护理教学能力。

（三）N3护士岗位职责及任职条件。

1. 职责概述　在护士长领导下，独立完成危重症患者的责任制护理，配合医生抢救，指导下级护士工作，参与病房质量、教学管理和护理科研工作。

2. 部门组织结构　见图1-7。

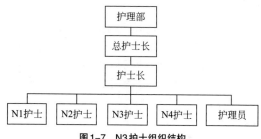

图1-7　N3护士组织结构

3. N3护士具体工作职责

（1）承担危重症患者的护理，包括评估患者、实施护理措施和评价护理效果。

（2）按要求做好病情观察及危重症护理记录。

（3）承担急危重症患者抢救及配合。

（4）提供患者及家属健康指导。

（5）协助护士长进行病房质量检查。

（6）协助教学老师组织临床教学与考核。

（7）开展护理科研项目研究工作。

（8）指导下级护士工作。

4. 任职条件

（1）教育水平及工作经验　国家认可护理专业毕业，4年及以上护师或3年及以下主管护师，从事临床护理工作6年及以上

（2）专业背景　护理专业。

（3）资格证书　护士执业资格证书。

（4）培训经历　继续教育学分25分，且Ⅰ类学分10分，Ⅱ类学分15分；临床教。学和科研培训，参与专业学术交流、专业培训或资格认证

（5）外语水平　中级以上水平。

（6）计算机水平　熟练掌握常用计算机办公系统。

（7）其他能力　业务工作能力，沟通与协作能力，护理质量管理、临床护理教学及科研能力。

（四）N4护士岗位职责与任职条件

1. 职责概述　在护士长领导下，独立完成危重症患者的责任制护理，配合医生抢救，承担护理会诊和护理查房，指导下级护士工作，协助护士长做好病房护理质量、教学和科研管理工作。

2. 部门组织结构　见图1-8。

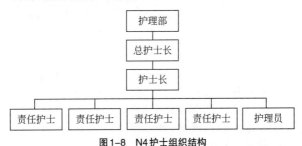

图1-8　N4护士组织结构

3. N4护士具体工作职责

（1）承担危重症患者的护理，包括评估患者、实施护理措施和评价护理效果。

（2）开设专科护理咨询或专科护理门诊。

（3）承担院内会诊，提供临床专科指导。

（4）主持危重症及疑难病例讨论，指导下级护士工作。

（5）承担临床护理教学和带教工作。

（6）开展专科护理研究工作。

（7）协助护士长进行病房日常管理、护理质量管理和持续改进。

4. 任职条件

（1）教育水平及工作经验　国家认可护理专业毕业，4年及以上主管护师或副主任护师，从事临床护理工作10年以上。

（2）专业背景　护理专业。

（3）资格证书　护士执业资格证书、专科护士资格证书。

（4）培训经历　继续教育学分25分，且Ⅰ类学分10分，Ⅱ类学分15分；临床教学和科研培训，参加专业学术交流、专业培训或资格认证培训。

（5）外语水平　中级以上水平。

（6）计算机水平　熟练掌握常用计算机办公系统。

（7）其他能力　业务工作能力，沟通与协作能力，管理、教学和科研能力。

（五）护理员岗位职责及任职条件。

1. 职责概述　在护士长和护士领导下，完成病情较轻患者的生活护理，参与病房清洁卫生和消毒隔离工作。

2. 部门组织结构　见图1-9。

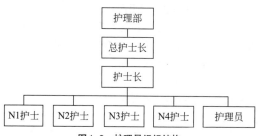

图1-9　护理员组织结构

3. 具体工作职责

（1）在护士长领导下和护士指导下工作。

（2）承担患者生活护理和部分简单的基础护理工作。

（3）经常巡视病室，及时应红灯，协助生活不能自理的患者饭前洗手、进食、起床活动及收送便器。负责为患者增加开水。

（4）做好患者入院前的准备工作和出院后单位的整理、终末消毒工作。负责被服的管理与清点。

（5）负责患者单位、办公室、杂用室、库房、值班室清洁整理工作，病室定时开窗通风，保证空气新鲜。

（6）负责每日更换污物袋，清洁患者桌椅、屏风、窗台等，定时清洗消毒公共用品。

（7）负责维持探视秩序，请探视者按时离开病室。

（8）完成每日临时工作和每周特殊工作。

4. 任职条件

（1）教育水平及工作经验　初中及以上教育，照护患者工作经验。

（2）专业背景　护理员岗位培训。

（3）资格证书　护理员培训证书。

（4）培训经历　生活护理、消毒卫生技术、人际沟通。

（5）外语水平　无。

（6）计算机水平　无。

（7）其他能力　工作能力、沟通能力、突发事件处理能力。

（六）内镜室护士长岗位职责及任职条件

1. 护士长职责概述　根据医院对护理工作要求，建立健全内镜室规章制度、人员岗位职责及工作流程，安排实施各项护理工作，协助医生完成诊断和治疗，提升患者护理安全，确保护理质量持续改进。

2. 组织结构　见图1-10。

3. 护士长具体工作职责

（1）在护理部、总护士长和科主任的领导下负责内镜中心行

图1-10 内镜室护士长组织结构

政管理和护理业务工作。

（2）根据护理部和科室目标管理计划，认真组织落实，并做好检查和记录工作。

（3）负责内镜室护理人员素质教育和思想教育，改进服务态度，密切医护配合，建设良好的护理团队。

（4）合理安排和检查内镜室护理工作，参与并指导各种内镜操作的配合及治疗工作。

（5）督促护理人员严格执行各项规章制度和操作规程，严防差错事故的发生。

（6）定期参加科主任和主治医师查房，参加科内会诊、疑难内镜技术的讨论。

（7）落实护理人员业务学习及技术训练，组织新技术的学习，积极开展护理科研工作。

（8）督促内镜室护士的业务学习，定期检查学分完成情况。

（9）定期督促检查药品、一次性物品的请领及保管。定期检查内镜设备、急救设备的完好状态。

（10）监督消毒员、保洁员、导医的工作质量，及时与相关部门沟通。

（11）负责内镜室防火、防盗等安全工作，严格执行安全保卫和消防措施。

（12）按时完成护士长质量考核及护士长月报表，按时上交护理部。

4.护士长任职条件

（1）教育水平及工作经验 大专以上学历，护师以上职称，

6年以上临床护理工作经验。

（2）专业背景 护理专业。

（3）资格证书 护士执业资格证书。

（4）培训经历 管理培训、法律知识学习、人际沟通培训、专业业务培训。

（5）外语水平 外语达到巾级水平。

（6）计算机水平 熟练使用办公室软件系统。

（7）其他能力 具有良好的人际沟通及协调能力，具有一定的教学科研能力。

（七）内镜护士岗位职责及任职条件

1.内镜护士职责概述 执行各种内镜操作配合，保护患者安全。

2.组织结构 见图1-11。

图1-11 内镜护士组织结构

3.内镜护士具体工作职责

（1）操作前准备操作间的仪器、设备、配件、床单位。

（2）操作前指导患者进行更衣、含药，讲解配合技巧。

（3）操作时配合内镜医生夹取标本、标本分类，进行各种内镜治疗。

（4）操作时注意观察患者一般情况，给予安慰、指导。

（5）操作后进行内镜床旁预洗，送消内镜及配件，更换床单位，清洁操作台；病理登记。

（6）操作后向患者讲解术后注意事项、复诊要求。

（7）如遇患者病情突然变化，进行就地抢救。

（8）当日检查结束后将操作间恢复至检查开始前状态并彻底

清扫。

4. 内镜护士任职条件

（1）教育水平及工作经验　大专以上学历，护师以上职称，10年以上临床护理工作经验。

（2）专业背景　护理专业。

（3）资格证书　护士执业资格证书。

（4）培训经历　管理培训、法律知识学习、人际沟通培训、专业业务培训。

（5）外语水平　外语达到中级水平。

（6）专科技术水平　基本掌握内镜操作配合技能。

（7）其他能力　具有良好的人际沟通及协调能力；具有一定的教学科研能力。

（八）恢复室护士职责及任职条件

1. 恢复室护士职责概述　看护麻醉内镜检查后患者。

2. 组织结构　见图1-12。

图1-12　恢复室护士组织结构

3. 恢复室护士具体工作职责

（1）工作前，准备床单、氧气、监护仪、抢救车。

（2）麻醉后患者接进恢复室后监测患者神志、生命体征、静脉通路、腹部体征及术后并发症。

（3）指导患者腹部按摩、排气、增加舒适度。

（4）保持与患者的交流，促进患者清醒。

（5）遇到患者病情突然变化及时通知操作医生、麻醉医生，参加抢救。

（6）每日清点抢救车物品。

（7）每日工作结束后，整理室内物品，彻底清扫、消毒。

（8）术后指导患者饮食。

（9）告知患者预防跌倒的措施。

4.麻醉恢复护士任职条件

（1）教育水平及工作经验　大专以上学历，护师以上职称，10年以上护理工作经验。

（2）专业背景　护理专业。

（3）资格证书　护士执业资格证书。

（4）培训经历　管理培训、法律知识学习、人际沟通培训、专业业务培训。

（5）外语水平　外语达到中级水平。

（6）专业水平　熟练掌握抢救技能。

（7）其他能力　具有良好的人际沟通及协调能力；责任心强。

（九）预约护士岗位职责及任职条件

1.预约护士职责概述　为患者提供预约、咨询服务。

2.组织结构　见图1-13。

图1-13　预约护士组织结构

3.预约护士具体工作职责

（1）每日提前到岗，安排患者有序等候检查，检查病历是否资料完善。

（2）为患者提供术前咨询，讲解关于检查前准备的知识。

（3）为患者提供预约服务，设定预约系统的检查参数。

（4）报修需修理的物品。

（5）每日检查结束后收集用过的病历，退回病案室。

（6）每日清点一次性物品。

（7）每周添加各检查室内耗材，领取基数药。

4. 预约护士任职条件

（1）教育水平及工作经验　大专以上学历，护师以上职称，5年以上临床护理工作经验。

（2）专业背景　护理专业。

（3）培训经历　管理培训、法律知识学习、人际沟通培训、专业业务培训。

（4）外语水平　外语达到中级水平。

（5）计算机水平　熟练使用办公软件系统。

（6）其他能力　具有良好的人际沟通及协调能力；具有一定的教学科研能力。

（十）消毒员职责及任职条件

1. 消毒员职责概述　负责内镜、配件清洗消毒。

2. 组织结构　见图1-14。

图1-14　消毒员组织结构

3. 消毒员具体工作职责

（1）每日定时监测消毒剂浓度、使用期限并做记录，保证消毒效果。

（2）进行内镜的清洗消毒，并登记记录。

（3）内镜配件清洗、酶洗后送供应室灭菌，每周对内镜进行测漏一次。

（4）消毒后内镜每月进行生物学检测，并记录。

（5）每日为操作间准备床旁预洗物品。

（6）每日消毒所有内镜附件。

（7）每日工作结束后，整理室内物品，彻底清扫、消毒。

4. 消毒员任职条件

（1）教育水平及工作经验　高中以上学历，2年以上医疗辅助工作经验。

（2）培训经历　内镜知识培训、消毒隔离知识培训。

（3）其他能力　具有良好的人际沟通及协调能力；责任心强。

第二章　护理科室管理

第一节　环境管理

（一）病区的环境区域包括清洁区、半污染区、污染区

1. 清洁区　如病区内治疗室、药疗室、库房、配餐室、值班室等。

2. 半污染区　指两者之间，如病区内走廊、护士站等。

3. 污染区　指有患者排泄物、分泌物等污染区域，如病室、卫生间、处置室、污衣污物存放处、杂物室等。

（二）病房环境由病房护士长负责管理，主治医师或高年资住院医师积极协助

1. 定期向患者宣传讲解卫生知识，做好患者思想、生活管理等工作。

2. 保持病房整洁、舒适、肃静、安全，避免噪声，做好走路轻、关门轻、操作轻、说话轻。

3. 统一病房陈设，室内物品和床位要摆放整齐，固定位置，未经护士长同意，不得任意搬动。

4. 保持病房清洁卫生，注意通风，每日至少清扫两次，每月统一刷地一次。

5. 医务人员的工作服要干净整洁，接触患者时要戴口罩。病房内不准吸烟。

（三）病区环境是医务工作人员进行日常工作的区域，应保持安静，不得喧哗

1. 办公区域内不得堆放杂物。

2. 办公桌上办公用具和办公文件在未使用时应放置整齐。

3. 办公室内由保洁员负责日常的卫生清理工作。

4. 原则上办公桌椅、地板每天清洁一次，门窗和墙面每周清洁一次。

第二节　药品及物品管理

（一）医疗设备的清点及使用

1. 病区内医疗设备专人负责管理，操作人员必须熟悉医疗设备的构造、性能、工作原理和使用维护方法，熟悉安全注意事项。

2. 定期检查

（1）配合器材处做好年季度度和检查工作。

（2）每天在设备使用前检查设备的功能状况，附件是否缺失、损坏等。

（3）使用后清洁设备，使之处于完好备用状态。

3. 对于不经常使用的设备，每周应检测设备的性能和工作状况，并每周清洁1次。

（二）一次性医疗用品的管理

1. 临床上使用一次性医疗用品前，应认真检查包装标识是否符合标准，包装若有破损、失效等产品质量和安全性方面的问题时，应及时向医院感染管理部门和采购部门报告。

2. 一次性医疗用品使用过程中若患者出现发热、感染或者其他异常情况时，应立即停止使用，并按规定详细记录现场情况，同时报告医院感染管理科、采购部门。

3. 使用后的一次性医疗用品必须进行无害化处理，单独存

放，按国家主管部门的规定暂存、转运和最终处理，禁止与生活垃圾混放，避免流回市场。

（三）无菌物品的管理

1. 经过灭菌的物品应标有灭菌日期。

2. 无菌的物品应放在干净、干燥和无尘的台面上，无菌物品的放置应离天花板50cm、离墙5cm、离地20cm，并按失效日期先后（如从右到左、从上到下）顺序排列、拿取、使用，与非无菌物品分开。无菌物品应包装完整，无过期，无污染。

3. 所有物品在未受污染和有效期前均可使用。

4. 所有的医疗无菌物品必须检查有效期，已过期的重新灭菌，将在1～2天内过期的应尽早使用。

5. 使用无菌包前，均应检查外部和内部的化学指示剂卡以确保灭菌效果。

6. 使用无菌液体要现用现配，各种无菌液体开启后要注明开启日期和时间。

7. 无菌物品使用时应注明开始使用日期和时间。

8. 无菌物品有效期规定

（1）无菌包为2周。

（2）无菌盘为4小时。

（3）外用无菌液体未被污染情况下开启后24小时内有效（且只作为清洁用）。

（4）配制好的肝素盐水及用于静脉的无菌生理盐水在未被污染情况下开启后4小时内有效。

（四）基数药的管理

1. 根据《北京协和医院基数药品管理制度》制定消化内科基数药品管理细则。

2. 病房药柜的药品应根据病种储存一定数量的基数，以便应急使用，工作人员不得擅自使用。

3. 根据专科特点和需要设置基数药的种类，包括口服药、注射药、外用药、抢救药和毒麻药等，并在药房备案。

4. 病房药柜的注射药、内服药与外用药严格分开放置，标识清晰。

5. 高危药品不得与其他的药物混放，必须单独存放，并有醒目标识。

6. 基数药品专人负责，定期清点，检查药品质量，防止积压变质，如发现沉淀、变色、过期、药品标签与瓶内药品不符、标签模糊或者涂改者，均不得使用。

7. 设有基数药品清点记录，每日检查、清点药品数量和质量，记录并签名，防止过期、变质，如发现有过期、破损、混浊、变色、药品名称字迹模糊不清时，立即停止使用并重新请领补齐基数。

8. 凡抢救药品，必须固定在抢救车内，未使用时每个自然月检查，定位存放，保证随时使用。

9. 中心药房对病房内存放的药品定期检查，并核对种类及数量，检查有无过期及变质等异常现象。

10. 药物使用时均需严格遵循查对制度。

11. 病房内所有基数药品，只能供住院患者按医嘱使用，其他人员不得私自取用。

12. 基数药品使用后要及时补充，保证使用，补充后数量与备案数量要相符。

13. 无外包装的口服药，从领取时日起在病房口服药瓶中保存最长1年时间，确保药品在有效期之内。口服药有效期标记为"有效期至××年×月×日"，并贴在口服药瓶正上方，药瓶颈部下缘。口服药瓶与瓶盖要紧密，包装为铝箔的口服药尽量不要拆解，避免口服药潮解。

14. 静脉药品应保存在原包装盒内，依据有效期先后标识顺序取放。

（五）病房运行药的管理

1. 病房运行药品应根据医嘱领取，工作人员不得擅自使用。

2. 病房运行的注射药、内服药与外用药严格分开放置。

3. 高危药品不得与其他的药物混放，必须单独存放，并有醒目标识。

4. 运行药品中需要低温保存的必须按规定放置冰箱冷藏保存。

5. 运行药品每班清点，如遇到数量或种类不符时及时询问。

6. 运行药品由中心药房送至病房，专人负责核对种类及数量，检查有无过期及变质等异常。

7. 药物使用时均需严格遵循查对制度。

8. 清点药品时和使用药品前要检查药品质量，有无变质、混浊、沉淀、絮状物等，检查标签、有效期和批号，如不符合要求不得使用。

9. 贵重药品专柜放置。

（六）毒麻药的管理

1. 病房毒麻药只能供住院患者按医嘱使用，其他人员不得私自取用、借用。

2. 毒麻药存放于保险柜中，专人管理，钥匙随身携带。保险柜外左上角粘贴"高危药品"标识。

3. 毒麻药按需保持一定基数。

4. 毒麻药应使用原包装盒或在现用的硬盒盖正面中央位置粘贴黑标签，注明药品名称、剂量、数量，标签印有"麻"标识。

5. 设有专用毒麻药登记本，交接时必须双方当面清点并签全名，每次交接之间时间要连续，交接班后出现问题由接班者负责。

6. 医生开具医嘱和毒麻药专用处方，护士见医嘱后给患者使用，使用后保留空安瓿。

7. 毒麻药使用后在处方上登记毒麻药批号，在毒麻药登记本上记录患者姓名、床号、药名、剂量、日期、时间，使用护士签字。若整支剂量未全部使用，应清晰记录余量数值和余药处理方式，使用者和核对者双人签字。

8. 需要医生处方及毒麻药空安瓿与药房更换新药，基数补充完整后，主管护士在毒麻药登记本背面"今日主管护士"处签字。

（七）生物制剂的管理

1. 选择生物制剂时首先应对患者的一般情况进行评价，如患者的年龄、体质、免疫球蛋白水平、基础用药情况及合并症等。还要测量患者体温，询问患者近期有无感染等征兆。

2. 生物制剂应用禁忌证包括各种活动性感染（如活动性结核病、病毒性肝炎等）、心力衰竭、恶性肿瘤、妊娠或哺乳妇女、既往脱髓鞘综合征或多发性硬化症病史。对免疫功能低下或有其他感染风险的患者应慎用或选择安全性较好的生物制剂，且在使用过程中要监控严重感染的发生。

3. 我国在使用生物制剂前均应进行结核感染的筛选实验，如结核菌素纯蛋白衍生物（purified protein derivative，PPD）实验、抗结核抗体检查或行胸部X线检查等。

4. 不同的药物对注射流程、护理重点的要求不同，可能引起的不良反应及预防措施也有所不同。以英夫利昔单抗（TNF-α抑制剂）为例，在药液配制过程中不仅需要及时、准确，在注射过程中还要分别以10mL/h、20mL/h、40mL/h、80mL/h、150mL/h的速度每15分钟调整1次，以150～250mL/h的速度间隔30分钟调整1次。其主要不良反应有皮肤不良反应、输液反应、增加感染的风险和结核杆菌的易感性等。

5. 大部分生物制剂的注射过程需要数小时，且注射过程中需要严密观察患者反应，所以患者需办理住院手续，住院后进行输注。输注过程中严密观察患者的反应，如有不适及时通知医生给予处理。

6. 配备接受过专门培训的护士负责生物制剂的注射和患者资料的登记、管理，以保证患者管理的统一性、持续性。

7. 护士在拿到药物后第一时间内立即进行配药，配药后立即注射，以保证药物活性，整个配制和注射过程应严格遵守各种生物制剂的标准操作规程。对于需要严格控制输液速度的药物，全部使用输液调速装置。

8. 在输注过程中要保证全程护理，整个注射过程由责任护士全程监控，确保能及时发现任何不良反应。同时，制订好各种应急预案，以保证出现急性输液反应等不良反应时能及时、有效地进行处理。

9. 在患者治疗过程中，应监测胸部 X 线片的变化，并避免与结核感染者相接触。另外，在有效控制病情的情况下，宜尽量选用低剂量长间隔给药方法，以降低生物制剂诱发严重感染的风险。一旦发现应及时停药并采取相应治疗措施。

第三节 人员管理

（一）护理人员编配原则

1. 适应医院服务目标的原则 医院的服务目标是"一切为了患者"，以患者为中心的服务宗旨。故所配置护理人员的数量、结构等应满足患者的护理需要，即有利于护理目标的实现。在护理人员编配上应结合医院情况和护理工作的科学性、社会性、持续性和女性个体生理特点等进行全面安排，以满足患者对护理服务的需求。

2. 合理结构的原则 按照三级甲等医院护理人员的配比，病房床位与护理人员之比为 1：0.4。护理人员编设下不仅考虑数量，而且要考虑人员群体的结构比例，合理设置；按照护理人员所具有的不同学历和专业职务所占的比例以及能级为比例设置。病房护理人员均具备大专以上学历，分为 N1、N2、N3 三个能级，其中 N1 护士占 30%，N2 护士占 40%，N3 护士占 30%，以 N2 护士为主体，建立护理梯队，以保证护理服务质量和护理队伍的活力。

3. 优化组合 对于不同层次结构的护理人员，在编制管理上要进行人才组织结构优化，配置合理，人尽其才，才尽其用，充分发挥个人潜能，做到优势互补，以最小的投入达到最大效益，发挥人力资源的经济效能。

4. 动态调整的原则 随着消化专业的发展，服务对象变化，医院体制、制度、机构等方面不断变革，人员编制方面也要适应发展的需要，不断进行动态调整，重视和落实在编人员的继续教育，在人事工作上发挥对护理人员的筛选、调配、选用和培养的权利，使护理人员素质适应社会需要，发挥选拔、培养、考核的职能。

5. 人才管理的原则　不同人才用于不同岗位，选择合适的人去担任所规定的各项任务，做到人员的资历、能力、思想品德与所担负的工作职务相适应。

（二）护理人员的分工

1. 按职务分工

（1）按行政管理职务分工　科室设科护士长、教学老师、护士。

（2）按技术职务分工：副主任护师、主管护师、护师、护士。

2. 按护理运作方式分工　责任制护理是一种现代护理体制。患者入院后，由护士长指定一位护士（即责任护士）负责患者的整体性、连续性护理。责任护士对患者的护理有明确的责任范围，有自主、自治、决定的权利。这种护理模式以患者为中心，以护理程序为核心，计划护理为内容，并通过评价护理实效为目标，实现系统的整体护理的目的。责任制护理无疑能增加护士对患者的责任感，充分发挥护士的潜力和专业水平，促进护理科研，改善护患关系，从而进一步体现护理的价值。但它对责任护士的知识、业务技术水平及总体素质要求较高，同时，必须配备有足够的护士，才能承担起责任制护理的重任。

3. 按能级分为N1、N2、N3、N4。

（三）护理人员的培养和教育

1. 科室设立护士长和临床教学老师组织管理体系，统筹管理全科护理人员的在职教育培训与考核评价，并落实各级护理继续教育相关制度和要求。

2. 护理人员在职继续教育培训紧密结合护士分层管理，开展分层培训，各层护士培训重点有针对性。

N1护士培训：基本理论、基本知识、基本技能及工作流程和制度等。

N2护士培训：专科护理、护理新进展、重症护理及教学管理等。

N3护士培训：个案护理、循证护理及质量改进等。

N4护士培训：疑难重症护理、管理、教学、科研等。

3. 科室护士长和临床教学老师根据各层级护士培训重点每月制订护士继续教育培训计划，定期组织全科护理人员继续教育课程。

4. N1第1年护士参加护理部组织的新护士培训，为期1年，考核合格授予学分，其出勤率、考试成绩与转正定编挂钩。

5. N2及以上护理人员经科室推荐，护理部审核通过后可参加专科护士认证培训。

6. N3及以上护理人员每年可参加院外一次学术会议，并可获得医院及护理部经费支持。

7. 根据护理部要求组织科室护士参加季度考试，考试出勤率与考试成绩与护理人员晋级、聘任及绩效考核等挂钩。

8. N1～N4护士全年继续教育学分达标，Ⅰ类、Ⅱ类学分与学时符合要求。

9. 按照护理部要求，每月组织科室护士进行操作考核，并参加护理部组织的全院抽考，考核结果与护理人员晋级、聘任及绩效考核等挂钩。

（四）护理人员的考核和晋升

1. 护理人员的任职条件

表2-1　各层级护士任职基本条件

层级	护龄	职称	在晋级科室工作的年限
N1	≤3年	护士/低年护师	不要求
N2	>3年	高年护士/护师	要求，在晋级科室工作0.5年
N3	≥8年	高年护师/主管护师	要求，在晋级科室工作1年
N4	≥12年	高级职称/专科护士	要求，在晋级科室工作3年

2. 各层级护士申请晋级时需要同时满足的两个资格条件

（1）资格条件一　通过拟晋级层级的理论考试和操作考试。

① 晋级理论考试实施方案：在目前每季度理论考试的基础上护理部组织第一、三季度理论考试，科室组织第二、四季度理论考试，利用其中一次季度考试作为晋级理论考试。实行分层理论考试，试卷分为N1、N2、N3、N4。理论考试试题包括基础部分和专科部分，基础部分由护理部出题，专科部分由大科出题。不同层级试卷基础题和专科题所占比例不同，具体见表2-2。

表2-2　晋级理论考试实施方案

层级	基础部分所占比例	专科部分所占比例
N1	80%	20%
N2	60%	40%
N3	50%	60%
N4	40%	70%

② 晋级操作考试实施方案：实行分层级操作考试，确定N1、N2、N3、N4各层级护士操作考核项目。按照现有的每年操作考试方式，由科室护士长和教学老师负责对本科室不同层级的护士进行操作考核，护理部定期监督检查考核情况（表2-3）。

表2-3　各层级理论和操作成绩所占比例

层级	理论成绩所占比例	操作成绩所占比例
N1	50%	50%
N2	60%	40%
N3	60%	40%
N4	70%	30%

（2）资格条件二　全年考勤达到要求。

全年出勤率≥95%的护士有晋级资格。如一年250天工作日，出勤≥237.5天/年，即病事假等缺勤≤12.5天。如果缺勤超过12.5天，本年度无资格参加晋级聘任。

3.各层级护士晋级聘任考核评价 晋级聘任考核评价由工作量、工作质量和工作能力及表现构成。每个考核项目予以量化分值，不同层级的护士各个考核项目所占的比例分别见表2-4。

表2-4 各层级护士晋级聘任考核评价

考核项目	工作量	工作质量	工作能力及表现
N1	30%	30%	40%
N2	30%	30%	40%
N3	20%	30%	45%

（1）工作量考核评价方法 护士填写工作量考核表，科室护士长考核护士工作量完成情况，并给予考核成绩。

（2）工作质量考核评价方法

① 工作质量考核：护士长根据日常考核、表扬及投诉、患者评价和学生评价情况酌情加减分。

② 护理差错：由于个人原因造成的护理差错，给予不同程度减分。

（3）工作能力及表现考核评价方法 采用同行评议方式，予以量化考核并得出考核成绩。同行评议内容（不同层级的护士同行评议表格相同）见表2-5。

表2-5 同行评议表

	5	4	3	2	1
工作态度					
工作责任心					
工作完成质量					
沟通能力					
协作能力					
解决问题能力					
突发事件应急能力					

同行评议实施方法：护士长对所有护士进行评议。全体护士

相互进行评议。病房主治医生1名、住院医生1名对护士进行评议。同行评议得分所占比例见表2-6。

表2-6　同行评议得分所占比例

层级	护士长评议	护士评议	医生评议
N1	60%	30%	10%
N2	50%	40%	10%
N3	50%	40%	10%
N4	60%	30%	10%

第三章　护理工作制度

第一节　病房管理制度

1.在科主任领导下，护士长负责管理病房，并与主治医生密切协作。

2.保持病房整洁、舒适、安全，避免噪声，工作人员做到走路轻、关门轻、说话轻、操作轻。

3.统一病房陈设，室内物品和床位要摆放整齐，固定位置。

4.护理人员必须按要求着装，戴胸牌上岗。

5.患者必须穿医院病号服，准备必要的生活用品。多余物品尽量不放在病房内，保持整齐。

6.患者被服、用具按需发放使用，出院时清点回收。

7.定期对患者进行健康宣教，定期召开休养员会，个别走访患者及家属，征求意见或调查满意度并有记录，持续改进病房护理工作。

8.严格管理陪伴、探视人员。禁止闲散人员进入病区，保障病区安全。

9. 病房作息时间为6:00Am开灯，中午12:00～2:00Pm午休，夏季10:00Pm熄灯，冬季9:00Pm熄灯。

10. 护士长协助科主任做好病房财产和仪器设备的保管，指派专人管理和维护，建立账目，定期清点，如有遗失应及时查明原因并按规定处理。精密贵重仪器要有使用要求，不得随意变动。管理人员调动时，要办好交接手续。

第二节　分级护理制度

确定患者的护理级别，应当以患者病情和生活自理能力为依据，根据患者的情况变化进行动态调整。

一、特级护理

（一）病情依据

1. 病情危重，随时可能发生病情变化需要进行抢救的患者。

2. 各种复杂或者大手术后及重症监护患者。

3. ERCP、ESD、内镜后有穿孔或出血风险者。

4. 使用呼吸机辅助呼吸，并需要严密监护病情的患者。

5. 实施连续性肾脏替代治疗（CRRT），并需要严密监护生命体征的患者等。

（二）护理要求

1. 严密观察患者病情变化，监测生命体征，准确测量并记录出入量。

2. 根据医嘱正确执行各项治疗及用药，配合医生实施各项急救措施。

3. 做好专科护理，如气道护理、管路护理、压疮护理及各种并发症的预防。

4. 关注患者安全，根据患者具体情况采取相应预防措施。

5. 根据患者病情，完成基础护理（六洁到位：口腔、头发、手足、皮肤、会阴、床单位）；协助非禁食患者进食/水或注入鼻饲饮食；协助卧床患者翻身及叩背，促进有效咳嗽、床上移动等，保持患者功能体位及卧位舒适。

6. 了解患者心理需求，有针对性开展心理指导及健康指导。

7. 严格执行危重患者床旁交接班。

8. 履行告知义务，尊重患者知情权。

9. 定时通风，保持病室空气清新及环境整洁。

二、一级护理

（一）病情依据

1. 病情趋于稳定的重症患者。

2. 各种手术后或者治疗期间需要严格卧床的患者。

3. 生活完全不能自理且病情相对稳定的患者。

4. 生活部分自理，病情随时可能发生变化的患者。

5. ERCP、ESD术后第2天，各种内镜术后。

（二）护理要求

1. 每小时巡视，观察患者病情变化。

2. 根据患者病情需要，定时测量生命体征。

3. 根据医嘱正确执行各项治疗及用药。

4. 提供专科护理，如气道护理、管路护理、压疮护理及各种并发症的预防。

5. 关注患者安全，根据患者具体情况采取相应预防措施。

6. 根据患者病情及生活自理能力，实施基础护理（六洁到位：口腔、头发、手足、皮肤、会阴、床单位）；协助患者进餐，协助卧床患者翻身及叩背，促进有效咳嗽、床上移动等。

7. 提供护理相关的健康指导和功能锻炼。

8. 定时通风，保持病室空气清新及环境整洁。

三、二级护理

（一）病情依据

1. 病情稳定，限制活动仍需卧床的患者。

2. 年老体弱、行动不便、生活部分自理的患者。

3. 胃镜、结肠镜术后第2天。

（二）护理要求

1. 每2小时巡视，观察患者病情变化。

2. 根据患者病情需要，测量生命体征。

3. 根据医嘱正确执行各项治疗及用药。

4. 根据患者病情需要，提供专科护理。

5. 指导患者采取措施预防跌倒/摔伤。

6. 协助生活部分自理患者做好基础护理，（六洁到位：口腔、头发、手足、皮肤、会阴、床单位）；协助患者进餐，协助卧床患者翻身及叩背，促进有效咳嗽、床上移动等。

7. 提供护理相关的健康指导及功能指导。

8. 定时通风，保持病室空气清新及环境整洁。

四、三级护理

（一）病情依据

1. 生活完全自理且病情稳定的患者。

2. 生活完全自理且处于康复期的患者。

（二）护理要求

1. 每3小时巡视，观察患者病情变化。

2. 根据患者病情需要，测量生命体征。

3. 根据医嘱正确执行治疗及用药。

4. 指导患者采取措施预防跌倒/摔伤。

5. 提供护理相关的健康指导及功能锻炼。

6. 定时通风，保持病室空气清新及环境整洁。

第三节　交接班制度

1. 值班护士必须坚守岗位，履行职责，保证各项护理工作准确及时地进行。

2. 交班前值班护士应完成本班的各项工作，写好病室报告、护理记录和交班记录，处理好用过的物品。白班应为夜班做好物品准备，如抢救药品及抢救物品、呼吸机、麻醉机、氧气、吸引器、注射器、无菌物品、常备器械、被服等，方便夜班工作。

3. 每班必须按时交接班。接班护士提前 5～10 分钟到病房，了解所管患者病情，在接班时重点掌握所管患者的病情变化及治疗。

4. 在接班护士未逐项接清楚之前，交班护士不得离开岗位。交班中发现患者病情、治疗、护理及物品药品等不相符时，应立即查问。接班时发现问题，应由交班护士负责。

5. 交接班内容

患者概况：当日住院患者总数，出院（转科、转院）、入院（转入）、手术（分娩）、病危、病重、死亡人数。

（1）重点病情

① 新患者的姓名、年龄、入院时间、原因、诊断、阳性症状体征。

② 手术后患者回病房时间、生命体征、观察及治疗、护理重点；当日准备手术患者的手术名称、麻醉方式、术前准备情况等。

③ 危重症患者的生命体征、病情变化，与护理相关的异常指标、特殊用药情况、管路及皮肤状况。

④ 死亡患者的抢救经过、死亡时间。

（2）特殊检查、治疗　交清已完成特殊检查、治疗后患者的病情；当日准备进行特殊检查、治疗患者的姓名、检查或治疗名称及准备情况。

（3）护理要点　针对患者的主要问题，交清观察重点及实施治疗、护理的效果。

（4）物品清点　交班护士与接班护士当面清点必查药品和物品，如毒麻药、贵重药、急救药和仪器设备等。若数量不符应及时与交班护士核对。

（5）床旁交接班　查看新患者、危重、抢救、昏迷、大手术、瘫痪患者的意识、生命体征、输液、皮肤、各种管路、特殊治疗及专科护理的执行情况。

（6）交接班护士共同巡视、检查病房清洁、整齐、安静、安全的情况。

（7）早交班结束时护士长应对交接班内容、工作情况进行综合评价，评价前一日护理措施的效果，提出当日护理工作重点及注意事项；针对交接班中发现的问题，提出改进措施，达到持续改进的目的。护士长不定期就交班内容进行提问。

（8）医护共同早交班时间原则上不超过20分钟。如需传达会议或小讲课，也应在8:30Am之前完成。

第四节　危重患者抢救制度

1. 值班护士按照分级护理要求对危重症患者或病情不稳定患者进行病情观察及巡视。

2. 遇有抢救患者，充分利用现有人力，当班护士应沉着、冷静、分秒必争，首先进行初步紧急处理，同时通知值班医生。

3. 准确记录患者病情、抢救过程、时间及所用的各种抢救药物。

4. 原则上不执行口头医嘱，紧急情况下若执行口头医嘱，需两人核对，经医生核实无误，方可执行，并保留空安瓿留做记录。

5. 为保证抢救工作顺利进行，一切以患者为中心，发扬团结协作精神。

6. 做好抢救后的清理、补充、检查和患者家属的安抚工作。

7. 抢救物品、仪器、设备定期检查，保持完好状态。

8. 抢救车内的药品、用物统一规范放置，定期清点记录。

9. 定期进行各种急救知识的培训，包括理论知识和实际操作。

10. 依照医院"关于重大抢救及特殊病例报告制度的规定"，逐级上报护士长、总护士长和护理部。

第五节　健康教育制度

为患者和家属提供健康教育，有助于患者更好地参与治疗和护理，有助于患者提高自我护理能力。护理人员定期以多种形式向患者及家属进行健康教育。

（一）健康教育形式

1. 个别指导　内容包括一般卫生知识如个人卫生、公共卫生、饮食卫生，常见病、多发病、季节性传染病的防治知识，简单的急救知识、妇幼卫生保健、婴儿保健、计划生育等。可在护理患者时，结合病情、家庭情况和生活条件随时进行具体指导。

2. 集体讲解　确定主题。病房根据工作情况及患者作息制度选择时间进行集体讲解。讲解同时可配合幻灯、模型、图片等，以加深印象。

3. 文字宣传　利用宣传栏编写短文、图画或诗词等，标题要醒目，内容要通俗易懂。

4. 座谈会　在患者病情允许的情况下，护理人员组织患者对主题进行讨论并回答患者提出的问题。

5. 展览　可展览一些图片或实物，内容应定期更换。

6. 视听教材　利用幻灯、投影、录像、广播等视听设备在住院患者活动区域内进行疾病相关知识的宣教。

（二）健康教育内容

住院患者健康教育内容主要包括以下几条。

1. 医院规章制度　如查房时间、探视制度、陪护制度、膳食制度等。

2. 病室环境　作息时间、卫生间使用、贵重物品的保管及安全注意事项、预防跌倒知识、呼叫器的使用等。

3. 相关疾病知识宣教　消化内科相关检查，如胃镜、肠镜、ERCP、ESD等术前术后注意事项及术中配合。各种引流管如腹腔引流、胸腔引流、胃液引流、PTCD、ENBD、鼻饲营养管的护理。相关用药知识介绍指导、治疗、疼痛护理、康复技术指导、安全有效使用医疗设备等。

4.出院指导　药物方面、饮食方面、生活习惯方面、复诊时间等。

（三）健康教育流程

1.评估健康教育对象的学习需要及接受能力。

2.制订相适应的教育目标。患者/家属与护士的教育目标是一致的。

3.拟定适宜的健康教育内容。

4.根据教育对象选择健康教育的形式。

5.实施健康教育计划。

6.对健康教育结果进行评价。

7.记录对患者的健康教育。

第六节　消毒隔离制度

1.护理人员进行无菌操作时必须严格执行无菌操作规程，戴好帽子、口罩，执行七步洗手法。

2.保持治疗室清洁。

3.定期做空气培养监测及医务人员手卫生监测，检测结果存档保留。

4.病室基本消毒隔离措施

（1）病室各房间应每日定时通风2～3次。晨晚间护理用湿布套扫床，一床一套，统一使用一次性扫床套，用后扔至医用垃圾中；每日擦小桌，一桌一布，小桌布使用后送洗衣房集中清洗消毒。

（2）每周至少更换1次被服，并根据情况随时更换。脏被服应放在污衣桶中，禁止放在地面、楼道的扶手上等。隔离患者用过的被服单独放入双层黄色塑料袋并注明"隔离"字样。

（3）对转科、出院及死亡患者的床单位物体表面进行清洁消毒。

5. 公共护理用具消毒

（1）采集血标本时，实行一人一针、一巾、一止血带、一持针器，使用过的棉签、棉球集中回收处理，以免污染环境。用过的止血带用500mg/L含氯消毒液浸泡消毒30分钟后清洗干净，晾干备用。

（2）体温表（腋温表）一人一支，专用盒保存浸泡体温表：白色——"已消毒"、黄色——"未消毒"、蓝色——"浸泡体温表"。使用后的体温表浸泡于盛有75%酒精的蓝色盒中，浸泡半小时后捞出并擦拭干净，放于白色盒内备用。浸泡体温表的酒精每日更换，盒子每周用酒精擦拭清洁。专人负责体温表检测校对并登记。

（3）血压计、听诊器、手电筒每周清洁消毒1次。血压计袖带若被污染应在清洁的基础上使用500mg/L含氯消毒液浸泡消毒30分钟后清洗干净，晾干备用。听诊器、手电筒在清洁的基础上用75%酒精擦拭消毒。

（4）发放临时口服药时使用一次性口服药袋或药杯；服用水剂患者采取专人专用药杯。

（5）氧气湿化瓶一人一瓶，氧气表头用后在清洁的基础上用75%酒精擦拭消毒。统一使用一次性湿化瓶，用后扔至医疗垃圾桶。

（6）呼吸气囊用后用500mg/L含氯消毒液擦拭消毒，球囊内有可疑污染时应拆开浸泡消毒30分钟后清洗干净，晾干备用。金属气管套管、牙垫、舌钳、开口器、压舌板等应高压蒸汽灭菌处理后备用。

（7）便器保持清洁，每天用1000mg/L含氯消毒液浸泡30分钟消毒处理。患者出院、转院或死亡后要进行终末消毒。

（8）公共餐具为一次性使用。

（9）可重复使用的各种医疗器械经初步处理，由消毒供应中心统一回收处理。

（10）墩布要有标记，按规定在不同区域内使用。用后消毒、洗净、悬挂晾干备用。

6. 单位隔离措施

（1）隔离患者有条件时住单间或相对独立区域，床头或床尾张贴隔离标识。

（2）隔离单位必须备一次性医用手套、速干手消毒剂，加强手卫生。

（3）隔离患者专用体温表、血压计、听诊器。不能专用的器具，用后用500mg/L含氯消毒液30分钟浸泡消毒或擦拭消毒处理。

（4）隔离患者使用一次性药杯、餐具和便器，使用后集中回收处理。

（5）若使用重复性器械，放入双层黄色垃圾袋，注明"隔离"字样，由消毒供应中心统一处理。

（6）隔离的被服单独放入双层黄色垃圾袋并注明"隔离"字样，由洗衣房统一处理。

（7）对转出、出院或死亡的传染病患者进行床单位终末消毒。

7. 医用垃圾处理规定

（1）医用垃圾必须放置在黄色垃圾桶或袋内。

（2）废弃的注射器针头、输液（血）器针头、各种穿刺针、采血针、玻片、安瓿及带血的注射器等均放入锐器盒内。

（3）使用后的输液（血）器管道、注射器、尿袋、一次性引流袋、引流管、一次性吸痰管、手套、肛袋、窥具、敷料、绷带、棉球、棉棍、纱条、压舌板等，均放入黄色垃圾袋内统一回收处理。

（4）隔离的传染病患者或疑似传染病患者产生的医疗废弃物，放入双层黄色垃圾袋后结扎开口处，袋外标注"隔离"二字，统一回收处理。

（5）使用呼吸机治疗时，气道湿化必须使用灭菌注射用水或灭菌蒸馏水。

8. 各种内镜使用后必须按《内镜清洗消毒技术操作规范》要

求认真清洗并彻底消毒。对乙肝患者应固定内镜，用后进行严格消毒。

第七节　不良事件上报制度

1. 按照医院要求，科室要主动上报不良事件及安全隐患，促进从中学习经验和吸取教训。

2. 实行非惩罚性的护理不良事件上报制度，对于主动上报好的科室，医院给予奖励；但如发现瞒报、延迟上报或由于护理不到位，给患者造成后果的事件，根据情节轻重给予惩罚。

3. 一般情况下，护理不良事件或安全隐患在24小时内电话报告护理部，48小时内上交书面报告，特殊事件上报见各个报告制度的具体要求。

4. 发生护理不良事件和安全隐患，科室需填写相应的报告表，一式两份，一份交护理部，另一份科室存档。

5. 科室设立"护理不良事件和安全隐患报告"文件夹（A4），保存科室存档材料，要求整齐规范。

6. 每月登记本科室"护理不良事件和安全隐患"件数，便于统计。

7. 需要科室存档的报告表格

① 护理差错（事故）报告表。

② 护理投诉记录表。

③ 医疗护理风险防范（堵漏）报告表。

④ 患者皮肤压疮报告表。

⑤ 患者跌倒（坠床）报告表。

⑥ 患者管路脱落报告表。

⑦ 患者意外伤害报告表。

⑧ 输血/输液反应登记表。

8. 护理差错（事故）预防及报告制度

（1）发生差错或事故后，要本着患者安全第一的原则，迅速采取补救措施，避免或减轻对患者身体健康的损害或将损害降到最低程度。

（2）当事人要立即向护士长汇报，护士长要逐级上报发生差错、事故的经过、原因、后果，并填写"护理给药缺陷报告单"，在24小时内电话上报护理部，48小时内上交书面报告。严重护理差错或事故应在事件发生后及时电话上报护理部，24小时内上交书面报告。周末及节假日报告护理部值班人员。

（3）发生严重差错或事故的各种有关记录、检验报告及造成事故的药品、器械等均应妥善保管，不得擅自涂改、销毁，以备鉴定。

（4）差错或事故发生后，科室和病房要组织护理人员进行讨论，分析出现差错的原因，制订改进措施，提高认识，吸取教训，改进护理工作。

（5）科室护士长、大科总护士长和护理部逐级填写《护理给药缺陷追踪评价表》，要求内容真实、措施具体、评价及时。

（6）根据差错或事故的情节及对患者的影响，确定差错、事故性质，提出处理意见。

（7）发生差错、事故的科室或个人，有意隐瞒，不按规定报告，事后发现将按情节轻重给予严肃处理，并纳入科室绩效考核。

（8）护理部定期组织差错分析会，提出安全预警和防范措施，不断改进护理工作。

（9）对医疗护理安全隐患，科室可随时上报，填写"医疗护理风险防范（堵漏）报告表"。

9. 患者皮肤压疮预防及报告制度

（1）发现患者皮肤压疮，无论是院内发生还是院外带来的，科室均要在24小时内向护理部电话报告，48小时内上交书面报告，填写"皮肤压疮护理报告单"。周末及节假日报告时间顺延。

（2）密切观察皮肤变化，积极采取护理措施，促进压疮早期恢复，并准确记录。

（3）经评估患者属于压疮危险人群，应按要求填写"防范患者压疮记录表"。患者已经发生压疮,但为了预防其他部位继续发生压疮,除填写"皮肤压疮护理报告单"外,仍需填写"防范患者压疮记录表"。

(4)患者转科时"防范患者压疮记录表"交接到新科室继续记录。

(5)科室护士长、大科总护士长和护理部逐级填写《皮肤压疮追踪评价表》,要求内容真实、措施具体、评价及时。

(6)发生患者皮肤压疮的科室,有意隐瞒不报,事后发现将按情节轻重给予严肃处理,并纳入科室绩效考核。

(7)护士长要组织科室人员认真讨论,不断改进护理工作。

10.患者跌倒(坠床)预防及报告制度

(1)护理人员应本着预防为主的原则,认真评估患者是否存在跌倒(坠床)危险因素,填写"防范患者跌倒(坠床)评估记录表"。

(2)对存在上述危险因素的患者,要及时制订防范计划与措施,并告知科室保洁人员、后勤负责转运患者的人员、配膳员,做好交接班。

(3)及时告知患者及家属,使其充分了解预防跌倒(坠床)的重要意义,并积极配合。

(4)加强巡视,随时了解患者情况并记好护理记录,根据情况安排家属陪伴。

(5)如果患者发生跌倒(坠床),应按如下内容进行。

① 本着患者安全第一的原则,迅速采取救助措施,避免或减轻对患者身体健康的损害或将损害降至最低。

② 值班护士要立即向护士长汇报。科室按规定填写"跌倒(坠床)事件报告单",在24小时内电话报告护理部,48小时内上交书面报告。周末及节假日报告护理部值班人员。

③ 护士长要组织科室人员(医生、护士)认真讨论,分析原因,制订改进措施,并落实整改。

(6)科室护士长、大科总护士长和护理部逐级填写《跌倒

（坠床）事件追踪评价表》，要求内容真实、措施具体、评价及时。

（7）患者转科时"防范患者跌倒（坠床）评估记录表"交接到新科室继续记录。

（8）发生患者跌倒（坠床）的科室有意隐瞒不报，事后发现将按情节轻重给予严肃处理，并纳入科室绩效考核。

（9）护理部定期进行分析及预警，制订防范措施，不断改进护理工作。

11. **患者管路滑脱预防及报告制度**

（1）管路滑脱主要是指胃管、尿管、引流管、气管插管、气管切开、中心静脉导管和PICC导管等管路的脱落。

（2）护理人员应认真评估患者意识状态及合作程度，确定患者是否存在管路滑脱的危险。

（3）对存在管路滑脱危险的患者，告知本人及家属，使其充分了解预防管路滑脱的重要性，取得配合。

（4）护理人员应制定防范措施，必要时在家属同意情况下采取适当的约束，并做好交接班。

（5）加强巡视，随时了解患者情况及检查约束部位，并记好护理记录，根据情况安排家属陪伴。

（6）如果患者发生管路滑脱，应按如下内容处理。

① 立即报告医生迅速采取措施，避免或减轻对患者身体的损害或将损害降至最低。

② 值班护士要立即向护士长汇报。科室按规定填写"管路滑脱报告单"，在24小时内电话报告护理部，48小时内上交书面报告。周末及节假日报告护理部值班人员。

③ 护士长要组织科室人员认真讨论，不断改进护理工作。

（7）科室护士长、大科总护士长和护理部逐级填写《管路滑脱追踪评价表》，要求内容真实、措施具体、评价及时。

（8）发生患者管路滑脱的科室有意隐瞒不报，事后发现将按情节轻重给予严肃处理，并纳入科室绩效考核。

（9）护理部定期进行分析及预警，制订防范措施，不断改进护理工作。

12. 患者意外伤害预防及报告制度

（1）患者意外伤害主要包括药物外渗、自杀、走失、误吸、烫伤及其他意外受伤等。

（2）护理人员应认真评估患者意识状态、生活自理能力和合作程度，确定患者是否存在意外伤害的危险。

（3）对精神异常、抑郁、烦躁及自杀倾向的患者，了解患者是否正在接受药物治疗，并要求家属24小时陪伴，提醒家属患者可能存在自杀隐患。

（4）对存在意外伤害危险的患者要提高警惕，加强医护沟通，及时制订防范措施，做好护理记录。

（5）加强巡视，多关心患者，了解患者的心理状态，重点交接班。

（6）如果患者发生意外伤害，应按如下内容进行。

① 立即通知医生，迅速采取急救措施挽救患者生命，并保护现场。

② 值班护士要立即报告护士长，必要时向保卫处或总值班报告。护士长及时了解情况、发生经过、患者状况及后果，填写"意外伤害事件报告单"，24小时内电话报告护理部，48小时内上交书面报告。发生严重意外事件要及时电话报告护理部，周末及节假日报告护理部值班人员。

③ 护士长要组织科室人员认真讨论，不断改进护理工作。

（7）科室护士长、大科总护士长和护理部逐级填写《意外伤害事件追踪评价表》，要求内容真实、措施具体、评价及时。

（8）发生患者意外事件的科室有意隐瞒不报，事后发现将按情节轻重给予严肃处理，并纳入科室绩效考核。

（9）护理部定期进行分析及预警，制订防范措施，不断改进护理工作。

13. 护理投诉管理制度

（1）凡是医疗护理工作中，因服务态度、服务质量及自身原因或技术而发生的护理工作缺陷，引起患者或家属的不满，并以书面或口头方式反映到护理部或有关部门转至护理部的意见，均为护理投诉。

（2）护理部设专人接待护理投诉，认真倾听投诉者意见，并耐心安抚投诉者，做好解释说明工作，避免引发新的冲突，同时填写"护理投诉记录表"。

（3）护理部接到护理投诉后，及时与相关科室反馈，并调查核实。科内应认真分析事发原因，总结经验，接受教训，提出整改措施。

（4）投诉经核实后，护理部可根据事件严重程度，给予当事人相应处理。

① 给予当事人批评教育。

② 当事人作出书面检查，并在护理部备案。

③ 向投诉患者诚意道歉，取得患者谅解。

④ 按照护理投诉扣分标准扣科室月质控成绩。

（5）护理部定期组织投诉分析会，分析、总结和预警，不断改进护理工作。

14. 医疗护理纠纷或事故处理程序

（1）当发生医疗护理纠纷或事故后，护理人员应在积极参与抢救与护理的同时，及时向科主任、护士长汇报。

（2）科室应与患者加强沟通，积极协调解决纠纷，无效情况下应向院内医患关系办公室或医务处、护理部汇报（如情节严重应及时向院领导汇报）。

（3）如发生医疗护理事故，应立即向医务处和护理部汇报。

15. 纠纷病历的管理

发生纠纷的病历，医院应按国家有关规定进行管理。护理人员应了解有关规定及病历保存办法，以免增加纠纷的解决难度。

（1）《医疗事故处理条例》中有关医疗机构病历管理规定

医疗机构应当由负责医疗服务质量监控的部门或者专（兼）职人员负责受理复印或者复制病历资料的申请。受理申请时，申请人应按照下列要求提供有关证明材料。

① 申请人为患者本人的，应当提供其有效身份证明。

② 申请人为患者代理人的，应当提供患者及其代理人的有效身份证明、申请人与患者代理人关系的法定证明材料。

③ 申请人为死亡患者近亲属的，应当提供患者死亡证明及其近亲属的有效身份证明。申请人是死亡患者近亲属的法定证明材料。

④ 申请人为死亡患者近亲属代理人的，应当提供患者死亡证明。死亡患者近亲属及其代理人的有效身份证明，死亡患者与其近亲属关系的法定证明材料，申请人与死亡患者近亲属代理关系的法定证明材料。

⑤ 申请人为保险机构的，应当提供保险合同复印件，承办人员的有效身份证明，患者本人或者其他代理人同意的法定证明材料；患者死亡的，应当提供保险合同复印件，承办人员的有效身份证明，死亡患者近亲属或者其代理人同意的法定证明材料。合同或者法律另有规定的除外。

（2）紧急封存病历程序

① 患者家属提出申请后，护理人员应及时向科主任、护士长汇报，同时向医务处、医患关系办公室汇报。若发生在节假日或夜间，直接通知院总值班。

② 在各种证件齐全的情况下，由医院专职管理人员（病案室人员）、患者家属双方在场的情况下封存病历（可封存复印件）。

③ 特殊情况时需要由医务人员将原始病历送至病案室。护理人员不可直接将病历交予患者或家属。

（3）封存病历前护士应完善的工作

① 完善护理记录，要求护理记录要完整、准确、及时；护理记录相关内容与医疗记录一致，如患者病情变化及死亡时间等。

② 检查体温单、护理病历首页（评估单）、护理记录单、医嘱单是否完整，包括医生的口头医嘱是否及时记录。

③ 病历封存后，由医务处指定专职人员保管。

（4）可复印病历资料

门（急）诊病历和住院病历中的住院志（即入院记录）、体温单、医嘱单、化验单（检验报告）、医学影像检查资料、特殊检查（治疗）同意书、手术同意书、手术及麻醉记录单、病理报告、护理记录、出院记录。

16. 护理安全教育、管理制度

（1）各类护理人员每年必须接受护理安全相关内容的教育及培训，从思想上重视护理安全。

① 新护士及进修护士入院教育内容必须包含护理安全教育。

② 其他人员每年接受1～2次院内或科内组织的相关内容的教育或培训。

（2）护士长要重视安全管理工作的落实，对新业务、新技术的开展必须遵守相关的准入制度，并在科内护理人员中进行广泛培训后方可实施。

（3）各级护理管理人员应深入了解一线护理人员的工作状况，及时发现、消除护理工作中的安全隐患；对违反护理工作要求、操作规程的现象及行为，要及时进行教育及纠正，情节严重者从重处理。

（4）护理管理部门要及时将科室存在的质量安全问题进行反馈，督促整改，并追踪改进效果。定期进行护理缺陷分析，通过案例进行安全教育。

（5）各级护理管理人员对护理工作环境及护理用具，深入考查及论证，从患者安全角度出发，为不断完善环境建设、更新护理用具提出建议，为护患提供安全的工作环境和治疗休养环境。

第八节　消化内镜中心管理制度

消化内镜中心岗位设置是根据实际工作任务而设定的，它是人力资源管理的基础和核心，是建立科学绩效和薪酬管理体系的必要条件。消化内镜中心开展各种内镜检查。因此，为保障患者的内镜治疗和护理，在护理部人力配置要求的基础上，结合消化内镜的工作特点设置了护理人员岗位。内镜检查前护士与患者比例为1：（2～4）。内镜检查中，护士与医生比例为1：1。内镜治疗中护士与医生比例为2：1。恢复室护士与患者比例为1：6。

（一）护士工作制度

1. 听从消化内镜中心的安排，认真学习和遵守中心的规章制度，不得迟到、早退，若遇特殊情况需请假。

2. 精心爱护仪器设备，杜绝人为的仪器损坏（如不慎将消化内镜镜头、镜身掉地上损坏，未加防水盖放入水中损坏仪器等）。

3. 由护士长负责检查每日情况，检查内容包括护士工作质量、专业知识和技能、工作责任心、工作主动性、教学能力、协同合作和人际关系、服务态度、资源应用等。

4. 按照工作计划定期组织护理人员进行业务学习（每周不少于一次）及专题讲座，以提高理论水平。

5. 每周进行一次工作汇报，遇到技术难度大的治疗，共同讨论、学习，不断提高操作能力。

6. 择优选送人员外出参加各类学习班和学术活动，不断进行知识更新。

7. 每年进行理论考试、技术操作考核各一次。

8. 在工作期间，不允许接听手机，不在患者面前大声议论病情。

（二）护士值班制度

1. 每日固定专人负责日间、夜间的急诊内镜工作，保证患者及时就诊。

2. 认真执行交接班制度，内容包括仪器、药品及水电安全等情况，并做好登记。

3. 值班护士接到急诊内镜任务，迅速到岗，准备内镜用具，与值班医生沟通，共同制订治疗方案。

4. 急诊内镜执行中，灵活应变，积极配合医生，安抚患者，监测生命体征，保证患者安全。

5. 急诊内镜结束后，负责洗消内镜及配件。

6. 每班护士下班前，必须关好水电，锁好门窗。

（三）仪器管理制度

1. 专人管理，所有仪器必须造册登记。所有仪器使用后需认真保养，未使用仪器每周检查保养一次。

2. 仪器使用必须按操作规程，如有违反，有权随时终止使用。

3. 各种仪器出入、维修、升级及报废必须做好登记，内容包括日期、型号、维修原因及签名等，以保证检查、治疗顺利进行。

4. 每次仪器损坏后，应及时报告主管领导，迅速采取措施，将损坏降至最低，同时立即联系厂家专职修理人员，送修。

5. 分析内镜损坏原因，组织内镜中心工作人员开会，广泛告知，提出改进措施，杜绝再犯。

6. 仪器损坏后，及时上报，不得隐瞒，否则按相应政策给予严肃处理。

7. 定期请厂家技术人员讲课，提高工作人员对内镜的保护意识。

8. 内镜护士由内镜护理专家培训后，通过考核后，上岗工作。

9. 内镜中心所有仪器、物品未经允许，进修医师一律不得动用。

10. 进修医师所带仪器、器材，进出都必须由内镜中心技师验收清点。

（四）信息管理制度

1. 内镜中心计算机网络为储存内镜资料专用，不得使用其他应用软件，以防病毒感染，保障网络安全。

2. 内镜中心必须有专人管理网络，上岗前需经培训。

3. 内镜资料入库前需保证其各项信息的准确性。

4. 当资料录入错误时，应及时报告，请专人修改。

5. 信息预约系统为每名工作人员设立专有密码。

6. 每月专人负责设置内镜分类工作量。

7. 封死内镜工作站的外接设备接口，禁止患者资料外传，保护患者隐私。

第九节　消化内镜中心消毒隔离制度

消化内镜技术在临床上得到了广泛应用，有效提高了诊疗和治疗水平。感染控制是消化内镜中心的重要工作，是保证患者安全、医疗质量的基本保障。消化内镜中心的感染控制工作主要分为环境和器具两部分。

（一）环境规划及要求

1. 整体规划　感染区与清洁区分开，医护人员通道与患者通道分开。

2. 检查室　检查室内大部分的区域设定为清洁区，放置标本及用过的配件的污染区域应与清洁区分开。为避免交叉感染，一名患者检查后应对所有的污染区域进行消毒。

3. 消毒室　消毒室应与检查室分开。消毒室要求空间大、空气流通、充足照明、有工作流程图、电器设备、水、干燥设备、储镜空间。

（二）器具的消毒灭菌

消化内镜的器具消毒分为三个层次：清洁、灭菌、高水平消毒。

1. 清洁　针对已接触患者完整皮肤的物品，比如血压计袖带、听诊器，采用肥皂水或中水平消毒剂。

2. 灭菌　针对刺破黏膜屏障的配件，比如活检钳，采用高温高压灭菌。

3. 高水平消毒　接触黏膜或不完整的皮肤，比如消化内镜，采用醛类消毒剂全浸泡式消毒。

4. 消化内镜手工消毒步骤

（1）预洗　使用消化内镜以后，立刻使用蘸取多酶溶液的纱布擦拭表面的污渍，在床边反复送气送水、吸引管道10秒，至流出清水时为止。

（2）测漏　卸下吸引送气送水的按钮和活检帽，连接测漏器，浸泡内镜至清水中，观察水面是否有气泡逸出。

（3）水洗　在水洗池中，用毛刷刷洗按钮、内镜各孔道、活瓣，用无菌纱布清洗镜身外表面，用清水灌流各管道（送气、送水管道、吸引管道、附送水管道）至少30秒，注气至少10秒，擦净镜身表面水。

（4）酶洗　浸泡池内盛1∶270多酶洗液，将各按钮、内镜浸泡至多酶洗液中，按水洗法刷洗孔道按钮，用酶洗液灌流各管道至少5分钟后吹净，擦干，捞出。

（5）消毒　完全浸泡内镜及各附件至醛类消毒剂中，内镜管道灌流入消毒剂并持续灌浸泡10分钟。

（6）水洗　完全浸泡内镜及各附件至清水中，内镜各管道灌流清水，吹干，无菌纱布清洗内镜表面，擦干，捞出。

（7）干燥　内镜置于干燥台上，气枪吹干各部位。

（8）储存　内镜挂于储镜房内，垂直悬挂，每日紫外线灯照射至少一次。

5. 消化内镜洗消机消毒步骤　在实行预洗、水洗、酶洗后，放入全自动内镜洗消机清洗，再进行手工干燥、内镜储存。

以上提到的多洗酶液、醛类消毒剂，依据内镜清洗消毒技术操作规范（2004年版）的要求，消毒浸泡时间根据该种消毒液厂家提供的经卫生部审核的正式文件。

（三）消化内镜中心消毒隔离登记制度

1. 消毒剂浓度必须每日定时监测并做记录，保证消毒效果，消毒剂使用时间不得超过产品说明书规定的使用期限。

2. 消毒后的内镜应每季度进行生物学监测并记录。

3. 高水平消毒后的内镜应当每月进行生物学检测。消毒后的内镜合格标准为：细菌总数＜20cfu/件，不能检出致病菌。灭菌后内镜合格标准为：无菌检测合格。

第四章 消化内科常见风险评估和防范

第一节 压疮的风险评估与防范

1. 对患者进行压疮评估的内容 主要包括对压迫的感知能力；皮肤潮湿度；身体活动程度；改变体位能力；营养状况；摩擦力和剪切力等。

2. 对高危人群的预防措施 告知患者及家属可能出现压疮的危险性，讲解主要事项；定时翻身，更换体位，减轻皮肤受压，避免摩擦；使用保护膜等工具；保持皮肤及床单位清洁、干燥；指导及协助患者移动时，避免牵拉及摩擦皮肤；指导患者及家属合理膳食，增强营养。

3. 发现患者皮肤压疮，及时上报。

4. 密切观察皮肤变化，积极采取护理措施，促进压疮早期恢复，并准确记录。

5. 经评估患者属于压疮危险人群，应按要求填写"高危患者压疮记录表"。患者已经发生压疮，但为了预防其他部位继续发生压疮，除填写"皮肤压疮护理报告单"外，仍需填写"防范患者压疮记录表"。

6. 组织科室人员认真讨论学习，不断改进护理工作。

第二节 跌倒（坠床）的风险评估与防范

1. 护理人员应本着预防为主的原则，认真评估患者是否存在跌倒（坠床）危险因素，填写"防范患者跌倒（坠床）评估记录表"。评估内容包括：一般情况，意识状态，身体状况，近期用药和排泄问题等。

2. 对存在上述危险因素的患者，要及时制订防范计划与措施，并告知科室保洁人员、后勤负责转运患者的人员、配膳员，做好交接班。具体措施：保持地面无水渍、障碍物，病室及活动区域灯光充足；悬挂预防跌倒标识，必要时班班交接；告知患者及家属可能导致跌倒原因，并采取相应防范措施；患者日常用物放于可及处；指导患者穿长短合适的衣裤及防滑鞋；将呼叫器放于可及处，提醒患者下床时若有必要，可寻求帮助；适当使用床挡或约束；依据风险程度，必要时专人陪住。

3. 及时告知患者及家属，使其充分了解预防跌倒（坠床）的重要意义，并积极配合。

4. 加强巡视，随时了解患者情况并记好护理记录，根据情况安排家属陪伴。

5. 如果患者发生跌倒（坠床），应按如下内容处理。

（1）本着患者安全第一的原则，迅速采取救助措施，避免或减轻对患者身体健康的损害或将损害降至最低。

（2）值班护士要立即向护士长汇报。科室按规定填写"跌倒（坠床）事件报告单"，在24小时内电话报告护理部，48小时内上交书面报告。周末及节假日报告护理部值班人员。

（3）护士长要组织科室人员（医生、护士）认真讨论，分析原因，制订改进措施，并落实整改。

第三节　管路滑脱的风险与防范

1. 管路滑脱主要是指胃管、尿管、引流管、气管插管、气管切开、中心静脉导管和PICC导管等管路的脱落。

2. 护理人员应认真评估患者意识状态及合作程度，确定患者是否存在管路滑脱的危险。

3. 对存在管路滑脱危险的患者，告知本人及家属，使其充分了解预防管路滑脱的重要性，取得配合。

4. 护理人员应制订防范措施，必要时在家属同意情况下采取适当的约束，并做好交接班。

5. 加强巡视，随时了解患者情况及检查约束部位，并记好护理记录，根据情况安排家属陪伴。

6. 加强患者和家属的宣教。

7. 如果患者发生管路滑脱，应按如下内容处理。

（1）立即报告医生迅速采取措施，避免或减轻对患者身体的损害或将损害降至最低。

（2）向上级及时汇报。

（3）组织科室人员认真讨论，探讨管路滑脱的原因，不断改进护理工作。

第二篇
护理技术

第五章　消化内科检查护理技术

第一节　胃酸分泌功能检查及护理

一、目的

胃酸分泌功能检查是收集患者空腹及使用刺激剂后的胃液标本，测定胃液量、胃液酸度及胃液 pH，以评价胃黏膜的分泌功能。检查项目包括基础胃酸排泌量（basic acid output，BAO）、最大胃酸排泌量（maximal acid output，MAO）和高峰胃酸排泌量（peak acid output，PAO）。

二、适应证

① 辅助诊断胃泌素瘤、消化性溃疡、慢性萎缩性胃炎及胃癌。

② 胃大部切除术和迷走神经切除术术前，估计手术预期效果，或者术后判定迷走神经切除是否完全。

③ 制酸药、抗胃液素等药物疗效评价。

④ 判断有无真性胃酸缺乏症。

三、禁忌证

① 食管肿瘤、食管狭窄或重度静脉曲张者。

② 急性上消化道出血或止血后不足 2 周者。

③ 心肺功能不全、支气管哮喘发作者。

④ 鼻咽部有急性感染者。

四、护理

1. 检查前准备

① 向患者说明检查方法、意义，减少其顾虑和不安，以取

得患者的配合。

② 抽胃液前24～48小时停用一切影响胃液分泌的药物。

③ 嘱患者检查前1天晚餐后禁食，检查当日早晨空腹（禁食、禁饮）。

④ 准备好胃管包、试管等检查所需物品。

2. 检查过程及配合

（1）胃管插入

① 患者取坐位或者半卧位（有义齿者应取下义齿），胸前铺橡胶单、治疗巾。嘱患者放松。

② 操作者戴无菌手套，检查胃管是否通畅，测量插入长度并做好标记。将胃管涂以液状石蜡，左手垫无菌纱布持胃管，右手（可用镊子）夹胃管前端送入口腔（或一侧鼻腔）内，当插至约15cm处时，嘱患者做吞咽动作，如果通过咽峡处有恶心感，嘱其深呼吸可减轻。随即将胃管插入食管。

③ 当胃管插至50cm（经口腔插入）或55cm（经鼻腔插入）标记处时，胃管末端接注射器进行抽吸，以证明胃管是否在胃腔内。若未能抽取胃液，可通过改变胃管插入深度、患者体位后再予抽吸。如抽出胃液，将胃管用胶布固定于患者面部。

（2）胃液留取

① 将空腹胃液全部抽出，标记为"O"，记录总量，取10mL送检，以测定总酸度。

② 继续抽吸1小时胃液量，测定BAO。正常值小于5mmol/h。

③ 给予五肽促胃液素6μg/kg肌内注射，然后每隔15分钟抽尽胃液1次，每次各留10mL送检，标记标本号数及次数。如此抽吸胃液标本4次。以测定刺激后的MAO和PAO。注射胃酸刺激剂后，1小时内4次收集胃酸分泌的总量称为最大胃酸排出量，用MAO表示。4次标本中连续两次15分钟最高的胃酸排出量相加乘以2，即称之为高峰排酸量，用PAO表示。

3. 检查后护理

① 抽胃液完毕后协助患者漱口、洗脸，并嘱患者卧床休息。

不适缓解后方可进食。

② 观察患者有无恶心、呕吐、呕血、黑粪等现象，如发现异常及时通知医生并协助进行相应处理。

五、结果分析

① 以30～50mmHg负压持续抽吸1小时所得的胃液总量即基础胃液量，正常值为10～100mL。总酸度为10～15U，游离酸度为0～30U。

② 试验后的胃液总量为50～100mL，总酸度为40～60U，游离酸度为20～40U。

③ 正常胃液pH在1.3～1.8。BAO为（3.9±1.98）mmol/h（一般不超过5mmol/h）；MAO为3～23mmol/h，女性稍低；PAO为（20.60±8.37）mmol/h。

第二节　幽门螺杆菌检查及护理

一、目的

幽门螺杆菌（helicobacter pylori，Hp）是一种呈螺旋形的革兰阴性微需氧菌，主要定植于胃窦部胃上皮与胃黏液层之间，一般不侵入细胞内。Hp感染在胃黏膜相关淋巴组织淋巴瘤、消化道溃疡、胃癌的发生中具有重要意义。

二、适应证

① 有根除Hp的适应证者。

② Hp感染根除治疗后随访者。

③ 体检。

三、相对禁忌证

① 应用抗菌药物、铋剂和某些有抗菌作用中药者，应在至少停药4周后进行检测。

② 应用抑酸药者在至少停药2周后进行检测。

③ 有胃镜检查禁忌者不宜行侵入性Hp检测。

四、护理

1. 检查前准备

（1）向患者详细讲解检查目的及必要性、配合方法、注意事项，并做好心理护理，使其能积极配合检查。

（2）侵入性方法准备

① 详细询问病史及进行体格检查，以排除相关检查禁忌证。对于乙型、丙型肝炎病毒标志阳性者，用专门胃镜进行检查。

② 检查前需禁食6～8小时，若患者为胃排空延缓者，需延长禁食时间。有幽门梗阻者，应先洗胃后再进行检查。

③ 对于过度紧张的患者，可遵医嘱予以静脉注射或肌内注射地西泮5～10mg；为减少胃蠕动和胃液分泌，术前30分钟可遵医嘱予以阿托品0.5mg或山莨菪碱10mg注射。

（3）^{13}C或^{14}C-UBT检测前需禁食禁饮6小时，受试前需漱口。

2. Hp感染的检测方法

（1）侵入性方法　该检测方法依赖胃镜活检，包括快速尿素酶试验、胃黏膜组织切片染色（如HE染色、吖啶橙染色、改良Giemsa染色、Warthin-Starry银染、免疫组化染色、甲苯胺蓝染色等）镜检、胃黏膜直接涂片染色镜检、基因检测方法（如基因芯片检测、PCR寡核苷酸探针杂交等）、细菌培养、免疫快速尿素酶试验。

① 快速尿素酶实验：在行胃镜检查时，同时取2块组织进行检测（胃体和胃窦各1块），将黏膜小组织块放入尿素培养基液中观察其颜色变化。原理是通过尿素酶分解尿素后产生氨，改变环境pH，发生显色改变而实现的。若活检组织中存在Hp，溶液染色将由橘黄色变为红色，此为阳性反应。阴性则无颜色改变。

② 组织学检测：在行胃镜检测Hp的同时，将胃黏膜病变进

行诊断（HE 染色）。不同的染色方法其检测结果存在一定差异。免疫组化染色特异性高，但费用也相对较高；HE 染色可同时作为病理诊断；荧光原位杂交检测 Hp 感染相对具有较高敏感性，也可用作 Hp 对克拉霉素耐药的检测。

③ 血清抗体检测：检测的是 IgG 抗体，反映一段时间内 Hp 感染情况。Hp 根除后血清抗体，特别是 CagA 抗体可以维持很久（数月甚至数年），所以不能用于治疗后复查。该方法适用于流行病学调查，在胃 MALT 淋巴瘤或消化性溃疡出血等可作为现症感染的诊断手段。

④ 细菌培养：该方法复杂、耗时，需具备一定实验条件，需专门的转送液进行标本转送培养并保持低温。培养检测特异性高，可用于药敏试验和细菌学研究。

（2）非侵入性方法　不依赖胃镜检查，包括粪便抗原检测、^{13}C 或 ^{14}C 尿素呼气试验（urea breath test，UBT）。

① 粪便抗原检测：经过检验的单克隆抗体法检测具有较好的特异性和敏感性；可用作 Hp 治疗前诊断和治疗后复查；无需口服任何试剂，适用于所有类型和年龄的患者。

② ^{13}C 或 ^{14}C-UBT 检测：检测时患者口服含有放射性核素 ^{13}C 或 ^{14}C 标记尿素的溶液，Hp 产生的尿素酶将胃内的尿素分解，产生 CO_2，含有放射性核素标记的 CO_2 被吸收入血，到达肺时随着呼吸被呼出到体外。对呼出的气体中放射性核素标记的 CO_2 含量进行检测，可反映胃内有无 Hp 感染。

3. 检查后护理

患者行侵入性方法检测后，需待麻醉作用消失后方可进食，宜先饮少量水观察有无不适，行活检的患者当天进食温凉饮食为主。检查后勿用力咳嗽以免损伤咽喉部黏膜。若患者出现腹胀、腹痛，可以按摩以促进排气。密切观察患者有无出现消化道出血、感染、穿孔等并发症，一旦发生应及时联系医生并进行相应处理。

第三节　消化道钡餐检查及护理

一、目的

消化道钡餐检查（barium contrast gastrointestinal series）是给患者服用适量的产气药物及吞服钡剂，在不同体位下观察患者的胃、十二指肠各部的轮廓、形状、位置、大小、蠕动以及幽门开放情况；利用体位使胃、十二指肠各部形成气钡双重对比，结合加压可以更好显示病变。在胃、十二指肠检查完成后，根据病情需要间隔一定时间检查各段小肠、回盲部、结肠。主要用于食管、胃肠道及回盲部病变的检查，可以发现食管、胃、小肠或结肠的静脉曲张、溃疡、肿瘤、炎症、结构畸形及运动异常等。

二、适应证

① 食管癌，食管静脉曲张，食管裂孔疝，贲门失弛缓症，胃肠道溃疡、憩室、肿瘤、先天性畸形，克罗恩病、肠结核等。

② 不明原因的贫血、消瘦及腹部包块等。

③ 对食管及胃肠道邻近器官组织病变的辅助诊断，如肠系膜上动脉综合征、胰腺癌等。

④ 胃肠道手术后患者复查。

⑤ 了解胃肠道的功能状态。

三、禁忌证

（1）绝对禁忌证　消化道完全性梗阻或穿孔，急性消化道大出血期间，全身严重衰竭无法耐受检查者。

（2）相对禁忌证　消化道不完全性梗阻或狭窄，消化道可疑穿孔，消化道活动性出血或近2周内有消化道大量出血者。

四、护理

1. 检查前准备

（1）加强沟通解释　向患者解释消化道钡餐检查的目的、过程和可能存在的一些风险。详细介绍检查的配合要点，取得患者及家属的同意，并知情同意书上确认签字。

（2）了解病史　了解患者既往病史、用药史，服用影响胃肠道功能及高密度药物的患者，检查前需停药至少1天。

（3）胃肠道准备

① 检查前1天开始少食产气的食物，进食半流质低渣饮食，晚上8点以后禁食。检查当日晨起后禁饮、禁食（包括不服用药物）。

② 胃潴留患者应在检查前1天晚上安置胃管给予引流。

③ 对于行全消化道钡餐检查的患者应于检查前行相关的肠道准备，如连续2天进食无渣饮食、口服缓泻药等。

2. 检查过程及配合

指导患者口服适量产气药物及吞一大口钡剂，立位观察食管后，然后吞服全量钡剂，在不同体位角度下观察胃、十二指肠各部的形状、轮廓、位置、大小、蠕动及幽门开放情况。并利用体位使各部形成气钡双重双比，结合加压可以更好地显示病变，在胃和十二指肠检查完成后，根据病情需要间隔一定时间检查各段小肠、回盲部及结肠。在透视过程中，应适时地拍摄点片，留下记录。检查期间注意观察患者生命体征变化并认真听取其主诉，如有不适，遵医嘱处理。

3. 检查后护理

（1）患者若无特殊情况，检查完后即可进食，宜大量饮水以促进钡剂排除。

（2）告知患者钡剂一般于检查后3天才能完全排出，在此期间粪便可呈白色或陶土色。

（3）注意观察患者检查后病情变化，疑发生并发症时及时处理。

（4）追踪住院患者检查结果，配合进一步的诊疗。

（5）并发症的对症处理

① 呛咳、误吸致肺部感染：应注意每次吞服钡剂的量及浓

度,如果发生感染,应予以相应处理。

② 消化道穿孔:检查前仔细询问病史,严格把握适应证、禁忌证。发生穿孔后应立即禁食、胃肠减压,建立静脉通道以维持有效循环血容量,并予以抗感染治疗。若内科保守治疗无效,应立即请外科会诊,必要时手术治疗。

③ 肠梗阻或肠结石形成:行钡餐检查后可根据病情适当使用肠道润滑剂、胃肠道动力药或导泻药以促进钡剂排出。如果发生肠梗阻内科干预无效,应立即请外科会诊,必要时手术治疗。

第四节　上消化道内镜检查及护理

一、目的

上消化道内镜检查包括食管、胃、十二指肠的检查,又称为胃镜检查(gastroscopy)。通过此项检查不仅能直接观察食管、胃、十二指肠的病变,并可取活检行组织学或细胞学的病理检查,是消化道疾病最常用和最准确的检查方法。

二、适应证

① 怀疑上消化道有病变且没有胃镜检查禁忌证者。

② 体检。

三、禁忌证

① 有严重心、肺疾病的患者。

② 各种原因所引起的危急状态。

③ 腐蚀性食管炎的急性期、肠梗阻及急性食管、胃、十二指肠穿孔等。

④ 有严重咽喉部疾病、脑出血、主动脉瘤及严重的颈胸段脊柱畸形等患者。

⑤ 不能配合检查的患者为相对禁忌证,如智力障碍、精神失常等。

四、护理

1. 检查前准备

① 向患者介绍检查的目的、方法、如何配合以及检查中可能出现的不适，消除患者紧张情绪，在获得充分理解后签署知情同意书，使之主动配合检查。

② 仔细询问病史、用药史并进行体格检查，以排除检查禁忌证。检测患者乙型、丙型肝炎病毒标志，对阳性者用专门胃镜检查。

③ 检查前禁食6～8小时。若患者是胃排空延缓者，需禁食更长时间。有幽门梗阻者应先洗胃后再检查。

④ 若患者过度紧张，可遵医嘱肌内或静脉注射地西泮5～10mg；为减少胃蠕动和胃液分泌，术前30分钟遵医嘱予以山莨菪碱10mg或阿托品0.5mg注射。

⑤ 检查前5～10分钟口服咽部局部麻醉药及消泡剂，取下义齿及眼镜。行无痛胃镜检查患者建立静脉通道。

⑥ 备齐检查所需器械及药物。

2. 检查过程及配合

（1）协助患者取左侧卧位、双腿屈曲、头垫低枕致使颈部松弛，松开衣领口及腰带。患者口边置弯盘，嘱患者咬紧牙垫。行无痛胃镜检查患者由麻醉医师经静脉行麻醉治疗。

（2）操作者面对患者，左手持操作部、右手执镜端约20cm处，直视下经咬口插入口腔，缓缓沿舌背、咽后壁向下推进至环状软骨水平时可见食管上口，并将胃镜轻轻插入。

（3）插镜过程中，应密切观察患者的反应，保持患者的头部位置不动。当胃镜插入15cm到达咽喉部时嘱患者做吞咽动作，但不可将唾液咽下以免引起呛咳，应让唾液流入弯盘或用吸管吸出。如患者出现恶心不适，适时给以解释、安慰，并嘱患者深呼吸、肌肉放松。检查过程中随时观察患者的面色，监测心肺功能、脉搏、血压、心电图及血氧等变化。由于插镜刺激迷走神经，患者可能发生心绞痛、心肌梗死、心搏骤停等，一旦发生应立即停止检查、积极进行抢救。

（4）根据患者具体情况摄像、取活组织行细胞学检查及行相应治疗。

（5）配合操作者处理插镜中可能遇到的问题

① 若将镜头送入气管，患者有明显呛咳，应立即将内镜退出、重新进镜。

② 若镜头在咽喉部打弯，患者会出现明显疼痛不适，应把角度钮放松，慢慢将内镜退出后重新插入。

③ 插镜困难其原因可能是未对准食管入口或者食管入口处的环咽肌痉挛等原因，对此应查明原因、忌强行用力。必要时在镇静药物的辅助下再次试插。

④ 若镜面被黏液、血迹等遮挡时可注水冲洗。

（6）检查完毕退出内镜时尽量抽气以防止患者发生腹胀；并将镜身黏附的黏液、血迹擦净。

3. 检查后护理

① 胃镜检查后患者咽喉麻醉作用尚未消退时，嘱其不要进食及饮水等以免呛咳。约30分钟后待麻醉作用消失后可先饮少量水，如无呛咳者方可进饮食。行活检的患者宜在2小时后进食，当天应进食温凉饮食。无痛胃镜检查后应观察患者至清醒，并在复苏期间注意防止窒息及跌倒坠床。

② 检查后少数患者可出现咽痛及咽喉部异物感，嘱患者勿用力咳嗽以免损伤咽喉部黏膜。若患者出现腹胀、腹痛，可进行按摩以促进排气。应注意观察有无消化道出血、穿孔、感染等并发症，一旦发生应协助医生积极及时进行相应处理。

③ 按有关规定清洁消毒内镜及有关器械、妥善保管，避免交叉感染。

第五节　结肠镜检查及护理

一、目的

结肠镜（colonscopy）长约140cm，可弯曲，末端装有一个光源带微型电子摄影机的纤维软管，可由肛门慢慢进入结肠，在结直肠疾病的诊断和治疗中发挥了重要作用。其优点是不仅能直接见到病变，而且能在直视下取活检，做出病理诊断，其诊断的敏感性和特异性均较高。随着内镜设备的不断改进及内镜技术水平的提高，尤其是色素内镜结合放大内镜的应用对结肠早期癌症和癌前病变的诊断达到新的水平。

二、适应证

① 不明原因的慢性腹泻及下消化道出血。

② 结肠息肉和结肠早期癌症的治疗。

③ 钡剂灌肠有可疑病变者需进一步明确诊断。

④ 不能排出结肠和回肠末端疾病的腹部肿块。

⑤ 不明原因的低位肠梗阻。

⑥ 内镜随访。

⑦ 结肠肿瘤普查。

⑧ 其他内镜下治疗（出血，狭窄扩张，结肠支架置入等）。

三、禁忌证

① 严重心、肺功能不全及休克、精神异常或不合作者。

② 直肠及肛门严重狭窄者。

③ 急性重度结肠炎，如急性重度溃疡性结肠炎、急性细菌性痢疾等。

④ 急性弥漫性腹膜炎、多次腹腔手术、腹腔脏器穿孔、腹内广泛粘连及大量腹水者。

⑤ 妊娠期女性，月经期女性。

⑥ 肠道准备不良者，严重影响观察视野。

四、护理

1. 检查前准备

（1）医患沟通　向患者详细讲解检查目的及必要性、方法、注意事项，取得患者合作，同时做好心理护理，缓解患者紧张情绪。并确认签署知情同意书，同时完成心电图、血生化、凝血常规，血常规等检查。

（2）详细了解患者病史、用药史及过敏史的情况。

（3）术前评估　若需进行无痛结肠镜检查，应完成麻醉访视，做好术前评估。

（4）饮食准备　检查前3天进食少渣饮食，嘱患者检查前1天进食无渣流质饮食。上午行结肠镜检查者，检查当日禁食早餐；下午检查者，检查当日早餐进半流质饮食。

（5）肠道准备　肠道清洁有多种方法，应按照医嘱进行肠道准备。患者最后排出的大便为淡黄色透明水样便或清水样无渣便为最佳的肠道清洁效果。

① 磷酸钠盐：检查当日给予磷酸钠盐液90mL兑水800mL分次口服，30分钟内服完，服用后多饮白开水，1小时后如排出大便仍有粪渣，同样方法服用第2瓶洗肠液，直至排出清亮无渣水样便为止。

② 甘露醇：20%甘露醇500mL与5%葡萄糖生理盐水1000mL混合液，在检查前4小时口服以导致渗透性腹泻，其对结肠黏膜无刺激作用，但若需结肠镜下内镜治疗的患者禁用20%甘露醇洗肠，因为甘露醇在大肠内可被细菌分解产生可燃气体"氢"及"甲烷"气体，当达到可燃浓度时如进行高频电凝术，可能引起爆炸。

③ 复方聚乙二醇：137.5g溶于2000mL水中，检查当天早上3～4点开始服药，尽量在1.5h内服完。

④ 硫酸镁：于检查当天清晨5点左右将硫酸镁30g溶于500mL温水中服用，之后大量饮水2000～3000mL，糖盐水或清水均可。

（6）观察肠道准备后的排便情况

① 若患者服洗肠液后未解便，排除肠梗阻外，可鼓励患者下床多活动，以促进肠蠕动加快排便，若患者无恶心、呕吐不适，可鼓励患者多饮温开水。

② 若患者服洗肠液后排出大便仍含粪渣，可追加洗肠液1瓶，同时多饮水，必要时行清洁灌肠，直到患者最后排出淡黄色透明水样便为止。

③ 若患者服洗肠液后发生恶心、呕吐、腹痛不适，及时通知医生处理。

（7）遵医嘱给药　检查前0.5小时遵医嘱给予患者阿托品0.5mg肌内注射或山莨菪碱10mg肌内注射，由于药物可使患者对疼痛的反应性降低，以致发生肠穿孔的并发症时腹部症状不明显，应特别注意。

2. 检查过程及配合

① 协助患者穿上检查裤，取左侧卧位、双腿屈曲，嘱患者尽量在检查中保持身体勿随意摆动。

② 将镜前端涂上润滑剂（一般用硅油，不可用石蜡）后，嘱患者深呼吸、放松肛门括约肌，以右手食指按住镜头，使镜头滑入肛门，遵照循腔进镜配合滑进、少量注气、适当钩拉、去弯取直、防袢、解袢等插镜原则逐渐缓慢插入肠镜。

③ 检查过程中，若患者出现腹胀不适，可嘱其做缓慢深呼吸；如出现面色改变、呼吸及脉搏异常应停止进镜，积极配合医生采取相应救治措施。

④ 根据患者具体情况摄像及取活组织行细胞学等检查及行相应治疗。

⑤ 检查结束退镜时，应尽量抽气以减轻患者术后腹胀

3. 检查后护理

（1）休息与活动　检查结束后患者适当休息，观察15～30分钟后再离开。若无痛结肠镜检查术后，要观察患者至清醒，并注意在复苏期间防窒息，防跌倒。

（2）饮食护理　检查后若无不适，未取活检者30分钟后可进食普食；若术中取了多块活检，宜在2小时后进温凉流质饮食，避免辛辣刺激食物；若术中腹痛明显或术后腹胀明显者，应少活动、进食流质或半流质少渣不产气的饮食1～2天。

（3）病情观察及护理　观察患者腹胀、腹痛及排便情况。腹胀明显者可行内镜下排气；注意观察粪便颜色；腹痛明显或解血便者应留院继续观察。如发现患者出现剧烈腹痛、腹胀、面色苍白、心率增快、血压下降、粪便次数增多且呈黑色，提示并发肠出血、肠穿孔，应及时处理。若确定为肠穿孔，应予禁食、禁饮，安置胃肠减压，补液治疗，若无效，行外科手术治疗。

（4）活检时渗血较多者　为预防出血，应服用止血药（如云南白药）1～2天。

（5）告知患者术后常见并发症　如肠壁穿孔，肠道出血等。若出现异常，应立即就诊。

第六节　无痛性内镜检查及护理

一、目的

在消化内镜检查过程中采用镇静/镇痛或麻醉以减少患者的痛苦，提高患者的耐受性，此方法称为无痛性内镜检查术。在内镜检查之前和检查过程中，通过静脉给予一定量的速效镇静药和麻醉药，使患者在舒适无痛苦的过程中完成检查。完成治疗后立即停止给药，患者一般5分钟内会苏醒。整个检查过程具有较好的安全性和舒适性。

无痛性胃肠镜检查术的优点在于检查过程中患者没有躁动、不配合等现象；胃肠蠕动少，便于病情观察，口腔分泌物少，比较清洁；没有明显的心率增快、血压升高现象。

二、适应证

① 有内镜检查适应证，但因恐惧常规内镜检查而要求无痛胃镜检查者。

② 有消化道症状，恶心、呕吐、上腹疼痛等。

③ 有呕血、便血症状，需确诊及内镜下治疗。

④ 患者患有其他病症如严重高血压、冠心病等不能耐受普

通内镜检查所致应激反应者。

⑤ 已确诊的消化道病变（胃癌前病变，溃疡，食管、胃、大肠道的息肉，肿瘤，炎症性肠病，肠套叠复位等），需内镜下检查治疗或随访者。

⑥ 不能合作配合的患者（如小儿、精神病患者）。

⑦ 消化道疾病手术后仍有症状者。

⑧ 取食管、胃内异物。

⑨ 由胆总管结石、缩窄性乳头炎等所致的梗阻性黄疸，需采用十二指肠镜下乳头切开术及安装胆总管支架治疗者等。

三、禁忌证

① 原则上同常规内镜检查禁忌证。

② 有药物过敏史，特别是有镇静药物过敏史者。

③ 孕妇及哺乳期妇女。

④ 极度衰竭者。

⑤ 容易引起窒息的疾病，如支气管炎致多痰者、胃潴留者、急性上消化道大出血胃内潴留较多血液者。

⑥ 严重鼾症及过度肥胖者应慎重。

⑦ 心动过缓者需慎重使用（除心脏器质性疾病外）。

⑧ 合并肝性脑病、癫痫等疾病患者。

四、护理

1. 检查前准备

① 详细了解患者病史和体格检查结果，有无麻醉反应史、药物过敏及急、慢性传染病等情况，并向患者介绍检查的目的和过程，做好心理护理，缓解患者紧张情绪，同时确认签署知情同意书。

② 仔细核查患者是否已经完成心电图、胸部X线片、血常规等检查。年轻（<40岁）无其他基础病患者可只查血常规，高龄（>60岁）或有合并症者应加查生化、电解质等，冠心病患者应查超声心动图，其他同内镜常规检查。

③ 指导患者检查前禁食6～8h、禁饮4h。

④ 确保多功能监护仪、氧气瓶、急救药品配备齐全。

⑤ 此项检查一般情况下较为安全，但因属于静脉全身麻醉，麻醉过程中可能出现呼吸循环抑制等意外，因此，在做无痛内镜检查过程中应常规给患者吸氧，备好急救药物和气管插管设备。

⑥ 告知患者，检查当天必须有家属陪同。

2. 检查过程及配合

检查之前由麻醉师采取静脉给药（目前常用的药物有异丙酚、咪达唑仑等）对患者进行全身麻醉，使患者在很短的时间内（约30s）舒适地进入睡眠状态，患者在熟睡的状态下进行胃（肠）镜检查（具体操作方法同上消化道内镜检查及结肠镜检查）。在检查过程中，麻醉医生会根据患者的反应和检查时间的长短适当追加药物，使患者在整个检查过程中始终保持安静，没有任何痛苦和不适。

3. 检查后护理

① 体位：无痛内镜检查完毕后，保持左侧卧位，加护栏以确保患者安全；口垫待患者清醒后再取出，分泌物较多时及时去除，以防呛咳或误吸。

② 监护：静脉麻醉药代谢较快，检查结束后即可被唤醒，由专人观察15～30分钟即可离开检查室。

③ 注意事项：术后2小时内应有人陪护。术后2小时内忌饮食、酒、饮料等，饮食应从少量清淡半流质开始，逐渐增量，以不出现胃胀、恶心或呕吐为原则，当天应禁食辛辣食物。至少在24小时内不饮酒、不驾车、不操纵复杂的机器或仪器，不得从事高空作业及精算、逻辑分析等工作。

4. 并发症护理

（1）心率减慢 可予以阿托品0.25mg静脉注射，必要时可追加。

（2）上呼吸道梗阻部分患者，特别是肥胖者应用麻醉药后全身肌肉松弛，引起舌根后坠呼吸道阻塞致血氧饱和度进行性下降。处理：立即停药；将患者头部后仰，同时双手向上向前托住双侧下颌；加大给氧流量。经以上处理后，若无改善应立即退镜，待患者恢复反应答后视情况再行检查和治疗。

（3）血压下降　丙泊酚可使外周血管阻力下降、心肌抑制、心排血量减少及抑制压力感受器对低血压的反应。一般发生于年老体弱、循环功能较差者，严重时应给血管活性药物治疗。

（4）呼吸抑制或呼吸暂停　首先立即停药。若呼吸暂停＞15秒，应立即采取急救措施，必要时需行气管插管。

（5）中枢神经系统反应　应用丙泊芬后可能出现头痛、眩晕、抽搐、不自主运动、惊厥、角弓反张等。轻者不用处理，休息半小时后可自行消失；重者可予以地西泮镇静、10%葡萄糖酸钙10mL静脉注射以抑制抽搐等症状。

① 呕吐、反流和误吸：应早期吸引和用生理盐水冲洗，以尽可能减少肺损伤的程度。

② 低血糖反应：立即给予口服糖水或静脉输注葡萄糖。

第七节　胶囊内镜检查及护理

一、目的

胶囊内镜目前可分为三种：食管胶囊内镜、小肠胶囊内镜及大肠胶囊内镜。应用最多的是小肠胶囊内镜。

二、适应证

① 主要用于小肠疾病的诊断，如不明原因消化道出血、腹痛、腹泻、消瘦，经胃镜和结肠镜检查无阳性发现者。

② 慢性腹痛疑为小肠器质性疾病者。

③ 临床疑为克罗恩病、肠结核、小肠肿瘤者。

④ 其他影像学检查怀疑小肠病变者。

三、禁忌证

① 已知或可疑有胃肠道梗阻、狭窄、憩室及瘘管者。

② 存在或可疑消化道畸形、消化道穿孔患者。

③ 体内置有心脏起搏器或置入其他电子医学仪器者。

④ 严重吞咽困难，不能吞咽胶囊内镜者。

⑤ 妊娠妇女及婴幼儿。

四、评估

① 评估患者是否适合应用胶囊内镜，是否有胃肠道梗阻、狭窄、憩室及瘘管等。

② 评估环境是否安全、安静，可采取适当遮蔽。

五、护理

1. 操作前护理

（1）环境准备　关闭门窗，调室温，必要时屏风遮挡，请无关人员回避。

（2）物品准备

① 药物：肠道准备药物。

② 物品准备：胶囊内镜、数据记录仪。

（3）检查前2天应进少渣饮食，检查前1天按照结肠镜检查要求严格进行肠道准备，检查当日空腹。

（4）核对医嘱，携用物至患者检查床旁。辨识患者，向患者及家属解释技术执行的目的及过程，并取得同意。

2. 操作中护理

① 将阵列传感器粘贴于患者腹部，并与数据记录仪连接，记录仪挂在包绕患者腰部的腰带上，然后嘱患者吞下胶囊内镜，并嘱患者适当运动，以利于胶囊尽快进入小肠。

② 吞服胶囊内镜后至少2小时内不能进食和饮水，4小时后可进少量饮食，检查全部结束后即可正常饮食。

③ 对于有体外观察胶囊位置设备的胶囊内镜，在吞服胶囊后2小时内应定时观察胶囊位置，保证胶囊尽快进入小肠。

④ 从服用胶囊内镜到排出前，患者应避免在任何强力电磁源区域，并保证记录仪上部的绿灯闪烁，以确保系统正常运行。

如果绿灯停止闪烁，嘱患者记录下当下时间，并与医生联系。

⑤ 待检查结束后将数据记录仪和记录仪电池包一起卸下，下载储存在数据记录仪中的图像资料，工作站观看、诊断并打印报告。

3. 操作后护理

① 检查过程中，患者可正常活动，但不要从事剧烈的活动，应避免撞击腰带上的数据记录仪。

② 一般情况下，胶囊内镜在1～3天排出体外。嘱患者大便解在便盆内，以便观察胶囊内镜的排出情况。

六、重点提示

① 对于胃和结肠疾病的诊断，尚不能以胶囊内镜代替胃镜或结肠检查。

② 胶囊内镜的工作时间为8～10小时。

③ 对于肠道准备较差的患者，肠道内容物过多可影响病变部位的观察。

④ 嘱患者注意胶囊的排出，如检查后可疑胶囊未排出，可行腹部X线平片明确胶囊是否排出。

第八节　经内镜逆行胰胆管造影、治疗及护理

一、目的

经内镜下逆行性胰胆管造影术（encoscopic retrograde cholangio pancreatography，ERCP）是利用十二指肠镜到达十二指肠乳头胰胆管共同开口处注入对比剂，在X线显影下进行胰腺、胆道系统疾病诊断的方法。借助ERCP开展的内镜下乳头肌切开（endoscopic sphincterotomy，EST）、取石、扩张、支架置放（endoscopic retrograde biliary drainage，ERBD）、鼻胆管引流（endoscopic nasobiliary drainage，ENBD）等，又使单纯的诊断性ERCP发展成为综合的诊治胆胰疾病的重要微创手术。其具有创

伤小、风险小、并发症少、疗效确定、诊治一体化完成等优点，临床上应用广泛。

二、适应证

经过ERCP技术的更新和发展，ERCP的重心也逐步向治疗方面转移，以下疾病是目前ERCP最常见、最适宜的适应证。

① 胆汁淤积性黄疸。

② 急性胆管炎。

③ 胆总管结石。

④ 胆道蛔虫。

⑤ 胆管狭窄、胆管损伤、胆漏。

⑥ 怀疑壶腹部肿瘤。

⑦ 急性胆源性胰腺炎、复发性胰腺炎。

⑧ 胰管扩张、狭窄、胰管结石等。

三、禁忌证

① 有严重心、肾、肺功能不全，全身情况差不能耐受内镜检查者。

② 凝血机制严重障碍及出血性疾病患者。

③ 十二指肠乳头以上的消化道狭窄。

四、护理

（一）术前准备

（1）仔细询问病史，评估患者是否有ERCP危险性和禁忌证。

（2）术前向患者详细介绍检查的目的、意义和方法，介绍操作过程中可能出现的不适，使患者解除顾虑，以取得患者的主动配合，并确认签署知情同意书。

（3）造影前1天检查患者血常规及淀粉酶。

（4）术前应禁食6小时以上。

（5）术前30分钟肌内注射阿托品0.5mg和地西泮10mg。

（6）术前必须严格按照相关规定进行器械消毒。

（二）术中配合

插入内镜后，应先对食管、胃及十二指肠做全面的检查，当内镜到达十二指肠降段时，将内镜拉直（拉直后的内镜在门齿的刻度约60cm）以利调整镜头与乳头的位置，患者的反应也少。确定乳头开口后，不要急于插管，首先应将乳头位置调整到视野中央，且使胆总管口侧隆起的行走方向与造影导管活动的轨迹一致。如肠蠕动过快影响插管时，可静脉注射山莨菪碱，以稳定肠管，便于插管。术前先将导管充满对比剂，然后关闭导管末端的三通接头，防止气泡注入胰胆管内形成假结石影。推注对比剂时力量要均匀，切勿推注过快或用力过猛。在X线荧屏上看到胰胆管显影清楚时，即停止注射，以防压力过高，使患者产生剧烈腹痛，甚至造成胰胆管破裂。Oddi括约肌切开时注意调整切刀方向缓慢匀速逐层切开，避免引起出血和穿孔，肠蠕动时放松刀弓张力以免损伤肠壁。术中应注意观察患者面色、脉搏、呼吸和血压，密切观察病情变化，如发生术中并发症应协助医生积极处理，避免或减轻不良后果。

（三）术后护理

1. 术后24小时卧床休息，1周内避免频繁剧烈活动。

2. 术后禁食1～3天，根据情况由流质过渡到软食，1周后可进普食。

3. 监测生命体征变化及有无出现恶心、腹痛、呕血、黑粪等症状。腹痛明显者应查血淀粉酶及血常规。

4. 鼻胆管的护理　严格无菌操作，妥善固定引流管，保持引流管的通畅，引流袋/瓶置于较低位置便于引流；每天观察引流液的色、质、量，并准确记录；观察鼻胆管的长度，检查有无脱出；如发现导管堵塞或引流不畅时，可遵医嘱调整导管位置和深度或用生理盐水低压冲洗导管。带管患者同时需做好口腔护理，避免细菌滋生；鼻胆管刺激咽喉所致的不适感在术后1～2天可逐渐适应，不影响进食，加强解释沟通。

5. 并发症观察及护理

（1）急性胰腺炎的护理　术后胰腺炎的发生与胰腺实质受损有关，多数为轻症胰腺炎，其常见原因包括：①插管损伤Oddi括约肌；②对比剂过快、过量注入；③Oddi括约肌功能紊乱；④胆胰原有疾病致胰胆管高压等。在ERCP术后2～24小时血淀粉酶增高达正常4～5倍即为术后高淀粉酶血症，在术后预防性应用抗生素和抑制胰液分泌的药物、经禁食等一般处理后可完全恢复。血淀粉酶升高同时伴有持续剧烈腹痛、恶心、呕吐等症状时则考虑并发急性胰腺炎，应积极按急性胰腺炎处理。

（2）出血的护理　常发生于EST术中或术后，与患者自身出凝血时间及阿司匹林、类固醇类药物的使用密切相关。因此，术前有凝血功能障碍的患者必须待凝血障碍纠正后才能安排手术治疗；长期口服抗凝药者则应术前及术后停药1周；出血倾向明显者，可予输注血浆和补充维生素K_1。发生术中切口出血，应立即予1：10000去甲肾上腺素盐水稀释液冲洗、电凝、止血夹等方法止血。术后遵医嘱输注止血药物，1～3天观察鼻胆管引流有无血性液体，有无黑粪，必要时可查大便潜血和血红蛋白变化，发现异常及时进行止血处理。

（3）急性胆道感染的护理　多在术后2～3天出现，发生的主要原因是胆道梗阻或引流不畅。手术器械应严格消毒灭菌，尽可能将结石取尽。如结石难以一次取尽者应先置鼻胆管或支架引流。术后密切观察患者有无腹痛、高热、寒战及黄疸，检查血白细胞、中性粒细胞计数。如发生术后胆管炎应积极抗感染，必要时再次行ERCP或外科手术治疗。

（4）肠穿孔的护理　发生率低，与乳头狭窄、切口过大、毕Ⅱ式胃切除术后等相关。术后密切观察患者的腹部症状、体征，对怀疑有穿孔者应行X线或CT检查明确有无腹腔积气。穿孔是ERCP术较严重的并发症，处理关键在于早发现、早诊断、早治疗。多数患者在给予禁食禁饮、胃肠减压、静脉补液、抑制胰液分泌、鼻胆管引流、广谱抗生素等非手术方式治疗后可逐渐愈合，若患者症状加重应及时行手术治疗。

第九节　肝穿刺活组织检查及护理

一、目的

肝穿刺活检术是根据负压吸引的原理，采用快速穿刺方法，从肝内抽取少量的肝组织，直接在显微镜下观察其组织形态的改变，以诊断肝脏疾病。

二、适应证

① 不明原因的肝大；无肝外梗阻的不明原因黄疸；除外血液系统的恶性肿瘤。

② 对各种肝病的诊断、鉴别诊断、分类，如病毒性肝炎、肝癌、自身免疫性肝炎等。

③ 对各种肝病疗效及预后的判断。

④ 研究肝脏的生理、生化及代谢功能。

⑤ 不明原因的发热。

⑥ 肝移植术后肝功能异常或有无排异反应。

三、禁忌证

① 严重的肝病，PT明显延长，PT的活动度低于60%。

② 血小板明显减低，或有明显的出血倾向，一般在无脾功能亢进的患者血小板低于80×10^9/L，或脾功能亢进患者的血小板低于60×10^9/L。

③ 肝脏淤血状态，如缩窄性心包炎、右心衰竭等。

④ 大量腹水的患者。

⑤ 不能配合的患者，如不能憋气的患者。

四、评估

① 评估患者肝功能是否适合应用肝脏穿刺活检。

② 评估患者合作程度。

③ 评估环境是否安全、安静，可采取适当遮蔽。

五、护理

1. 操作前护理

（1）环境准备　关闭门窗，调室温，必要时屏风遮挡，请无关人员回避等。

（2）物品准备

① 药物：局麻药、止血药、0.9%氯化钠、固定标本液。

② 物品：无菌穿刺包、腹带。

③ 备好特护记录单。

④ 备好其他抢救物品：急救车、呼吸机及输血用物等。

（3）教会患者肝脏穿刺的体位，术前进行憋气练习。

（4）核对医嘱，携用物至患者检查床旁。辨识患者，向患者及家属解释技术执行的目的及过程，并取得同意。

2. 操作中护理

① 选择穿刺点：经CT定位选择右侧腋前线至锁骨中线第7、8、9肋间。

② 患者取仰卧位，身体右侧靠床沿，先铺好腹带，并将右手置于枕后。

③ 消毒、麻醉严格无菌操作，常规消毒穿刺局部皮肤。

④ 经皮穿刺：嘱患者屏住呼吸，术者进行穿刺，抽吸的组织活检用甲醛进行固定。

⑤ 拔针后立即以无菌纱布按压创面5～10分钟，并用腹带加压（沙袋压迫）包扎。

3. 操作后护理

① 术后沙袋压迫6小时，卧床、腹带包扎24小时。

② 监测生命体征，观察穿刺点出血情况；局部疼痛可遵医嘱给予止痛药物。

③ 向患者讲解肝脏穿刺的目的和并发症。

④ 告知患者如出现腹痛、头晕等不适，立即通知医护人员。

六、重点提示

① 有些人不适合做肝脏穿刺，如儿童、老年人、不能合作的患者，常规的检查就能达到目的患者，有出血倾向、严重贫血的患者，肝病症状比较明显如肝性脑病、腹水、重症黄疸、肝功能衰竭者，严重高血压患者等。

② 为了使肝脏穿刺术更安全，建议在肝脏穿刺术前1～2天，患者行凝血功能、血常规检测，以及X线胸透、腹部超声等。

③ 在做肝脏穿刺手术前半小时测血压、脉搏，排空小便，术后绝对卧床24小时。

④ 肝穿刺大多数的并发症会在活检后的3小时内发生，如活检部位不适、放射至右肩的疼痛和短暂的上腹痛等，这些都是正常的状况，可以适当进行镇痛治疗。

第十节　CT小肠造影检查及护理

一、目的

CT小肠造影（computed tomography enterography，CTE）是将多层螺旋CT和小肠造影相结合的一种检查技术，能够在一次屏气期间完成全腹范围的扫描，避免肠蠕动造成的图像伪影，所获得的图像信息具有良好的各向同性，能够进行任意平面的图像重建，可清楚地显示多种小肠疾病的肠内、肠壁、肠系膜及腹内其他脏器情况，属于无创性检查，易于操作，也是鉴别小肠和腹腔内其他脏器疾病的重要手段之一。

二、适应证

① 克罗恩病。
② 胃肠道不明原因出血。
③ 小肠肿瘤。
④ 怀疑小肠病变者。

三、禁忌证

① 使用碘对比剂有禁忌的患者，如有明确严重甲状腺功能亢进表现的患者；甲状腺功能亢进正在治疗康复的患者；注射含碘对比剂后2个月内应当避免甲状腺核素碘成像检查的患者等。

② 妊娠期女性。

四、护理

1. 操作前准备

① 询问患者有无药物过敏史，做好碘过敏试验及静脉留置，并观察有无不良反应。

② 详细向患者讲明检查的方法、注意事项及肠道准备的重要性。

③ 嘱患者检查前禁食8～12小时，检查前6小时进行肠道准备（方法与结肠镜相同），必要时清洁灌肠。

④ 检查前45分钟口服甘露醇混合溶液2000mL（20%甘露醇500mL+温开水500mL+5%葡萄糖溶液500mL），每次口服450～500mL，每15分钟1次，共服用3次，总量为1350～1500mL。在扫描前口服剩余混合液。年老及体弱患者可适当减少溶液量，以不引起呕吐为准，儿童患者取半量，分3～4次口服。口服甘露醇混合液时密切观察患者有无头晕、心慌、腹痛等不适，必要时经静脉补液支持。

⑤ 指导患者踱步，以减轻腹胀不适感，加快肠道充盈。

⑥ 检查前30分钟肌内注射山莨菪碱10mg（前列腺增生症、青光眼、肠梗阻等患者禁用）以抑制肠道痉挛，降低管壁张力减少肠蠕动造成的伪影。

⑦ 对疑似有小肠梗阻性疾病的患者，无需检查前准备，直接行CT检查。

⑧ 指导患者进行屏气训练平静呼吸下屏气，然后小幅度缓慢呼气；指导患者扫描时随机器指令进行呼吸运动，扫描时需屏

气、腹部静止，避免呼吸运动影响CT扫描和图像质量。

2. 操作过程及配合

（1）操作过程　采用64层CT扫描机，扫描条件：120kV，250mAs，层厚1.0mm，重建层厚1.0mm，间隔0.75mm或1.0mm，从膈顶至耻骨联合上缘进行扫描。对比剂采用碘比醇（三代显）90mL、注射速度3mL/s。患者先仰卧再俯卧，分别行动脉期、静脉期、延迟期扫描，扫描数据上传至工作站后，由2名放射科医技人员对横断面CT图像和多平面重组重建图像行肠道病变部位、肠黏膜异常、肠壁增厚、肠壁异常强化、肠腔狭窄、肠梗阻、小肠肿块、腹腔淋巴结及肠系膜血管显示等征象进行分析、记录。

（2）操作中配合

① 仔细核对患者信息、申请单及扫描部位，协助其摆好体位，并保护隐私。

② 指导患者按语音提示进行呼吸，按需屏气、呼气，避免影响扫描图像。

③ 操作过程中严密观察患者的生命体征及面色变化，经常询问患者有无腹部胀气、腹痛等情况。

3. 操作后护理

① 嘱其多饮水，至少2000mL，以利于对比剂排出。

② 进清淡饮食，避免低血糖发生。

③ 密切观察有无腹泻、腹部症状及体征，必要时给予补液及其他治疗。

④ 观察患者有无变态反应。

⑤ 观察造影穿刺部位有无肿胀、渗液等。因CT增强检查的药物推注必须采用高压注射器，由于压力极高，可能出现碘对比剂漏出，造成皮下组织肿胀、疼痛、麻木感，甚至溃烂、坏死等。

第十一节　胃镜检查的护理配合

一、目的

电子胃镜是借助一条纤细、柔软的管子伸入胃中，可以直接观察食管、胃和十二指肠内微小病变的手段。

二、适应证

① 凡是有上腹部不适怀疑有食管及胃、十二指肠疾病，经过检查不能确诊者。

② X线检查发现溃疡、肿物及其他病变不能明确者。

③ 急性上消化道出血及慢性原因不明的失血。

④ 各种食管、胃等疾病的随诊，如Barrett食管、慢性萎缩性胃炎、胃大部切除术后、消化性溃疡病的药物治疗后等。

⑤ 胃内异物的取出，如胃石、义齿或其他异物。

三、禁忌证

① 严重的心脏病，如严重的心律失常、急性心肌梗死及心肌梗死后恢复期、重度心力衰竭、未控制的严重高血压（血压≥180/120mmHg）。

② 严重的肺部疾病哮喘、呼吸衰竭不能平卧者。

③ 有精神疾病不能配合者。

④ 食管、胃、十二指肠穿孔的急性期。

⑤ 急性重症咽喉部疾病内镜不能插入者。

⑥ 腐蚀性食管损伤的急性期。

四、评估

① 评估患者是否适合应用电子胃镜，是否出现食管、胃、十二指肠病变。

② 评估患者的心理状态，消除紧张的情绪。

③ 评估环境是否安全、安静，可采取适当遮蔽。

五、护理

1. 操作前护理

（1）环境准备　关闭门窗，调节室温，必要时屏风遮挡，请无关人员回避等。

（2）物品准备

① 药物：利多卡因胶浆。

② 物品准备：口含嘴、弯盘、电子胃镜，备好护理记录单。

③ 备好其他抢救物品：急救车、呼吸机等。

（3）向患者宣教胃镜的术前准备　胃镜检查前1周停用抗凝药物，前1天嘱患者禁烟，术前禁食水8小时并练习检查体位。

（4）核对医嘱，携用物至患者床旁。辨识患者，向患者及家属解释技术执行的目的及过程，并取得同意。

2. 操作中的配合

① 协助患者侧卧位，弯曲腿部。嘱患者含上口垫，轻轻咬住，放弯盘于口旁。

② 嘱患者以鼻深呼吸，头不能动，全身放松，胃镜经过口垫进入口腔，当插入舌根部至食管入口时，嘱患者做吞咽动作，胃镜可顺利通过咽部。

③ 在插镜过程中密切观察患者的呼吸、面色等情况，同时不断向患者做简单解释，指导其做深呼吸，不能吞下口水，让其自然流到弯盘内。

④ 需做活检者，使用活检钳要稳、准、轻巧、小心地钳取病灶组织，放入10%甲醛溶液中固定，及时送检。

⑤ 了解术中患者的情况，术后禁食水2小时，取活检者禁食水4小时；注意观察有无活动性出血，如呕血、便血，有无腹痛、腹胀，有无重要生命体征改变，如心率、血压等。

3. 操作后护理

① 向患者介绍胃镜的并发症。

② 向患者介绍术后饮食及注意事项。

③ 指导患者使用床旁呼叫装置，一旦发生不适，立即呼叫

医护人员。

六、重点提示

① 严重心肺疾病、休克、消化道穿孔等患者禁忌做胃镜。

② 对于幽门梗阻的患者前1天晚上可进行洗胃。

③ 对于禁食时间较长、体弱患者可以静脉补液，防止低血糖的发生。

第十二节　肠镜检查的护理配合

一、目的

肠镜是经由肛门插入电子肠镜，根据镜中拍摄到的图像来诊断和治疗大肠病变的一种手段。

二、适应证

① 原因不明的下消化道出血、便血。

② 原因不明的慢性腹泻、黏液便、脓血便。

③ 顽固性便秘、排便不畅感、排便习惯改变和不明原因的大便形状改变。

④ 疑为大肠病变引起的腹痛和腹部包块。

⑤ 钡灌肠检查怀疑有异常需要进一步确诊。

⑥ 对已确诊的大肠病变和结肠手术后要随诊观察。

⑦ 在术中行结肠镜检查有助于确定病变的范围和部位，从而有助于决定手术的方式。

⑧ 结肠镜下的治疗，如息肉摘除，止血，早期肿瘤的治疗，结肠扭转和肠套叠的复位等。

三、禁忌证

① 严重的心肺功能不全。

② 严重的高血压，脑供血不足，冠状动脉功能不全，明显的心律失常者。

③ 腹膜炎和中毒性急性消化道炎症，如中毒性痢疾、重型溃疡性结肠炎，尤其是严重的低蛋白血症者，易引起肠穿孔。

④ 急性消化道大出血、肠道积血过多，妨碍观察者。

⑤ 近期内胃肠道或盆腔做手术及放射治疗者。

⑥ 由于手术及炎症，致使腹腔内粘连或形成硬性扭曲时，不勉强检查。

⑦ 肠道有狭窄时，对狭窄以上的肠管不勉强进镜。肛门狭窄及肛门急性炎症时不宜检查。

⑧ 精神病患者或者不愿进行检查者。

⑨ 女性妊娠或者在月经期。

四、评估

① 评估患者是否适合应用肠镜，是否有腹泻、腹痛、消化道出血等。

② 评估环境是否安全、安静，可采取适当遮蔽。

五、护理

1. 操作前护理

（1）环境准备　关闭门窗，调节室温，必要时屏风遮挡，请无关人员回避。

（2）物品准备

① 药物：肠道准备药物。

② 物品：肠镜系统、润滑剂、蒸馏水。

③ 备好特护记录单。

④ 备好其他抢救物品：急救车、呼吸机等。

（3）指导患者肠道准备。

（4）核对医嘱，携用物至患者床旁。辨识患者，向患者及家属解释技术执行的目的及过程，并取得同意。

2. 操作中的配合

① 经口者摘除义齿，经肛者换好内镜检查专用裤。

② 患者取左侧卧位，润滑肛门及内镜。

③ 经肛进镜，反复拉送。

④ 必要时可用X线透视帮助定位。

3. 操作后护理

① 术后严密观察病情有无腹痛、腹胀，有无重要生命体征改变，如心率、血压等。

② 告知患者肠镜的并发症。

③ 向患者介绍术前、术后饮食及注意事项。

④ 指导患者使用床旁呼叫装置，一旦发生不适，立即呼叫医护人员。

六、重点提示

① 检查前应充分清洁肠道，以免漏诊可能的病变，尤其是早期的息肉或早期的肿瘤。

② 检查前应进行肛诊，因结肠镜检查有可能漏诊肛诊的病变。

③ 对于全麻结肠镜患者，禁食时间较长、体弱患者可以静脉补液，防止低血糖的发生。

第十三节 双气囊小肠镜的护理配合

一、定义

双气囊小肠镜是在原先的推进式小肠镜外加上一个顶端带气囊的外套管，同时也在小肠镜顶端加装一个气囊。主要原理是借助气囊对肠壁的支撑力作为着力点，顺序将肠管套在镜身外的外套管上，进入小肠腔的深度可用X线定位，如需要可顺序经口+经肛进镜联合检查全小肠，可用黏膜注射针注射染料标记定位。在通常情况下可抵达回肠中下段，部分可达末端回肠，检查范围大大扩展，如果经口或经肛门侧进镜的方式相结合就可能使整个小肠得到全面、彻底的检查。电子小肠镜具有视野广、图像清晰并可行内镜下活检及相关治疗的特点。

二、适应证

① 不明原因的消化道（小肠）出血。

② 疑似小肠占位性病变。

③ 不明原因小肠梗阻，如克罗恩病、小肠套叠。

④ 小肠炎症、糜烂、溃疡性病变，取活检病理组织学检查。

⑤ 弥漫性小肠黏膜病变，取活检病理组织学检查。

⑥ 不明原因腹泻或蛋白丢失。

⑦ 肠道病变后的疾病诊断。

⑧ 部分小肠异物取出，如嵌顿的胶囊内镜。

⑨ 已确诊的小肠病变治疗后复查。

三、禁忌证

① 严重的心脏病，如严重的心律失常、心肌梗死后恢复期、中毒性心力衰竭、未控制的严重高血压（血压≥180/120mmHg）。

② 严重的肺部疾病，哮喘、呼吸衰竭不能平卧者。

③ 全身一般情况差、严重贫血（血红蛋白Hb＜60g/L）、低蛋白血症（白蛋白ALB＜30g/L）者。

④ 中度食管-胃底静脉曲张以上者；大量腹腔积液者。

⑤ 凝血功能障碍者。

⑥ 多次腹部手术史，有严重肠粘连者。

⑦ 麻醉高风险者。

⑧ 肠梗阻未解除，无法完成必要的肠道准备者。

⑨ 有精神疾病不能配合者；无法耐受内镜检查者。

⑩ 孕妇及低龄儿童。

四、评估

① 评估周围环境：环境清洁，光线充足，保护患者的隐私。

② 评估患者心理状态，做必要的宣教解释工作。患者多数病程较长，多次接受各种检查未明确病因，对小肠镜检查常表现紧张恐惧，心理压力大，不能轻松配合。检查前访视患者，全面了解患者病情，解释基本操作过程，告知配合方法和预计持续时

间，介绍成功案例，消除患者恐惧心理，取得信任，使患者以最佳状态接受检查。

③ 经口腔进镜的患者，应将义齿取下。

五、护理

1. 操作前护理

（1）确定进镜的方式　完善相关检查，根据消化道影、腹部CT、胶囊内镜、核素扫描等检查，结合患者临床表现，初步确定小肠病变的大致位置，据此确定经口或经肛插入双气囊小肠镜。另外，患者应完善常规生化及相关感染指标的检查。

（2）患者的准备　术前2天进流质或半流质饮食，术前禁食12小时以上，禁水6小时以上（因麻醉需要），必要时静脉补液。检查前提前1天进行清洁肠道准备；对于经肛小肠镜检查，肠道清洁度要求高，可以参照结肠镜肠道准备方法进行，但要求更高，如果不满意，可以加量服用清肠剂，并大量饮水；对于经口小肠镜检查，可参照结肠镜检查肠道准备方法进行，酌情可将清肠剂量减半。经口检查的患者，应摘去活动性义齿、眼镜等；经肛检查的患者，检查前换好肠镜检查专用裤。

（3）麻醉准备　术前麻醉专科医师决定并实施麻醉。麻醉及检查操作过程中，持续心电、血压、血氧监测。对于预计操作时间长于2小时者或经口检查者，应给予静脉全身麻醉并行气管插管管理气道。对于部分近回肠末段病变者进行经肛小肠镜时，可给予静脉全身麻醉，但需要密切监测观察，随时准备气管插管。对于个别十二指肠水平部或空肠上段病变的患者，可以在心电、血压、血氧监测条件下，经咽部局部麻醉后检查，必要时可以给予镇静剂。

（4）等麻醉准备完成后，患者在左侧卧位接受检查。经口检查者，需安放口垫并妥善固定。

（5）术前安装好内镜气囊。检查内镜的注气、注水按钮，内镜的控制旋钮，调试好图像；检查内镜与气泵的连接，测试好内镜气囊及外套管气囊的工作状态。

2.操作中护理

① 检查时由医生负责内镜的旋钮，护士一般站在医生的左侧，扶持镜身，协助医生进行插镜。在插镜和抹镜的过程中要注意观察患者的反应，口腔分泌物多时要及时吸除，严密观察患者血压、脉搏、呼吸频率及血氧饱和度等监测指标，如有异常及时报告术者及麻醉师，随时保持呼吸道通畅。

② 协助麻醉医生为患者进行血压、心电图、血氧饱和度监测，同时准备好吸痰管、吸引器、急救药物等。

3.操作后护理

① 检查结束后必须继续监测生命体征直至患者苏醒，部分患者清醒后会主诉有轻微的头昏及咽痛，要做好解释工作，嘱其卧床休息，告知因小肠镜检查时间较长，而且套管反复进出口咽部，摩擦引起咽部疼痛。

② 严密监测术后并发症的发生。

六、重点提示

① 术前与患者及家属进行充分讨论，了解双气囊小肠镜的作用、局限性及可能并发症，签署知情同意书，另需签署麻醉知情同意书。

② 由于小肠解剖的特殊性及小肠镜检查的技术限制，单侧进镜很难完成全小肠检查，所以术前应详细了解分析病史及相关检查，选择恰当的进镜途径，个别情况下，可能需要经口+经肛进镜联合检查。

③ 做好内镜本身的消毒工作，术前应查HBsAg、HIV-Ab、血白蛋白等。

④ 术后需观察麻醉恢复情况，密切观察生命体征及腹部体征，观察排便情况，必要时进行相关检查，尽早发现并处理可能的并发症。

⑤ 由于小肠壁要薄于胃壁及结肠壁，对于小肠息肉切除、

小肠良性狭窄的扩张治疗风险要高于胃镜及结肠镜的治疗，操作要小心。

⑥ 目前小肠镜的检查费用较高，注意掌握好适应证。

第十四节 ^{13}C 呼气试验的护理配合

一、定义

^{13}C 是碳的稳定同位素之一，呼气试验是一种简单的呼气方法，^{13}C-尿素呼气试验可用于幽门螺杆菌（Hp）感染的检测，其原理：患者摄入一粒 ^{13}C 标记的尿素胶囊，当其在胃内遇到幽门螺杆菌时，被幽门螺杆菌的尿素酶分解成 $^{13}CO_2$，$^{13}CO_2$ 经胃肠道吸收经血液循环到达肺后随呼气排出，然后收集呼出的气体，测定其中的 ^{13}C 标记的 $^{13}CO_2$，即可准确地证明有无幽门螺杆菌感染。

二、适应证

① 消化不良初诊者（病史不长，年龄小于45岁，并无胃癌报警症状）复诊者。

② 胃十二指肠溃疡、慢性活动溃疡、胃窦炎、胃黏膜相关的淋巴样组织、恶性淋巴瘤等需根除 Hp 患者。

③ 预防胃癌或有胃癌家族史者。

④ 拒绝胃镜检查者（除非疑诊胃癌时才进行胃镜活检）。

⑤ 长期使用非甾体抗炎药者。

⑥ Hp 根除放疗的跟踪。

三、优点

① 诊断幽门螺杆菌具有准确、特异、灵敏的特点。

② 安全有效，对人体无任何副作用，对环境无影响。

③ 患者无痛苦、无损伤，检测过程及方法简便。

④ 适合所有人群，可在短期内多次重复检查。

⑤ 是幽门螺杆菌疗效诊断的"金标准"。

四、评估

① 评估患者心理状态,消除紧张的情绪。

② 评估患者,是否适合进行^{13}C呼气试验。

五、护理

(1)操作前护理

① 检查当天必须禁食6小时以上。

② 检测前禁用抗生素,以免抑制幽门螺杆菌,影响检查结果的真实性。停止使用影响胃排空的药物,如多潘立酮、西沙必利和甲氧氯普胺等,防止胃蠕动过快,出现假阴性结果。

③ 检查前7～14天需停用铋剂或质子泵抑制剂。

(2)操作中护理

① 整个检查过程中保持安静坐位状态。

② 受试者维持正常呼气,向底气袋吹气,此时收集气体为零时气体。

③ 受试者口服一粒尿素^{13}C胶囊后,静坐30分钟。

④ 向样气袋内吹气,收集30分钟气体,在仪器上进行检测,仪器自动给出阴阳性判定结果。

六、诊断标准

(1)幽门螺杆菌诊断阳性 超基准值DOB(delta over baseline)大于4.4。

(2)幽门螺杆菌诊断阴性 DOB小于3.6。

七、护理要点

① 呼气检测的时间要正确。

② 第一次在服胶囊前,第二次在服胶囊后30分钟。

八、重点提示

① 整个过程约60分钟。

② 对抗Hp疗效的观察，患者需在完成三联治疗后4周再做呼气试验，以免出现假阴性结果。

③ 检查等候期间不饮水、不进任何食物。

第十五节　单气囊小肠镜检查术

一、定义

小肠镜检查方法有推进法、探条法、肠带诱导法、术中小肠镜检查法、母子式小肠镜检查法及放大小肠镜检查法。推进式小肠镜检查法操作较简单，故最常用。临床最常用的小肠镜是推进式小肠镜，近年开发的单气囊推进式小肠镜已用于临床。推进式单气囊小肠镜的优点是检查时间相对较短、图像清晰、活检取材可靠，还可进行内镜下治疗等。

二、适应证

① 临床怀疑小肠疾病，而其他常规检查方法不能明确者，或临床医师确定需行小肠镜检查者。

② 原因不明的腹痛，经X线钡剂检查无阳性发现或疑有小肠病变。

③ 原因不明的消化道出血，疑小肠病变者。

④ 疑小肠良恶性肿瘤者。

⑤ 小肠吸收不良综合征。

⑥ 疑小肠淋巴管扩张症。

⑦ 疑小肠结核、克罗恩病。

三、禁忌证

① 明确或可疑的小肠穿孔。

② 急性肠梗阻、急性腹膜炎、急性胰腺炎、急性胆管感染等。

③ 腹腔广泛粘连。

④ 严重的心、肝、肾功能不全及呼吸困难者。

四、操作前准备

① 检查前抽血查血常规、肝功能、血清四项、凝血四项、心电图等。如服用阿司匹林、非甾体抗炎药和抗血小板凝集药物者应与医师联系，视病情决定术前停药7～10天。

② 告知患者及家属，单气囊小肠镜检查的原理及过程，并告知患者及家属单气囊小肠镜检查比一般胃肠镜检查耗时要长。

③ 单气囊小肠镜分经口上消化道小肠镜检查、经肛下消化道小肠镜检查或二者兼有。上消化道单气囊小肠镜检查前禁食6～8小时。检查当日晨禁食、禁水。已做钡剂检查者必须待钡剂排空后（3～7天）再行小肠镜检查。幽门梗阻患者应禁食2～3天。下消化道单气囊小肠镜检查需进行肠道准备。

④ 行小肠镜检查患者必须有家属陪同。

⑤ 上消化道单气囊小肠镜检查需在气管插管全身麻醉下进行，麻醉师术前评估，签署麻醉同意书。下消化道单气囊小肠镜检查者更换肠镜裤。

⑥ 建立静脉通道，留置套管针。

⑦ 上消化道单气囊小肠镜检查前15分钟含服祛泡剂。

⑧ 患者骨隆突处垫海绵软垫，如髋部、膝部、足踝等，以预防压疮。

⑨ 评估小肠镜检查耗时，如耗时较长，超过3小时者应实施导尿术。

五、操作中配合

① 行上消化道单气囊小肠镜检查患者取左侧卧位，头部略向前倾，可将枕头后边垫高，口角向下便于患者口水流出，下颌垫垫巾，左肩向后、右肩向前，双腿屈曲，身体保持前倾状态。取下活动义齿、眼镜，女性患者卸掉发夹、装饰物。松解领口和裤带，嘱患者轻轻咬住牙垫，并根据患者胖瘦调节牙垫松紧。

② 行下消化道单气囊小肠镜检查患者取左侧卧位，双腿屈

曲与身体呈90°，臀下垫垫巾。身体躺稳，保持腹部放松。

③ 单气囊小肠镜检查由术者和助手双人配合操作，术者负责插镜和控制旋钮方向，助手负责托镜和插送外套管。也可类似双人结肠镜操作，即术者控制旋钮方向，而由助手负责插送内镜和外套管。

④ 上消化道单气囊小肠镜进镜方法类同于胃镜检查：直视下送镜进入胃和十二指肠。经过十二指肠球部和降段后至十二指肠水平段，助手推入外套管至内镜头端，并将外套管气囊充气，然后缓慢拉直内镜和外套管缩短肠管，消除胃内结袢。

⑤ 通过屈氏韧带后，助手拉直镜身后向深部插入。当内镜插入小肠深部后，术者通过弯曲内镜头端钩拉住肠管后将外套管气囊放气后，助手推进外套管然后再向气囊充气，然后将内镜头端取直，并同时回拉内镜和外套管以短缩肠管。重复以上操作，小肠得到短缩，内镜逐渐到达小肠深部。

⑥ 下消化道单气囊小肠镜进镜方法：待内镜进入乙状结肠后既可以采用同上消化道单气囊小肠镜进镜的方法，即助手拉直镜身后向深部结肠或回肠插入，当内镜插入结肠或回肠深部后，术者通过弯曲内镜头端钩拉住肠管后将外套管气囊放气后，助手推进外套管然后再向气囊充气。然后将内镜头端取直，并同时回拉内镜和外套管以短缩肠管，重复以上操作，结肠或回肠得到短缩，内镜逐渐到达结肠或回肠深部。

⑦ 小肠镜越过回盲瓣进入回肠经常会遇到一定的困难，助手应通过气囊充气、退拉内镜，取直镜身的方法协助术者进镜入回肠。反复尝试不进，助手可改变患者的体位或推压右下腹协助内镜进入回肠。

⑧ 退镜：当小肠镜达到小肠深部或发现病变并进行内镜下相应处理后助手应协助术者退镜并观察。助手缓慢退动内镜，当小肠前端镜头与外套管的头端将近重叠时，术者将弯曲内镜头端钩拉住肠管后将外套管气囊放气，助手缓慢退动外套管，当退动外套管至内镜顶部后，在往外套管气囊充气。接下来将内镜头端

取直，缓慢退动内镜。重复以上操作，小肠得到完全展开，内镜逐渐退出小肠。

六、操作中护理

① 如需气管插管，协助麻醉师行检查前气管插管。

② 密切观察生命体征变化及输液情况。填写护理记录单。

③ 如检查耗时较长应及时给予翻身，注意查看皮肤有无压红现象，严防压疮。

④ 注意保暖，特别是麻醉状态下患者。

⑤ 观察导尿情况。定时记录尿量。

⑥ 观察并记录输液情况，遵医嘱给予补充琥珀酰明胶注射液等胶体。

⑦ 检查后送至恢复室，严密监测生命体征，给予患者持续低流量吸氧，保持呼吸道通畅，全麻患者去枕平卧，头偏向一侧，做好气道护理，防止呕吐物误吸入气管引起窒息。

⑧ 如发现患者出现呼吸、循环障碍等情况，如低氧血症、低血压、心律失常等，或存在醒觉恢复延缓，应请麻醉医师及术者及时查看、处置。

⑨ 气管插管全麻患者待患者意识恢复、生命体征平稳，方可撤去监护仪器。护士送患者回病房。与病房护士交接班。全麻插管患者需有麻醉师陪同。

七、注意事项

① 气管插管全麻下小肠镜检查患者，术后禁食、禁水8小时，8小时后可饮水进食，但24小时内应以温凉的稀饭、面条等软食为宜，忌生、冷、硬和有刺激性的食物；禁吸烟、饮酒、饮浓茶和咖啡等。若有剧烈腹痛、呕血、黑粪，应及时处理。

② 术后会有短暂的咽喉部疼痛及异物感，告知患者勿用力咳嗽，待数日症状可缓解。

③ 操作过程中随时润滑内镜，以减少镜身与外套管的摩擦力。

④ 因小肠镜镜身较长，套上外套管后内镜变硬，助手在推

拉内镜时动作一定要轻柔，切勿粗暴，以免并发出血穿孔等。

第六章 消化内科手术监护技术

第一节 肝穿刺活组织检查术

一、目的

肝穿刺活组织检查术（liver biopsy）简称肝活检，是指用穿刺针经皮穿刺至肝脏采取肝组织标本的一种手段。可以进行组织学检查或制成涂片做细胞学检查，以明确肝脏疾病的诊断，或了解肝病程度、观察治疗的效果及判断预后。

二、适应证

① 原因不明的肝大、肝功能异常、黄疸及门静脉高压者。

② 明确肝病病变的演变程度。

③ 协助各型肝炎诊断、判断治疗效果及预后。

三、禁忌证

① 出凝血时间严重异常、有严重贫血或出血倾向者。

② 肝功能严重障碍、大量腹水者。

③ 肝包虫病、肝海绵状血管瘤、肝周围化脓性感染、化脓性胆管炎患者。

④ 不合作或不能配合者。

四、操作过程

① 根据疾病病灶所在部位，患者可选取仰卧位或左侧卧位，多采取仰卧位，必要时在患者右侧背部垫一枕头，方便操作。

② 穿刺点一般取右侧腋中线8～9肋间肝实音处，或在B超

定位、腹腔镜直视下穿刺。避免穿过肺组织、胸膜腔或胆囊，如病变位置较深时，避开大血管。

③ 常规消毒穿刺处皮肤，铺无菌孔巾，用2%的利多卡因由皮肤至肝被膜进行局部麻醉。

④ 根据穿刺目的不同，备好快速穿刺套针，一般选择12号或16号穿刺针，活检时选较粗的穿刺针，用1支10～20mL注射器吸取3～5mL无菌生理盐水后，再与穿刺针连接。

⑤ 先用穿刺锥在穿刺点皮肤上刺孔，将穿刺针由此孔沿肋骨上缘与胸壁呈垂直方向刺入0.5～1.0cm，然后将注射器内液推注0.5～1.0mL，冲出存留在穿刺针内的组织，以免针头堵塞。

⑥ 将注射器抽吸呈负压状态，同时嘱患者先深吸气，然后于深呼气后屏气，操作者在患者行屏气一瞬间将穿刺针迅速刺入肝内，立即进行抽吸，吸得标本后，立即拔出。整个穿刺、抽吸、拔针的速度要求快且准，穿刺深度一般不超过6～8cm。

⑦ 穿刺完毕后以无菌纱布按压穿刺部位5～10分钟，再以胶布固定后用多头腹带束紧12小时，小沙袋压迫4小时。

⑧ 将抽吸的肝组织标本注入95%乙醇或10%甲醛固定液中，或制成玻片，做好详细注明后送检。

五、护理

1. 术前护理

① 向患者及家属说明穿刺的目的和意义、可能出现的并发症和处理方法，消除其顾虑和紧张情绪，签署知情同意书。

② 患者需完成血常规、血型、凝血功能、血小板计数和肝功能的检查。若凝血功能异常可肌内注射10mg维生素K_1，连用3天后复查，结果正常后才能行穿刺。

③ 术前行胸部X线检查，以了解有无肺气肿、胸膜肥厚。

④ 术前停用抗凝药，禁食8～12小时。对精神紧张者，可适当给予镇静药。

⑤ 指导患者做屏气动作训练（深吸气，呼气，憋住气片刻），

以利术中配合，戒烟。

2. 术后护理

（1）术后患者应严格卧床24小时，术后72小时避免剧烈活动，协助床上解便、翻身。

（2）术后病情观察

① 术后4小时内每15～30分钟测量血压、脉搏1次，注意观察穿刺部位有无渗血、红肿、疼痛。

② 如有脉搏增速、血压下降、烦躁不安、面色苍白、出冷汗等内出血征象，应立即通知医生紧急处理。

③ 若穿刺部位疼痛明显，应仔细检查找原因，若为一般组织创伤性疼痛，可遵医嘱给予止痛药，若为气胸、胸膜休克或胆汁性腹膜炎，应及时处理。

第二节　内镜下食管、贲门狭窄扩张术及护理

一、目的

各种原因引起食管和贲门狭窄可导致食物通过障碍，患者常出现不同程度的吞咽困难，进食时间延长，伴有反食、呛咳甚至不能进水，引起严重营养不良、脱水等。而内镜下治疗食管、贲门狭窄的目的就是解除狭窄部位的通过障碍，缓解吞咽困难症状。

内镜下食管、贲门狭窄扩张术治疗的原理是通过对狭窄处的食管壁的纤维组织进行强力的伸张作用或通过对狭窄处的一处或多处撕裂达到扩张作用。由于扩张本身也造成一次创伤，创伤的修复是通过纤维组织的增生完成，术后有可能再狭窄，需要通过多次扩张才能完成。

二、适应证

① 食管的炎性狭窄。

② 食管手术后吻合口狭窄。

③ 内镜治疗后食管狭窄，如食管大面积ESD术后。

④ 贲门失弛缓症。
⑤ 弥漫性食管痉挛。
⑥ 食管癌或贲门癌。
⑦ 化学性烧伤后狭窄。
⑧ 先天性食管狭窄如食管蹼。

三、禁忌证

① 同胃镜检查的禁忌证。
② 无法忍受治疗者。
③ 化学性烧伤后2周内。
④ 活动性上消化道出血。
⑤ 能行手术治疗的食管癌和贲门癌者。
⑥ 病变狭窄范围广、位置过高、治疗非常困难者视为相对禁忌证。

四、操作过程

1. 探条扩张术

适用于非动力性狭窄。常规胃镜，确定及观察吻合口狭窄位置，估量狭窄部直径及所需扩张探条，测量狭窄部至门齿距离，经胃镜活检管道送入导丝，使导丝穿过狭窄部位进入胃腔，操作者缓慢拔出胃镜，保证导丝在胃内位置相对固定，选择比狭窄部口径略大的扩张条，将导丝穿入扩张条中心管道内，沿导丝送入扩张条，待有阻力感后，慢慢将扩张条的扩张部通过狭窄口送到狭窄部远端，依次增加扩张条的直径，使狭窄吻合口逐渐被扩开，扩张完毕，扩张条连同导丝一起退出，再次进镜，并进入已扩开的狭窄部远端，观察狭窄的扩张程度及有无并发症的发生。

2. 气囊扩张术

气囊扩张术适合于动力性狭窄常规胃镜，观察食管狭窄部位及程度，将气囊导管从活检孔道插入，在内镜直视下将气囊导管通过狭窄部位，当狭窄环位于气囊正中位置后缓慢注气，通过外接压力泵控制球囊压力，选用球囊大小及扩张程度应根据食管狭窄的程度及患者耐受能力而定。根据患者耐受情况持续扩张1～3分钟，然后球囊放气，间隔3～5分钟再重复操作2～4次，扩张结束后退出扩张球囊，再插入胃镜可见原狭窄处有少许出血，胃镜顺利通过即达到治疗目的。

3. 水囊扩张术

水囊扩张术适合于动力性和非动力性狭窄。常规胃镜，观察食管狭窄部位及程度，将水囊导管从活检孔道插入，头端通过狭窄处继续插入至黑色标志刚好显露，胃镜头端退至距狭窄处，此时扩张器有效直径恰在狭窄处，注水同时操作者固定好扩张器之外露部，以免水囊上滑或下滑。扩张时需要一定的压力，维持3～5分钟之后抽尽囊内水，休息2～3分钟，重复上述过程，扩张完毕胃镜连同扩张器一并拔出。再插入胃镜可见原狭窄处有少许出血，胃镜顺利通过即达到治疗目的。

五、护理

1. 术前护理

（1）心理护理 术前应多与患者交流，充分了解患者的心理。向患者及家属介绍手术步骤、方法、术前准备、术后注意事项等，确认签署知情同意书，取得患者的主动配合。

（2）术前准备

① 全面了解病史：术前行消化道钡餐检查，了解病变的长度、位置、狭窄程度和周围组织的关系，查血常规、出凝血时间等，对心、肺功能不良的患者及时调整，评估患者对手术的耐受性。

② 术前6～8小时禁食、禁饮：食物潴留者，延长术前禁食的时间或术前安置胃管，持续胃肠减压，必要时行食管冲洗，同时予完肠外营养支持治疗。若存在食管炎症应在扩张前治疗。

③ 协助更换病员服，有义齿的患者事先取出义齿。

2. 术中护理

① 操作者与助手应该密切配合，手法轻柔，选择恰当的器材，既要扩张力度够，达到疗效；又不要扩张过度，避免并发症

的发生。

②扩张时，严禁越级扩张。

③严密观察患者的反应及病情的变化，并注意患者面部表情及生命体征的变化，同时要及时清除患者口腔分泌物，并保持其呼吸道的通畅，预防窒息的发生。

④密切观察有无胸痛、出血、皮下气肿等症状。

3. 术后护理

（1）饮食指导　手术当日禁食、禁饮，予静脉补液治疗；禁食24小时后无不适者，先饮少量温热水，患者无呛咳后，方可进食流质饮食，术后禁暴饮暴食。扩张每周1～2次为宜，若患者能进食半流质饮食，扩张的间隔时间可延长至每月1次。

（2）遵医嘱用药　如抑酸药、黏膜保护药等，行相关药物知识指导。

（3）病情观察　观察患者生命体征、意识，准确记录出入量，观察大便、呕吐物颜色、性状及量，警惕有无消化道出血；观察有无咳嗽、咳痰、胸痛、呼吸困难、皮下气肿等症状，若有异常及时通知医生处理。

（4）并发症及护理

①胸骨后疼痛：是最常见的并发症，主要由于手术创伤所引起，观察疼痛的性质、部位、持续时间，观察有无食管穿孔、破裂等严重并发症发生。一般不需处理。若患者无法忍受，排除穿孔后，可遵医嘱给予止痛药。

②出血：术后有少数患者痰中带血，早期主要由于扩张所致。护理人员应注意观察血痰量及性质、有无呕血及黑粪。及时报告医生，遵医嘱静脉用止血药。

③反流性食管炎：指导患者进食的正确体位。严重者可给制酸药、黏膜保护药、胃动力药物予以治疗，2～3天后症状均会有不同程度改善。

④穿孔或食管瘘：最严重的并发症。术后应密切观察患者有无难以忍受的疼痛、胸闷、呼吸急促、发绀、脉快、皮下气肿

等，考虑穿孔的可能应及时处理。若发生较小穿孔时及时使用抗生素，并做禁食和留置鼻胃管等保守治疗，也可内镜下放置可去除带膜支架术进行治疗。

⑤ 呼吸系统感染：主要是反流、误吸引起。观察咳嗽、咳痰情况，遵医嘱使用抗生素。

⑥ 再狭窄：主要由于手术创伤后瘢痕形成，可再次进行扩张手术治疗。

4. 健康指导

① 保持情绪稳定，积极面对病情。

② 遵医嘱用药，如口服质子泵抑制药等。

③ 若出现吞咽困难时，可餐前15分钟舌下含化硝酸盐类药物，如（硝酸异山梨酯）、硝酸甘油等。此类药物可作用于食管下段平滑肌细胞，使其松弛，降低LES压力减少了食物通过的阻力，缓解症状。若吞咽困难仍未缓解，应及时就诊，必要时再次行扩张术治疗。

④ 定期门诊随访。

第三节　内镜下食管支架置入术及护理

一、目的

内镜下食管支架置入术是治疗食管狭窄的有效方法之一，其创伤小、痛苦少，可再通食管狭窄、缓解梗阻引起的吞咽困难，阻断食管气管瘘，改善患者营养状况，提高生活质量。支架有带膜支架和不带膜支架两种。带膜支架对食管癌有压迫治疗作用，适用于合并食管-气管瘘者；但带膜支架易移位；不带膜支架附着性强，不易移位，但易阻塞和引起食管炎症。根据支架是否可回收，可分为可回收支架和不可回收支架，可回收支架适用于术后良性吻合口狭窄、扩张术后狭窄复发率高，需反复扩张者，一般放置时间7～14天，治疗效果明显。

二、适应证

① 恶性食管狭窄，如无法手术切除的食管癌或贲门癌、食管切除术后吻合口局部复发和食管癌放疗后狭窄。

② 各种原因引起的食管气管瘘、食管纵隔瘘、食管破裂。

③ 贲门失弛缓症。

④ 高龄伴有其他疾病，一般情况差，难以承受开胸手术者。

⑤ 部分良性食管病变，化学性烧伤后瘢痕性狭窄、经反复扩张术后仍复发者、内镜下大面积ESD术后狭窄者，经扩张效果不佳者。

三、禁忌证

① 高位食管癌引起的梗阻。

② 手术或放疗后2周内。

③ 严重脏器功能衰竭。

④ 不可控制的出血性疾病。

⑤ 严重瘢痕体质的良性食管狭窄。

⑥ 管腔梗阻无法通过引导钢丝者。

⑦ 支架固定困难者。

四、操作过程

胃镜和（或）X线透视介导下，置放扩张导丝，使之通过食管狭窄段，达到胃窦部，先把狭窄段扩张至12mm左右完成胃镜检查，确定病变范围，选择适当长度和类型的支架，置入食管后的支架上、下端超过狭窄段2cm，在0～10℃（冰冷水）将支架放入放送器，在导丝引导下，将放送器放入食管，通过狭窄段，当放送器内的支架头部超过狭窄段2cm，释放支架，待支架恢复原状后，退出放送器和导丝，如果支架位置不合适，稍做调整，支架到位后，退出内镜。

五、护理

1. 术前护理

（1）心理护理　术前应多与患者交流，充分了解患者的心理。向患者及家属介绍手术步骤、方法、术前准备、术后注意事项等，确认签署知情同意书，取得患者的主动配合。

（2）术前准备

① 全面了解病史：术前行消化道钡餐检查，了解病变的长度、位置、狭窄程度和周围组织的关系，查血常规、出凝血时间等，对心、肺功能不良的患者及时调整，评估患者对手术的耐受性。

② 术前6～8小时禁食、禁饮：食物潴留者，延长术前禁食的时间或术前安置胃管，持续胃肠减压，必要时行食管冲洗，同时予完全肠外营养支持治疗。若存在食管炎症应在扩张前治疗。

③ 协助更换病员服，有义齿的患者事先取出义齿。

2. 术中护理

① 操作者与助手应该密切配合，手法轻柔，选择恰当的器材，既要扩张力度够，达到疗效；又不要扩张过度，避免并发症的发生。

② 扩张时，严禁越级扩张。

③ 严密观察患者的反应及病情的变化，并注意患者面部表情及生命体征的变化，同时要及时清除患者口腔分泌物，并保持其呼吸道的通畅，预防窒息的发生。

④ 密切观察有无胸痛、出血、皮下气肿等症状。

3. 术后护理

（1）心理护理　鼓励患者战胜疾病的信心，保持情绪稳定。

（2）休息与活动　进食时要求取坐位或半卧位，进食后忌平卧，睡眠时床头抬高15°～30°，或枕高枕取侧卧位。如身体状况允许，应进食后直立1h，睡前站立或活动0.5小时，尽量使胃排空以防反流。

（3）饮食指导　术后禁食24小时，24小时后鼓励患者多饮温水，使支架扩张到最佳状态。进食的原则要少量多餐、由稀到干、食量逐渐增加，观察进食后的反应，避免进食刺激性食物与碳酸饮料；避免进食过快、过量、硬质食物及冰冷食物。嘱患者1周内以流食为主，以后可酌情进半流食或软食，并将食物仔细咀嚼、少量缓慢咽下，同时忌干、粗糙、硬性食物，防止食物卡在支架上；禁食4℃以下的冰冷食物，以防支架变形脱落。适宜温度为40～50℃。每次进食前后饮温开水100～200mL，保持食管腔及支架清洁。

（4）抑酸药及黏膜保护药的应用　为了预防胃酸反流及出血，术后可给予H_2受体拮抗药、质子泵抑制药、胃黏膜保护药等。检查大便潜血实验，如阳性者应立即遵医嘱予以止血药物治疗。

（5）病情观察

① 术后密切观察患者的面色及生命体征变化，观察有无胸骨后剧烈疼痛、气胸、皮下气肿、呕血、黑粪，如有异常及时通知医生，并做好记录。

② 观察患者有无咳嗽、咳痰、发热等症状，必要时使用抗生素治疗。

③ 观察患者有无胸痛，胸痛部位、性质、持续时间及与饮食的关系，如有病情变化及时汇报医师处理。

（6）并发症及护理

① 胸骨后疼痛和异物感：是最常见的并发症，主要由于手术创伤和支架膨胀支撑的原因所引起。可持续3～5天，一般不需处理。观察疼痛的性质、部位、持续时间，通知医生查看有无食管穿孔、破裂等严重并发症发生。排除穿孔后，可遵医嘱给予止痛药，同时向患者和家属解释，给予精神上的安慰和鼓励。

② 出血：术后有少数患者痰中带血，早期主要由于扩张和支架损伤所致。护理人员应注意观察痰量及性质，有无呕血及黑粪，遵医嘱用止血药。

③ 反流性食管炎：主要由于置入段部分食管丧失蠕动功能，且支架支撑部分无"活瓣"作用，易使胃内容物发生反流，应指

导患者进食的正确体位。严重者可给抑酸药、黏膜保护药、胃动力药物予以治疗，2～3天后症状均会有不同程度改善。

④ 穿孔或食管瘘：最严重的并发症。术后应密切观察患者有无难以忍受的疼痛、呼吸急促、发绀、脉搏快等，发生穿孔或瘘时应及时处理。

⑤ 呼吸系统感染：主要由反流、误吸引起。

⑥ 恶心呕吐、胃部不适：这些症状可能与支架刺激食管有关。宜少食多餐、进食后取半卧位或进食后适当活动可使症状减轻，如呕吐频繁应观察呕吐物的颜色、性质及量，同时观察腹部体征，呕吐后有无梗阻现象，观察是否有支架随呕吐脱出。

⑦ 再狭窄：放置支架后期应注意观察患者进食情况。如果发生进食困难，首先要考虑食物嵌塞，或者因两端肿瘤再生长而狭窄。癌组织生长者，可针对肿瘤进行治疗，如化疗、放疗等。

⑧ 支架移位：支架移位是带膜支架放置中一个常见并发症，主要与支架类型、释放技术、剧烈呕吐及过早进固体食物有关。术后应给予科学的饮食指导。如有恶心，可给予甲氧氯普胺20mg肌内注射，防止剧烈呕吐。

⑨ 支架堵塞：多因患者进食不当引起，指导患者正确饮食，避免黏糯、粗纤维、大团块食物，嵌塞的食物可用内镜取出或推入胃内。

4. 健康指导

① 保持情绪稳定。

② 饮食指导：学会正确的进食方法，同时观察进食后的反应，如出现咳嗽、呛咳，应立即停止进食，并及时就诊。

③ 若安置金属支架者禁止行MRI，以防支架移位或脱落；若为可回收支架者应随时观察支架外固定绳子固定是否妥当，若有松脱应立即到医院就诊。

④ 出院1周内、3个月内、半年至1年内定期复查，进行钡餐造影或内镜检查，以了解支架的位置、膨胀情况，以防管腔再次阻塞或病情复发，便于尽早采取措施。

第四节 经口内镜下肌切开术治疗贲门失弛缓症的护理

一、目的

贲门失弛缓症（achalasia，AC）又称贲门痉挛、巨食管，是由于食管贲门部的神经肌肉功能障碍所致的食管功能性疾病。其主要特征是食管下端括约肌（lower esophageal sphincter，LES）高压和对吞咽动作的松弛反应减弱，以致食物不能顺利地进入胃内。临床上主要表现为吞咽困难、食物反流和胸痛。治疗主要目的是降低食管下段括约肌压力（lower esophageal sphincter pressure，LESP），使食物能够顺利从食管进入胃中。目前，内镜下治疗 AC 的方法主要有内镜下肉毒杆菌注射、内镜下扩张治疗、内镜下放置食管支架治疗、硬化剂治疗、微波治疗等。但这些方法都不能最终解除 LES 梗阻，且复发率较高。外科手术切开 LES 疗效尚可，但手术创伤大、恢复较慢、住院时间长、手术费用也较高。

经口内镜下肌切开术（peroral endoscopic myotomy，POEM）是指通过经口的内镜，在食管黏膜层与固有肌层之间建立一条隧道，通过该隧道对食管下段括约肌进行切开以治疗贲门失弛缓症的内镜手术，又称"隧道术"，包括内镜下黏膜下剥离术（endoscopic submucosal dissection，ESD）和经自然腔道内镜手术（natural orifice transluminal endoscopic surgery，NOTES）。

二、适应证

① 有不同程度吞咽困难，经食管吞钡造影及胃镜检查明确诊断为贲门失弛缓症患者。

② 既往治疗失败，如内镜下肉毒素注射或气囊扩张不完全或外科手术失败的贲门失弛缓症患者。

三、禁忌证

排除良恶性肿瘤、炎症、硬皮病等引起的继发性贲门失弛缓症。

四、操作过程

（1）麻醉　内镜下冲洗清洁食管，吸尽食管内液体，行气管插管全身麻醉，左侧卧位，术前半小时预防性静脉滴注抗菌药物。

（2）食管黏膜层切开，隧道入口的建立　胃镜前端附加透明帽，吸净食管腔内潴留液体和食物残渣。距离胃、食管交界处（gastro-esophageal junction，GEJ）上方8～10cm处，在食管右后壁行黏膜下注射，注射液为靛胭脂、肾上腺素和生理盐水的混合液。根据情况选用Htook刀、IT刀或Hybrid刀等纵行切开食管黏膜约2cm显露黏膜下层。

（3）分离黏膜下层，建立黏膜下"隧道"　根据情况选用Hook刀、IT刀或Htybfid刀等沿食管黏膜下层自上而下进行分离，边黏膜下注射边分离，建立黏膜下"隧道"直至GEJ下方胃底约3cm。在黏膜下层分离过程中需避免黏膜层、特别是胃底部位的破损和穿孔。

（4）肌层的切开　在胃镜直视下从GEJ上方7～8cm处应用IT刀或Hybrid刀从上而下纵行切开环形肌至GEJ下方约2cm。肌层切开过程中需由浅而深切断所有环形肌，尽可能保留纵行肌，且避免透明帽顶裂纵行肌。若出现创面出血点需随时电凝止血。

（5）金属夹关闭黏膜层切口，隧道入口的闭合　当完整切开食管环形肌后，吸尽黏膜下"隧道"内和食管腔内液体，冲洗创面并电凝创面出血点和小血管。再退镜至黏膜层切口，用多枚金属夹从口侧到肛侧对缝黏膜层切口。

五、护理

1. 术前护理

（1）术前评估

① 对患者的病情、文化程度及心理状态进行认真评估，尤其了解患者有无使用抗凝药病史，是否有重度贫血或凝血机制障碍。

② 在患者签署知情同意书后，完善术前各项检查（三大常

规、肝肾功能、凝血功能等，麻醉评估），并做好检查指导及健康教育。

（2）心理护理　详细向患者及家属讲解此项治疗的优点、手术过程，耐心回答患者提出的问题，以取得信任，向患者介绍治疗成功的病例，帮助其消除紧张、恐惧、焦虑的心理和不适感，增强患者安全感和对该治疗的信心和勇气。

（3）术前准备

① 术前1天更换病员服并保证充分睡眠以保持良好的精神状态，并做好胃肠道准备，完善术前食管X线造影以及高分辨率食管测压检查，以便于评估术后效果。

② 术前禁食禁饮3天，必要时术前1天安置胃肠减压。插胃管时注意动作轻柔，插管深度为40～45cm，必要时冲洗食管，冲洗过程中防止患者发生误吸、窒息，避免增加患者不适感。

③ 认真观察和评估患者术前生命体征的变化。

2. 术前评估

术前给予患者全身静脉麻醉评估，必要时胃肠减压充分有效吸引患者食管、胃内的食物残渣、液体，保证麻醉及手术顺利进行。

3. 术中配合

（1）操作前向患者解释其目的、意义，取得患者的理解和配合。

（2）操作时动作轻柔、娴熟，保持室内适宜温湿度，环境安静。患者取左侧卧位，解开衣领、松解腰带。指导患者深呼吸、咬住牙垫，下颌部放置弯盘，口中有分泌物时随时流出。

（3）安置心电监护，配合麻醉医生行全身静脉麻醉。

（4）一名护士负责协助医生进镜、扶镜和操作配合，另一名护士负责术中设备模式切换与调节，准确而熟练地传递各种器械。在内镜治疗过程中，严密观察患者的意识、面色、生命体征、心电图、血氧饱和度的变化，保持呼吸道通畅，并做好记录。

（5）观察有无并发症的发生，如有异常立即报告操作医生，及时处理。

① 颈部皮下气肿：立即配合医生予以金属夹夹闭穿孔处，并在内镜直视下置入胃管持续胃肠减压。

② 出血：POEM术中易并发出血，主要由于胃食管连接处小血管较丰富，在胃食管连接处剥离时操作不宜过快，遇到小血管出血时及时电凝止血，较大血管时用止血钳止血，避免出血导致视野不清，影响手术顺利进行。而术后电凝止血后的血管仍有可能出血，需严密观察患者有无呕血、便血及生命体征的变化。如出现呕血、便血，立即报告医生，同时注意心理护理稳定患者及家属的情绪，减轻他们的焦虑恐惧心理。出现呕血时协助患者头偏向一侧，用负压吸引器及时吸出口腔、鼻腔的血液，防止发生窒息；并建立静脉通道及时补充血容量、输血，给予止血药物等，并严密观察患者生命体征，必要时行内镜下止血。

4. 术后护理

（1）术后监测与观察 了解患者的麻醉方式、术中情况等，及时安置心电监护，严密观察患者意识、生命体征、有无呕血、黑粪等，每小时测量1次血压、心率、呼吸、血氧饱和度，平稳后2小时测量一次并记录。严密观察颈部、胸部、腹部症状和体征，若有皮下气肿、胸痛、腹痛、腹胀、压痛、反跳痛以及消化道出血等，及时报告医生。

（2）体位与休息 术后去枕平卧位6～8小时，待全身麻醉清醒及生命体征平稳后改为半卧位休息。有利于呼吸，减轻疼痛，防止胃食管反流，术后严格卧床休息，24小时后方可下床活动。

（3）饮食护理 术后常规禁食禁水24小时。若无胸痛等特殊不适，24小时后即可进食温凉流质饮食，然后过渡到半流食持续1周，逐渐过渡到软食、普食。宜选择清淡、易消化的碱性食物，如面条、软饭、香蕉等；避免辛辣等刺激性的食物，如茶、咖啡、巧克力、碳酸饮料以及油腻、煎炸和粗纤维饮食。进食时注意观察有无吞咽困难。

（4）用药护理 建立静脉通道遵医嘱输入质子泵抑制药、止血药、抗生素、水电解质溶液及营养液等，待患者进食情况逐渐减少输液量，同时观察用药效果。

（5）疼痛护理

① 患者可能会出现不同程度的胸痛。当出现胸痛时，护士详细向患者及家属讲解引起胸痛的原因，并告知胸痛会随着时间的推移逐渐减轻，从而减轻患者及家属的焦虑。

② 遵医嘱正确使用质子泵抑制药，减少胃液反流，认真倾听患者主诉，严密观察胸部、腹部症状及体征。如患者疼痛难忍，在排除穿孔后，遵医嘱使用镇痛药，并解释安慰患者，观察止痛效果。

（6）并发症的观察及护理

① 皮下气肿：可发生于术中或术后，提示食管穿孔。主要因为在术中切断环形肌时容易出现纵行肌裂开穿孔。患者常有剧烈胸痛、胸闷、气急、呼吸困难等，在颈部或胸前区可见皮下气肿，一旦发现皮下气肿时应及时报告医生处理。在胃镜下逐层切开环形肌时，需避免切开纵行肌和透明帽顶住创面，以保持肌层外膜完整，减少穿孔的发生。

② 感染：感染可能与术中发生小血管出血以及液体进入纵行肌裂隙渗漏有关；或者在闭合隧道时金属钛夹缝合不够严密，同时在进食时液体渗透至隧道也可能继发感染。因此应充分做好术前准备、术中注意严格无菌操作、创面严密止血、夹闭食管黏膜入口前需反复无菌生理盐水冲洗并吸净隧道内的液体等，这样可有效预防感染的发生。术后常规静脉使用质子泵抑制药和头孢菌素类抗生素，避免感染发生。

5. 健康指导

贲门失弛缓症是一种影响生活质量、易复发的疾病，因此做好出院指导非常重要。告知患者平时应保持心情愉悦，戒烟酒，生活规律，避免进食刺激性食物，进食时细嚼慢咽，进食后不宜立即平卧，避免穿着紧身高领衣服，并注意观察有无迟发性出血及吞咽梗阻的发生，1个月内避免剧烈活动，保持大便通畅，若出现胸痛、腹痛、吞咽梗阻、呕血、黑粪等情况应及时就诊。术后遵医嘱按时规律服药，如质子泵抑制药等。术后1、2、3个月定期复查胃镜以了解食管创面和贲门口愈合情况。食管X线造影检查了解食管腔扩张和贲门通畅度。

第五节　内镜下消化道息肉切除术及护理

一、目的

内镜下消化道息肉切除术是开展较早，经验也较成熟的内镜治疗技术，随着内镜操作技术的不断改进和新技术的不断开发，其适用范围也不断扩大。与外科手术相比，内镜下治疗痛苦小、损伤小、费用低、术后恢复快、并发症及病死率低。目前已被广泛应用，已替代外科手术成为治疗消化道息肉的首选方法。

二、适应证

① 各种大小的有蒂腺瘤和息肉。

② 直径小于2cm的无蒂腺瘤和息肉。

③ 多发性息肉和腺瘤，分布分散，数目较少。

三、禁忌证

（1）绝对禁忌证　有内镜检查禁忌者，如高龄、凝血机制障碍、多脏器疾病等。

（2）相对禁忌证

① 直径大于2cm的无蒂腺瘤和息肉。

② 多发性息肉和腺瘤，局限于某部位，分布密集，数目较多者。

③ 内镜下形态已有明显恶变者。

④ 家族性腺瘤病。

四、护理

1. 术前护理

① 心理护理：术前患者及家属多有不同程度的疑虑和恐惧，

应详细介绍手术目的、配合方法及注意事项，解除患者的思想顾虑，使其配合治疗及护理，并签署手术同意书。

② 了解患者病情：询问有无出血性疾病史、麻醉史及过敏史。做好各项术前检查，如出凝血时间、生化、血常规、心电图等。如服用抗凝药，需停用3～4天才进行手术。如服用抗血小板药，需停用7～10天才进行手术。如凝血机制异常，需纠正后才实施手术。

③ 术晨更换病员服，取下所有金属导电物品、活动性义齿。

④ 术前麻醉访视。

⑤ 上消化道息肉患者术前8h禁食禁饮，高血压病患者根据情况术前3h可服用抗高血压药。

⑥ 下消化道息肉患者术前3天进少渣饮食。术前1天进无渣饮食，术前8小时禁食、禁饮。做好肠道准备，最后排出大便呈淡黄色或清水，无粪渣为最佳效果。肠道准备期间如有心慌、头晕、乏力等不适及时与医护人员联系。如腹泻较严重者可静脉补充液体，防止发生虚脱。目前多采用磷酸盐肠道清洁液，禁用20%甘露醇和山梨醇类药物行肠道准备，以避免其进入肠道后被细菌分解产生易燃气体，如达到可燃浓度，进行高频电切时可能发生爆炸而致命。高血压病患者洗肠后根据情况服用抗高血压药。

2. 术中护理

① 患者的体位、内镜插入方法等同胃肠镜检查。

② 一旦发现息肉，观察其发生部位、形态、大小和数目，根据情况选择内镜治疗方法。常用的有圈套器电凝切除术、双极法切除、分块切除、热活检、内镜下黏膜切除术（EMR）、局部注射息肉切除及内镜下黏膜下剥离术（ESD）等。

③ 摘除的息肉需做完整病理学检查，以明确其性质。

④ 术中应密切观察患者的脉搏、血压。如有异常积极给予相应处理。

3. 术后护理

（1）术后饮食及休息指导

① 上消化道息肉切除术后一般先禁食禁饮24小时，息肉切除多、创面较大者，根据情况延长禁食时间。开始进食时，先饮温凉水，如无腹痛、腹胀再给予温凉流质饮食。以米汤、面汤、鸡蛋汤为宜，逐渐过渡到半流质饮食。少食多餐，待病情完全稳定后，嘱患者进质软、易消化、无刺激饮食，以后逐步过渡到普食。患者术后24小时应卧床休息，年老体弱及创伤较大者，卧床休息时间应延长至2～3天。

② 下消化道息肉切除术后，小于0.5cm的息肉一般先禁食禁饮6小时，息肉切除多、创面较大者根据情况延长禁食时间。开始进食时，先饮温凉水后无腹胀、腹痛再给予温凉流质饮食。限制豆制品及乳制品的摄入2～4天，以减少肠道内气体。然后逐渐过渡到半流质饮食，如米粥、面条、豆腐等清淡饮食。少食多餐，待病情完全稳定后，嘱患者进质软、易消化、无刺激饮食，以后逐步过渡到普食。患者术后24小时应卧床休息，年老体弱及创伤较大者，卧床休息时间应延长至2～3天。

（2）用药护理　术后常规给予静脉补液、止血治疗。息肉较大的根据情况使用抗炎类药物。上消化道息肉切除术后还会使用抑酸药和保护胃黏膜药物。密切观察用药的效果及不良反应。

（3）术后密切观察病情　注意有无并发症的发生，并积极给予相应处理。

① 出血：导致出血的原因主要有粗蒂息肉凝固不足、机械性割断、患者凝血机制不良、创面过大过深及术后活动过度等。密切观察血压、脉搏、意识等变化。少量渗血可不处理，如多量渗血或活动性出血，特别是有心慌、血压下降、脉搏加快、呕血、腹痛、血便等周围循环衰竭的表现，需立即内镜下止血。经内镜下处理后效果不佳者，则需行外科手术治疗。

② 穿孔：穿孔发生率低于出血，一旦发生，后果严重。多因操作不当或高龄患者营养状况差致肠壁过薄而引起。各部位穿孔可表现不同临床症状，食管穿孔可表现吞咽困难、胸痛、颈及上胸部皮下气肿，吞服水溶性对比剂行食管X线检查可明确穿孔

部位。十二指肠及胃穿孔出现瞬间剧烈腹痛，数小时后呈弥漫性腹膜炎的症状体征，腹部 X 线平片可见膈下游离气体。大肠穿孔如为腹腔外穿孔可无临床表现，腹腔内穿孔可有腹痛、腹胀、下腹部皮下气肿等表现。腹腔内穿孔或食管穿孔均应尽早手术治疗，否则易发生败血症、感染、休克甚至死亡。腹腔外穿孔一般保守治疗即可。

③ 其他并发症：灼伤、浆膜炎等。肠壁灼伤过深可导致浆膜炎，严重时出现类似穿孔，腹部 X 线平片无膈下游离气体可与穿孔进行鉴别。无需手术治疗，予对症处理，数天后可自愈。

4. 健康指导

① 指导患者养成良好的生活习惯。饮食少食多餐，定时定量，选择以清淡、少刺激性、易消化为主，避免生冷、辛辣及粗纤维等刺激性食物。1 周内禁浓茶、咖啡、饮酒。

② 保持乐观的心理状态，保证规律的生活和充足的睡眠。

③ 息肉切除术后 2 周内避免重体力劳动，1 个月内避免做屏气动作或长时间用力下蹲。保持大便通畅，必要时遵医嘱服用缓泻药，避免大便干结摩擦使焦痂过早脱落而引起出血。

④ 根据情况定期门诊随访，复查胃、肠镜。若出现腹痛、便血等症状，及时就诊。

第六节　内镜下黏膜切除术及护理

一、目的

内镜下黏膜切除术（endoscopy mucosal resection，EMR）是对扁平隆起性病变经内镜下注射和吸引，使病变与其固有层分离，然后圈套电切的技术。本章节主要介绍胃镜下的黏膜切除术。

二、适应证

① 常规内镜下活检不易作出诊断的某些病变。

② 癌前病变的切除。如高级别上皮内瘤变病灶、Barrett 食

管、扁平隆起型腺瘤、大肠侧向生长型腺瘤等。

③ 治疗局限于黏膜层及黏膜下层浅层的胃肠道肿瘤，尤其是早期胃癌，也可用于早期食管癌及大肠癌的治疗。

三、禁忌证

同胃镜检查。

四、评估

① 评估患者是否适合应用胃镜下黏膜切除术，如早期胃癌及癌前病变。

② 评估环境是否安全、安静，可采取适当遮蔽。

五、护理

1. 操作前护理

（1）环境准备　关闭门窗，调室温，必要时屏风遮挡，请无关人员回避。

（2）物品准备

① 药物：利多卡因胶浆、0.9%氯化钠、肾上腺素、甘油果糖、亚甲蓝。

② 物品准备：口含嘴、弯盘、电子纤维内镜、针式电刀、高频电发生器等；备好护理记录单。

③ 备好其他抢救物品：简易呼吸器、急救车等。

（3）指导患者胃镜检查前1周停用抗凝药物，前1天嘱患者禁烟，术前禁食禁水8小时；向患者宣教胃镜下黏膜切除术的术前注意事项及检查体位。

（4）核对医嘱，携用物至患者检查床旁。辨识患者，向患者及家属解释技术执行的目的及过程，并取得同意。

2. 操作中配合

① 协助患者侧卧位，腿部弯曲。嘱患者含上口垫，轻轻咬住，放弯盘于口旁。

② 嘱患者以鼻深呼吸，头不能动，全身放松，胃镜经过口

垫进入口腔,当插入舌根部至食管入口时,嘱患者做吞咽动作,胃镜可顺利通过咽部。

③ 在插镜过程中密切观察患者的呼吸、面色等情况,同时不断向患者做简单解释,指导其做深呼吸,不能吞下口水,让其自然流至弯盘内。

④ EMR:黏膜下染色、黏膜下注射、圈套电切。

⑤ 需做活检者,使用活检钳要稳、准,轻巧、小心地钳取病灶组织,放入10%甲醛溶液中固定,及时送检。

3. 操作后护理

① 术后注意观察有无出血及穿孔,如呕血、便血,有无腹痛、腹胀,有无重要生命体征改变,如心率、血压等。

② 术后禁食1～2天,48小时后进食流食,72小时后进食无渣饮食。

③ 向患者介绍胃镜下黏膜切除术的并发症。

④ 向患者介绍术后饮食及注意事项。

⑤ 指导患者使用床旁呼叫装置,一旦发生不适,立即呼叫医护人员。

六、重点提示

① 严重心肺疾病、休克、消化道穿孔等患者禁忌胃镜。

② 对于幽门梗阻的患者前1天晚上可进行洗胃。

③ 对于禁食时间较长、体弱患者可以静脉补液,防止低血糖的发生。

第七节 内镜下黏膜下剥离术及护理

一、目的

内镜下黏膜下剥离术(endoscopic submucosal dissection, ESD)是在内镜下黏膜切除术(endoscopic mucosal resection, EMR)基础上发展起来的,在内镜下能一次性地大块完整切除消化道病变，可免除传统手术治疗风险，具有创伤小、疗效好、手术技术要求高的特点。适用于治疗消化道的早期癌和癌前病变，对整块组织学切除率显著高于EMR，病变局部复发率也较低。

二、适应证

ESD在内镜下可以一次完整地切除病变，目前认为其适应证为只要无淋巴及血行浸润、转移，不论病灶位置及大小，ESD均能切除。

① 早期癌：肿瘤局限在黏膜层和没有淋巴转移的黏膜下层。

② 巨大平坦息肉：超过2cm的息肉，尤其是平坦息肉。

③ 黏膜下肿瘤：超声内镜诊断的脂肪瘤、间质瘤和类癌。

④ EMR术后残留或复发病变。

三、禁忌证

① 抬举征阴性，即在病灶基底部的黏膜下层注射盐水后局部不能形成隆起，提示病灶基底部的黏膜下层与基层之间已有粘连，即肿瘤可能已浸润至肌层。

② 严重的心肺功能障碍患者。

③ 心脏、大血管手术术后服用抗凝药。

④ 凝血功能障碍者。

四、操作过程

ESD的操作步骤包括：①标记；②黏膜下注射；③预切开；④剥离病灶；⑤创面处理。

【护理】

（一）术前护理

（1）对于上消化道病变者，术前准备同胃镜检查，需禁食、禁饮6～8小时，以减少胃液的分泌。对于肠道病变者，术前准备同结肠镜检查。

（2）药物准备 ①黏膜染色剂：复方碘溶液、0.2%～0.4%靛胭脂。②药物：去甲肾上腺素、肾上腺素、生理盐水、高渗氯化钠等。③祛泡剂。

（3）签署手术同意书，询问病史，近期有无使用阿司匹林（非甾体抗炎药）和抗血小板凝集药物，如有服用应停用7～10天。向患者家属讲明手术的必要性和风险性，并确认签署知情同意书。

（4）心理护理　详细向患者及家属解释手术的方法、目的、效果、术中如何配合医生的操作、并发症、术前及术后注意事项，让患者及家属了解治疗的必要性，了解EMR是一种较外科手术痛苦小、创伤小、疗效好的技术，消除其顾虑，取得配合。

（5）术前常规检查血常规、血型、出凝常规、血小板计数及心电图检查等。

（6）术前15分钟肌内注射或静脉注射山莨菪碱或地西泮10mg，有镇静及减少术中胃肠蠕动及痉挛的作用。

（7）监测生命体征，吸氧，建立静脉通道补液。

（二）术后护理

（1）监测患者生命体征（体温、脉搏、血压、呼吸）及腹部症状、体征。

（2）禁食、禁水，常规补液，使用抗生素和止血药物。

（3）观察排便和腹痛情况，颈部有无皮下气肿等穿孔的症状。

（4）术后复查胸片和腹部平片，了解有无纵隔气肿和隔下游离气体。如无异常，术后第2天可以进食流食。

（三）并发症预防及护理

出血和穿孔是ESD的主要并发症。

1. 出血　是最常见的并发症之一，发生率为6.8%～22%，包括术中出血及术后出血，出血并发症与切除的病变大小有一定的关系。

（1）预防出血　术前应完善各种检查，指标正常者方可进行内镜下治疗。术前建立静脉通道，以便及时补充血容量。

（2）出血处理　可采用注射硬化剂、喷洒止血药物或使用金属钛夹等措施止血。

（3）出血护理　术后应严密观察生命体征，听取患者主诉，指导患者禁食，遵医嘱应用止血药物，必要时可输血，观察有无继续出血或出血停止的指标。若非手术疗法不能达到止血效果或出血量大时，应紧急外科手术止血。

2. 穿孔　是最严重的并发症，发生率为0.6%～5.0%，可发生在术中或术后数天。

（1）预防穿孔　检查前详细了解患者病史，对于下消化道病变者，检查前必须做好肠道准备，使手术顺利进行。操作前应预先准备止血钛夹及释放器、胃肠减压管、吸引器等，以防止在检查过程中出现穿孔。手术医生掌握好进针的部位、切割时机，使病变完整顺利切除。

（2）穿孔处理　①内镜下如见明确穿孔者可用止血钛夹闭合穿孔处，必要时放置多个止血钛夹。对于较小病变发生的穿孔，可行保守治疗，嘱患者卧床休息、禁食、静脉输液，应用抗生素等处理。协助医生进行X线透视，以确定穿孔的位置。②对于病变较大、经保守治疗无效、内镜下处理不理想者，立即请相关科室会诊处理。

（3）穿孔护理　①对患者进行严密监测，包括生命体征、意识等变化及有无发热，如有异常，及时报告医生。观察患者有无剧烈的腹痛、胸痛、全身发冷等继发穿孔的症状。②发生穿孔后患者需禁食、禁水，遵医嘱给予补液，并应用抗生素等，经3～5天后穿孔可闭合。待病情平稳以及各种检查指标正常后方可进食，选择清淡、易消化的食物；避免刺激性食物，戒烟酒和对胃肠道有刺激性的药物。③患者应绝对卧床休息，待病情稳定后再逐渐恢复下床活动。

（四）健康指导

（1）术后嘱患者少食多餐，定时定量，避免暴饮暴食。选择以清淡、少油腻、少刺激性、易消化为主的食物。

（2）保持有规律的生活，按时休息、劳逸有度、参加一些力所能及的轻体力活动，增强体质，提高自身抵抗力，但避免剧烈活动。

（3）保持心情舒畅、情绪稳定，要学会自我调节和调整好情绪。

（4）保持大便通畅，避免大便干结和增加腹压的因素；便秘者可适当使用缓泻药，如口服乳果糖、番泻叶。

（5）定期门诊随访，内镜下食管、胃、肠黏膜剥离切除术后通常在术后1、3、6、12个月复查内镜1次，以后5年每年随访行内镜检查。

（6）教会患者及家属早期识别异常情况及应急措施，如出现腹痛、恶心、呕血或便血，立即卧床休息，保持安静，减少身体活动，立即到就近医院就诊

第八节 内镜下经黏膜下隧道肿瘤切除术 及护理

一、目的

内镜下经黏膜下隧道肿瘤切除术（submucosal tumebling endoscopic resection，STER）指将隧道内镜外科手术应用于治疗来源于固有肌层食管或胃黏膜下的肿瘤。

其优势在于应用隧道内镜技术在内镜直视下进行黏膜下肿瘤的切除，不必对穿孔部位进行修补，可直接夹闭黏膜切口。这样能完整切除肿瘤又能恢复消化道的完整性。STER手术操作时间短，创伤小，术后患者恢复快，住院时间短，治疗费用低，疗效肯定，无体表瘢痕，充分体现了微创治疗的优越性。

二、操作过程

操作步骤包括：①定位；②建立黏膜下隧道，显露肿瘤；③直视下完整剥离肿瘤并取出肿瘤；④缝合黏膜切口。

三、护理

1. 术前护理

（1）对于上消化道病变者，术前准备同胃镜检查，需禁食、禁饮6～8h，以减少胃液的分泌。对于肠道病变者，术前准备同结肠镜检查。

（2）药物准备　①黏膜染色剂：复方碘溶液、0.2%～0.4%靛胭脂。②药物：去甲肾上腺素、肾上腺素、生理盐水、高渗氯化钠等。③祛泡剂。

（3）签署手术同意书，询问病史，近期有无使用阿司匹林（非甾体抗炎药）和抗血小板凝集药物，如有服用应停用7～10天。向患者家属讲明手术的必要性和风险性，并确认签署知情同意书。

（4）心理护理　详细向患者及家属解释手术的方法、目的、效果、术中如何配合医生的操作、并发症、术前及术后注意事项，让患者及家属了解治疗的必要性，了解EMR是一种较外科手术痛苦小、创伤小、疗效好的技术，消除其顾虑，取得配合。

（5）术前常规检查血常规、血型、出凝常规、血小板计数及心电图检查等。

（6）术前15分钟肌内注射或静脉注射山莨菪碱或地西泮10mg，有镇静及减少术中胃肠蠕动及痉挛的作用。

（7）监测生命体征，吸氧，建立静脉通道补液。

2. 术中护理

（1）耐心解释，给予患者安慰和鼓励性的语言，消除患者精神紧张以取得配合，如有不适时应及时告诉医务人员。

（2）术中严密观察生命体征及病情，如出现异常情况，及时告知医生处理。

（3）术中出现的较为严重的并发症为气胸和气腹。

① 气胸：对于术中出现气胸的患者，于气胸侧锁骨中线第

3、4肋间处穿刺排气，术后接胸腔闭式引流瓶持续引流，促进压缩的肺组织扩张。

② 气腹：以腹腔穿刺针排气，确认无气体自排气针中排出时再拔除。

3. 术后护理

① 术后严密观察患者生命体征，有无胸闷、气急、发绀，有无腹痛、腹胀和腹膜炎体征，及时报告医生处理。

② 术后严格禁食24小时，24小时后患者如无胸闷、气紧、腹痛，经B超检查无胸腔或盆腹腔积液可进流质饮食。忌烫、辛辣和刺激性食物。

③ 术后给予静脉输液，常规使用质子泵抑制药、抗生素和止血药物，做好药物使用时的观察。

④ 对于术中出现气胸的患者，做好胸腔闭式引流管的护理。

4. 健康指导

① 术后嘱患者少食多餐，定时定量，避免暴饮暴食。选择以清淡、少油腻、少刺激性、易消化为主的食物。

② 保持有规律的生活，按时休息、劳逸有度、参加一些力所能及的轻体力活动，增强体质，提高自身抵抗力，但避免剧烈活动。

③ 保持心情舒畅、情绪稳定，要学会自我调节和调整好情绪。

④ 保持大便通畅，避免大便干结和增加腹压的因素；便秘者可适当使用缓泻药，如口服乳果糖、番泻叶。

⑤ 定期门诊随访，内镜下食管、胃、肠黏膜剥离切除术后通常在术后1、3、6、12个月复查内镜1次，以后5年每年随访行内镜检查。

⑥ 教会患者及家属早期识别异常情况及应急措施，如出现腹痛、恶心、呕血或便血，立即卧床休息，保持安静，减少身体活动，立即到就近医院就诊。

第九节　食管-胃底静脉曲张内镜下
止血术及护理

一、目的

食管-胃底静脉曲张内镜下止血术主要包括内镜食管静脉曲张硬化剂治疗（endoscopic variceal sclerotherapy，EVS）和内镜食管静脉套扎术（endoscopic variceal ligation，EVL）。内镜食管静脉曲张硬化剂治疗主要目的是控制急性出血和预防再出血；内镜食管静脉套扎术则主要适合于中度和重度静脉曲张的患者，与硬化剂治疗联合应用时可以提高疗效。

二、适应证

① 食管静脉曲张、胃底静脉曲张破裂出血，药物止血无效者。
② 既往曾接受断流术、分流术、脾切除术后再出血者。
③ 经双囊三腔管压迫止血、血管加压素或生长抑素暂时止血数小时的患者。
④ 重度食管静脉曲张，有出血史、全身状况差、不能耐受外科手术者。
⑤ 拟行外科手术治疗者，术前行EVS。
⑥ 预防食管静脉曲张破裂出血者的择期治疗。

三、禁忌证

① 心、脑、肺、肾严重功能不全者。
② 严重出血、出血性休克未纠正者。
③ 全身情况极差、不能耐受和配合治疗者。

四、操作过程

1. 内镜食管静脉曲张硬化剂治疗

内镜食管静脉曲张硬化剂治疗（EVS）是通过内镜下注射硬化剂使曲张静脉发生化学性炎症，血管内膜破坏面相互粘连，血栓形成闭塞管腔，静脉周围黏膜凝固坏死组织纤维化，从而预防静脉曲张破裂出血。适用于食管-胃底静脉曲张的患者。

硬化剂的治疗方法及配合如下。

（1）患者的体位、内镜插入方法等同胃镜检查。

（2）用2%利多卡因咽部喷雾局部麻醉后，插入内镜抵达十二指肠球部。在胃镜顺序退出的同时，观察并记录出血病变部位、静脉曲张的程度及范围。

（3）常用的硬化剂为聚桂醇注射液。协助操作医生将准备好的硬化剂自活检孔道送入注射针，在食管、胃底静脉外选择穿刺点，先远端后近端，不应在同一平面上注射，以防止术后狭窄。然后伸出针尖穿刺静脉，可采取静脉内外结合注入硬化剂。注入剂量为静脉外每点1mL、静脉内每点3～6mL，总剂量不超过30mL，一般共选择4～5个注射点。注射结束后拔出针头再观察数分钟，若穿刺点有出血者应立即喷洒肾上腺素或凝血酶，或者压迫注射点。

（4）注射点的压迫方法有套管压迫法、气囊压迫法和镜身压迫法。注射点压迫的目的包括：①注射前期压迫曲张静脉的近侧端，致使血管充盈，以易于穿刺；②注射后压迫致使血流缓慢，利于硬化剂与血管壁有较长时间接触，避免快速消散于血流；③对注射后针孔予以压迫，可以起到止血作用。

2. 内镜食管静脉套扎术

内镜食管静脉套扎术（EVL）是在内镜下，用食管静脉曲张套扎器把安装在内镜头端的橡皮圈套扎到食管曲张静脉，经机械作用使血管闭塞，以形成息肉状，数天后自行脱落，从而达到止血和预防止血的目的。适用于食管静脉曲张的患者。EVL不影响食管壁肌层，不会导致食管腔狭窄。内镜食管静脉套扎的方法及配合如下。

（1）患者体位及插镜方法同胃镜检查。

（2）协助操作医生将安装好套扎器的胃镜送入食管确定套扎的部位。

（3）在直视下使内环全周与套扎部位接触后行负压吸引，将曲张静脉吸入内环所形成的腔内。此时视野成红色，随即拉操作钢丝，"O"形橡胶圈则从内环脱落自然固定在病变的基底部，将病变套扎。用多发连续结扎器（有5环、6环）1次插入胃镜可连续套扎多个点。套扎顺序：从食管下端自下而上，呈螺旋式逐一套扎，先粗后细。每次套扎数目根据静脉曲张数量及严重程度而定。

五、护理

1. 术前护理

① 评估患者全身情况和生命体征。失血性休克、肝性脑病者需纠正后才能施行内镜下止血术。

② 术前向患者解释止血的目的及必要性、方法、注意事项，解除其顾虑以取得配合。

③ 术前需常规禁食、禁饮6～8小时。

④ 完善血常规、心电图、胸部X线片、肝功能、凝血时间、上腹+门静脉彩超及CT上腹三维血管重建增强扫描等相关检查，并合血备用。

⑤ 高血压、糖尿病患者应监测、控制血压和血糖变化。

⑥ 建立静脉通道（宜选用静脉留置针）。第1次做硬化剂注射或曲张静脉套扎术者可在术前、术中静脉滴注降低门脉压的药物（如生长抑素等），以后酌情应用。

⑦ 术前半小时遵医嘱酌情给予镇静药及解痉药，如地西泮、丁溴东莨菪碱等药物。其余与胃镜检查的准备相同。

⑧ 签署内镜治疗同意书。

2. 术中护理

① 术中应密切观察患者的脉搏、血压。如有异常及时通知医师积极给予相应处理。

② 术中注意患者有无恶心、呕吐，呕吐物的性质、量，以防大出血。

3. 术后护理

（1）病情观察　严密观察生命体征、意识；准确记录24小时出入量；严格遵医嘱，及时、准确补充血容量；观察有无呕血、黑粪，准确记录次数、量、性状及颜色等；注意控制输液速度，防止血容量过高引起门脉压力过高而致出血。

（2）休息与活动 严格卧床休息24小时，24小时后可床上活动；72小时后可下床活动，1周内注意限制活动量（套扎球脱落时期，局部形成浅溃疡可引起出血）。术后需禁食、禁饮24小时，24小时后无活动性出血可给冷流质饮食，72小时后可进无渣半流饮食，1周后逐步过渡到半流质饮食、软食、普食。保持大便通畅，必要时应用乳果糖等缓泻药，防止排便时过于用力，避免腹内压增加，造成出血或再次出血。

（3）药物护理 应用降门脉压的药物如生长抑素及其衍生物24～72小时；静脉滴注质子泵抑制药或H受体拮抗药、保肝药物。行EVL当天停用普萘洛尔（心得安，降门脉压），若无出血，24小时后加用，出血患者禁用普萘洛尔。

（4）并发症处理

① 迟发性出血：套扎治疗7天左右，因形成局部溃疡可发生大出血。

② 溃疡：EVS、EVL都可发生溃疡，一般无症状、可自愈。EVS发生的溃疡与硬化剂的刺激、注射硬化剂的次数、硬化剂黏膜下泄漏程度有关，行EVL治疗者可在套扎部位发生浅表溃疡，治疗后应遵医嘱常规予以制酸药及黏膜保护药。

③ 疼痛、吞咽困难、低热：一般不需处理，2～3天后可自行缓解。加强对患者的心理护理，缓解患者焦虑情绪。疼痛发热时可对症处理，必要时使用止痛药及退热药物。术后严格遵循饮食原则，可抬高床头，避免胃酸反流引起或加重患者的不适感。

④ 穿孔：穿孔的发生与内镜突破或穿刺针穿透食管、硬化剂反应性组织坏死有关。经保守治疗或行带膜支架置入术，穿孔可愈合，如内科治疗无效，可行外科手术治疗。

⑤ 狭窄：狭窄发生率约为3%，可能与硬化剂剂型、浓度及注射方法有关。

⑥ 其他并发症：肺部并发症有胸腔积液；偶见食管旁脓肿、菌血症、纵隔炎等；亦可偶见异位栓塞，如脑栓塞、肺栓塞等。

（四）健康教育

① 注意休息与活动，保持心情愉快，劳逸结合，不可过于兴奋激动。1个月后可做轻体力劳动，仍需注意避免腹部用力、提重物、用力弯腰及上下楼活动；勿用力咳嗽，咳嗽忍不住时可舌尖抵住上腭轻咳。

② 建立合理的饮食结构和饮食习惯，特别注意高热量、高蛋白质、高维生素，以低脂肪为主，保持大便通畅。如果有肝性脑病前驱症状应该禁食蛋白质摄入量，并且及时就诊。

③ 告知患者及家属注意出血症状的观察，如有出血征象、上腹部不适、恶心、呕吐及黑粪，应及时就诊。

④ 按医嘱给药，详细向患者介绍药物的名称、剂量、用药时间及方法，教会其观察药物的疗效和不良反应。

⑤ 定期复查、定期门诊随访。

第十节　逆行性胰胆管造影术的护理配合

一、目的

逆行性胰胆管造影术（endoscopic retrograde cholangio pancreatography，ERCP），是在内镜下经十二指肠乳头插管注入对比剂，从而逆行显示胰胆管的造影技术。

二、适应证

凡属胰胆疾病及疑似有胰胆疾病者皆为适应证。

① 原因不明的梗阻性黄疸。

② 上腹部疼痛怀疑慢性胰腺炎、胰腺癌或胆石症者。

③ 上腹部肿块怀疑胰胆系统肿瘤者。

④ 复发性胆道疾病，疑有结石、炎症或畸形者；或胆道、

胆囊术后症状反复、常规检查不能确诊者。

⑤ 不明原因的上腹痛，疑诊有Oddi括约肌功能障碍者，可行Oddi括约肌测压。

三、禁忌证

① 不适宜行胃镜检查者。

② 急性胰腺炎或慢性胰腺急性发作者，但经超声等证实为结石嵌顿引起，且可以解除梗阻者则不为禁忌证。

③ 上消化道梗阻者，如溃疡引起的幽门梗阻者。

④ 严重的心、肺、肾、肝功能不全者。

⑤ 急性或严重的胆道感染，或者胆道狭窄、梗阻者，但又不具备胆道引流条件者。

四、评估

① 评估患者是否适合应用逆行性胰胆管造影术，是否是梗阻性黄疸、肝外胆道梗阻、胆道疾病或胰腺疾病。

② 评估环境是否安全、安静，可采取适当遮蔽。

五、护理

1. 操作前护理

（1）环境准备关闭门窗，调节室温，必要时屏风遮挡，请无关人员回避等。

（2）物品准备

① 药物：利多卡因胶浆、对比剂、地西泮、阿托品、丁溴东莨菪碱、0.9%氯化钠。

② 物品准备：口垫、弯盘、电子纤维内镜，备好护理记录单。备好其他抢救物品：简易呼吸器、急救车等。

（3）向患者宣教逆行性胰胆管造影术的术前准备，禁食禁水8～12小时，碘过敏试验，体位等。

（4）核对医嘱，携用物至患者检查床旁。辨识患者，向患者及家属解释技术执行的目的及过程，并取得同意。

2. 操作中护理

① 建立静脉通路补液，给予解痉镇静药物，咽喉部麻醉。

② 协助患者左侧卧位，腿部弯曲。嘱患者含上口垫，轻轻咬住，放弯盘于口旁。

③ 嘱患者以鼻深呼吸，头不能动，全身放松，内镜经过口垫进入口腔，当捅入舌根部至食管入口时，嘱患者做吞咽动作，胃镜可顺利通过咽部，而后通过胃腔、幽门，进入十二指肠降段找准乳头，插入导管注入对比剂，转动患者体位为俯卧位，摄片后根据情况治疗。

④ 在插镜过程中密切观察患者的呼吸、面色等情况，同时不断向患者做简单解释，指导其做深呼吸，不能吞下口水，让其自然流至弯盘内。

⑤ 在ERCP的基础上可以进行十二指肠乳头括约肌切开术（EST）、内镜下鼻胆引流术（ENBD）、胆管网篮取石术等介入治疗。

3. 操作后护理

① 术后评估患者神志、腹部体征、生命体征，有无恶心、呕吐等症状。

② 术后2小时、6小时、次日清晨查血胰腺功能，常规应用抗生素。

③ 对于有鼻胆引流管的患者，定时观察其性、状、量；妥善固定，防止脱出。

④ 向患者介绍逆行性胰胆管造影术的并发症。

⑤ 向患者介绍术后禁食及抽取血查胰腺功能的重要性。

⑥ 指导患者出院后应注意休息，保持良好的饮食习惯。

六、重点提示

① 应用含碘对比剂时做碘过敏，碘过敏试验先做结膜试验，结膜试验阴性后，再做静脉注射。

② 对于严重心、肺、肾、肝及精神病患者，严重的胆道感

染及胆管梗阻无引流条件以及严重碘过敏患者禁止使用逆行性胰胆管造影术。

③ 逆行性胰胆管造影术后常规心电监护24小时。

④ 逆行性胰胆管造影术中体位为俯卧位，头偏向右侧，双手放于身体两侧或右手放于胸右侧。

⑤ 患者在禁食期间做好口腔护理。

第十一节 腹腔穿刺活检术的护理配合

一、定义

腹腔穿刺术是使用穿刺针直接从腹前壁刺入腹膜腔的一项诊疗技术，也称为腹膜腔穿刺术。

二、适应证

① 诊断性：确定腹腔积液病因。

② 治疗性：缓解腹胀。

三、禁忌证

① 凝血功能异常。

② 穿刺部位疝气/瘢痕。

③ 脐周静脉曲张。

四、评估

① 评估环境是否安全、安静，可采取适当遮蔽。

② 评估患者心理状态：患者多数病程较长，多次接受各种检查未明确病因，对腹腔穿刺检查常表现紧张恐惧，心理压力大，不能轻松配合。检查前访视患者，全面了解患者病情，解释检查基本操作过程，告知配合方法和预计持续时间，消除患者恐惧心理，取得信任，使患者以最佳状态接受检查。

③ 评估患者是否排空膀胱，必要时导尿。

④ 测量患者生命体征及腹围。

五、护理

（1）操作前护理

① 环境准备：环境清洁，光线充足，注意保护患者的隐私。

② 护士准备洗手，戴口罩、帽子。

③ 用物准备：腹腔穿刺包、基础治疗盘一套、无菌手套、注射器（5mL、20mL、50mL各一支）、输液器、无菌培养瓶、试管、量杯、腹带及中单、皮尺等，2%普鲁卡因或2%利多卡因等。

④ 穿刺前嘱患者排空膀胱，必要时导尿。

⑤ 进行操作前测量血压、脉搏，测量腹围。

（2）操作中护理

① 查对床号、姓名，向患者解释操作目的，以取得合作。

② 垫中单，患者取半卧位或平卧位，腹水少量者取左侧卧位或半卧位10分钟后再进行穿刺。腹背部铺好腹带，测腹围并记录。

③ 协助术者配合定位，常规消毒皮肤，铺无菌洞巾，配合局部麻醉。

④ 术中协助留取标本或放液，注意观察患者生命体征。

⑤ 操作完毕，术者取出穿刺针，按压穿刺点，用无菌纱布覆盖后固定，测腹围，束腹带。

⑥ 整理用物，医疗垃圾分类处理，标本及时送检。

（3）操作后护理

① 穿刺完成后嘱患者卧床休息2～4小时，观察4～8小时，注意观察患者术后反应。

② 严格准确记录腹水颜色、性状、量。

③ 妥善固定引流管。

六、重点提示

① 术中密切观察患者，如有头晕、心悸、恶心、气短、脉搏增快及面色苍白等，应立即停止操作，并进行适当处理。

② 放液不宜过快、过多，肝硬化患者一次放液一般不超过

3000 ～ 6000mL，过多放液可诱发肝性脑病和电解质紊乱。

③ 术后嘱患者平卧，并使穿刺部位于上方，以免腹水继续漏出；对腹水量较多者，为防止漏出，在穿刺点即应注意勿使自皮肤到腹膜壁层的针眼位于一条直线上，方法是当针尖通过皮肤到达皮下后，即在另一手协助下，稍向周围移动一下穿刺针头后再向腹腔刺入。如遇穿刺部位继续有腹水渗漏时，可用蝶形胶布粘贴。大量放液后，需给患者使用多头腹带，以防腹压骤降、内脏血管扩张引起血压下降或休克。

④ 放液前后均应测量腹围、脉搏、血压，检查腹部体征，以观察病情变化。

第十二节　肝动脉介入栓塞术的护理配合

一、定义

肝动脉化疗栓塞术（transcatheter arterial embolization，TAE）是肝癌非手术治疗方法中疗效最好的一种。原发性肝癌肿瘤大部分血供来自肝动脉，通过肝动脉化疗栓塞，可使肿瘤缺血、坏死、缩小甚至消失，甲胎蛋白（AFP）降低，而对正常肝组织影响不大。部分中晚期肝癌经TAE治疗后肿瘤缩小，有可能通过外科手术切除。

二、适应证

① 中晚期原发性肝癌。

② 较早期肝癌（直径＜5cm），或特殊部位（如尾叶）肝癌的手术切除前处理。

③ 转移性肝癌。

④ 肝癌术后复发但不宜再手术者。

⑤ 肝癌主灶切除，肝内仍有转移灶者。

⑥ 对肝癌结节破裂出血，具有止血和治疗作用。

三、禁忌证

① 肿瘤体积占肝脏70%以上者。

② 肝功能严重受损、Child 分级为C级者。

③ 严重心、肺、肾功能不全者。

④ 有难以纠正的凝血机制障碍者。

⑤ 碘过敏试验阳性。

⑥ 门脉主干有癌栓阻塞者。

四、评估

评估患者术前心理状况，针对不同心理表现，讲解肝动脉化疗栓塞术的方法、必要性及注意事项，术后并发症，通过交流，缓解患者的心理压力，使其在良好的状态下接受治疗。

五、护理

1. 操作前护理

（1）环境准备　操作室要保持清洁和相对无菌，防止发生感染。术前1∶1000的过氧乙酸或84消毒液擦拭球管、影像增强器、造影床和墙壁，然后紫外线消毒1小时。

（2）药物准备利多卡因、地塞米松、对比剂、止吐药、止痛药、生理盐水等。准备栓塞剂：碘化油或吸收性明胶海绵；准备化疗药物：表柔比星、顺铂、丝裂霉素、氟尿嘧啶。

（3）物品准备　高压灭菌手术器械包、氧气装置、负压吸引装置、吸痰管、心电监护仪、电极片、彩色多普勒B超机、合适的导管及与之相匹配的导丝、扩张导管、穿刺针以及手术剪、尖刀片、蚊式钳等。备好护理记录单。

（4）备好其他抢救物品，如急救车、呼吸机等。

（5）患者准备

① 协助医生与患者签知情同意及手术同意书。

② 检查：血常规、肝功能、肾功能、凝血功能、AFP定量测定，以及心肺功能。

③ 碘过敏试验，普鲁卡因皮试。

④ 备皮：双侧腹股沟、会阴部。

⑤ 术前禁食4小时，术前15～30分钟遵医嘱肌内注射地西泮10mg。

2. 操作中护理

① 协助患者平卧于导管床上，建立静脉通道。

② 按患者体重和医嘱准备术中用药。

③ TACE治疗过程中随时询问患者主观感受，并给予心理支持。

④ 密切监测患者的生命体征、血氧分压等呼吸循环指标，及时将异常情况汇报给医生。

⑤ 如患者注射化疗药物后出现恶心、呕吐，帮助患者头偏向一侧，指导患者做深呼吸，胃肠道反应严重者遵医嘱给予止吐药物。

⑥ 如患者出现上腹部疼痛症状时，可安慰患者，转移其注意力，疼痛剧烈者，遵医嘱给予对症处理。

3. 操作后护理

① 术后嘱患者取平卧位，术后24～48小时卧床休息。观察并记录生命体征。

② 术后禁食2～3天，进食初期摄入流质食物并少量多餐。

③ 穿刺部位压迫止血15分钟再加压包扎，沙袋压迫6～8小时，保持穿刺侧肢体伸直24小时，并观察穿刺部位有无血肿及渗血。

④ 观察肢体远端脉搏、皮肤颜色、温度和功能。

⑤ 准确记录出入量，如出汗量、尿量、呕吐物等，以作为补液的依据。

⑥ 妥善固定和维护导管；严格执行无菌原则，每次注药前消毒导管，注药后用无菌纱布包扎，防止逆行感染。

⑦ 注意观察患者栓塞后并发症，一旦发现异常，及时通知医生进行处理。

第十三节　射频消融术的护理配合

一、目的

射频消融（radio frequency ablation，RFA）是当前世界上公认的杀伤肿瘤较多、损伤机体较轻的微创"间质疗法"。它通过插入肝肿瘤内的射频针尖发出中高频的射频波，造成组织细胞离子振荡摩擦产热，使局部温度达 70 ～ 100℃，引起细胞变性坏死，并能使肿瘤周围血管凝固闭塞，阻断瘤体血供，防止发生转移。射频消融治疗方式主要包括超声引导下经皮射频消融治疗、术中射频消融治疗、腹腔镜下射频消融治疗。经皮肝穿射频消融治疗是最常采用的一种治疗方式，其优点是定位准确、实时监测，且无放射性损伤、成本低廉、操作简便。

二、适应证

通过 RFA 治疗可能获得局部根治性疗效的患者：

① ≤ 3 个癌灶，最大灶≤ 3.0cm。

② 单发、乏血供、肝癌直径≤ 5.0cm。

③ 手术切除 1 年后复发癌，肿瘤大小特征同上。

④ 上述肿瘤有包膜或边界清晰，肿瘤外周具有足够灭瘤安全范围者。

⑤ 上述肿瘤肝功能 Child-PughA 级或部分 B 级，无肝外转移。

三、相对适应证

① 肿瘤大小形态及患者肝功能等条件符合适应证，但肿瘤位置进行 RFA 一定难度及风险，如邻近心膈、胃肠、右肾上腺、胆囊、肝门、大血管。

② 非手术适应证、多次经导管动脉化疗栓塞（TAcE）效果不佳，血供仍较富的 5 ～ 6cm 肿瘤。

③ 对较大的肿瘤或多发肿瘤联合手术切除治疗，可择期行分次治疗。

④ 肝癌行肝移植,等待肝源期间的术前治疗。

⑤ 手术切除后1年内短期复发不适宜再次手术。

⑥ 肿瘤合并末梢支门静脉小癌栓。

⑦ 部分Child-Pugh C级经保肝治疗有明显改善,肿瘤≤3个,最大灶≤3.0cm。

四、禁忌证及相对禁忌证

① 肿瘤范围>5cm、呈多结节浸润状并侵及大血管。

② 肿瘤数目≥5个。

③ 位于肝脏脏面的4cm以上且1/3以上瘤体突出肝表而,肝尾状叶较大肿瘤。

④ 有门脉主干、一级分支或肝静脉癌栓,严重肝外转移。

⑤ 保肝治疗后无改善且Child-Pugh C级(顽固性大量腹水、黄疸等)。

⑥ 明显的重要脏器功能衰竭。

⑦ 活动性感染,尤其胆系合并感染者。

⑧ 有多次食管-胃底静脉曲张破裂出血为相对禁忌证,需谨慎。

五、评估

① 评估患者是否适合应用射频消融治疗。

② 评估患者的心理状态,向患者解释射频消融术的原理、方法、效果及优点,减轻其焦虑心理。

六、护理

1. 操作前护理

(1)环境准备 RFA操作室常规紫外线消毒1小时,术前30分钟空气消毒机开始消毒。

(2)药物准备 地西泮、利多卡因、盐酸肾上腺素、地塞米松、生理盐水、10%葡萄糖等。

(3)物品准备 射频消融包(高压灭菌消毒),包中有洞巾、

弯盘；备氧气装置、负压吸引装置、吸痰管、心电监护仪、电极
片、彩色多普勒B超机、射频消融机、射频针。备好护理记录单。

（4）备好其他抢救物品，如急救车、呼吸机等。

（5）患者准备

① 协助医生与患者签知情同意及手术同意书。

② 协助医师嘱患者行心电图，胸部X线摄片，血、尿、粪
常规，肝肾功能，出凝血时间检查。

③ 术前禁食4～6小时，术前30分钟遵医嘱肌内注射苯巴
比妥100mg和哌替啶50～100mg。

④ 备皮：双侧腹股沟、会阴部、腹部。

2. 操作中护理

① 根据肿瘤部位不同，协助患者取仰卧位或左侧卧位，嘱
患者全身放松，力求感觉舒适，在患者臀部外上方或大腿外侧肌
肉较丰满处放置2个回路垫（分散电极），使之平整牢固地紧贴
于皮肤表面，以免灼伤。

② 建立静脉通道。

③ RFA术中随时询问患者的感受，可适当与患者交流，转
移患者的注意力，给予患者心理支持。

④ 密切监测患者的生命体征、血氧分压等呼吸循环指标，
及时设定射频功率，准确记录射频治疗时间。

⑤ 观察患者的表情，询问患者是否有疼痛症状。如果有不
适症状，及时通知医生。

3. 操作后护理

① 术后6小时内床上活动，6小时后可下床适当活动，术后
3天避免剧烈运动，以防引起出血。

② 饮食第1天以清淡流质饮食为主，术后第2天如患者无不
适，可给予普食。

③ 术后应密切观察体温变化。

④ 做好生活护理，及时更换床单和衣裤等，保持皮肤清洁、
干燥。

⑤ 遵医嘱给予补液治疗，防止发生水、电解质失衡。

⑥ 注意观察患者术后并发症，一旦发现异常，及时通知医生进行处理。

⑦ 指导患者使用床旁呼叫装置，一旦发生不适，立即呼叫医护人员。

七、健康教育

① 注意休息，加强营养，多食营养丰富、富含维生素的食物，以清淡、易消化的食物为宜。

② 保持情绪稳定，心情舒畅，劳逸结合，在病情允许下适当活动。

③ 指导患者遵医嘱定期复查，按时服药。如有不适情况，及时复诊。

第十四节　十二指肠引流术

一、定义

十二指肠引流术（DD）是经十二指肠引流管将十二指肠液及胆汁引出体外的检查方法。该方法可协助诊断肝、胆、胰系统疾病，并可判断胆系运动功能。

二、适应证

① 疑有胆道感染、结石、肿瘤和梗阻者。

② 疑有肝胆寄生虫病者，如胆管蛔虫、华支睾吸虫（肝吸虫）等。

③ 疑有胰腺病变者。

三、禁忌证

① 食管狭窄、食管肿瘤及重度食管静脉曲张者。

② 严重高血压、心力衰竭、主动脉瘤及晚期妊娠者。

③ 胆囊炎、胰腺炎的急性期。

④ 溃疡病出血止血＜2周者（为相对禁忌证）。

四、操作前准备

① 向患者解释检查的目的、方法、操作中可能会产生的恶心、呕吐等不适，以取得患者合作。

② 检查前禁饮食12小时，检查日晨空腹。

③ 准备无菌十二指肠引流包、标本瓶、无菌手套等所需检查物品。

五、操作中护理

① 患者用3%过氧化氢溶液或朵贝液漱口，胸前铺橡胶单、治疗巾。

② 检查十二指肠引流管是否通畅、完好，标记是否清楚。

③ 用液状石蜡润滑引流管前端，左手以无菌纱布托引流管，右手将管从患者口腔缓缓插入50～55cm，到达胃内。当证实引流管确在胃腔后，抽出全部胃内容物，继之注入温生理盐水50mL，使弯曲的引流管伸直。

④ 嘱患者放松，取右侧卧位，并用软枕垫高臀部，每隔1～2分钟将引流管向下送入约1cm。经30～60分钟后可达十二指肠内。送管速度不可过快，避免管端在胃内迂回。

⑤ 当引流管第二标记线（55cm）到达门齿后，继续下送时要经常抽取少量液体，根据抽出液的性质判断胃管末端位置。如抽出液呈现淡黄色、较清澈、黏稠，经酚红试纸测试呈红色时，表示胃管末端已进入十二指肠内。若抽出液呈黄色，则引流管仍盘于胃内，可向外拔出少许后再如前法缓慢送入。如因幽门括约肌痉挛致使引流管不能通过，可予以阿托品0.5mg皮下注射，或在X线下观察金属管头的位置，在透视下自腹外推压金属头使其进入十二指肠。

⑥ 确认引流管进入十二指肠后（约75cm），即用胶布将引流管固定于面部，管外末端置于床面水平以下，液体自然流出，此系十二指肠液。留取十二指肠液10mL，并标志为"D管"。继

续引流到十二指肠液流尽为止，以免残存的胰酶分解、破坏之后采集的胆汁内容物。

⑦ 十二指肠液引流完毕，将50mL预温的33%硫酸镁溶液自引流管中缓慢注入，致使胆管口括约肌松弛。用血管钳夹闭引流管外口，5～10分钟后松开血管钳，液体可自行缓慢流出。将硫酸镁溶液弃去，开始流出金黄色液体来自胆总管，留取标本10mL标记为"A管"；继之流出来自胆囊的较黏稠的棕黄或棕褐色液体30～75mL，留取标本并标记为"B管"；最后流出来自肝内胆管的稀薄、淡黄色的胆汁，留取标本标记为"C管"。将3瓶标本及时送检。

⑧ 需做细菌培养时，分别准备标有D、A、B、C的无菌培养瓶4个，以无菌操作方法留取D、A、B、C胆汁各1mL及时送检。

⑨ 当为肿瘤患者需进行脱落细胞检查时，应冷却标本，然后送检。

⑩ 注入硫酸镁后无胆汁流出时，可再注入50mL。若仍无胆汁流出，提示胆管痉挛或梗阻。如引流管在3小时仍不能进入十二指肠，应停做、改期再做此检查。

六、操作后护理

① 拔管后，协助患者漱口、洗脸。有不适者应暂禁食，待不适缓解后再进食。

② 观察患者有无呕血及黑粪等消化道出血现象，有出血应积极配合医生进行相应处理。

第十五节 食管支架置入术

一、定义

食管支架置入术是治疗食管自身及周围肿瘤所致狭窄的新方法，能迅速有效缓解吞咽困难，封闭瘘口，减轻痛苦，改善患者生活质量，已成为综合治疗的重要手段之一。

食管支架置入术可治疗由多种疾病引起的食管、贲门和吻合口狭窄患者及食管气管瘘堵瘘，使其可经口正常进食。

二、适应证

① 晚期食管癌、贲门癌狭窄无法进行手术治疗者。

② 化学性损伤或其他创伤造成的食管狭窄。

③ 食管瘢痕性狭窄、放疗后狭窄。

④ 食管癌术后吻合口狭窄。

⑤ 食管癌术后复发。

⑥ 食管气管瘘、食管纵隔瘘。

⑦ 外伤性食管瘘不能立即行手术修补者，作为一种过渡性治疗。

⑧ 食管外压性狭窄。

⑨ 贲门失弛缓症等。

三、禁忌证

① 凝血机制障碍未能纠正者。

② 严重心、肺衰竭。

③ 严重恶病质状态。

④ 重度食管-胃底静脉曲张支架置入手术有引起出血可能。

四、操作前护理

（1）心理指导　患者长期受疾病折磨，多数患者对治疗失去信心，悲观失望，再加上食管支架是近年来开展的新技术，患者对其缺乏了解，易产生紧张、恐惧、疑虑的心理，护理人员应充分了解患者的心理，进行健康教育，主动与患者沟通，向患者及家属讲明该技术的先进性及优越性，介绍手术的方法、术前准备、术后准备、术后注意事项等。同时介绍成功病例，为患者树立目标，增强信心，及时解答患者提出的疑问，消除紧张、恐惧的心理。

（2）术前准备

① 加强患者消化道护理，必要时营养支持，保证充足的休息和睡眠。

② 做好胸部X线片、心电图、胃镜检查；血尿常规、肝肾功能、出凝血时间等化验，以了解患者有无手术禁忌证。

③ 患者禁食12小时，禁水2小时。

④ 术前10分钟常规含服胃镜胶8mL，食瘘者口含后吐出。

⑤ 对精神过度紧张者肌内注射地西泮5mg，必要时给予阿托品0.5mg肌内注射。

五、操作中护理

患者取左侧卧位，头后仰，置弯盘于口角，松开衣领及腰带，在食管支架置入操作过程中，应注意观察患者病情变化，并通过身体姿势、表情、目光接触以及对患者触摸等非语言沟通进行交流，让患者在情感上得到支持与鼓励，使其身心放松，主动配合，有利于顺利完成手术。

六、操作后护理

（1）病情观察　严密观察患者生命体征的变化，观察患者是否有恶心、呕吐、口腔唾液及粪便的颜色，了解有无食管内出血或支架脱落的现象，应及时报告医师处理，做好护理记录。术后当日遵医嘱给予抗生素，预防感染，必要时遵医嘱给予镇痛药镇痛。

（2）饮食指导　指导患者术后禁食水2小时，若无不适，2小时后进食少量流质，术后3天内以流质饮食为主，以后逐渐过渡到半流质、软食、普食。嘱患者不进食干、硬、大块及粗纤维的食物，进食时要细嚼慢咽，餐后多饮水，防止阻塞食管支架。忌过热、酸冷食物，防止食管支架热胀冷缩，造成支架变形移位或脱落。为防止胃内容物反流，嘱患者进食后要保持适当时间的直立体位。

（3）并发症胸骨后疼痛的观察及护理　胸骨后痛是食管扩张

所致组织损伤、置入支架膨胀牵拉组织所致。能减轻疼痛的措施如下。

① 解除患者的焦虑，转移注意力和娱乐方法，帮助克服恐惧的心理。

② 帮助患者取舒适的体位，适当的支持、制动，及时评估，应用放松技术等。

③ 必要时遵医嘱给予镇痛药。

（4）并发症出血的观察及护理　支架置入过程中，狭窄段可有不同程度食管黏膜或肿瘤撕裂致出血。术后应严密观察呕吐物和粪便的性状及生命体征的变化，及早发现出血征象。少量出血，一般3～5天可自行愈合；出血量较多者，嘱患者禁食并立即报告医生，遵医嘱给予止血处理。

（5）并发症支架滑落或移位的观察及护理　术后注意观察患者的进食情况，若近期内患者再度突然出现进食困难，应警惕内支架滑脱，及时报告医生处理。

（6）并发症食管穿孔的观察及护理　狭窄患者若扩张过度可致食管穿孔，形成食管瘘。由于目前多使用带膜支架，即使有穿孔，内支架置入后也有治疗作用。

第三篇
疾病护理

第七章　食管疾病的护理

第一节　胃食管反流病

一、定义

胃食管反流病（GERD）是指胃、十二指肠内容物反流入食管而产生烧心、反酸等症状的病态，该病亦可引起反流性食管炎及咽喉、气管炎症等食管以外的症状。反流物以胃酸、胃蛋白酶多见，也可为十二指肠液、胆酸、胰液等，反流可见于胃大部切除后、胃肠吻合术后、胃食管吻合术后、食管肠吻合术后。患者可无食管炎症的内镜表现而仅有临床症状。有食管炎者，临床表现与炎症程度不一致。胃食管反流病的发病主要是抗反流防御机制减弱和反流物对食管黏膜攻击作用的结果。本病欧美国家较常见，人群中有10%～20%的人有胃食管反流症状，国内报道GERD占胃镜检查的5.8%，男、女均可患病，常以中年人居多。

二、病因与发病机制

胃食管反流病是由多种因素造成的消化道动力障碍性疾病，存在酸或其他有害物质如单酸、胰酶等食管反流正常情况下食管有防御胃酸及十二指肠内容物侵袭的功能，包括抗反流屏障、食管廓清功能及食管黏膜组织的抵抗力。胃食管反流病的发病是抗反流防御机制下降和反流物对食管黏膜攻击作用的结果。

三、临床表现

包括食管内症状和食管外症状。

（1）食管内症状

① 胃灼热和反酸：胃灼热和反酸是GERD常见的症状，50%

以上的患者有此症状，多为上腹部或胸骨后的一种温热感或烧灼感。卧位、季节变换、某些特殊食物可诱发或加重症状，立位、饮水或服抗酸药可缓解。

② 胸痛：反流物刺激食管痉挛导致胸痛，疼痛位于胸骨后、剑突下或上腹部，可向左臂、胸、背、肩、颈、下颌和耳部放射，有时类似心绞痛。

③ 吞咽困难：也是GERD患者的常见症状。早期为炎症刺激致食管痉挛引起而呈间歇性发作。晚期因炎症、溃疡致食管瘢痕形成、管腔狭窄而呈进行性加重。

（2）食管外症状包括

① 咽喉部症状：部分患者可出现咽部异物感、发音困难、咳嗽、癔球感、喉痛、经常清喉和声音嘶哑等。

② 肺部表现：GERD患者可出现肺部表现，症状各异，可有呛咳、支气管炎、哮喘样发作、吸入性肺炎、肺间质纤维化、哮喘等。

四、实验室及其他检查

1.实验室检查

（1）血常规　如患者合并有黑粪和（或）呕血，则血红蛋白下降。

（2）粪常规　如患者合并黑粪和（或）呕血，则大便潜血试验阳性。

2.特殊检查

（1）X线检查　平卧或头低脚高位吞钡X线透视是了解有无胃食管反流的简易方法，但诊断的敏感性不高。有食管下段黏膜皱襞粗乱、食管蠕动减弱、运动不协调或不规则收缩等表现者，可诊断GERD，此项检查并可证实有无憩室、裂孔疝和肿瘤等病变。

（2）内镜检查　是诊断GERD的重要手段。半数以上患者内镜下可见食管黏膜充血、糜烂、溃疡等病变，结合病理活检有利于明确病变性质。部分患者有GERD的症状，而内镜检查无GERD的征象，目前称为内镜阴性的GERD。

（3）24小时食管pH监测　便携式pH记录仪对患者进行24小时食管下段pH连续检测，被认为是诊断本病的金标准。目前常用的观察指标有：24小时食管内pH＜4.0的总时间（正常值＜4%）、pH＜4.0的反流次数（正常＜66）、反流持续≥5分钟的次数（正常≤3）、最长反流持续时间（正常值＜18分钟）。为避免假阳性和假阴性，检查前3天应停用抑酸药和促胃肠动力药。

（4）食管测压　凡食管下段括约肌（LES）压力＜10mmHg（1.3kPa），可提示本病。

（5）核素扫描　上述诊断有困难时，可行此检查。患者吞服250μCi硫化^{99m}Tc标记凝胶后经照相机扫描和微电子计算机处理，为一定量诊断，敏感性较高，检出率可大于60%～90%。

（6）便携式24小时胆红素监测　常采用Bilitec 2000检测，其测得的光吸收值与胆红素浓度一致，将＜0.14作为正常值的标准，此项检查是目前诊断胃食管反流中碱性反流的主要方法。

五、治疗

治疗原则为缓解症状、治愈食管炎、预防和治疗重要的并发症、防止复发。

六、观察要点

注意观察及详细了解患者疼痛的性质、部位及持续时间，进行疼痛评估，给予干预，日常生活中去除导致反流的因素，如弯腰、举重、过饱等。避免服用前述降低食管下括约肌松弛（LES）压力的药物和饮食因素等。

七、护理要点

1.常规护理

① 告诉患者引起GERD的病因，帮助患者寻找并及时去除

致病因素，控制病情的发展。

② 进餐后不宜立即平卧，睡前2小时不进食。

③ 控制体重，避免便秘及紧束腰带等。

④ 与患者一起制订饮食计划，指导患者合理、规律进食。鼓励患者进食低脂饮食，避免进食巧克力、咖啡、浓茶等高脂肪、高热量饮食及油腻辛辣刺激性食物，戒烟禁酒。

⑤ 消除并缓解患者的紧张焦虑情绪。分散患者注意力，减少各种精神刺激，指导患者提高心理防御机制，使其积极主动地参与治疗和护理。

⑥ 睡觉时将床头抬高15～20cm。

⑦ 改变不良睡姿，例如，睡眠时将两臂上举或将其枕于头下。

⑧ 遵医嘱用药，避免乱服药物。

2. 健康指导

（1）疾病知识指导　改变生活方式或生活习惯对多数患者能起到一定的疗效，应向患者及家属介绍GERD的有关知识，指导其了解并避免导致LES压降低的各种因素，例如，避免摄入过多促进反流和胃酸过量分泌的高脂肪食物；鼓励患者咀嚼口香糖，增加唾液分泌中和反流物；适当控制体重，减少腹部脂肪过多引起的腹压增高；平时避免重体力劳动和高强度体育锻炼等。

（2）用药指导与病情监测　指导患者严格按医嘱规定的剂量、用法服药，了解药物的主要不良反应。应用制酸药的患者，治愈后逐渐减少剂量直至停药或者改用缓和的其他制剂再逐渐停药。平时自备达喜（铝碳酸镁片）、硫糖铝等碱性药物，出现不适症状时可服用。出现胸骨后灼热感、胸痛、吞咽不适等症状加重时应及时就诊。

第二节　贲门失弛缓症

一、定义

贲门失弛缓症是以食管下端括约肌（LES）异常松弛及食管

体部缺乏推进性蠕动为特征的食管运动功能障碍性疾病，是最早为人类所认识和肯定的食管动力性疾病。300多年前已有本病的病例报道，因尸体解剖未见贲门括约肌处有食管解剖学异常而认为本病属功能性，当时称其为贲门痉挛。直到60年前，人们才认识到食管-贲门的功能性梗阻是因LES不能完全松弛引起，因而将其重新命名为食管-贲门失弛缓症。

二、病因与发病机制

本病的病因尚不清楚。有认为病毒感染、毒素、营养缺乏及局部炎症可能是本病的病因，但在迷走神经和壁内神经丛的电镜检查中未能发现病毒颗粒，不支持病毒感染学说。某些患儿有家族病史，提示发病与基因有关。临床研究发现，精神顾虑可使患儿症状加重，考虑是否由于精神刺激引起皮质神经功能障碍，导致中枢及自主神经功能紊乱而发病。近年研究发现HLA DQw抗原与本病密切相关及在患者的血清中发现一种拮抗胃肠道神经的自身抗体，提示本症有自身免疫因素。

三、临床表现

贲门失弛缓症的临床表现包括吞咽困难、反流、胸痛、体重减轻和呼吸道症状等。

（1）吞咽困难　几乎所有患者均有吞咽困难。起病多较缓慢，初起较轻，仅在餐后有饱胀感，此后可逐渐发展，达到一定程度后，常不再加重。患者吞咽困难的表现形式相当独特，尤其是在已有食管扩张时，患者常可感到食管内有食物进入胃，而且在进食或取某种姿势（如挺胸、举手高于头部或站立）使食管内压增加时，这一感觉增强。吞咽困难常时轻时重，与人共餐或情绪波动时，症状往往加重。

（2）反流　随着吞咽困难加重，食管进一步扩张，大量内容物储留于食管内，体位改变时可反流出来，患者常主诉仰卧位睡眠时，床上有反流物。反流物因未进入胃腔，故无呕吐物酸臭的特点，并发食管炎、食管溃疡时反流物可含有血液。

（3）胸痛　胸痛是病程早期的常见主诉，发生率为40%～90%。性质不一，可为闷痛、灼痛、针刺样痛、刀割样痛或锥痛。疼痛发作有时酷似心绞痛，舌下含服硝酸甘油片后也可缓解，疼痛机制不很明确，可能与食管平滑肌强烈收缩或食物潴留性食管炎有关。

（4）体重减轻　体重减轻与吞咽困难影响食物的摄取有关，病程长者可有营养不良、维生素缺乏等表现，但恶病质者罕见。

（5）出血和贫血　患者常可有贫血。继发食管炎症者可有糜烂、溃疡、并发出血。

（6）其他症状　后期极度扩张的食管可压迫胸腔内器官而产生干咳、气急、发绀和声音嘶哑等症状。

四、实验室及其他检查

（1）实验室检查　血常规、尿常规、粪常规无异常。

（2）特殊检查

① 胃镜：胃镜检查结合食管黏膜活检，有助于本病的确诊及鉴别。

② X线食管钡透检查：未见有食管蠕动波，食管下段呈对称性漏斗状狭窄，钡剂在贲门部通过困难，体部则有不同程度的扩张，严重时见一弯曲，延长而形成乙字样食管，称巨食管。

③ 食管压力测定：可确定本病的发病机制，有助于本病诊断。常见的特征性变化有食管体部蠕动消失、吞咽食管下括约肌松弛或不完全松弛、下括约肌静息压增高、食管压力升高。

五、治疗

治疗原则以解除括约肌痉挛、缓解症状为目的。先试用药物治疗，效果不佳者可行内镜下治疗或外科手术治疗。

六、观察要点

扩张术的并发症主要有出血、感染、穿孔等。术后应严密监测生命体征，密切观察患者胸痛的程度、性质、持续时间。注意观察有无呕吐及呕吐物、粪便的颜色及性质。轻微胸痛及少量黑粪一般不需特殊处理，1～3天会自行消失。

七、护理要点

1. 常规护理

① 指导患者少量多餐，每2～3小时1餐，每餐200mL，避免食物温度过冷或过热，注意细嚼慢咽，减少食物对食管的刺激。

② 禁食酸、辣、煎炸、生冷食物，忌烟酒。

③ 指导服药及用药方法，常用药物有硝苯地平（心痛定）、异山梨酯（消心痛）、多潘立酮（吗丁啉）、西沙必利等。颗粒药片一定碾成粉末，加凉开水冲服。

④ 介绍食管-贲门失弛缓症的基本知识，让患者了解疾病的发展过程和预后。

2. 专科护理

（1）疼痛护理 遵医嘱给予硝酸甘油类药物，其有弛缓平滑肌作用，可改善食管的排空。

（2）术前护理 术前使用内镜下球囊扩张治疗贲门失弛缓症。

① 告知患者球囊扩张治疗不需开刀，痛苦少，改善症状快，费用低。

② 详细介绍球囊扩张术的操作过程及注意事项。尽可能让患者与治愈的患者进行咨询、交流，以消除其顾虑、紧张的情绪，能够主动配合医师操作，达到提高扩张治疗的成功率。

③ 术前1天进食流质，术前禁食12小时，禁水4小时。对部分病史较长、食管扩张较严重者需禁食24～48小时。

（3）术后护理 术后使用内镜下球囊扩张治疗贲门失弛缓症。

① 术后患者应绝对卧床休息，取半卧位或坐位，平卧及睡眠时也要抬高头部15°～30°，防止胃食物反流。

② 术后12小时内禁食。12小时后患者若无不适可进温凉流质，术后3天进固体食物。

③ 餐后1～2小时内不宜平卧，进食时尽量取坐位。

3. 健康指导

（1）简介疾病知识 贲门失弛缓症是一种原发的病因不明的食管运动功能障碍性疾病，而且不易治愈。其特性是食管体部及LES解剖区域分布的神经损害所致。贲门失弛缓症是临床上较少见的疾病，很难估计其发病率及流行病学情况，因为有的患者临床症状很轻微而没有就诊。许多学者的流行病学研究都是回顾性的，一般认为其发生率为每年（0.03～1.5)/10万人，且无种族、性别差异，发病年龄有两个峰值，即20～40岁及70岁。贲门失弛缓症如果不治疗，其症状会逐渐加重。因此，早期进行充分的治疗能减轻疾病的进展，并防止发生并发症。另外，如果不改善LES排空障碍减轻梗阻可能会使病情恶化导致巨食管症。

（2）饮食指导

① 扩张术后患者在恢复胃肠道蠕动后，可先口服少许清水进行观察，然后进食半量流质，少食多餐，无特殊不适者，逐步进全量流质再过渡到半流质饮食，直至普食。

② 饮食以易消化、少纤维的软食为宜，细嚼慢咽，并增加水分摄入量，忌进食过多、过饱，避免进食过冷或刺激性食物。

③ 患者进食时注意观察是否有咽下困难等进食梗阻症状复发，必要时给予胃动力药或做进一步处理。出院后可进软食1个月，再逐步恢复正常饮食。

（3）出院指导 嘱患者生活起居有规律，避免感染，避免暴饮暴食，少进油腻食物。不穿紧身衣服，保持心情愉快，睡眠时抬高头部。有反酸、胃灼热、吞咽困难等症状随时就诊，定期复查。

第三节　真菌性食管炎

一、定义

真菌性食管炎主要由白色念珠菌感染引起，念珠菌性食管炎是由于白色念珠菌侵入食管黏膜所引起的一种溃疡性假膜性炎症，是目前食管感染中最常见的一种。任何年龄和性别均可发病。念珠菌正常存在于人体的皮肤和黏膜，当机体全身和局部抵抗力降低或使用抗生素使其他微生物的生长受到抑制时，念珠菌便会大量生长而致病。因此，真菌性食管炎多见于：①患白血病、淋巴瘤或其他肿瘤，并接受放射治疗或抗肿瘤药物治疗者；②长期接受抗生素或类固醇激素治疗者；③一些慢性病，如糖尿病或再生障碍性贫血的患者；④反流性食管炎患者，食管黏膜有明显的糜烂或溃疡。

二、病因与发病机制

（1）病因　念珠菌存在于正常人体的皮肤和黏膜，当机体全身和局部抵抗力降低或大量使用广谱抗生素，使其他微生物的生长受到抑制时，念珠菌便会大量生长而致病。因此，念珠菌食管炎多见于以下情况。

① 肿瘤患者，尤其是晚期肿瘤，并接受放射治疗或抗肿瘤药物治疗者。

② 长期接受抗生素或类固醇激素治疗者。

③ 某些慢性病，如糖尿病或再生障碍性贫血患者。

④ 反流性食管炎，食管黏膜有明显糜烂或溃疡者。

⑤ 艾滋病或艾滋病病毒携带者等免疫缺陷性疾病患者。

（2）发病机制　本病的病因迄今不明。一般认为，本病属神经源性疾病。

三、临床表现

症状可轻可重，症状的轻重与炎症发生的缓急和程度有关。常见的表现有吞咽困难和不同程度的吞咽疼痛。有时疼痛相当剧烈以致出现畏食和体重减轻，疼痛位于胸骨后，有时也可与吞咽无关。可有厌食、呕吐甚至出现上消化道出血。婴儿常伴有口腔鹅口疮，成人念珠菌性食管炎可以在没有口腔炎的情况下发生。

四、实验室及其他检查

（1）**血常规** 常可发现末梢血中性粒细胞减少。

（2）**血清学** 血清念珠菌凝集试验滴度1∶160以上为阳性反应。

（3）**X线钡餐造影** 主要病变在食管的下2/3，可表现为蠕动减弱或弥漫性痉挛。食管黏膜粗乱、不规则或呈颗粒状。在晚期病例，黏膜呈现结节状，使钡柱外观如卵石样，颇似食管静脉曲张。有时可显示溃疡的龛影。在慢性病例，炎症向管壁深层发展，可造成节段性狭窄，甚至酷似食管癌。但食管钡餐造影正常并不能排除念珠菌性食管炎。

（4）**内镜检查** 是主要的诊断方法。镜下可见食管黏膜呈现充血、水肿、触之易出血，黏膜表面有多数片状或弥漫性白色假膜，擦掉假膜可显示糜烂面与出血，有时可见溃疡。通过内镜可做涂片在显微镜下找真菌或做真菌培养。黏膜活检可见黏膜表面及固有层内有真菌芽孢和菌丝、炎性肉芽肿。

五、治疗

（一）一般治疗

① 积极治疗原发病。

② 支持与对症：对免疫功能低下者，可给予输血，应用免疫增强药物。对反流性食管炎，可选用黏膜保护药和抑酸药物。

（二）用药常规

1. **局部用药** 可用甘油将制霉菌素调成糊状制剂，口服，每次50万U，每天3～4次，缓缓吞下，2周为1疗程。吞服后不要即刻饮水，以保证其局部黏附而发挥治疗作用。大剂量可有胃肠道反应。

（1）**制霉菌素** 若患者同时有口腔念珠菌病，可先用制霉菌素溶液含漱，然后咽下。每次50万～100万U，每天3～4次。治疗应持续10天，如症状未消失则需延长。通常治疗后症状迅速缓解，一般24～48小时吞咽疼痛和咽下困难即可消失，X线的改变1周内可恢复正常。增加制霉菌素溶液的黏滞性可使药物长时间黏附于食管壁和病变处，从而提高治疗效果。为此可用0.5%甲基纤维素加入制霉菌素溶液中。

（2）两性霉素B　是目前作用最强的抗真菌药物，但其不良反应极大，只有在其他药物无效情况下才使用，所以两性霉素B在应用前应进行下列有关详细考虑和准备，以减轻可能的不良反应。

① 先做真菌药物敏感试验，如对氟康唑敏感则用氟康唑；如耐药，则用两性霉素B。

② 开始应选用小剂量，如0.3～0.5mg/（kg·d）；逐日递增至每日1mg/kg，每天1次，静脉滴注。疗程总量，白色念珠菌感染约1g（疗程一般2周）。

2. 酮康唑　每天200mg顿服，餐间服用吸收最好，疗程约8天。可出现恶心、瘙痒、呕吐、腹痛、头痛等不良反应。肝损害为其严重不良反应，有肝病者禁用，用药期间应监测肝功能。孕妇禁用。

3. 氟康唑（大扶康）　第1天口服200mg，以后每天服100mg，疗程2～3周。不良反应有恶心、腹痛、腹泻等。肝功能不良者慎用。

4. 其他　严重病例也可静脉滴注氟康唑、酮康唑及两性霉素B。氟康唑每次0.2g，静脉滴注，每天1～2次，疗程2～4周。

六、观察要点

扩张后应观察生命体征，同时注意有无胸痛、上腹痛、腹膜刺激征等。胸痛一般于扩张后1～5天自行消失。如出现剧烈胸痛、呼吸困难、体温升高或持续性心动过速，可能提示食管发生穿孔。对存在食管憩室、近期行过活检、既往有食管穿孔或撕裂史的患者，尤应警惕。如出现以上症状，应先予禁食并通知医生行进一步检查和治疗，如胸腹部X线拍片、食管碘油造影。同时注意观察大便颜色、有无呕血等症状。

七、护理要点

1. 术前护理

（1）心理护理　术前已经药物或手术治疗效果不佳，多数患者对扩张治疗的效果持怀疑态度，表现出焦虑、悲观情绪。一部分患者对扩张疗法不了解，担心扩张后会出现可能的并发症而紧张恐惧；也有少数患者持试试看的态度。对此我们在术前为患者详细介绍治疗方法、注意事项，以消除或缓解其紧张心理，更好地配合治疗。

（2）饮食护理　根据病情，患者可选择营养丰富、易消化、刺激性小的食物，如牛奶、稀饭、面条等。原则上鼓励进食，这样一方面增加营养、提高抵抗力；另一方面对术后进食有所帮助。同时嘱患者餐后不要立即卧床，防止食物反流。

（3）临床症状观察及护理　无痛性咽下困难是该病最早出现的症状，初期时轻时重，呈间歇性，常因情绪变化（忧虑、激动等）及进刺激性食物而诱发，故应嘱患者保持乐观心情，养成良好饮食习惯，不要暴饮暴食及进刺激性食物等。随着咽下困难的加重，近端食管进一步扩张，相当量的食物可潴留在食管内，当体位改变可出现食物反流。因此嘱患者餐后不要立即卧床，睡前4小时左右不再进食，以免食管内容物滞留加重反流。如食物反流被吸入气管时可引起支气管和肺部感染，尤其在熟睡时更易发生。因此要嘱患者睡眠时取侧卧位或抬高床头20cm，避免吸入性呼吸道感染的发生。

2. 术后护理

（1）心理护理　情绪的变化可诱发或加重此病的症状，尤其是治疗后症状刚有所缓解或消失即投入工作的患者，由于工作节奏过快，压力过大，长期处于紧张状态，可再次诱发此病。因此术后保持乐观的情绪，经常进行自我调节非常重要。

（2）饮食护理　由于该病咽下困难、食物反流、胸骨后疼痛等症状常在进食时发生或加重，因而部分患者对进食有恐惧感；即使在术后亦不敢进食；另有些患者因咽下困难已数月甚至数十年，扩张后往往急于进食，两者均不利于疾病恢复及疗效观察，抑或造成一些不良后果。如进食太急会引起哽咽、疼痛，故做好饮食指导及观察十分重要。要鼓励患者进食，又要控制患者进食的种类和量。一般扩张后除给予静脉补充营养外，禁食12小时后，可进流质即牛奶、汤类等。

第四节　食管憩室

一、定义

食管壁异常突出形成空腔称为食管憩室。根据形成原因可分为膨出型和牵出型两种。食管腔内压力异常增高致使食管壁黏膜及黏膜下层组织穿过管壁肌肉薄弱区而疝出，形成膨出型憩室，膨出部分不包括食管肌层，属假性憩室。食管壁周围组织的力量牵拉食管壁全层，形成牵出型憩室，属真性憩室。

食管憩室并不少见，一般可分为三类。①咽-食管憩室（Zenker憩室），在食管憩室中最多见，常位于下咽缩肌与环咽肌之间的左后方；②食管中段憩室，一般认为是由于气管隆突下淋巴结结核等炎症粘连牵拉食管全层所致；③膈上食管憩室，最少见，位于食管下段膈上10cm处。

二、病因与发病机制

食管憩室的病因与发病机制尚未完全清楚。咽食管憩室系咽食管联结区的黏膜和黏膜下层在环状软骨近侧的咽后壁肌肉缺陷处膨出而成，又称为Zenker's憩室，也叫咽囊。上食管括约肌（UES）是由环咽肌、下咽缩肌和食管上端环状纤维所共同组成，其主要功能如下。

① 保持静止状态下食管的关闭，防止食管内容物反流进入咽部，使气管、支气管免受来自食管内容物的侵袭。

② 阻挡空气吸入食管腔内，防止呼吸引起的食管扩张。

③ 吞咽时立即开放，保证适量的食团迅速通过咽部进入

食管。

UES的后壁即下咽缩肌的斜形纤维和环咽肌的横行纤维之间存在着一个缺乏肌层的三角形薄弱区，在吞咽时LES未能协调地充分弛缓，致使该薄弱区内压急剧增加，导致局部黏膜自薄弱区疝出，形成内压性假性憩室。

食管中段憩室多发生于气管分叉处的食管前壁和前侧壁。其形成与邻近气管、支气管淋巴结炎症、瘢痕收缩有关（尤其是结核性炎症），致使食管壁向外牵引而形成牵引性憩室。膈上食管憩室确切的病因不详，常与贲门失弛缓症、食管弥漫性痉挛、膈疝、Barret食管并存，可能与先天性发育不良或食管运动功能障碍有关。

三、临床表现

（1）咽-食管憩室（Zenker憩室）　咽部食管后壁存在解剖上的薄弱区，当咽部肌肉运动不协调时，咽腔内压增高，食管上段黏膜及黏膜下层由此膨出形成憩室，多见于老年人。此型憩室的典型症状是唾液和食物在憩室囊袋内潴留，潴留物反流入口腔或在咽喉部被误吸入呼吸道，产生吸入性肺炎、肺脓肿。随着憩室长大，出现逐渐加重的吞咽困难，巨大憩室压迫食管可导致食管闭塞。大的憩室呈袋状，常伸入左侧颈部，患者可通过挤压憩室排空其内容物。并发憩室炎时可出现咽部疼痛、呕血。体格检查时，有时可在颈根部听到气过水声。

（2）膈上食管憩室　通常发生于食管下括约肌上方、食管的右侧，属膨出型憩室。常伴有食管或贲门痉挛、反流性食管炎、食管裂孔疝等疾病。临床症状不特异，可有吞咽困难、胸骨后疼痛。可并发憩室炎。

（3）牵出型食管憩室　多位于食管中段，是由于食管周围炎性病变与食管壁组织粘连，后期瘢痕收缩牵拉形成广口憩室。一般无食物潴留。绝大多数是在钡餐造影时偶然发现。一般无临床症状，偶可并发憩室炎而出现咽痛。

四、实验室及其他检查

（1）食管 X 线钡餐造影 造影可明确显示憩室部位、形态、大小，具有确诊价值，而且操作简单、安全可靠，应作为食管憩室的首选检查。

（2）X 线胸片 咽-食管憩室并发吸入性肺炎或肺脓肿时，X 线胸片可见到相应影像学变化，对相关治疗有参考价值。

（3）CT CT 检查可鉴别纵隔肿瘤、脓肿或裂孔疝。

五、治疗

食管憩室小且无症状者不需治疗，如果出现食物潴留或反流等症状，应先进行内科治疗，包括清淡饮食、抗感染、抑酸等。有明显症状如吞咽困难、胸骨后疼痛及癌变者需手术治疗。

1.咽-食管憩室

病情多为进行性的，非手术的保守疗法均无效，因此诊断明确后应在出现并发症前尽快择期手术。

（1）术前准备 一般不需要特殊术前准备，极少数患者需要静脉补液纠正营养不良，有并发症要积极治疗，病情得到控制后便可手术，不必久等，手术根除了发生并发症的病因，并发症才能彻底治愈。术前 48 小时内进流食，尽可能变动体位，排空憩室内的残留物，术前如能在透视下将鼻胃管送入憩室，并反复冲洗、吸净存留物，有利于防止麻醉诱导时的误吸。保留在憩室内的胃管有利于术中寻找及解剖憩室，便于手术操作。

（2）麻醉 气管内插管全身麻醉，可控制呼吸防止误吸，便于手术操作。

（3）手术方法 咽-食管憩室多位于中线后方偏左侧，手术常采用左颈入路，但必须根据术前造影决定，如憩室偏向右侧应选用右颈入路。仰卧位，头转向健侧，取胸锁乳突肌前缘切口，自舌骨水平至锁骨上 1cm 处，切断颈阔肌，在气管前将胸锁乳突肌及周围组织、肌肉分开并向侧方牵引，显露肩胛舌骨肌，切除或牵开，切除更有利于憩室的显露。向侧方牵开，切除更有利于憩室的显露。向侧方牵开颈动脉，切断甲状腺下动脉及甲状腺中静脉，将甲状腺牵向中线，注意保护气管食管沟内的喉返神经，仔细辨认憩室壁，可用手触摸憩室内的胃管，也可请麻醉师经胃管向憩室内缓慢注气使憩室膨出，便于辨认。用鼠齿钳夹提起憩室囊，沿囊壁解剖憩室颈。憩室颈下方为环咽肌上缘，上方为咽缩肌下缘，沿正中线自上而下切断环咽肌横行纤维及食管肌层约3cm，并将憩室颈部的食管黏膜层和肌层向左右分开达食管周径的一半，使黏膜膨出，不必再处理。如憩室很大，应予切除，将原在憩室内的胃管送入食管腔内，用血管钳平于食管纵轴钳夹憩室颈部，切除憩室壁，缝合食管黏膜，线结打在腔内，注意切除不可过多，以免造成食管狭窄。置引流条引流，逐层缝合颈部切口。

（4）术后处理　术后第2天可经口进食，术后48～72小时引流不多时拔除引流条。

（5）手术并发症　主要为喉返神经损伤，多数能自行恢复。其次是修补处渗漏或瘘管形成，局部换药，多能自愈。若发生食管狭窄，可行食管扩张术。

2.膈上憩室的治疗

有症状的大憩室或在随访中逐渐增大的憩室以及有滞留征象，或合并其他畸形如食管裂孔疝、贲门失弛缓症等的憩室均应手术治疗。手术应特别注意同时纠正并发的畸形，否则易出现并发症或复发。

（1）术前准备　基本同咽-食管憩室，但术前应行胃肠道准备：口服甲硝唑0.4g，每天3次，连服3天。术前晚洗胃后口服链霉素1g并灌肠，这些措施均有利于预防食管瘘的发生。

（2）麻醉　同咽-食管憩室的手术，采用气管内插管全身麻醉。

（3）手术方法　膈上憩室多采用左侧第7肋间进胸，尽管有时憩室位于右侧，也是左胸入路便于手术操作。开胸后将肺牵向前方，剪开纵隔胸膜显露食管，注意保留迷走神经丛。触摸憩室内胃管或请麻醉师经胃管注气，有助于辨认憩室，如憩室位于食管右侧，可游离并旋转食管便于显露憩室。憩室常是从食管肌层的一个缝隙中疝出。辨认出食管环行肌与食管黏膜的界面后，将肌层向食管远端切开约3cm，向近端切开约2cm，即可充分显露憩室颈。若憩室巨大可将憩室切除，分黏膜层和肌层两层切开，近端达下肺静脉水平，远端达胃壁1cm处。贲门肌层切开的部位应在憩室颈缝合修补处的侧方，以减少瘘的发生。常规行胸腔闭式引流。

（4）术后处理　术后常规禁食，胃肠减压静脉补液，肠鸣音恢复后停止胃肠减压，次日经口进食。肺膨胀良好、无胸腔引流后，拔除胸腔引流管。

3.食管中段憩室的治疗

无症状的牵出型食管憩室不需治疗，症状轻微的也可以长期观察，只在症状逐渐加重、憩室逐渐增大或出现并发症如炎症、异物穿孔、出血等时才需要手术治疗。手术时应去除引起牵出型憩室的病因，并将可能合并存在的食管运动失调或梗阻，如贲门失弛缓症、膈疝、裂孔疝等一起纠正，以免复发或出现并发症。

手术一般采用右胸入路，在肺门后方剪开纵隔胸膜，确认食管。憩室周围常有肿大的淋巴结和紧密粘连的纤维组织，游离憩室有一定困难，要仔细耐心切除肿大淋巴结，切开憩室时注意不要损伤食管，分黏膜及肌肉两层缝合。伴有脓肿、瘘管的要一并切除修补，胸膜、肋间肌、心包均可作为加固组织使用。

4.假性食管憩室的治疗

治疗的目的是减轻症状及处理伴发病损。一般不需手术，食管扩张术可以减轻吞咽困难，抗酸治疗可以减轻食管炎症状。但假性憩室的X线表现多无改变，偶尔也有自行消失的。

六、观察要点

（1）诊断明确者　可根据患者的具体情况，采取适当的治疗方案，治疗过程中，应注意观察吞咽困难、消化道出血等症状是否改善；若症状不缓解，要注意调整治疗方案，并观察患者症状是否加重。

（2）诊断不明确者　应将常用的诊断方法告知患者及家属，建议患者尽快行内镜或食管X线钡餐检查以尽快明确诊断。

七、护理要点

根据患者的年龄、性别、全身情况、基础病等对住院患者进行详细评估，充分体现个体化护理，制定相应的术前及术后护理措施。

1.术前护理

（1）改善患者营养状况，提高机体的抵抗力　由于膈上憩室患者都存在贲门梗阻，进食困难且经常呕吐，使患者营养状况普遍欠佳，因此术前要了解患者有无电解质紊乱、贫血、低蛋白血症等，必要时给予静脉输液或静脉高营养治疗。

（2）心理支持　由于患者对手术方法及预期效果不了解，患者对手术产生恐惧感，均有不同程度焦虑发生。与患者主动交流，了解其心理状态和其不适感，并且针对患者的病情和心理状态进行卫生宣传教育同时告知患者手术的意义，方式并介绍手术时的环境及手术前注意事项，使患者在心理上对手术有一个认知，减少其对手术的恐惧。

（3）生活指导及基础病的治疗　术前训练床上大小便，术前7天戒烟，练习吹气球，以避免术后出现肺不张。

（4）消化道的减菌准备　为促进食管胃吻合口的愈合，减少吻合口瘘的发生，消化道减菌准备是必需的。

① 口腔护理：评估患者日常生活习惯，有无口腔感染，如口腔溃疡、龋齿、牙周脓肿等，指导患者正确刷牙，常用漱口液漱口。

② 冲洗憩室：术前3天进全流食或禁食，每天用5%氯化钠溶液30mL有效冲洗食管2次，术前1天常规留置胃管。用0.9%氯化钠溶液500mL加庆大霉素8万U反复冲洗憩室直至干净，术

晨清洁灌肠。

2.术后护理　通过对病情的观察及有效的护理措施，预防术后并发症的发生。

（1）生命体征的观察　全部术后患者均按全麻术后护理常规进行护理，持续心电监护，每15～30分钟测生命体征1次，同时观察敷料有无血性液体渗出，血氧饱和度过低时给予持续低流量吸氧，待血压和脉搏平稳后改为半坐卧位，保持静脉输液通常，严格掌握输液量，有心肺合并疾病患者尽可能使用输液泵，严密观察意识、颜面、口唇颜色、尿量等及时发现休克的早期征象。术后1周内常规进行体温监测，每天4次。如果突然发热、发热不退或退而复升，应警惕肺内感染及吻合口瘘的发生。

（2）胸前闭式引流管的护理及切口的观察　术后72小时密切观察胸腔闭式引流管是否通畅，每隔30分钟挤压引流管1次，防止引流管阻塞。注意观察引流液的量、颜色、性质。如果引流量超过200mL/h，呈鲜红色且患者血压下降，脉搏加速应考虑为内出血的发生，及时通知医生处理。观察水柱波动范围及有无气体溢出，及时更换引流装置，防止发生逆行感染。待术后2～3天胸腔闭式引流引出的暗红色液体逐渐变淡量减少，24小时量少于50mL可拔除引流管。拔管后注意伤口有无渗出，有无胸闷、气促。密切观察胸带包扎是否有效，切口是否红肿，有无包块、渗出、脂肪液化，做到早发现、早治疗。

（3）并发症的预防及护理

① 预防肺内感染：由于全麻导管的刺激及术后切口疼痛，患者往往不敢咳嗽或咳嗽无力。术后应给予超声雾化吸入每天2次。咳嗽时协助保护刀口，鼓励其咳嗽。翻身叩背促进痰液排除，同时加强口腔护理，必要时在无菌操作下行机械吸液。保持手术后呼吸道通畅，密切观察患者的呼吸频率、节律和幅度的改变，动态监测血氧饱和度的变化。术后一般给予低流量吸氧。定时检查氧气导管是否通畅，加强血氧饱和度的监测，及时调整氧流量。术后第1天每1～2小时鼓励患者深呼吸、吹气球，使肺

部膨胀，增加呼吸量。

② 预防吻合口瘘：持续有效的胃肠减压可减轻吻合口的张力，防止残胃扩张，减少消化液的浸泡和外漏，防止吻合口周围感染，有利于吻合口愈合。在持续有效使用负压引流器前提下，术后24～48小时每隔30分钟或1小时用注射器缓慢抽吸1次，检查胃管有无血块阻塞，确保胃管通畅。随时查看有无漏气，减压是否有效，观察引流液的颜色、量、性质并记录。

③ 预防泌尿系感染：术后留置尿管保持通畅，固定良好。记录尿的颜色、性质及量。每天膀胱冲洗1次，会阴护理2次及更换引流袋。术后第2天夹闭尿管以训练膀胱功能，无异常可拔除尿管，记录拔管后第1次自行排尿时间及尿量、颜色、性质。

④ 预防下肢深静脉血栓：血管内皮产生促凝物质增加，抗栓物质减少，术后长时间卧床易形成血管内血栓，加之术后卧床血流缓慢，疼痛使患者不敢活动极易发生深静脉血栓。护士应注意观察下肢皮色、皮温、有无肿胀，末梢循环情况，有无肌肉疼痛及压痛，以便及时发现、及时治疗。术后早期指导患者做足部屈伸活动，注意按摩下肢比目鱼肌和腓肠肌及足踝关节活动，有利于防止下肢深静脉血栓的形成。同时鼓励患者早期离床活动，也有利于促进排气及血液循环。

（4）饮食指导　患者术后6～9天开始进食，严格按照清流食、流食、半流食、普食循序渐进，耐心指导患者，开始进食的第1～2天进清流食，50～100mL/次，每次2～3小时，嘱患者小口慢咽；如无不适可进流食，但应避免牛奶、碳酸饮料等产气饮品。每次150～200mL，每天4～5次，进半流食时指导患者相对固定餐具，定量进食，细嚼慢咽，少量多餐，切忌暴饮暴食。

（5）出院指导　出院时指导患者进食，细嚼慢咽，少量多餐，切忌暴饮暴食。至少在1个月内避免进食干硬固体、油炸食品。进食后30～60分钟避免平卧，睡觉时应保持头高10°～15°，最好餐后做短时间散步，告知患者如有不适应及时来医院就诊。

第五节 食管癌

一、定义

食管癌是一种常见的恶性肿瘤。中国是食管癌高发地区，以鳞癌及腺癌多见。食管鳞癌病因尚未明确，但目前认为鳞癌病因可能与长期饮酒吸烟、进食富含硝酸类食物、微量元素及维生素缺乏、进食过快、食粗硬过烫食物、食物中黄曲霉等真菌及遗传因素有关；腺癌多源于Barrett食管及少见的胃黏膜异位症。

发病率往往随年龄的增大而增多，男性发病多于女性。食管癌可分为早期和晚期两大类，早期食管癌指原位癌、黏膜内癌；晚期一般可分为髓质型、伞型、溃疡型、狭窄型等。

二、病因与发病机制

食管癌有高发区这一特点说明该地区具备其发生的条件，如存在强致癌物、促癌物，缺乏一些抗癌因素以及有遗传易感性等。但是各地研究结果很不一致，反映了食管癌的病因是多种多样的。西方学者多认为吸烟和饮酒是主要原因。

目前，食管癌的病因虽尚未完全明了，但近年来国内外对食管癌病因进行了多途径探索。从亚硝胺、营养、微量元素、真菌及病毒、遗传等多方面，多层次进行研究和探索，获得了很有意义的进展。一般认为食管癌的发生可能是多种因素综合作用的结果，与食管癌发病的有关因素如下。

（1）吸烟与食管癌 西方学者多认为吸烟可能是食管癌发生的主要因素。通过流行病学调查发现一些食管癌高发区居民吸烟相当普遍，一些地区居民不吸烟，食管癌则很少见。

（2）饮酒与食管癌 有关食管癌与饮酒的关系，国外学者做了大量流行病学调查，他们发现许多食管癌患者有大量饮酒史，或者多是酿酒工人及与酒商有关的职员。

三、临床表现

（1）早期症状　在食管癌的早期，局部病灶处于相对早期，其症状可能有局部病灶刺激食管引起食管蠕动异常或痉挛，或因局部炎症、肿瘤浸润、食管黏膜糜烂、表浅溃疡所致。症状一般较轻，持续时间较短，常反复出现，时轻时重，可有无症状的间歇期，持续时间可达 1～2 年甚至更长。主要症状为胸骨后不适、烧灼感或疼痛，食物通过时局部有异物感或摩擦感，有时吞咽食物在某一部位有停滞感或轻度梗阻。

（2）后期症状

① 吞咽困难是食管癌的典型症状。吞咽困难在开始时常为间歇性，可以因食物堵塞或局部炎症水肿而加重，也可因肿瘤坏死脱落或炎症消退而减轻。但总趋势呈持续性存在，进行性加重，如出现明显吞咽障碍时，肿瘤常已累及食管周径的2/3或以上。吞咽困难的程度与食管癌的病理类型有关，缩窄型和髓质型癌较为严重。约10%的患者就诊时可无明显吞咽困难。

② 反流食管癌的浸润和炎症反射性地引起食管腺和涎液腺黏液分泌增加。当肿瘤增生造成食管梗阻时，黏液积存于食管内引起反流，患者可以表现为频繁呕吐黏液，黏液中可混有食物、血液等，反流还可引起呛咳甚至吸入性肺炎。

③ 疼痛胸骨后或背部肩胛间区持续性疼痛常提示食管癌已向外浸润，引起食管周围炎、纵隔炎；疼痛也可由肿瘤导致的食管深层溃疡引起；下胸段或贲门部肿瘤引起的疼痛可位于上腹部。

④ 其他肿瘤侵犯大血管，特别是胸主动脉而造成致死性大出血；肿瘤压迫喉返神经可致声音嘶哑，侵犯膈神经可致呃逆；压迫气管或支气管可致气急或干咳；并发食管-气管瘘或食管-支气管瘘或肿瘤位于食管上段时，吞咽食物时常可产生呼吸困难或呛咳。

（3）体征　早期体征不明显。晚期，因患者进食困难，营养状况日趋恶化，患者可出现消瘦、贫血、营养不良和恶病质。当肿瘤有转移时，可有大量腹水形成。

四、实验室及其他检查

（1）实验室检查　血、粪常规提示部分患者血红蛋白下降，大便潜血试验阳性。

（2）特殊检查

① 胃镜：直视并活检取材行病理检查是确诊食管癌的主要方法。肉眼可见黏膜色泽改变、糜烂、肿瘤腔内突出等征象。若采用甲苯胺蓝、卢戈碘染色，可早期发现病变、指导活检等。活检组织病理检查可明确肿瘤细胞类型，为选择治疗方案提供依据。

② 食管吞钡X线检查：用于观察食管黏膜形态、食管壁的蠕动张力，有无充盈缺损、梗阻征象等。常见有黏膜皱襞增粗中断、充盈缺损、局限性管壁狭窄、病变上段有不同程度的扩张等征象。

③ 超声胃镜：有助于判定食管癌的壁内外浸润深度、异常肿大的淋巴结以及明确肿瘤病灶与周围器官间的相互关系。

④ CT检查：可了解食管旁脏器如支气管、心包和主动脉旁等有无侵犯，腹部淋巴结肿大与否，明确肿瘤是否外侵以及外侵的范围，以及脏器转移情况。本病行此项检查，可显示病变处食管不规则增厚、管腔狭窄等。

五、治疗

治疗原则为外科手术及包括放疗、化疗、经内镜治疗等在内的非手术治疗，目前，还推崇手术与放疗、化疗相结合的综合治疗方法。

六、观察要点

1. 注意观察并发症　主要有食管出血、穿孔及感染。在术后常规给予静脉输液、抑酸、止血并应用抗生素治疗2～3天，在术后3天重点巡视，密切观察血压、全身情况及有无胸痛、发热、咳嗽、呕血及便血等并发症表现。

2.用药观察

（1）严密观察化疗药物不良反应　①紫杉醇类药物有过敏等不良反应，需进行预处理，予以心电监护，并注意有无胸闷、气短、呼吸困难、低血压、荨麻疹等反应，一经出现及时处理；②铂类药物有肾毒性，应充分水化并监测肾功能变化；③奈达铂用生理盐水溶解，滴注时间＞1小时；④氟尿嘧啶化疗，静脉慢滴4～6小时，指导患者常漱口，经常更换注射部位，防止发生静脉炎。

（2）注意用药顺序　先用紫杉醇，后用铂类药，最后用氟尿嘧啶。若有甲酰四氢叶酸钙，则应在氟尿嘧啶前使用。

七、护理要点

1.常规护理

（1）饮食护理　因不同程度吞咽困难而出现摄入不足、营养不良及水、电解质失衡，导致机体对手术的耐受力下降，故应保证患者摄入足够的营养素。

① 口服：能口服者，进食高热量、高蛋白质、丰富维生素的流质或半流质饮食。当患者进食时感食管黏膜有刺痛，可给予清淡无刺激的食物。不宜进食较大、较硬的食物，可食半流质或水分多的软食。

② 静脉营养：暂时不能经口进食者，可根据情况给予静脉营养支持治疗。

③ 胃肠造口术后的护理：观察造口管周围有无渗出液或渗液漏出。由于胃液对皮肤刺激性较大，应及时更换渗湿的敷料并在瘘口周围涂氧化锌或置凡士林纱布保护皮肤，防止发生皮炎。妥善固定用于管饲的暂时性或永久性胃造口管，防止脱出或阻塞。

（2）心理指导　食管癌患者往往对进行性加重的吞咽困难、日渐减轻的体重焦虑不安，求生欲望十分强烈，迫切希望能早日手术切除病灶，恢复进食。但对手术的过程、预后及今后的生活质量有所担心，渐出现恐惧、焦虑心理。护士应加强与家属及患者的沟通，减轻患者的焦虑，争取亲属在心理和经济方面的积极支持和配合，解除患者的后顾之忧。

2. 专科护理

(1) 食管支架置入术前护理

① 护理人员应多关心、安慰、体贴、鼓励患者，首先使患者认识到此种方法对于治疗其自身疾病的重要性和提高其生存质量的意义。帮助患者以科学的态度重新认识疾病和接受治疗，消除恐惧、悲观和紧张心理，以积极主动、战胜疾病的心态接受治疗。使患者术前处于最佳心理状态。

② 同时做好口腔护理及饮食指导，给予静脉营养增强机体抵抗力和对手术的耐受性。

③ 术前禁食12小时，术前30分钟常规肌内注射地西泮，口服润滑镇痛胶囊。

④ 协助患者做好术前检查，向患者讲明术前各项检查（血、尿、粪三大常规，出凝血时间，肝功能检查，彩色多普勒超声等检查）的意义及注意事项，了解患者有无麻醉药物过敏史。

(2) 食管支架置入术中配合

① 配合医师在胃镜直视下将引导钢丝通过狭窄口达胃腔，医师在退出胃镜时要略用力顶住钢丝防止滑出。

② 当扩张器直径由小逐渐加大时，患者出现胸痛，注意观察疼痛情况，如果出现较为剧烈的疼痛应停止操作，严密观察病情变化。

③ 支架置入的关键是位置必须正确，这就要求助手必须在术前充分了解患者病情，仔细阅读患者食管X线片。狭窄部扩张后，必须从胃镜的刻度牢记狭窄的部位、长度，以配合医师准确定位。

④ 支架扩张需8～10分钟，退出内部稳定器，必须待支架扩张完全、拔管无阻力时进行，否则可能导致支架移位使手术失败。

（3）食管支架置入术后护理

① 术后鼓励患者多饮水，使支架扩张到最佳状态。

② 尽管狭窄处被支架撑开，但内径有限，一般都在14mm大小。因此，嘱患者1周内以流食为主，以后可酌情进半流食或软食，并将食物仔细咀嚼，少许慢慢咽下，切勿"狼吞虎咽"式进食，以免引起阻塞。

③ 要注意饮食的合理搭配，要富有营养，易消化。

④ 忌干、粗糙、黏性、硬性食物，防止食物卡在支架上。

⑤ 应禁食冰冷食物，以防支架变形脱落。因为支架置放后很容易造成胃内容物的反流，引起严重的反流性食管炎，继之发生食管溃疡并发出血及吸入性肺炎，所以嘱患者在进食前要保持相当时间的直立体位（30分钟左右），睡眠时床头抬高15°～30°，以防反流。

⑥ 术后卧床休息3天，利于黏膜修复和支架与食管相融，避免并发症。

（4）放化疗期间护理　观察放化疗的不良反应，给予对症处理。合理饮食，鼓励患者摄入高蛋白质、低脂肪、易消化的清淡饮食，多饮水，多食水果，少食多餐。观察血常规变化，监测体温，预防和控制感染，严格执行无菌操作，注意保暖，做好保护性隔离，预防交叉感染。注意有无皮肤瘀斑、牙龈出血、血尿、血便等全身出血倾向。选择合适的给药途径和方法，有计划地合理选择静脉并加以保护，防止发生药物外渗、静脉炎、静脉血栓，必要时行大静脉置管以保护外周血管。

（5）内镜介入治疗护理　①评估一般情况，向患者及家属讲解内镜治疗的目的、方法、注意事项，消除恐惧、紧张心理；②常规检查血常规、血清四项、凝血四项、肝功能、肾功能、心电图、胸部X线片、血型等，必要时备血；③如服用阿司匹林等非甾体抗炎药和抗血小板凝集药物者视病情决定术前停药7～10天；④术前禁食水12小时。送患者至内镜中心进行治疗。术后监测生命体征，卧床休息，保持呼吸道通畅，必要时持续低流量吸氧。视病情禁食禁水，给予抗炎、抑酸、静脉营养支持等治疗。注意观察患者有无呕血、黑粪、疼痛等症状，预防出血、穿孔等并发症。

（6）治疗过程中可能出现的情况及应急措施

① 支架移位或脱落：向上移位表现为喉部异物感、窒息感，向下移位或脱落多表现为吞咽困难重新出现。一旦发现，应立即通知医师取出，重新放置。

② 食物嵌顿：进食大块食物或高纤维食物后突发咽不畅或不能咽下。一旦发现，应立即通知医师进行处理。

③ 再狭窄：原因为肿瘤不断生长、支架刺激或纤维细胞增殖分化，处理为再扩张。

④ 术后出血：数日后可自行停止，若出血量多，应报告医师，予相应处理。

⑤ 疼痛：术后轻度疼痛不需处理，若疼痛显著不缓解，应注意观察疼痛的性质、持续时间和部位，警惕因球囊过度充盈膨胀造成食管破裂或穿孔，此时嘱患者立即禁食，并报告医师处理。

⑥ 胸痛及膨胀感：最常见，多数患者在1周内可自行缓解。向患者及家属解释，减轻其精神负担，对不能忍受者适当使用镇静药。

⑦ 发热：卧床休息，观察体温变化，每4小时测体温、脉搏、呼吸1次并记录；必要时应给予物理降温，用酒精或温水擦浴；指导患者多饮水，成人每天至少3000mL；给予口腔护理，大量出汗要及时更换衣物，避免受寒。

⑧ 反流性食管炎：患者进餐后勿立即卧床，最好采用坐位和半坐位进食，食后坐或站立1小时。给予反流性食管炎患者抑酸药、黏膜保护药及胃动力药物治疗，药片碾成粉末吞服，以免发生嵌顿。

3. 健康指导

（1）饮食指导

① 术后1周内以流质食物为主，逐渐改进半流质、软食等，

1个月后可进普食。

② 进食时细嚼慢咽，少食多餐。餐前、餐后要饮温水100～200mL以冲洗食管。

③ 避免过冷或过热食物，防止支架变形、移位。禁食硬、含粗纤维的食物。禁服用片剂及胶囊剂。

④ 病情许可时尽量采用坐位或半卧位，进食后勿立即平卧，以免呛入气管及食物反流。

（2）预防

① 不食发霉变质食物，不食过热、过烫食物，喝茶、喝粥以50℃以下为好；不吸烟，不饮烈性酒；防止水源污染，改善水质。

② 咸菜、咸肉等食物中含有致癌物质亚硝酸盐，应少食。发霉的米、面、花生等食物含有致癌的黄曲霉毒素，应忌食。做米饭、煮粥之前要把米仔细淘洗，以减少霉变对身体的损害。

③ 食肉不宜过多，可以多食鱼、虾以满足机体对蛋白质的需求。

④ 储存水应隔2～3天更换1次，存留沉积物中的细菌可使水中的硝酸盐还原成致癌的亚硝酸盐。

⑤ 补充人体所需的微量元素，多食蔬菜、水果，如芹菜、韭菜、鲜枣、红薯等。

⑥ 监视易感人群，普及防癌知识，提高防癌意识。

（3）出院指导

① 保持心情舒畅，以良好的心态积极配合治疗。

② 根据病情适当锻炼，以自身不感疲劳为度。

③ 帮助患者建立良好的饮食习惯和规律的作息时间，特别注意进食和休息时的体位。

④ 支架置入术只是姑息疗法，患者还需进行严格正规的放化疗。放化疗后继续遵守饮食原则。

⑤ 注意保暖，预防上呼吸道感染。

⑥ 不食硝酸盐含量过高的食物，戒烟，少饮烈性酒，不吃过冷、过热的食物，不饮热流质饮食，进食速度不宜过快，不暴

饮暴食。

　　⑦ 术后化疗、放疗期间定期门诊随访。术后初期每3个月复查1次，1年后每半年复查1次，至少复查5年。出现不适及时返院治疗。

第六节　食管贲门黏膜撕裂综合征

一、定义

　　食管贲门黏膜撕裂综合征是指由于胃和食管内压力突然增加，使食管下段或胃贲门联合部黏膜纵行撕裂，引起上消化道出血为主的综合征。近年来由于内镜的广泛使用及对上消化道出血患者进行早期检查，国内外对此病的报道越来越多，证实它是上消化道出血的重要原因之一，占上消化道出血原因的2.7% ～ 14.7%。但其确切发病率，尤其是未并发出血的食管贲门黏膜撕裂症的发病率如何，现在仍不清楚，总的说来本病男性多于女性，30 ～ 50岁多见。

二、病因与发病机制

　　腹内压力或胃内压力骤然升高是产生本病的最基本原因。Atkinson等用空气膨胀尸体的胃证明，当胃内压力达到13.3 ～ 20.0kPa（100 ～ 150mmHg）时便可致黏膜撕裂。胃内压力增高的最主要原因是剧烈干呕和呕吐。1981年中华内科杂志陈氏报道了北京地区17例全部与干呕和呕吐有关。Weaver等复习了1964 ～ 1968年在英文文献中发表的108例，发现呕吐引起撕裂有98例，占90.7%。Atkinson等在健康成年人身上试验，呕吐时胃内压力可升至16.0 ～ 21.2kPa（120 ～ 160mmHg），压力的高峰甚至可达26.6kPa（200mmHg），而胸内的食管内压一般仅6.6kPa（50mmHg）。在饱餐后充满食物的胃一般不能再耐受压力的升高、医源性干呕和呕吐、妊娠呕吐、食管炎、急性胃肠炎、活动性消化性溃疡、急性胆囊炎、急性胰腺炎、放置胃管、内镜检查、糖尿病酸中毒、尿毒症等均是引起剧烈呕吐的原因。但剧烈的干呕和呕吐并非唯一的原因，引起胃内压力增加的任何情况均能致黏膜撕裂，包括剧烈咳嗽、用力排便、举重、分娩、麻醉期间的严重呃逆、胸外按摩、喘息状态、癫痫发作、腹部钝性挫伤等。某些腹内疾病，如食管裂孔疝、消化性溃疡、胃炎、食管炎、肝硬化等往往与Mallory-Weiss综合征同时存在，这些疾病可能在其发病上起着促进作用，其中以食管裂孔疝最受重视。Atkinson认为在伴有食管裂孔疝的情况下，呕吐时胃食管交界处的压力大大增加，这可能是食管裂孔疝促成撕裂的主要原因。食管裂孔疝不但是Mallory-Weiss撕裂发生的诱因，而且还可以影响呕吐时产生黏膜裂伤的部位。Watts指出，安静时有食管裂孔疝的患者，撕裂多位于胃的贲门部，在不伴有裂孔疝的患者，撕裂多位于食管的远端，平时无裂孔疝而在呕吐时产生一过性裂孔疝的患者，撕裂则骑跨于食管与胃交界处。

三、临床表现

（1）症状　本病的主要症状是呕血。其特点是在恶心或剧烈呕吐之后，随即呕吐鲜血，血量多少不等，多数为大量呕血，可达3000mL；少数患者呕血量不多或仅在呕吐物中见到血迹；部分患者无呕血症状仅有黑粪，亦有少数裂伤而不伴有出血者。

（2）体征

① 上腹部轻压痛或无阳性体征。

② 有呕血、黑粪者，可有血压下降、脉率增快。

四、实验室及其他检查

（1）实验室检查

① 血常规：一般血白细胞计数无变化，有呕血或黑粪时，血红蛋白降低。

② 便常规：部分患者大便潜血试验阳性。

（2）内镜检查　目前确诊的最有效手段，可见食管下段或贲门部纵行线状的急性溃疡，表面覆盖血痂或伴活动性出血。检查最好在24小时内进行，超过2～3天可因撕裂愈合而影响诊断。但Atkinson等认为出血停止后8天内进行内镜检查仍可作出回顾性诊断，愈合后的撕裂表现为具有红色边缘的灰白色线状瘢痕。有穿透性损伤可能时内镜检查应慎重。

（3）X线检查　在无内镜设备或禁忌内镜检查时可用X线钡餐或碘油食管造影检查（不能排除穿透性损伤时不宜用钡餐检查），总的说来X线检查诊断参考价值较小，仅少数病例可见在食管壁或贲门壁有对比剂填充，气钡双重造影可能增加阳性率。活动性出血表现为出血小动脉呈一圆形透明影，此处钡剂受阻流向异常，甚至被活动性出血截断或冲走。

上消化道钡餐检查可用于在出血停止后确定是否伴食管裂孔疝等其他上消化道疾病。

五、治疗

一般开始采取保守治疗，出血多能自行停止。必要时应用胃吸管吸出胃内容物，因饱满的胃可加重黏膜撕裂。其他还有止血、止吐及抗酸治疗。

（1）一般治疗　患者应卧床休息。呕血者应暂禁食（12～24小时）。予以补液，补充血容量，若血红蛋白<70g/L，收缩压<90mmHg（12kPa），可输成分血、全血或血浆200～400mL。一般在出血停止后24小时可进食流质食物。

（2）用药常规

① 镇静止吐：可给予甲氧氯普胺、多潘立酮、地西泮等。胃肠减压，出血停止24小时后可拔去胃管，开始进流食。

② 止血药物：口服去甲肾上腺素4mg加0.9%氯化钠注射液50mL，每小时1次，连续3次；或凝血酶200U加0.9%氯化钠注射液50mL，每小时1次，连续3次，这些药物口服对出血均能起到一定的止血疗效。

③ 抑酸药：可用H_2受体拮抗药或质子泵抑制药，如奥美拉唑（洛赛克）40mg静脉缓慢推注，每天1次，一般出血停止后

应维持治疗 3 ～ 5 天。

④ 胃黏膜保护药：如硫糖铝混悬液（舒可捷）每次 10mL 口服，每天 3 次。

（3）内镜下止血治疗　通过胃镜对病变部位行高频电凝、热探头等止血；或局部喷洒止血药物冰去甲肾上腺素溶液（去甲肾上腺素 8mg 加 0.9% 氯化钠溶液 100mL）、凝血酶等；或局部注射高渗盐水 - 肾上腺素溶液；或采用止血夹治疗，效果均较好。

（4）外科治疗　经内科治疗无效、出血不止者，应进行急症开腹手术，于胃底部和食管下段切开结扎出血点，并将黏膜裂伤处用细羊肠线连续双重深层缝合。

六、观察要点

严密观察病情变化，观察患者面色、意识、呕吐等情况，密切观察生命体征、尿量等，若出现脉搏细速、血压下降，应及时报告医生。迅速建立有效静脉通道，积极补充血容量。

七、护理要点

（1）心理护理　在胃镜检查前向患者详细介绍检查的目的、方法、如何配合及可能出现的情况，使患者主动配合检查。检查后少数患者出现咽喉疼痛、咽喉部异物感，嘱患者勿用力咳嗽，以免损伤咽喉部及食管贲门黏膜。当发生急性食管贲门黏膜撕裂出血时，患者常精神紧张、焦虑和极度恐惧，医护人员应对患者进行耐心的安慰和解释，讲解安静休息利于止血；介绍疾病的有关知识、治疗方案、疗效及医院的技术水平，帮助患者消除紧张、恐惧心理。

（2）快速止血　在患者出现呕吐咖啡样物的初期，应为其静脉滴注巴曲酶、酚磺乙胺。必要时应用奥曲肽持续静脉滴注或微量泵持续泵入，一般 0.2 ～ 0.6mg 入液，应用前静脉注射 0.1mg，静脉推注时要缓慢，以避免患者恶心、呕吐。口服冰肾上腺素 20mL，每 2 ～ 3 小时 1 次，并急诊胃镜检查。

（3）呕吐护理　严密观察呕吐的次数、性质、颜色，嘱患者呕吐后及时漱口。及时倾倒呕吐物，以免异味引起患者恶心等不良刺激。采取综合治疗措施及时控制呕吐，可行足三里穴位注射或肌内注射甲氧氯普胺、静脉注射昂丹司琼等。

（4）休息与饮食护理　在急性出血期和大出血者应绝对卧床休息和禁饮食，予以静脉营养支持。少量出血者应卧床休息，使患者取舒适体位并定时变换体位。病情稳定后，逐渐增加活动量。嘱患者坐起、站立时动作要缓慢，如出现头晕、心悸、出汗时立即卧床休息并告知护士。忌进食干、硬食物，以防诱发再次出血。

（5）病室环境管理　保持室内空气新鲜，定时通风，及时倾倒呕吐物，避免异味、异物的刺激。及时更换被污染的衣服及被褥，保持床单元清洁、整齐。减少陪护，限制家属探视，避免交叉感染。

（6）并发症护理　①预防肺部感染及误吸。床旁备好吸引器，使患者取侧卧位，及时为其清理口腔、咽喉部及呼吸道的分泌物和呕吐物，以免呕吐物误吸入呼吸道而致窒息。②纠正水、电解质紊乱及酸碱平衡失调。

（7）出院指导　禁暴饮暴食，避免进食生、冷、热、干、硬、辛辣等刺激性食物。避免剧烈干呕、呕吐、咳嗽及造成腹内压骤然增加的其他诱因。注意劳逸结合，避免进行重体力劳动，保持心情愉快。保留联系方式，强调随访的重要性和必要性。

第八章　胃疾病的护理

第一节　急性胃炎

一、定义

急性胃炎是由各种有害因素引起的胃黏膜或胃壁的炎症。其主要病损是糜烂和出血，故常称为糜烂出血性胃炎（acute erosive and hemorrhagic gastritis）。糜烂是指黏膜破坏不穿过黏膜肌层，出血是指黏膜下或黏膜内血液外渗而无黏膜上皮破坏，常同时伴有黏膜水肿和脆弱。黏膜病理改变分为急性单纯性胃炎和急性糜烂出血性胃炎；按发病部位分为胃窦炎、胃体炎及全胃炎。

二、病因与发病机制

由化学、物理（机械的和温度的因素）、微生物感染或细菌毒素等引起，以后者较为多见。在进食被微生物和细菌毒素污染的食物引起的急性单纯性胃炎中，微生物包括沙门菌属、嗜盐杆菌、幽门螺杆菌、轮状病毒及诺沃克病毒等，细菌毒素以金黄色葡萄球菌毒素为多见。

三、临床表现

急性胃炎的临床表现常因病因不同而很不一致。因酗酒、刺激性食物引起者，多有上腹部不适、疼痛、食欲减退、恶心、呕吐等，一般不很严重。

由致病微生物及其毒素引起者，常于进食数小时或24小时内发病，多伴有腹泻、发热和稀水样便，称急性胃肠炎。重者有脱水、酸中毒和休克等表现。体检有上腹压痛、肠鸣音亢进等。

药物及应激状态引起者常以消化道出血为主要表现，患者多有呕血和黑粪，出血也可呈间歇发作，出血量大者可发生低血容量性休克。

四、实验室及其他检查

（1）实验室检查

① 血常规：如有出血，则有不同程度的贫血；如系细菌感染所致，可有白细胞计数及中性粒细胞增高。

② 粪常规：如有出血，则肉眼见黑粪，大便潜血阳性；如并发腹泻，大便中可见有脓细胞和红细胞。

（2）特殊检查　胃镜及活检为确诊本病的主要方法，急诊胃镜可见多发性糜烂、出血灶、多发浅表溃疡及黏膜水肿等表现。一般出血后24～48小时内进行该项检查，可明确本病诊断。

五、治疗

积极治疗原发病，除去可能的致病因素，注意休息，清淡饮食，抑制胃酸分泌并保护胃黏膜，纠正水、电解质失衡，对已发生上消化道大出血者，按上消化道大出血治疗原则采取综合措施治疗并进行对症处理。

六、观察要点

① 观察出血期间监测生命体征的变化并记录。观察腹痛的性质、部位、是否有压痛及反跳痛，观察有无上消化道出血等并发症，发现异常及时告知医师，并配合处理。

② 应观察腹痛发生的时间、部位、性质、程度，是否有发热、腹泻、呕吐等伴随症状和体征。

③ 观察患者呕吐的次数及呕吐物的性质、量。

④ 观察患者呕血与黑粪的颜色、性状和量的情况，

七、护理要点

1. 常规护理

（1）一般护理

① 休息：患者要注意休息，减少活动，避免劳累。急性出血时应卧床休息。

② 饮食：一般进无渣、温热、半流质饮食。少量出血时可给牛奶、米汤等流质饮食，以中和胃酸，利于胃黏膜的修复。呕血者应暂禁食，可静脉补充营养。

③ 环境：为患者创造整洁、舒适、安静的环境，定时开窗通风，保证空气新鲜及温、湿度适宜，使其心情舒畅。

④ 出血期间协助患者用生理盐水漱口，每天2次。

⑤ 评估：评估患者的心理状态，有针对性地疏导，解除患者的紧张情绪。

（2）**药物治疗的护理**　观察药物的作用、不良反应、服用时的注意事项，如抑制胃酸的药物多于餐前服用、抗生素类多于餐后服用；并询问患者有无过敏史，严密观察用药后的反应；应用止泻药时应注意观察排便次数，观察粪便的颜色、性状及量，腹泻控制后及时停药；保护胃黏膜的药物多是餐前服用，个别药例外；应用解痉镇痛药，如山莨菪碱或阿托品，使用后会出现口干等不良反应，并且青光眼及前列腺增生症者禁用。保证患者每天的液体入量，根据患者情况和药物性质调节滴注速度，合理安排所用药物的前后顺序。

（3）**高热的护理**　高热39℃以上者应行物理降温，如头置冰袋或用冰水冷敷，用酒精或温水擦浴。效果不理想者遵医嘱给予解热药。对畏寒患者应注意保暖。患者退热时往往大量出汗，应及时给予更换衣裤、被盖，并进行保暖，防止湿冷受寒而上呼吸道感染。

（4）**消化道出血的急救与护理**

① 患者有呕血、便血等出血病史，出现面色苍白，表情淡漠，出冷汗，脉搏细数，肠鸣音亢进，应首先考虑有出血情况，严密观察血压。

② 患者出现呕血，立即去枕平卧，头偏向一侧，绝对卧床，禁食，及时备好吸引器。

③ 立即通知值班医师或主管医师。

④ 迅速建立静脉通路（大号针头），同时验血型、交叉配血，加快患者的输液速度，如已有备血立即取血。

⑤ 测血压、脉搏、体温，每隔15～30分钟监测1次，并做好记录。

⑥ 给予吸氧，保持呼吸道通畅，同时注意保暖。

⑦ 密切观察病情变化，注意呕吐物及粪便的颜色、性质、量，做好记录。

⑧ 食管静脉曲张破裂出血，备好三腔二囊管，配合医师置三腔二囊管进行止血。

⑨ 按医嘱给予止血药及扩容药。

⑩ 正确记录24小时出入量，必要时留置导尿，做好重症护理记录。做好心理指导，消除紧张、焦虑情绪。如经内科治疗出血不止，应考虑手术治疗，做好术前准备。

（5）预防窒息及抢救护理

① 应嘱患者呕血时不要屏气，尽量将血轻轻呕出，以防窒息。

② 准备好抢救用品，如吸引器、鼻导管、气管插管和气管切开包等。

③ 出现窒息时立即开放气道，上开口器。

④ 立即清除口腔、鼻腔内血凝块，用吸引器吸出呼吸道内的血液及分泌物。

⑤ 迅速抬高患者床尾，使其成头低足高位。如患者意识清楚，鼓励用力咳嗽，并用手轻拍背部帮助支气管内淤血排出。如患者意识不清则应迅速将患者上半身垂于床边并一手托扶，另一手轻拍患侧背部。

⑥ 清除患者口、鼻腔内的淤血。用压舌板刺激其咽喉部，引起呕吐反射，使其能咯出阻塞于咽喉部的血块，对牙关紧闭者用开口器及舌钳协助。

⑦ 如以上措施不能使血块排出，应立即用吸引器吸出淤血及血块，必要时立即行气管插管或气管镜直视下吸取血块。气道通畅后，若患者自主呼吸未恢复，应行人工呼吸，给予高流量吸氧或按医嘱应用呼吸中枢兴奋药。

（6）腹痛的护理

① 明确诊断后可遵医嘱给予局部热敷、按摩、针灸，或给予镇痛药物等缓解腹痛症状，同时应安慰、陪伴患者以使其精神放松，消除紧张、恐惧心理，保持情绪稳定，以增强患者对疼痛的耐受性。

② 非药物镇痛方法：可以用分散注意力法，如数数、谈话、深呼吸等。

③ 行为疗法：如放松技术、冥想、音乐疗法等。

（7）恶心、呕吐与上腹不适的护理

① 评估症状是否与精神因素有关，关心和帮助患者，消除紧张情绪。

② 及时为患者清理呕吐物、更换衣物，协助患者采取舒适体位。

③ 避免不良刺激。严重呕吐患者要密切观察，及时纠正水、电解质平衡紊乱。一般呕吐物为消化液和食物时有酸臭味，混有大量胆汁时呈绿色，混有血液呈鲜红色或棕色残渣。

（8）呕血、黑粪的护理

① 排除鼻腔出血及进食大量动物血、铁剂等所致呕吐物呈咖啡色或黑粪。

② 必要时遵医嘱给予输血、补液、补充血容量治疗。

2. 健康指导

（1）饮食指导

① 急性期病情较重，排便次数多，常伴呕吐，严重者会出现脱水和电解质紊乱。此时应禁食，使胃肠道彻底休息，依靠静脉输液补充水和电解质。

② 病情较轻的患者，可饮糖盐水，补充水和盐，纠正水盐代谢紊乱。

③ 病情缓解后的恢复期，首先试食流质饮食。

④ 一般患者呕吐停止后可选用清流质软食，注意少量多餐，以每天6～7餐为宜。开始可给少量米汤、藕粉、杏仁霜等，待症状缓解、排便次数减少，可改为全流质食物。

⑤ 尽量少用产气及其他含脂肪多的食物，如牛奶及其他奶制品、蔗糖、过甜食物以及肉类。

（2）心理指导

① 解释症状出现的原因：患者因出现呕血、黑粪或症状反复发作而产生紧张、焦虑、恐惧心理。护理人员应向其耐心说明出血原因，并给予解释和安慰。应告知患者，通过有效治疗，出血会很快停止，并通过自我护理和保健，可减少疾病的复发。

② 心理疏导：耐心解答患者及家属提出的问题，向患者解释精神紧张不利于呕吐的缓解，特别是有的呕吐与精神因素有关，紧张、焦虑还会影响食欲和消化能力，而树立信心及情绪稳定则有利于症状的缓解。

③ 应用放松技术：利用深呼吸、转移注意力等放松技术，减少呕吐的发生。

（3）出院指导　向患者及家属进行卫生宣传教育，本病是胃的一种急性损害，只要去除病因和诱因就能治愈，也可以防止其发展为慢性胃炎。应向患者及家属讲明病因，如是药物引起，应告诫今后禁用此药；如疾病需要必须使用，应遵医嘱配合服用制酸药以及胃黏膜保护药。指导患者饮食要有规律性，少食多餐，避免刺激性食物和对胃有损害的药物，或遵医嘱从小量开始、饭后服药；要节制烟、酒。遵医嘱坚持服药，如有不适，及时来医院就诊，并定期门诊复查。嘱患者进食要有规律，避免食生、冷、硬及刺激性食物和饮料。

第二节　慢性胃炎

一、定义

慢性胃炎（chronic gastritis）系胃黏膜的慢性炎症，胃黏膜层以淋巴细胞和浆细胞浸润为主。本病十分常见，占接受胃镜检查患者的80%～90%，慢性胃炎的发病率随年龄增加而增加，男性多于女性。慢性胃炎根据病变部位及发病机制可分慢性胃窦炎（B型胃炎）及慢性胃体炎（A型胃炎），B型胃炎主要与幽门螺杆菌感染有关，而A型胃炎主要由自身免疫反应引起。

二、病因与发病机制

发病机制尚未完全阐明，可能与物理、化学及生物性等有害因素长期反复作用于易感人群有关。

（1）食物与药物　浓茶、咖啡、油炸或辛辣食品及各种佐料，可促进胃液分泌，使原有胃炎者症状加重，但尚无引起慢性胃炎的直接证据。非甾体抗炎药物如阿司匹林，可引起胃黏膜糜烂，糜烂愈合后可遗留慢性胃炎。

（2）吸烟与饮酒　严重吸烟者，慢性胃炎的发病率明显上升，每天吸烟20支以上的人，40%可发生胃黏膜炎症。慢性嗜酒者多有浅表性胃炎，若不戒酒，可发展成萎缩性胃炎，但也有资料证实饮酒与胃炎没有因果关系。

（3）幽门螺杆菌（Hp）感染　胃腔中有高浓度的胃酸存在，在这种酸性条件下，普通细菌很难生长。1983年澳大利亚两位学者由胃窦部分离出Hp，此菌可抵御胃酸侵蚀，长期在胃窦部寄生。这与Hp菌体内的尿素酶分解尿素产生氨，中和了胃酸，使菌体周围呈现局部中性环境有关。目前认为慢性胃炎最主要的病因是Hp感染，研究表明慢性胃炎患者Hp感染率为90%以上，其致病机制与以下因素有关：①Hp呈螺旋状，具鞭毛结构，可在黏液层中自由活动，并与黏膜上皮紧密接触，直接侵袭黏膜；②Hp代谢产物（如氨）及分泌的毒素（如空泡毒素蛋白）可致炎症反应；③Hp抗体可造成自身免疫损伤。

（4）免疫因素　胃黏膜萎缩伴有恶性贫血者80%～90%血液内因子抗体为阳性，胃体萎缩性胃炎常可检测到壁细胞抗体（PCA），萎缩性胃炎常有细胞免疫功能异常，这些都说明胃炎特别是萎缩性胃炎的发生与免疫因素有关。

（5）十二指肠液反流　当幽门括约肌功能不全时，胆汁、胰液和十二指肠液反流入胃，削弱胃黏膜屏障功能，使胃黏膜遭受胃酸和胃蛋白酶的侵袭产生炎症。

（6）其他因素　遗传、缺铁性贫血、铅接触、放射线、其他细菌或肝炎病毒感染等。

慢性萎缩性胃炎多见于老年人，50岁以上者发病率达50%以上，这可能与胃黏膜一定程度退行性变及黏液-黏膜屏障功能减低有关。慢性右心功能衰竭、肝硬化门静脉高压均可致黏膜淤血，使新陈代谢受影响而发病。

三、临床表现

病程迁延，大多无明显症状，而部分有消化不良表现，可有上腹部不适，以进餐后为甚，和无规律的隐痛、嗳气、反酸、烧灼感、食欲缺乏、恶心、呕吐等，少数可有消化道出血症状，一般为少量出血。A型胃炎可以明显表现厌食和体重减轻，也可伴贫血，在有典型恶性贫血发生时，可出现舌炎、舌萎缩周围神经病变如四肢感觉异常，特别是两足。

四、实验室及其他检查

（1）胃液分析 目前常用的为五肽胃泌素试验。慢性浅表性胃炎与B型胃炎胃酸多为正常，少数可增高或降低（如大量G细胞消失时出现）。A型胃酸降低甚至无基础胃酸，与腺体萎缩成正比。

（2）血清学检查 A型胃炎血清胃泌素含量增高。血清中可测到抗壁细胞抗体（90%）和抗体内因子抗体（75%），维生素B_{12}水平明显降低。B型胃炎血清胃泌素含量降低，血清70%测不到抗壁细胞抗体和抗体内因子抗体，存在者滴度低。

（3）X线钡餐造影 用气钡双重造影方法，可较清晰显示胃黏膜，但一般浅表性和萎缩性胃炎可无异常表现，因此，钡透无异常，不能完全否定胃炎。严重萎缩性胃炎者，可见黏膜皱襞变细、减少或结构紊乱。

（4）胃镜及活组织检查 是诊断胃炎最可靠的诊断方法。

① 浅表性胃炎：病变以胃窦部为主，呈弥漫性，也可呈局限性的黏膜充血、水肿，有时有糜烂、出血，黏膜呈红白相间或花斑状，黏液分泌增多，常有灰白色或黄白色渗出物。活组织检查可见炎性细胞浸润，胃腺体正常。

② 萎缩性胃炎：病变呈弥漫性，也可为局限性。黏膜呈灰白色或苍白色，黏膜红白相间、以白为主。皱襞变细、平坦，黏膜变薄，使血管分支透现。因病变分布不均，可见高低不平。胃小凹上皮增生，使黏膜表面呈颗粒状或小结节状。活组织检查除

炎性细胞浸润外，主要为腺体减少或消失。

活组织标本还可做 Hp 检查，常用的有快速尿素酶试验，也可做 Giemsa 或 Warthin-Starry 染色寻找 Hp。

五、治疗

消除病因，缓解症状，控制胆道细菌感染，防止胆汁反流，纠正低胃酸及短期抗菌治疗。有癌变者可采取手术治疗。总体来说，慢性胃炎的预后较为良好，绝大多数浅表性胃炎经积极治疗可痊愈，仅有少数发展为萎缩性胃炎。

六、观察要点

① 观察并记录患者每天进餐次数、量、品种，以了解其摄入营养能否满足机体需要。

② 灭菌治疗时注意观察药物疗效及不良反应，如出现食欲缺乏、恶心、呕吐、腹泻等不良反应，应报告医生，进行对症处理。

七、护理要点

1. 常规护理

（1）休息　指导患者急性发作时卧床休息，并可用转移注意力、做深呼吸等方法减轻疼痛。恢复期患者应避免劳累，注意劳逸结合，保证充分休息。

（2）饮食

① 急性发作时可给予少渣半流食，恢复期患者指导其服用富含营养、易消化的食物，避免食用辛辣、生冷等刺激性食物及浓茶、咖啡等饮料。

② 嗜酒患者嘱其戒酒。

③ 指导患者加强饮食卫生，并养成良好的饮食习惯，定时进餐、少量多餐、细嚼慢咽。

④ 胃酸缺乏者可酌情食用酸性食物，如山楂、食醋等。

⑤ 饮食要有规律性，选择具有丰富维生素、蛋白质且易消

化的食物，避免进食粗糙、辛辣、坚硬的食物；要少食多餐，避免暴饮暴食。

（3）活动　病情缓解时进行适当的锻炼，以增强机体抵抗力。嘱患者生活要有规律，避免过度劳累，注意劳逸结合。

（4）环境　为患者创造良好的休息环境，定时开窗通风，保证病室的温湿度适宜。

（5）基础护理　除日常漱洗外，定时沐浴、洗头、剪指（趾）甲、理发、剃须、更衣。重症卧床者做床上擦浴、更衣和换被单。长期卧床者制定预防压疮的措施，定时翻身、变换体位，受压部位以温水擦拭及按摩，保持床位平整、清洁、干燥、舒适。

2. 专科护理

（1）对症护理　主要是减少或避免损害胃的因素，如有胆汁反流应遵医嘱使用考来烯胺等；因其他疾病需用阿司匹林、激素、铁剂等对胃损害较大的药物时嘱患者餐后服用，或从小剂量开始；对幽门螺杆菌感染者遵医嘱使用抗菌药物。

（2）药物治疗的护理

① 抗酸分泌治疗：临床常用抑制胃酸分泌药物H_2受体拮抗药（如雷尼替丁、西咪替丁等）和质子泵抑制药（如奥美拉唑、泮托拉唑、雷贝拉唑等），胃溃疡质子泵抑制药的疗程一般为6～8周，十二指肠溃疡质子泵抑制药的服药疗程为4～6周，质子泵抑制药需餐前30分钟服用。

② 保护胃黏膜治疗：胃黏膜保护药主要有硫糖铝、达喜等，达喜一般餐后2小时嚼服。

（3）病情观察　观察患者对慢性胃炎的病因、诱因的了解情况，了解患者对如何防治慢性胃炎的基本知识的掌握情况，例如，饮食方面应注意什么、为什么要戒烟酒等。有无腹痛及腹痛的性质、部位、时间、程度以及疼痛的规律性和与饮食的关系。粪便的性质、大便潜血和肠鸣音情况。有无头晕、心悸、出汗、黑粪等症状，有无出血的可能。有无腹胀、嗳气、反酸、恶心、呕吐，呕吐后症状是否缓解。了解饮食、生活习惯，既往有无溃疡病史。有无紧张、焦虑等。

（4）恶心、呕吐的护理

① 协助患者采取正确体位，头偏向一侧，防止误吸。

② 安慰患者，消除患者紧张、焦虑的情绪。

③ 呕吐后及时为患者清理，更换床单元并协助患者采取舒适体位。

④ 观察呕吐物的性质、量及呕吐次数。

⑤ 必要时遵医嘱给予镇吐药物治疗。

（5）营养不良的护理

① 提供可口、不油腻、高营养、易咀嚼的食物，如鱼、蛋。

② 注意少量多餐，当患者感到恶心、呕吐时，暂停进食。

③ 预防性使用镇吐药，观察药物疗效。

④ 告诉患者减轻和预防恶心、呕吐的方法，如深呼吸、分散注意力等。

⑤ 指导患者进食易消化的优质蛋白，如动物瘦肉、鱼肉、蛋类、奶类，进食各种新鲜蔬菜、水果，以补充维生素类。

⑥ 加强口腔护理，保持口腔湿润、清洁，以增进食欲。

⑦ 患者进餐时，给患者充分的咀嚼、吞咽时间，喂饭速度不要快。

⑧ 遵医嘱给予肠道外营养，如静脉滴注复方氨基酸、脂肪乳剂。

（6）腹痛的护理

① 评估患者疼痛的部位、性质及程度。

② 嘱患者卧床休息，协助患者采取有利于减轻疼痛的体位。

③ 可利用局部热敷、针灸等方法缓解疼痛。

④ 必要时遵医嘱给予镇痛药物。

（7）活动无耐力的护理　协助患者进行日常生活活动。指导患者改变体位时动作要慢，以免发生直立性低血压。根据患者病情与患者共同制订每天的活动计划，指导患者逐渐增加活动量。

3. 健康指导

（1）饮食指导

① 注意进食具有营养的食物。多食高蛋白、高维生素食物，保证机体的各种营养素充足，防止贫血和营养不良。对贫血和营养不良者，应增加富含蛋白质和血红素铁的食物，如瘦肉、鸡肉、鱼肉、肝、猪腰等动物内脏。高维生素的食物和新鲜蔬菜及水果，如绿叶蔬菜、番茄、茄子、红枣等。每餐最好食用2～3个新鲜山楂，以刺激胃液的分泌。

② 注意饮食的酸碱平衡：当胃酸分泌过多时，可饮牛奶、豆浆，食用馒头或面包以中和胃酸，当胃酸分泌减少时，可用浓缩的肉汤、鸡汤、带酸味的水果或果汁，以刺激胃液的分泌，帮助消化，要避免引起腹部胀气和含纤维较多的食物，如豆类、豆制品、蔗糖、芹菜、韭菜等。萎缩性胃炎患者宜饮酸奶，因酸奶中的磷脂类物质会紧紧地吸附在胃壁上，对胃黏膜起保护作用，使已受伤的胃黏膜得到修复，酸奶中特有的成分乳糖分解代谢所产生的乳酸和葡萄糖醛酸能增加胃内的酸度，抑制有害菌分解蛋白质产生毒素，同时使胃免遭毒素的侵袭，有利于胃炎的治疗和恢复。

③ 当口服抗生素治疗某些炎症性疾病时，应同时饮用酸奶，既补充了营养，又避免了抗生素对人体产生的不良反应，因为酸奶中含有大量的活性杆菌，可以使抗菌药物引起的肠道菌群失调现象重新获得平衡，同时保护了胃黏膜。平时一定要把握进餐量，不能因喜好的食物而多食，一定要少食多餐，以增进营养，减轻胃部负担为原则，同时要禁忌烟酒。

（2）心理指导　减轻焦虑，提供安全舒适的环境，减少患者的不良刺激。树立信心，向患者讲解疾病的病因及防治知识，指导患者如何保持合理的生活方式和去除对疾病的不利因素。可以请有过类似疾病的患者讲解采取正确应对机制所取得的良好效果。

（3）出院指导

① 向患者及家属讲解引起慢性胃炎的有关病因，指导患者如何防止诱发因素，从而减少或避免复发。

② 保持良好的心理状态，生活要有规律，合理安排工作和休息时间，注意劳逸结合，积极配合治疗。

③ 保持乐观情绪，避免精神过度紧张、焦虑、愤怒、抑郁。

④ 加强饮食卫生和饮食营养，养成有规律的饮食习惯。

⑤ 嗜酒者应戒酒，防止酒精损伤胃黏膜。

⑥ 选择营养丰富、易于消化的食物，定时定量，少量多餐，不暴饮暴食。

⑦ 应以富含营养、新鲜、易消化的细软食物为主，多食植物蛋白多、维生素多的食物，避免过硬、过辣、过咸、过热、过分粗糙、刺激性强的食物及浓茶、咖啡等饮料。

⑧ 对胃酸缺乏者，宜选酸性食物及水果；萎缩性胃炎患者不宜多食脂肪。

⑨ 用餐时及用餐后2～3小时应尽量少饮水，勿食过冷、过热、易产气的食物和饮料等。

⑩ 胃酸过多者应避免进食能刺激胃酸分泌的食物。

⑪ 养成细嚼慢咽的习惯，使食物和唾液充分混合，以帮助消化。

⑫ 避免使用对胃黏膜有刺激的药物，如阿司匹林、对乙酰氨基酚、保泰松、吲哚美辛、四环素、红霉素、泼尼松等药物，尤其在慢性胃炎活动期。必须使用时应同时服用制酸药或胃黏膜保护药。

⑬ 介绍药物的不良反应，本病易复发，Hp感染严重时可出现急性胃炎表现，部分病例可有癌变倾向，应嘱患者定期复查。对萎缩性胃炎要追踪观察。

⑭ 定期做纤维胃镜检查，轻度萎缩性胃炎1～1.5年复查1次，重度者3～6个月复查1次。

第三节　功能性消化不良

一、定义

功能性消化不良（functional dyspepsia，FD）是病因尚未明了的一组临床症状群。凡患有持续性或反复发作性上腹部不适、餐后饱胀、腹部胀气、嗳气、早饱、厌食、恶心、呕吐、烧心、胸骨后疼痛、反胃等消化功能障碍症状，并持续4周以上，经胃镜、钡餐造影、肝胆胰B超和各项化验检查均无特殊异常，方能诊断为功能性消化不良。功能性消化不良是一种常见的症候群，占消化疾病患者的20%～40%。

二、病因与发病机制

功能性消化不良的发病诱因很多，其中精神因素作为发病诱因比较常见，精神紧张或抑郁状态下，胃的运动与分泌减弱，甚至可能停止，在抑郁、灰心时，肠蠕动呈抑制状态，焦虑或抑郁的心理状态可引起体内某些激素分泌的改变和自主神经功能改变，从而导致功能性消化不良。

三、临床表现

功能性消化不良患者无特异性临床表现，主要表现为上消化道症状，包括上腹部（剑突下和左上腹）或胸骨下段疼痛，疼痛性质以隐痛、钝痛或烧灼痛为主，尤其是餐后加重；还可以有腹胀、早饱、嗳气、恶心呕吐、反酸、胃灼热、厌食。这些症状可呈慢性持续性或复发性，并与体力活动、局部及全身疾病无关。

四、实验室及其他检查

（1）实验室检查　血常规、粪常规、尿常规、肝功能、肾功能检测均无异常。

（2）特殊检查

① 胃镜：无胃、十二指肠器质性病变征象，或仅有轻度慢性浅表性胃炎。

② X线钡餐检查：常无消化性溃疡、胃癌等器质性病变发现。有时可发现有排空过缓或排空过快。

③ 腹部B超：排除肝胆胰疾病。

五、治疗

主要是对症治疗，遵循综合治疗和个体化治疗的原则。

六、观察要点

观察患者是否出现上腹痛、上腹部烧灼感、餐后饱胀感及早饱。

七、护理要点

1. 常规护理

（1）心理护理　本病为慢性反复发作的过程，因此，护士应做好心理疏导工作，尽量避免各种刺激及不良情绪，详细讲解疾病的性质，鼓励患者，提高认知水平，帮助患者树立战胜疾病的信心。教会患者稳定情绪，保持心情愉快，培养广泛的兴趣爱好。

（2）饮食护理　建立良好的生活习惯，避免烟、酒及服用非甾体抗炎药。强调饮食规律性，进食时勿做其他事情，睡前不要进食，利于胃肠道的吸收及排空。避免高脂油炸食物，忌坚硬食物及刺激性食物，注意饮食卫生。饮食适量，不宜极渴时饮水，一次饮水量不宜过多。不能因畏凉食而进食热烫食物。进食适量新鲜蔬菜水果，保持低盐饮食。少食易产气的食物及寒性、酸性食物。

（3）合理活动　参加适当的活动，如打太极拳、散步或练习气功等，以促进胃肠蠕动及消化腺的分泌。

（4）用药指导　对于焦虑、失眠的患者可适当给予镇静药，从小剂量开始使用，严密观察使用镇静药后的不良反应。

2. 健康指导

（1）一般护理　功能性消化不良患者在饮食中应避免油腻及刺激性食物、戒烟、戒酒、养成良好的生活习惯，避免暴饮暴食及睡前进食过量；可采取少食多餐的方法；加强体育锻炼；要特别注意保持愉快的心情和良好的心境。

（2）预防护理

① 进餐时应保持轻松的心情，不要匆促进食，也不要囫囵吞食，更不要站着或边走边吃。

② 不要泡饭或边进食边喝水，餐前或餐后不要立即大量饮用液体。

③ 进餐时不要讨论问题或争吵，讨论应在餐后1小时以后进行。

④ 不要在进餐时饮酒，进餐后不要立即吸烟。

⑤ 不要穿着束紧腰部的衣裤就餐。

⑥ 进餐应定时。

⑦ 避免暴饮暴食，尤其是辛辣和富含脂肪的饮食。

⑧ 有条件可在两餐之间喝1杯牛奶，避免胃酸过多。

⑨ 少食过甜或过咸食品，食入过多糖果会刺激胃酸分泌。

⑩ 进食不要过冷或过烫。

第四节　胃黏膜脱垂症

一、定义

胃黏膜脱垂症是由于异常松弛的胃黏膜逆行突入食管或向前通过幽门管脱入十二指肠球部所致，临床上以后者多见。本病多见于30～60岁男性，男女比例为（2.5～3）：1。

二、病因与发病机制

当胃窦部有炎症时，黏膜下的结缔组织变为松弛，胃黏膜和黏膜下层水肿、增生、肥厚，形成增生、冗长的黏膜皱襞。同时胃蠕动增强，则黏膜皱襞很易被送入幽门而形成胃黏膜脱垂；此外，黏膜肌层功能不良，在胃窦收缩时不能把胃窦黏膜保持正常的纵形皱襞，相反卷起呈环形，结果被收缩的胃窦推送入幽门形成胃黏膜脱垂；当恶性病变浸润黏膜时，可造成黏膜增生、冗长，正常的胃黏膜的活动性丧失，肥大的黏膜作为异物，被增强的胃蠕动挤出幽门管，导致胃黏膜脱垂；当胃的解剖异常时，即胃窦存在一层黏膜隔，阻止了黏膜的逆行蠕动，易产生此病。此外，精神紧张、烟酒、咖啡刺激，化学因素和机械性刺激等因素，可引起胃的剧烈蠕动，也可导致胃黏膜脱垂。

三、临床表现

1. 症状　轻症患者可无症状，或仅有腹胀、嗳气等非特异性症状。部分胃黏膜脱入幽门而不能立即复位者，可有中上腹隐痛、烧灼痛甚至绞痛，并可向后背部放射，常伴恶心、呕吐。症状的出现常与患者体位有关，右侧卧位易发病或使疼痛加重，左侧卧位可使疼痛减轻、缓解，甚至不发病。症状常与进食有明显关系，因为进食可促进胃蠕动，有利于黏膜脱垂的发生。如脱垂的黏膜引起暂时性幽门痉挛、梗阻时可有恶心、呕吐与腹痛加重。脱垂的黏膜发生嵌顿或绞窄时引起糜烂、溃疡可发生持续上腹痛、呕血、黑粪。

2. 体征　上腹部压痛可能是本病的唯一阳性体征。当脱垂的黏膜阻塞幽门管而发生嵌顿或绞窄时，上腹部可扪及柔软而有压痛的肿块，并出现幽门梗阻症状，伴或不伴消化道出血。

四、实验室及其他检查

（1）X线钡餐造影　是诊断胃黏膜脱垂症的重要证据：十二指肠球部基底部有凹面的充盈缺损，呈蕈伞状；幽门管增宽；正常或增粗的胃黏膜皱襞通过幽门管而进入十二指肠球部。

（2）胃镜检查　胃蠕动时可见胃窦黏膜进入幽门，或将幽门口封堵，胃松弛时该部黏膜可回复至胃内，黏膜皱襞粗大、充血、水肿。

五、治疗

本病以内科治疗为主，但并无特效药物。有并发症时给予相应的对症处理，必要时需手术治疗。

（1）一般治疗　有症状时，宜软而易消化的食物，少量多餐，戒烟酒，注意饮食规律，忌刺激性食物，餐后避免右侧卧位。

（2）用药常规

① 溴丙胺太林，每次15mg，每天3次；复方氢氧化铝片，每次5～6片，每天3次，餐前嚼碎服；胃酸多者，可给予奥美拉唑每次20mg，每天1次。

本病有幽门梗阻者宜补液、维持营养与电解质平衡，可放置鼻胃管，抽出胃内容物（或清洗）。

② 腹痛时，可服用解痉止痛药（如口服阿托品或山莨菪碱片，以缓解幽门痉挛）、碱性药物等，但效果不显著；有幽门梗阻症状者，则应禁食、补液、胃肠减压、洗胃、纠正水和电解质紊乱等；伴有消化性溃疡和慢性胃炎者，应同时治疗。

（3）外科治疗　手术治疗适于幽门梗阻及反复发作的上消化道出血，经内科治疗无效者。在下列情况可考虑手术。

① 幽门梗阻。

② 反复大量出血。

③ 怀疑有癌变。

④ 症状较重用药物不能缓解。

六、观察要点

① 诊断明确者，可根据患者症状、患病时间，试用药物治疗；重点观察、评估治疗的疗效，是否缓解症状及症状缓解的持续时间等。如上述各种治疗无效，则可征求患者及家属同意后，行手术治疗，此时，亦应观察、评估治疗效果。

② 诊断不明确者，应告知患者及家属本病的临床特点、诊断方法，尽早行胃镜和（或）X线食管钡餐透视等检查，以及时明确诊断。

七、护理要点

① 首先我们应注意自己的饮食习惯，胃部出现问题，应该

少食一些给胃部增添负担的食物，如少食油腻不好消化的食物。

② 如出现胃黏膜脱垂症，在注意改善自己的生活习惯，如果睡眠过晚的话，很容易造成胃部负担加重，早睡早起对胃部有好处。

③ 如果出现胃黏膜脱垂症，要注意少饮酒，喝酒对胃部的刺激非常大的，在饮食方面要多喝一些养胃的粥，多食一些养胃的食物，要从日常生活做起。

第五节　消化性溃疡

一、定义

消化性溃疡主要是指发生在胃和十二指肠球部的慢性溃疡，也可发生于食管下端、胃-空肠吻合口附近以及 Meckel 憩室。是由于胃、十二指肠黏膜的防卫因子削弱，攻击因子加强，使胃酸胃蛋白酶消化作用占优势，导致胃十二指肠慢性溃疡形成。其缺损超过了黏膜肌层。临床上胃溃疡（GU）和十二指肠溃疡（DU）最常见，故通常所指的消化性溃疡是指 GU 和 DU。据我国资料，两者之比约为 3 ：1。10% ～ 15% 的消化性溃疡无症状，以 GU 较为多见。DU 好发于青壮年。GU 的发病年龄较迟，平均晚 10 年。消化性溃疡的发作有季节性，秋冬和冬春之交远比夏季常见。

二、病因与发病机制

病因尚不完全明了。比较明确的病因为幽门螺杆菌（Hp）感染及非甾体抗炎药（NSAID）。

（1）Hp 感染　大量研究充分证明 Hp 感染是消化性溃疡的主要病因。正常人十二指肠黏膜不能生长 Hp，但如有胃上皮化生，则能生长。十二指肠黏膜的胃上皮化生，主要是胃酸和胃蛋白酶不断刺激所致，可为 Hp 定居和感染创造条件，引起十二指肠球炎，削弱了黏膜抵抗力，然后在某种情况下发生溃疡。Hp 的毒素、有毒性作用的酶和 Hp 诱导的黏膜炎症反应均能导致胃十二指肠黏膜的损害。

（2）胃酸分泌过多　胃酸的存在是溃疡发生的决定因素，溃疡只发生于与胃酸相接触的黏膜，抑制胃酸分泌可使溃疡愈合，充分说明了胃酸的致病作用。

（3）非甾体抗炎药（NSAID）　某些药物可引起胃十二指肠黏膜损害，其中以NSAID最为明显。

（4）遗传因素　消化性溃疡患者一级亲属中的发病率明显高于对照人群，统计资料表明单卵双生儿患相同类型溃疡患者占50%。遗传素质是发病因素之一。O型血者十二指肠溃疡的发病率较其他血型高30%～40%，近年来研究发现O型血者细胞表面的黏附受体有利于Hp的定植，提示O型血者消化性溃疡家族聚集现象与Hp感染环境因素有关，而不仅仅是遗传起作用。

（5）胃黏膜防御机制受损　正常情况下，各种食物的理化因素和酸性胃液的消化作用均不能损伤胃黏膜而导致溃疡形成，是由于正常胃黏膜具有保护功能，包括胃黏膜屏障完整性、丰富的黏膜血流、快速的细胞更新和修复、前列腺素、生长因子作用等，任何一个或几个因素受到损伤，保护性屏障便遭到破坏。

（6）环境因素　本病发病有显著的地理环境差异和季节性，长期吸烟者本病发病率显著高于对照人群，这是由于烟草能使胃酸分泌增加，血管收缩，抑制胰液和胆汁的分泌而减弱其在十二指肠内中和胃酸的能力，导致十二指肠持续酸化；使幽门括约肌张力减低，胆汁反流，破坏胃黏膜屏障。因此，长期大量吸烟不利于溃疡的愈合，容易复发。

（7）精神因素　心理因素可影响胃液分泌，如愤怒使胃液分泌增加，抑郁则使胃液分泌减少。火灾、空袭、丧偶、离婚、事业失败等因素所造成的心理影响，往往可引起应激性溃疡，或促发消化性溃疡急性穿孔。

三、临床表现

（1）腹痛　本病的主要症状。胃溃疡的疼痛部位多位于剑突下正中或偏左，十二指肠溃疡常在上腹偏右。疼痛性质可为钝痛、灼痛、胀痛甚至剧痛，或呈饥饿样不适感。十二指肠溃疡的患者约2/3的疼痛呈节律性（早餐后1～3小时开始出现上腹疼痛，持续至午餐后才缓解，午餐后2～4小时又出现疼痛），进食缓慢，亦称空腹痛，约半数有午夜痛，患者常被痛醒。如此状况持续几周，并可反复发生。胃溃疡也可出现规律性疼痛，但餐后出现较早，亦称餐后痛，午夜痛可出现，但较十二指肠溃疡少。部分患者无上述典型疼痛，而仅表现为无规律性较含糊的上腹隐痛不适，可因并发症的发生，疼痛的性质、程度、节律也随之发生。

（2）其他　常有反酸、嗳气、恶心、呕吐等胃肠道症状，也可有失眠、多汗、脉缓等自主神经功能失调的表现。少数患者首发症状可以是呕血和黑粪。

四、实验室及其他检查

（1）Hp检测　Hp的检测是消化性溃疡的常规检查项目。检查方法可分为侵入性和非侵入性。侵入性检查需在胃镜下钳取胃黏膜活组织进行检查，快速尿素酶是侵入性试验中首选的方法，操作简便，费用低。非侵入性试验主要有^{13}C或^{14}C尿素呼气试验（$^{13}CUBT$或$^{14}CUBT$）和血清学试验等。

（2）胃液分析　GU患者胃酸分泌正常或稍低于正常；DU患者则常有胃酸分泌过高，但也只见于1/4～1/3病例，以基础分泌（BAO）和夜间分泌五肽胃泌素刺激的最大酸排量（MAO）为明显，其余则在正常偏高范围。胃液分析多用五肽胃泌素刺激法，因所得胃酸值与正常人多有重叠，故已不作常规应用。

（3）血清胃泌素测定　消化性溃疡时血清胃泌素较正常人稍高，DU患者餐后应答可较正常人为强，但诊断意义不大。故不应列为常规。但如怀疑有胃泌素瘤，应做此项测定。

（4）血常规　如伴有消化道出血，则有血红蛋白下降。

（5）大便潜血检查　应素食3天后收集大便检查潜血，以了解溃疡有否活动。现有采用人血红蛋白单克隆抗体检查法，无需素食，检查更为准确而特异。

（6）特殊检查

① 胃镜及活检：为确诊本病的主要方法，可见圆形、椭圆形或线形的溃疡，边缘光滑，有灰白色或灰黄色苔所覆盖，周围黏膜充血、水肿，病理证实为良性溃疡。

② X线钡餐检查：气钡双重对比造影可以清楚显示龛影及周围黏膜情况，亦可根据检查时压痛、痉挛及激惹等间接征象协助判断，但效果远较胃镜为差，主要用于有胃镜检查禁忌证或不愿做胃镜者。

五、治疗

消除症状，促进溃疡愈合，防止复发，预防和避免并发症的发生。治疗消化性溃疡的策略是减少侵袭因素，增强胃、十二指肠黏膜的防御能力。

六、观察要点

（1）注意观察及详细了解患者疼痛的规律和特点，注意观察疼痛的部位、性质、发作规律、呕吐物及粪便颜色、性质和数量。对呕吐者应同时准确记录出入液量，并注意监测酸碱代谢和电解质变化。

（2）有出血时应每30～60分钟测量生命体征1次，同时进行心电监护。

① 严密观察出血量、呕吐物和粪便的颜色，定期测量红细胞、血红蛋白、网织红细胞计数等，以了解贫血的程度、出血是否停止等。

② 注意观察患者的肤色、皮肤温度、出汗情况及尿量，患者的尿量应保持在30mL/h以上；要准确记录出入量。区别呕血与咯血，排便必须先看后冲，正确记录尿量。

七、护理要点

（一）常规护理

1. 基础生命体征观察

① 大量出血后，多数患者在 24 小时内出现低热，一般不超过 38.5℃，持续 3～5 天。

② 出血时先出现脉搏加快，再出现血压下降。

③ 注意测量坐卧位血压和脉搏（如果患者卧位改坐位血压下降＞ 20mmHg，心率上升＞ 10 次／分，提示血容量明显不足，是紧急输血的指征）。

2. 活动与体位

病室环境应安静、舒适；疼痛剧烈者应给予卧床休息，避免头晕跌倒；有大出血时应绝对卧床休息，并取平卧位、下肢稍抬高，出现休克时应注意保暖，并给予氧气吸入；呕吐时头偏向一侧；床边悬挂防跌倒牌，休克患者平卧位拉起床挡。做好禁食患者的口腔护理，解释禁食的目的。

3. 饮食护理

出血期禁食。关注补液量是否恰当，防止血容量不足。恢复期根据医嘱给予适当饮食，如流质、无渣半流等。饮食从流质、无渣（低纤维）半流到低纤维普食。

4. 心理指导

教育患者及家属保持良好的心态，正确对待疾病，安慰鼓励患者，出血患者急需心理支持，保持情绪稳定。

（二）专科护理

1. 对症护理

① 帮助患者减少或去除加重或诱发疼痛的因素，停服非甾体抗炎药物；避免食用刺激性食物；戒除烟酒。因酒精可刺激黏膜引起损伤，烟中的尼古丁不仅能损伤黏膜，刺激壁细胞增生和胃酸分泌，还可降低幽门括约肌张力，使胆汁易反流入胃，并抑制胰腺分泌，削弱十二指肠腔内对胃酸的中和能力。

② 如十二指肠溃疡表现空腹痛或午夜痛，指导患者在疼痛

前进食制酸性食物，如苏打饼干或服用制酸药物，以防疼痛发生，也可采用局部热敷或针灸镇痛。

③ 发生并发症时应有针对性地采取相关护理措施，并通知医师，协助救治。

④ 确定有急性穿孔时，应立即禁食、禁水，留置胃管抽吸胃内容物并做胃肠减压。

⑤ 患者若无休克症状可将床头抬高35°～45°，以利于胃肠漏出物向下腹部及盆腔引流，并可松弛腹肌，减轻腹痛及有毒物的吸收。

⑥ 迅速建立静脉通道，做好备血等各项术前准备工作。

⑦ 幽门梗阻频繁呕吐者需禁食、置胃管进行连续的胃肠减压。

⑧ 每天清晨和睡前可给3%氯化钠溶液或2%碳酸氢钠溶液洗胃，加强支持疗法，静脉补液，2000～3000mL/d，以保证机体能量供给。

2. 药物治疗护理

遵医嘱给患者进行药物治疗，并注意观察药效及不良反应。

（1）生长抑素及其类似物　善宁和思他宁静脉推注时需注意药物的连续性、速度，注意有无不良反应，如恶心、呕吐等。静脉推注生长抑素前需先缓慢手推250μg，停止用药＞5分钟应重新手推250μg。

（2）根除幽门螺杆菌治疗　幽门螺杆菌阳性患者，常服用杀幽门螺杆菌的三联用药：质子泵抑制药+阿莫西林（需做青霉素皮试）+克拉霉素。疗程一般为7天。

（3）保护胃黏膜治疗　胃黏膜保护药主要有硫糖铝、达喜等，达喜一般餐后2小时嚼服。硫糖铝片只在酸性条件下有效，故对十二指肠溃疡疗效好；应在餐后2～3小时给药，也可与抗胆碱药同服，不能与多酶片同服，以免降低二者的效价；可有口干、恶心、便秘等不良反应。铋剂在酸性环境中才能起作用，故应餐前服用，并向患者说明服药期间粪便可呈黑色。

（4）抗酸分泌治疗　临床常用抑制胃酸分泌药物有H_2受体

拮抗药（如雷尼替丁、西咪替丁等）和质子泵抑制药（如奥美拉唑、泮托拉唑、雷贝拉唑等），胃溃疡质子泵抑制药的疗程一般为6～8周，十二指肠溃疡质子泵抑制药的服药疗程4～6周，质子泵抑制药需餐前30分钟服用；抗酸药乳剂给药前要充分摇匀，服用片剂时应嚼服；抗酸药与奶制品相互作用可形成络合物，要避免同时服用。酸性的食物及饮料不宜与抗酸药同服。氢氧化铝凝胶能阻碍磷的吸收，老年人长期服用应警惕引起骨质疏松。H_2受体拮抗药长期使用可导致乏力、腹泻、粒细胞减少、皮疹，部分男性患者可有乳房轻度发育等不良反应，亦可能出现头痛、头晕、疲倦等反应，治疗过程中应向患者解释并注意观察，出现不良反应时应及时告知医师；另外，这类药物口服给药，空腹吸收快，药物应在餐中或餐后即刻服用，也可将一天剂量一次在夜间服用，但不能与抗酸药同时服用；静脉给药时注意控制速度，速度过快可引起低血压和心律失常。质子泵抑制药可引起头晕，特别是用药初期，应嘱患者避免开车或做其他必须注意力高度集中的事。

3. 输血护理

① 立即配血，建立静脉通道，配合医师迅速、准确地实施输血、输液，输注速度根据病情需要而定，也可测定中心静脉压，调整输液量和速度；输血输液过程中应加强观察，防止发生急性肺水肿。

② 遵医嘱应用止血药物和其他抢救药物，并观察其疗效和不良反应，如去甲肾上腺素可引起高血压，故有高血压的患者应慎用。

③ 向患者和家属说明安静休息有利于止血，躁动会加重出血；要关心、体贴和安慰患者，抢救工作要忙而不乱，以减轻患者的紧张情绪；要经常巡视病房，大出血和有休克时应陪伴患者，使之有一种安全感；解释各项检查、治疗措施，听取和解答患者及家属的提问，以消除他们的疑虑；患者呕血和黑粪后要及时清除血迹和污物，以减少对患者的不良刺激。

4.其他应急措施及护理

（1）消化道出血

① 凡年龄在45岁以上、有长期溃疡病史反复发作者，8小时内输血400～800mL，血压仍不见好转者或大出血合并幽门梗阻或穿孔时，需做好术前准备。

② 冰生理盐水洗胃法：其作用主要是利用冰生理盐水来降低胃黏膜的温度，使血管收缩，血流量减少，以达止血目的。洗胃过程中要密切观察患者腹部情况，有无急性腹痛、腹膜炎，并观察心跳、呼吸和血压的变化。

（2）活动无耐力　活动后乏力、虚弱、气喘、出汗、头晕、眼前发黑、耳鸣。注意休息，适量活动，贫血程度轻者可参加日常活动，无需卧床休息。对严重贫血者，应根据其活动耐力下降程度制订休息方式、活动强度及每次活动持续时间。增加患者的营养，提供高蛋白、高维生素、易消化饮食，必要时静脉输血、血浆、白蛋白。

（3）穿孔　应早期发现，立即禁食，补血，补液，迅速做好术前准备，置胃管给予胃肠减压，争取6～12小时紧急手术。

（4）幽门梗阻　轻症患者可进流质饮食，重症患者需禁食、静脉补液，每天清晨和睡前准备3%氯化钠溶液或2%碳酸氢钠溶液洗胃，保留1小时后排出。必要时行胃肠减压，一般连续吸引72小时，使胃得到休息，幽门部水肿消退，梗阻松解；准确记录出入量，定期复查血电解质。

（5）癌变

（三）健康指导

（1）休息与活动　保持乐观情绪。指导患者规律生活，避免过度紧张、劳累，选择适当的锻炼方式，提高机体抵抗力。向患者及家属讲解引起及加重溃疡病的相关因素。

（2）用药指导　教育患者按医嘱正确服药，学会观察药物疗效及不良反应，不随便停药、减量，防止溃疡复发。指导患者慎用或勿用致溃疡药物，如阿司匹林、咖啡因、泼尼松等。若出现呕血、黑粪应立即就医。

（3）饮食指导

① 进餐和少量多餐，让患者养成定时进餐的习惯，每餐不宜过饱，以免胃窦部过度扩张而刺激胃酸分泌。在病变活动期还应少量多餐，每天4～6餐，使胃酸分泌有规律。症状缓解后应及时恢复正常餐次饮食。

② 忌食刺激性强的食物，机械性刺激较强的食物包括生、冷、粗、硬类（如水果、蔬菜等）以及产气性食物（如洋葱、芹菜、玉米、干果等）。化学性刺激强的食物多为产酸类或刺激胃酸大量分泌类，如浓肉汤、咖啡、油炸食物、酸辣、香料等调味品及碳酸饮料类等。应戒除烟、酒。

③ 选择营养丰富、易消化的食物。主食以面食为主，因面食较柔软、含碱、易消化，不习惯于面食者可以用软饭、米粥代替。蛋白质类食物具有中和胃酸作用，适量饮用脱脂淡牛奶能稀释胃酸，宜安排在两餐之间饮用，因其钙质吸收可刺激胃酸分泌，故不宜多饮。脂肪到达十二指肠时可使小肠分泌肠抑促胃液素，抑制胃酸分泌，但又因其可使胃排空延缓而促进胃酸分泌，故应摄入适量的脂肪。协助患者建立合理的饮食习惯和结构。

（4）心理指导

① 不良的心理因素可诱发和加重病情，而消化性溃疡的患者因疼痛刺激或并发出血，易产生紧张、焦虑等不良情绪，使胃黏膜保护因素减弱、损害因素增加，导致病情加重。

② 应为患者创造安静、舒适的环境，减少不良刺激。

③ 多与患者交谈，使患者了解疾病的诱发因素、疾病过程和治疗效果，增强治疗信心，克服焦虑、紧张心理。

④ 针对溃疡病患者临床心理特点，心理护理工作首先要重视患者的情绪变化。

⑤ 除了通过解释、支持、暗示等基本心理护理技术以外，应选择认知调整指导模式。

⑥ 要耐心倾听患者的痛苦与忧伤，了解患者的不良精神因素及各种应激。

⑦ 在取得患者绝对信任的基础上，指导患者调整各种不良的生活方式与饮食习惯，消除各种心理社会压力。例如，帮助患者建立正确的自我观念，不苛求自己，不给自己造成过重的压力；要学会放松自己，做到接受自己和喜欢自己；学会表达自己的内心感受，让别人理解自己；应适当处理自己的不良情绪，不过分压抑自己。在人际关系处理上学会顺其自然，不过分关注自己，克服以自我为中心；也不要过分地迎合别人，以致委曲求全。

（5）出院指导

① 向患者及家属讲解引起溃疡病的主要病因，以及加重和诱发溃疡病的有关因素。

② 本病治愈率较高，但易复发，病程迁延，易出现相应并发症，故积极消除诱因、合理饮食、按时服药，对预防复发十分重要。

③ 指导患者合理安排休息时间，保证充足的睡眠，生活要有规律，避免精神过度紧张，长时间脑力劳动后要适当活动，保持良好的心态。

④ 指导患者规律进食，少量多餐，强调正确饮食的重要性。

⑤ 嘱患者按医嘱服药，指导患者正确服药的方法，学会观察药效及不良反应，不随便停用药物，以减少复发，尤其在季节转换时更应注意。

⑥ 嘱患者注意病情变化，定期复诊，及早发现和处理并发症，如上腹疼痛节律发生变化并加剧，或出现呕血、黑粪应立即就医。

⑦ 养成排便后观察粪便的习惯。

（6）随访指导 定期复诊（规则治疗1个月应复查）。若出现上腹疼痛节律发生变化或加剧等症状应及时就诊。

第六节 胃癌

一、定义

胃癌是胃上皮来源的恶性肿瘤，在我国不少地区属最常见的恶性肿瘤。多年研究发现环境因素中，饮食因素与疾病发生关系密切。亚硝胺类化合物、苯并芘、霉变食物中真菌毒素为公认的致癌物质，而新鲜水果、蔬菜、蛋白质则可降低胃癌危险性。研究发现，Hp与活动性胃炎的密切关系，提示在胃炎到胃癌的进程中仍起重要作用。由于萎缩性胃炎、恶性贫血、胃息肉、胃溃疡、残胃等都可能经肠腺化生、异型增生而致癌变，故称为癌前状态。

二、病因与发病机制

在正常情况下，胃黏膜上皮细胞增殖和凋亡保持动态平衡，一旦失控，多个癌基因被激活而抑癌基因被抑制，则可能逐渐导致癌的形成。胃癌的病因尚未阐明，目前认识到有多种因素共同参与胃癌的发病。

（1）环境因素 境因素与胃癌的发生有密切关系。日本是胃癌高发国家，日本移民到美国，其后代胃癌发病率明显下降。一般认为寒冷潮湿地区、泥炭土壤及石棉矿地区的居民发病率高；也有人认为某些化学元素及微量元素比例失调与胃癌发生有关，胃癌高发区水土中含硒、镍、钴、铜、较高。

我国胃癌的发病率在不同地区差别也相当悬殊，病死率高的青海（40.62/10万）与病死率低的广西（5.16/10万）之间，相差7.9倍。

（2）饮食因素 食品加工、贮存或烹饪的方法对胃癌发生有影响。流行病学家指出，长期食用霉变食品（含黄曲霉毒素）、油炸食品（含多环碳氢化合物）、熏制食品（含3,4-苯并芘）、腌菜咸肉（含亚硝酸盐）、腐烂鱼类及高盐饮食可增加胃癌发生的危险性。因熏制的食物中有相当高的多环烃类物质，有致癌作用。多食新鲜蔬菜、水果、乳制品、蛋白质及维生素C等则会降低危险性。

（3）遗传因素　胃癌的家族聚集现象以及可发生于同卵孪生儿，支持了遗传因素对胃癌的发病亦起重要作用的观点。而更多学者认为遗传因素使致癌物质对易感者更易致胃癌。

（4）幽门螺杆菌（Hp）感染　1994年世界卫生组织属下的国际癌肿研究机构（IARC）宣布Hp是人类胃癌的第Ⅰ类（肯定的）致癌原。Hp具有黏附性，其分泌的毒素有致病性，引起胃黏膜病变，由活动性浅表性炎症发展为萎缩、肠化与不典型增生，在此基础上易发生癌变。Hp还是一种硝酸盐还原剂，具有催化亚硝化作用而起到致癌作用。

（5）癌前病变和癌前状态　如慢性萎缩性胃炎、腺瘤型胃息肉、残胃炎等癌前病变及胃黏膜肠化与不典型增生等癌前状态均易发生癌变。

三、临床表现

早期胃癌多无症状，也无体征，多在胃镜普查时发现。常见的症状有上腹疼痛、不适、呕吐、吞咽困难、呕血、黑粪，晚期可出现全身症状，如消瘦、贫血、精神萎靡，中晚期胃癌的体征以上腹压痛为最常见，1/3患者可在上腹部扪及肿块，肝脏因肿瘤转移而肿大，质硬表面不规则，晚期亦可有黄疸、腹水。

四、实验室及其他检查

（1）上消化道钡餐检查　常见：①充盈缺损；②腔内龛影，溃疡直径通常＞2.5cm，外围并见新月形阴影，边缘不齐，附近黏膜皱襞粗乱、中断或消失；③狭窄与梗阻。近年来由于X线检查方法改进，使用双重对比摄影法等，可以观察到黏膜皱襞间隙所存在的微细病变，因而能够发现多数的早期胃癌。

（2）胃镜及胃黏膜活检细胞学检查　是胃癌诊断的重要依据，活检病理检查更是胃癌诊断的唯一最直接的指标。对溃疡性病变，尽管胃镜肉眼下如溃疡较大，溃疡周围隆起结节性病变均可作为胃癌的诊断依据，但有时需多块溃疡口内侧边缘的活检方能确诊。

（3）胃脱落细胞学检查　对胃癌诊断亦有帮助。

（4）实验室检查

① 大便潜血：约半数患者呈反复阳性。

② 红细胞沉降率（血沉）：约2/3患者增速。

③ 胃液分析：约20%无酸，其余呈低酸或酸度正常。

以上三项检查越是早期，则阳性率越低，因而不能认为结果正常即可排除本病。

④ 其他实验室检查：多种免疫检查如癌胚抗原（CEA）、甲胎蛋白（AFP）等对胃癌诊断的特异性均不高。进展期患者血清中CA50、CA125、CA19-9等肿瘤标记物水平常明显增高，与病灶大小呈部分相关。

五、治疗

早期选择外科手术治疗，进展期实施内外科综合疗法。注意营养补充、纠正贫血，注意维持水、电解质及酸碱平衡，预防感染。如有上消化道出血，则应予以补液、止血、补充血容量等治疗。

六、观察要点

① 注意观察疼痛的特点，遵医嘱给予相应的止痛药，或采用患者自控镇痛（PCA）法。

② 合并出血的患者应观察呕血、便血情况，定时监测生命体征、有无口渴及尿少等循环血量不足的表现，及时补充血容量；急性穿孔患者要严密观察腹膜刺激征、肠鸣音变化等，禁食及胃肠减压、补液以维持水及电解质平衡等，必要时做好急诊手术的准备。

七、护理要点

（1）常规护理

① 休息：保持安静、整洁和舒适的环境，有利于睡眠和休

息。早期胃癌患者，经过治疗后可从事一些轻工作和锻炼，应注意劳逸结合。中晚期胃癌患者需卧床休息，以减少体力消耗。做好生活护理和基础护理，使患者能心情舒畅地休息治疗。

② 及时了解患者的需要，给予精神上的支持，以提高患者对疼痛的耐受能力。

③ 饮食应以合乎患者口味，又能达到身体基本热量的需求为主要目标。给予高热量、高蛋白与易消化的食物。忌油腻、辛辣、硬固和粗纤维食物。

（2）专科护理

① 按医嘱进行化学药物治疗，以抑制杀伤癌细胞，使疼痛减轻，病情缓解。

② 贲门癌有吞咽困难者，中晚期患者应按医嘱静脉输入高营养物质或鼻饲，以维持机体代谢的需要。

③ 幽门梗阻时，可行胃肠减压，同时遵医嘱静脉补充液体。

④ 有癌前病变情况者，应定期检查，以便做到早期诊断、早期根治。

（3）健康指导

① 疾病预防指导：对健康人群开展卫生宣教，提倡多食富含维生素C的新鲜水果、蔬菜，多食肉类、鱼类、豆制品和乳制品；避免高盐饮食，少进碱性菜、烟熏和腌制食品；食品贮存要科学，不食霉变食物。对胃癌高危人群，如中度或重度胃黏膜萎缩、中度或重度肠化、不典型增生或有胃癌家族史者应遵医嘱给予根除Hp治疗。对癌前状态者，应定期检查，以便早期诊断及治疗。

② 疾病知识指导：指导患者生活规律，保证充足的睡眠，根据病情和体力适量活动，增强机体抵抗力。注意个人卫生，特别是体质衰弱者，应做好口腔、皮肤黏膜的清洁，防止继发性感染，指导患者运用适当的心理防卫机制，保持乐观态度和良好的心理状态，以积极的心态面对疾病。

③ 用药指导与病情监测：指导患者合理使用镇痛药，发挥

自身积极的应对能力，以提高控制疼痛的效果。嘱患者定期复诊，以监测病情变化和及时调整治疗方案。教会患者及家属如何早期识别并发症，及时就诊。

第九章 肠道疾病的护理

第一节 慢性腹泻

一、定义

腹泻是指大便水分及次数增加；当大便次数超过每天3次，量超过每天200g，水分超过大便总量的85%，并且可含有异常成分，如未经消化的食物、黏液、脓血及脱落的肠黏膜时，即为腹泻。

腹泻根据病程可分为急性腹泻和慢性腹泻两种，慢性腹泻指病程在2个月以上或间歇期在2～4周的复发性腹泻。

二、病因与发病机制

腹泻原因很多，感染、消化不良、不洁食物、胃酸过少或缺乏、胃切除术后内容物流入肠腔等均可引起腹泻。其他如慢性胰腺炎，肠道乳糖酶缺乏，肠黏膜本身的病变，也可因吸收能力减退引起腹泻。

三、临床表现

腹泻常可伴有大便紧迫感及腹部、肛周不适等症状。通过腹泻症状分析，可以推测病变部位。直肠或乙状结肠处疾病表现为便意频繁，里急后重感明显，但排便量少，多为下腹或左下腹持续性疼痛，便后可缓解。若病变在小肠处，则无里急后重感，腹泻、便秘交替出现，排便量大，常为脐周或局限右下腹痛，呈间歇性发作的绞痛，肠鸣音亢进。

四、实验室及其他检查

（1）实验室检查

① 大便检验：稀薄水样，色淡，提示小肠性腹泻；糊状、色深，有脓血无恶臭，多为直肠、乙状结肠性腹泻；淘米水样见于霍乱；血水样见于副溶血弧菌感染；蛋花样见于小儿腹泻；蛋清样见于白色念珠菌性肠道感染；泡沫油光样见于脂肪消化吸收不良；果酱样多见于阿米巴肠病；大便含脓血提示结肠有溃疡；大量黏液，呈肠管型多见于肠道易激惹综合征。镜检与培养可检出致病菌。

② 其他：如怀疑胃源性腹泻可进行胃液分析；如考虑胃肠运动过速所致，可做胭脂红试验；如系小肠吸收功能障碍可做大便脂肪滴苏丹染色检查；如怀疑甲亢引起可测定基础代谢率。

（2）内镜检查及活检　可直接观察肠道病变，取活检后可协助确诊。

（3）X线检查　胃肠钡餐可观察整个消化道的运动功能与器质性病变。钡剂灌肠则用于回盲部及结肠病变的诊断。

五、治疗

（1）病因治疗　针对不同类型腹泻采取相应治疗。

（2）对症治疗　尽量避免选择成瘾性药物；且应在明确病因后应用。止泻药可用药用炭、氢氧化铝凝胶、可待因等。

（3）解痉止痛药　阿托品、山莨菪碱。

六、观察要点

治疗后观察腹泻情况，大便次数与性状有无好转。观察脱水情况，记录患者液体出入量，观察患者意识状态，有无口渴、皮肤及黏膜干燥，有无眼窝及前囟凹陷、尿量减少，呕吐次数及量等，比较治疗前后脱水的变化。

七、护理要点

① 腹泻应注意休息，给高热量、低脂肪、易消化、少渣流质、半流质食物，以减少肠蠕动，病情严重者应禁食。鼓励饮食，内加适量盐和糖。

② 排便后使用软纸揩拭，温水洗净，并涂油保护。

③ 排便过频或失水过多者，可选用止泻药、抗炎药，消除心理情绪负担。

④ 病因护理：主要是注意饮食卫生，不乱用泻药、抗炎药，解除心理负担。

⑤ 多数成人的腹泻在排干净胃肠道内容物后可以自愈。严重感染性腹泻，特别是儿童和老年患者，必须留取粪便标本，送医院检查。

第二节　肠结核

一、定义

肠结核是由结核杆菌侵犯肠道引起的慢性特异性感染。本病在临床上已不多见，结核杆菌侵犯肠道主要是经口感染，主要是由人型结核杆菌引起，少数患者因饮用未经消毒的带菌牛奶而发生牛型结核杆菌感染。本病一般见于青壮年，可发生胃肠道的任何部位，好发部位为回盲部，其他侵犯的病变部位依序为升结肠、空肠、阑尾、十二指肠、胃、食管、乙状结肠及直肠。

二、病因与发病机制

90%以上肠结核由人型结核杆菌引起，此外，饮用未经严格消毒的乳制品可因牛型结核杆菌而致病，肠结核感染可经口、血行播散和邻近器官结核的波及所致。结核病的发病是人体和结核菌相互作用的结果，经上述途径获得感染仅是致病的条件，只有当入侵的结核菌数量较多，毒力较大，并有人体免疫功能异常、肠功能紊乱引起局部抵抗力削弱时，才会发病。

三、临床表现

本病一般见于中青年，女性稍多于男性。

① 腹痛：多位于右下腹，反映肠结核好发于回盲部。其次为上腹或脐周疼痛，系回盲部病变引起的牵涉痛，但此时体检仍可发现压痛点位于右下腹。疼痛多为隐痛或钝痛。有时进餐可诱发腹痛伴便意，排便后即有不同程度缓解，这是由于进餐引起胃回肠反射或胃结肠反射促发病变肠段痉挛或蠕动加强。并发肠梗阻时有腹绞痛。常位于右下腹或脐周，伴有腹胀，查体可见肠型与蠕动波，听诊肠鸣音亢进。

② 腹泻：腹泻与便秘是溃疡型肠结核的主要临床表现之一。排便次数因病变严重程度和范围不同而异，一般每天2～4次，重者每天达40余次。不伴有里急后重。粪便呈糊样，一般不含黏液或脓血，重者含少量黏液、脓液，但便血少见。有时患者会出现腹泻与便秘交替，这与病变引起的胃肠功能紊乱有关。增生型肠结核多以便秘为主要表现。

③ 腹部肿块：主要见于增生型肠结核，当溃疡型肠结核合并局限性腹膜炎时，病变肠曲和周围组织粘连，或同时有肠系膜淋巴结结核，也可出现腹部肿块。肿块常位于右下腹，一般比较固定、中等质地，伴有轻重不等的压痛。

④ 全身症状和肠外结核表现：结核毒血症引起全身症状多见于溃疡型肠结核，表现为不同热型的长期发热，伴有盗汗。患者倦怠、消瘦、贫血，随病程发展而出现维生素缺乏等营养不良的表现。可同时有肠外结核特别是活动性肺结核的临床表现。增生型肠结核病程较长，全身情况一般较好，无发热或有时低热。多不伴有肠外结核表现。

四、实验室及其他检查

（1）实验室检查

① 结核菌素试验：以结核菌素1：10000行皮内注射，阳性结果有助于诊断。

②结核抗体测定：采用酶联免疫吸附试验进行血清或体液结核抗体测定，阳性有助于诊断。

③血常规：溃疡型肠结核可表现轻至中度贫血，白细胞计数正常，分类淋巴细胞偏高。血沉显著增快，并与肠结核病情严重程度一致。

④粪常规：一般为稀糊状粪便，无脓血，镜下观察可见有少量脓细胞和红细胞。

（2）特殊检查

①结肠镜及活检：可观察有无结核病变，同时可做肠黏膜活检明确诊断，结肠镜下见病变黏膜充血、水肿、溃疡形成，可见大小不等的炎性息肉及肠腔狭窄；组织活检可发现干酪样肉芽肿。

②X线钡剂灌肠：可见激惹征象、X线钡剂跳跃征；伴有肠狭窄时，可见病变肠腔狭窄及近端肠曲扩张；增生型肠结核表现为盲肠或其附近部位肠段充盈缺损、黏膜皱襞紊乱、肠壁增厚僵硬、肠腔狭窄、狭窄近端肠腔扩张等不完全肠梗阻征象。

③X线胸片：部分患者可发现有陈旧性或活动性肺结核，可确定有无胸腔积液。

④腹部CT：可显示回盲瓣增厚、回肠末段扩张，以及中心有干酪坏死的腹腔淋巴结肿大，有时见淋巴结钙化点。

五、治疗

消除症状，改善全身情况，促使病灶愈合，防止并发症。争取早诊断、早治疗。如合并有肠外活动性结核更应彻底治疗。

六、观察要点

观察结核毒血症状及腹部症状体征的变化；观察患者粪便性状、颜色；监测血沉变化，以判断肠结核的转归情况。

七、护理要点

1. 常规护理

（1）一般护理　保持病室环境整洁、安静、舒适；患者应卧床休息，避免劳累；全身毒血症状重者应严格卧床休息，以降低机体消耗，待病情稳定后可逐步增加活动量。

（2）饮食护理 患者应摄入高热量、高蛋白、高维生素、易消化的食物。

（3）心理护理 主动关心、体贴患者，做好有关疾病及自我护理知识的宣传教育。特别对于有精神、神经症状的患者，更应给予关照，关注其情绪变化，及时疏导其不良心理状态，使之安心疗养。

2. 专科护理

（1）对症护理 腹痛时可采取分散患者注意力、腹部按摩、针灸等方法，必要时遵医嘱应用阿托品等药物镇痛；腹泻时应避免进食含纤维素多的食物，同时可适当使用止泻药物；便秘时嘱患者多食含纤维素高的食物，可使用开塞露、灌肠等通便方法。

（2）用药护理 根据病情、疼痛性质和程度选择性地给予药物镇痛，是解除胃肠道疾病疼痛的重要措施。

① 一般疼痛发生前用药要较疼痛剧烈时用药效果好且剂量偏小。用药后应注意加强观察，防止发生不良反应、耐药性和依赖性。因阿托品有加快心率、咽干、面色潮红等不良反应，哌替啶、吗啡有依赖性，吗啡还可抑制呼吸中枢等，故疼痛减轻或缓解后应及时停药。

② 观察抗结核药物不良反应，使用链霉素、异烟肼、利福平等药物时，注意有无耳鸣、头晕、恶心、呕吐等中毒症状及过敏反应。

（3）体温过高护理

① 保持病室环境整洁、安静、舒适。患者应卧床休息，避免劳累；全身毒血症状重者应严格卧床休息，以降低机体消耗，待病情稳定后可逐步增加活动量。

② 给予高热量、高蛋白、高维生素、易消化的流质或半流质饮食，鼓励多进食，多食水果，多饮水，保证每天摄水量达2500～3000mL。不能进食者，应按医嘱从静脉补充营养与水

分，同时监测患者的尿量和出汗情况，以便调整补液量，并保持排便通畅。

③ 严密观察病情变化，体温＞38.5℃时，应每4小时测量1次体温、脉搏、呼吸，处于体温变化过程中的患者应每2小时测量1次并记录，或按病情需要随时监测。

④ 体温＞39℃，应给予物理降温，如冷敷、温水擦浴，冷生理盐水灌肠等，以降低代谢率、减少耗氧量。冷湿敷法是用冷水或冰水浸透毛巾敷于头面部和血管丰富处，如腋窝、股根部、腋下、颈部，每10～15分钟更换1次；用冷生理盐水灌肠，婴儿每次100～300mL。

（4）腹痛护理

① 病情观察：密切观察疼痛的部位、性质、程度及其变化，增生型肠结核注意有无并发肠梗阻；急性腹痛者还应观察生命体征的变化；溃疡型肠结核注意有无盗汗、发热、消瘦、贫血等症状；腹痛发作时严禁随意使用镇痛药，以免掩盖症状；观察腹泻程度、粪便的性状、次数、量、气味和颜色的变化。注意有无脱水征。

② 一般护理：急性起病、腹痛明显者应卧床休息，保持环境安静、舒适，温湿度适宜；根据疼痛的性质、程度，按医嘱选择禁食、流质、半流质饮食。

③ 对症护理：排便后用温水清洗肛周，保持清洁干燥，涂凡士林或抗生素软膏以保护肛周皮肤；遵医嘱给予液体、电解质、营养物质输入，注意输入速度的调节；全身毒血症状严重、盗汗多者及时更换衣服，保持床铺清洁、干燥，加强口腔护理。

④ 向患者讲解有关缓解腹痛的知识：指导和帮助其用鼻深吸气，然后张口慢慢呼气，如此有节奏地反复进行；指导式的想象即利用一个人对某一特定事物的想象力从而达到预期效果，如通过回忆一些有趣的往事等使注意力转移、疼痛减轻；局部热疗法是除急腹症外，可对疼痛的局部用热水袋热敷。热敷时注意水温，防止烫伤；放松疗法是通过自我意识，集中注意力，使全身

各部分肌肉放松，从而提高患者对疼痛的耐受力。

⑤ 用药护理：根据病情、疼痛性质和程度选择性地给予药物镇痛，是解除胃肠道疾病疼痛的重要措施。一般疼痛发生前用药较疼痛剧烈时用药效果好，且剂量偏小。

⑥ 心理指导：慢性腹痛患者因病程长、反复发作，且又无显著疗效，常出现焦虑情绪。疼痛发作时可通过心理疏导或转移注意力及介绍必要的疾病相关知识等方法，消除患者恐惧、焦虑、抑郁等心理，稳定患者的情绪，使其精神放松，增强对疼痛的耐受性，从而减轻或消除疼痛。

（5）腹泻护理　可用热敷，以减弱肠道运动，减少排便次数，并有利于腹痛等症状的减轻。慢性轻症者可适当活动，饮食以少渣、易消化食物为主，避免生冷、多纤维、刺激性食物。急性腹泻应根据病情和医嘱，给予饮食护理，如禁食或用流质、半流质、软食。排便频繁时，因粪便的刺激，可使肛周皮肤损伤，引起糜烂及感染。排便后应用温水清洗肛周，保持清洁、干燥。

（6）失眠护理

① 安排有助于睡眠和休息的环境，关闭门窗、拉上窗帘，夜间睡眠时使用壁灯。

② 保持病室内温度舒适，盖被适宜。

③ 尽量满足患者以前的入睡习惯和入睡方式，建立与以前相类似规律的活动和休息时间表。有计划地安排好护理活动，尽量减少对患者睡眠的干扰。

④ 提供促进睡眠的措施，睡前减少活动量。睡前避免喝咖啡或浓茶水。睡前热水泡足或洗热水浴，可以做背部按摩、听轻柔的音乐或提供娱乐性的读物。

⑤ 指导患者使用放松技术，如缓慢地深呼吸，全身肌肉放松疗法等。

⑥ 限制晚餐的饮水量，睡前排尿，必要时，入睡前把便器放在床旁。

⑦ 遵医嘱给镇静催眠药，并评价效果，积极实施心理治疗。

3. 健康指导

（1）饮食指导

① 向患者解释营养对治疗肠结核的重要性。由于结核病是慢性消耗性疾病，只有保证营养的供给，提高机体抵抗力，才能促进疾病的痊愈。

② 与患者及家属共同制订饮食计划。

③ 应给予高热量、高蛋白、高维生素且易消化的食物。

④ 腹泻明显的患者应少食乳制品、富含脂肪的食物和粗纤维食物，以免加快肠蠕动。

⑤ 肠梗阻的患者要严格禁食。严重营养不良者应协助医师进行静脉营养治疗，以满足机体代谢需要。

⑥ 每周测量患者的体重，并观察有关指标，如电解质、血红蛋白，以评价其营养状况。

（2）心理指导　肠结核治疗效果不明显时，患者往往担忧预后。纤维结肠镜等检查有一定痛苦，故应注重患者的心理护理，通过解释、鼓励提高患者对配合检查和治疗的认识，稳定其情绪。

（3）出院指导

① 肠结核的预后取决于早期诊断与及时正规治疗，一般预后良好。必须向患者强调有关结核病的防治知识，特别是肠结核的预防重在肠外结核，如肺结核的早期诊断与积极治疗对于防治肠结核至关重要。

② 注意个人卫生，提倡公筷进餐或分餐制，鲜牛奶应消毒后饮用。

③ 患者的餐具及用物均应消毒，对患者的粪便也应进行消毒处理。

④ 嘱患者注意休息，要劳逸结合，避免疲劳、受寒。

⑤ 指导患者坚持抗结核药物治疗，说明规范治疗与全程治疗结核病的重要性，按时、按量服用药物，切忌自行停药。

⑥ 要注意观察药物的疗效和不良反应，了解抗结核药物不良反应及预防方法，有不适立即到医院就诊，并遵医嘱定期门诊复查。

第三节　结核性腹膜炎

一、定义

　　结核性腹膜炎是指由结核杆菌引起的慢性弥漫性腹膜炎症。大部分的结核性腹膜炎是由于原发于肺的结核菌通过血液循环波及腹膜形成病灶，进一步再激活而发病。1/3 的病例伴有活动性的肺结核，1/3 的病例肺 X 线片可以发现陈旧性结核灶。另外少数病例可通过邻近器官如肠结核、输卵管结核直接蔓延引起。结核性腹膜炎根据病理特点分为渗出型、粘连型、干酪型和混合型。分型与临床诊断的早晚和病情的进展有关。

二、病因与发病机制

　　本病由结核杆菌引起，多继发于体内其他部位的结核病。感染途径：腹腔内结核病灶直接蔓延到腹膜，如肠系膜淋巴结结核、肠结核、输卵管结核等为常见原发病灶；血行播散较少见，多伴有粟粒型结核、结核性多浆膜炎、结核性脑膜炎或活动性关节、骨、睾丸结核等。

三、临床表现

（1）症状

　　① 全身症状：有发热、盗汗、乏力等结核毒血症的表现，发热以低热及中度热最多，少数表现为弛张热或稽留热，体温可高达40℃，后期可有消瘦、贫血、舌炎等营养不良的表现。

　　② 腹痛：常为持续性隐痛或钝痛，也可无腹痛，疼痛多位于脐周、下腹部或全腹，当并发肠梗阻时可出现腹绞痛，偶可表现为急性腹痛。

　　③ 腹泻：与便秘交替，常由肠功能紊乱引起，腹泻也可为伴发的肠结核所致。

　　④ 腹胀：患者常有腹胀感，结核性腹膜炎的腹水以少量至中量为多，中等以上腹水的患者常感腹胀，腹水不明显的患者亦会有腹胀，主要由胀气所致。

（2）体征

① 有腹水者，多数患者腹部胀满、膨隆。

② 腹部压痛，部分可有反跳痛。腹部触诊时常有腹壁揉面感。

③ 部分患者可触及腹部肿块，可大小不一，边缘不整，表面不平，有结节感，不易推动。

四、实验室及其他检查

1. 实验室检查

（1）腹水检查　是诊断结核性腹膜炎的重要手段。

① 常规及蛋白定量：腹水外观多为草黄色透明或微混，少数为血性，偶有乳糜状。蛋白定量＞2.5～3g/dL，白细胞计数（0.5～4）×10^9/mm^3，淋巴细胞为主，占75%～96%。

② 腺苷脱氢酶（ADA）：结核性腹膜炎腹水中ADA升高（＞33U/L），特异性为96%，敏感性为93%。

③ 涂片抗酸染色找结核杆菌：阳性率3%。

④ 结核杆菌培养：阳性率20%，有报道大量腹水（1L）培养阳性率可以达83%。

⑤ PCR法检测腹水中结核分枝杆菌DNA：敏感性为69%，特异性为96%。PCR实验过程中存在污染是造成PCR假阳性的主要原因。

（2）其他　白细胞计数及分类大都正常，48%～68%的病例有贫血，通常血沉增快，血清蛋白电泳中γ-球蛋白升高。

2. 影像学检查

（1）超声检查　腹部超声检查是方便、快捷的辅助检查方法。可以探测腹水的多少、深度，有无包裹，有助于进一步腹腔穿刺抽取；还可以在治疗过程中观察腹水是否减少。对于腹部包块可以观察大小、囊性或实性。

（2）X线检查　腹X线平片可见到钙化影；钡餐检查可以显示肠道变化情况，有助于判断有无肠结核、肠粘连、肠梗阻等。

（3）CT检查　可以更清楚地显示淋巴结、肿块，增强扫描对鉴别包块性质有帮助。

五、治疗

（1）一般治疗　嘱患者注意休息，进食高蛋白、高热量、高维生素及易消化的饮食，亦可予以白蛋白等支持治疗。

（2）用药常规

① 抗结核治疗：一般采用3～4种药物联合强化治疗。常用治疗方案如下。异烟肼每次0.3g，每天1次，晨口服；利福平0.45g，每天1次，晨口服；链霉素每次0.75g，每天1次，肌内注射；吡嗪酰胺每次1.5g，每天1次，晨口服；吡嗪酰胺可换用乙胺丁醇每次0.75g，每天1次，晨口服。一般异烟肼、利福平、链霉素连用9个月，吡嗪酰胺、链霉素或乙胺丁醇一般连用2个月。应用时应注意药物的不良反应，如利福平可引起肝脏的毒性损害，链霉素引起耳听神经的损害等，治疗时应注意复查肝功能。抗结核治疗时，如患者伴有显著的结核毒血症状，可加用泼尼松龙短期治疗，每天30～40mg，分次口服。

② 对症治疗：对有消化不良、食欲缺乏者，可予山莨菪碱10mg，肌内注射。有发热者可予解热镇痛药，如阿司匹林0.3g，必要时口服。

对症治疗发热者可予物理降温或临时应用退热药，腹痛明显者可短期应用解痉药，长期腹泻者加用钙剂或铋剂，顽固性便秘可采用腹部按摩、腹部运动、热敷等。

③ 肾上腺皮质激素：在充分抗结核药物治疗的基础上，在病程早期用肾上腺皮质激素常可使严重的结核中毒症状得以改善，可使腹水加快吸收，减少腹腔脏器粘连等，常用泼尼松龙每日20～30mg，一般疗程4～6周，必须逐渐减量至停药。

（3）腹腔穿刺放液　腹腔穿刺放液对腹水型尤其是急性渗出阶段非常适用，采取适量放腹水可缓解症状，缩短病程，据腹水多少，可一次放出腹水1500～3000mL，每周1～2次，放腹水后注入异烟肼0.3～0.6g，链霉素0.5～1.0g和地塞米松

5～10mg，当腹水量很少或有粘连性腹部包块时不应再做腹腔穿刺，以免误刺粘连的肠管。

（4）手术治疗

① 适应证：包括并发完全性、急性肠梗阻，或有不完全性、慢性肠梗阻经内科治疗而未见好转者；肠穿孔引起急性腹膜炎，或局限性化脓性腹膜炎经抗生素治疗而未见好转者；肠瘘经加强营养与抗生素联合抗结核化疗而未能闭合者等。与腹内肿瘤鉴别确有困难时，可行剖腹探查。

② 禁忌证：包括广泛粘连及干酪型结核性腹膜炎患者以及广泛腹膜外活动性结核病患者。

六、观察要点

（1）并发症观察　肠梗阻、肠穿孔及肠瘘是结核性腹膜炎最常见的并发症，女性患者还会因为盆腔结核累及卵巢、输卵管、子宫导致不孕。临床主要观察患者有无剧烈腹胀、腹痛、排气排便停止、恶心、呕吐等，警惕并发症的发生。女性患者要观察月经情况及腹部体征，必要时建议做相关妇科检查.

（2）用药观察　对明确诊断的患者要给予抗结核药物治疗，护士应注意观察药物的疗效及不良反应。如患者体温下降、腹痛及腹胀缓解、乏力减轻，说明用药有效。抗结核药物不良反应大，对肝、肾、眼、耳等有一定的损害，应注意患者用药后的反应，及时发现药物引起的损害，报告医生及时调整药物种类及剂量。

（3）腹水观察　结核性腹膜炎伴有大量腹水时，需要腹腔穿刺放腹水或下管引流。腹水多为渗出液，草黄色，有时可为淡红色。腹水中蛋白含量30g/L以上，白细胞计数超过$500×10^6$/L，静止后可凝结成块。第1次放腹水量不超过3000mL，放腹水后可用腹带在腹部适当加压包扎，以免腹壁压力降低增加腹水渗出。我科使用中心静脉导管做腹腔引流，要注意观察引流管通畅情况，如有管道堵塞应及时冲洗，必要时更换。根据情况采用持续性引流或间歇性夹闭。

七、护理要点

（1）注意休息　结核性腹膜炎患者平时一定要多休息，多晒太阳，多开窗户通风换气，情况允许时可以躲到室外呼吸新鲜的空气。充分的休息对结核性腹膜炎患者是很重要的，能对此病的治疗带来一定的帮助。

（2）合理饮食　结核性腹膜炎患者也需要注意饮食的护理，合理的饮食能让结核性腹膜炎患者的抵抗力得到一定的增强，因此结核性腹膜炎患者在平时应该多食水果蔬菜及高蛋白质、高维生素的食物。

（3）保持心情舒畅　对于患有结核性腹膜炎的患者，在治疗结合性腹膜炎的同时也需要注意保持心情舒畅，良好的心情对结核性腹膜炎病症的治疗有很好的效果。

第四节　肠梗阻

一、定义

肠梗阻是指由于各种原因引起内容物不能正常运行、顺利通过肠道，是外科常见的急腹症之一。90%的肠梗阻发生于小肠，特别是最狭窄的回肠部，而结肠梗阻最常发生于乙状结肠。肠梗阻病情多变，发展迅速，常可危及患者生命。

二、临床表现

肠梗阻的共同表现是腹痛、呕吐、腹胀，肛门排气、排便停止。

1.症状

（1）腹痛　单纯性机械性肠梗阻由于梗阻部位以上肠蠕动增强，患者表现为阵发性腹部绞痛，如为绞窄性肠梗阻，腹痛间歇期缩短，呈持续性剧烈腹痛；麻痹性肠梗阻腹痛特点为全腹持续性胀痛；肠扭转所致闭袢性肠梗阻多为突发性持续性腹部绞痛伴阵发性加剧。

（2）呕吐　与肠梗阻的部位、类型有关。高位肠梗阻呕吐出现早且频繁，呕吐物为胃液、十二指肠内容物及胆汁等；低位肠梗阻呕吐出现迟而量少，呕吐物为带臭味粪样物；绞窄性肠梗阻呕吐物为血性或棕褐色液体；麻痹性肠梗阻呕吐多呈溢出性。

（3）腹胀　其程度与梗阻部位有关，高位梗阻腹胀轻，低位梗阻腹胀明显。麻痹性肠梗阻表现为均匀性全腹胀。

（4）肛门排气、排便停止　完全性肠梗阻发生之后，患者多停止排气、排便。但在完全梗阻早期，尤其是高位梗阻，可因梗阻部位以下肠内尚有粪便和气体残存，仍可自行或灌肠后排出，不能因此而否认梗阻的存在。不完全性肠梗阻可有多次少量排气、排便。绞窄性肠梗阻如肠套叠、肠系膜血管栓塞或血栓形成可排出血性黏液样便。

2. 体征

（1）腹部体征

① 视诊：机械性肠梗阻常可见腹部膨隆、肠型及蠕动波，腹痛发作时更明显。肠扭转时可见不对称性腹胀。麻痹性肠梗阻则腹胀均匀。

② 触诊：单纯性肠梗阻腹壁软，可有轻度压痛；绞窄性肠梗阻压痛加重，有腹膜刺激征；有压痛的包块多为绞窄的肠袢。

③ 叩诊：绞窄性肠梗阻腹腔有渗液时，会有移动性浊音；麻痹性肠梗阻全腹呈鼓音。

④ 听诊：机械性肠梗阻时肠鸣音亢进，有气过水声或金属音；麻痹性肠梗阻时肠鸣音减弱或消失。

（2）全身体征　单纯性肠梗阻早期可无全身表现；严重肠梗阻者可有脱水、代谢性酸中毒体征，甚至体温升高、呼吸浅快、脉搏细速、血压下降等中毒和休克征象。

三、实验室及其他检查

1. 影像学检查

（1）X线检查　肠梗阻发生4～6h后，腹部立位或侧卧透视或摄片可见多个气液平面及胀气肠袢；空肠梗阻时，空肠黏膜的环状皱襞可显示鱼肋骨刺状改变。肠扭转时可见孤立、突出的胀大肠袢。

（2）CT检查　可协助诊断。

2. 实验室检查

（1）血常规　肠梗阻患者出现脱水、血液浓缩时可出现血红蛋白、血细胞比容及尿比重升高。而绞窄性肠梗阻多有白细胞计数及中性粒细胞比例的升高。

（2）血气分析及血生化检查　血气分析、血清电解质、血尿素氮及血肌酐检查出现异常或紊乱。

（3）其他　呕吐物和粪便检查见大量红细胞或潜血试验阳性时提示肠管有血运障碍。

四、治疗

纠正因梗阻所引起的全身性生理紊乱和解除梗阻。

（1）非手术治疗

① 禁食、胃肠减压。

② 纠正水、电解质及酸碱失衡。

③ 防治感染和中毒。

④ 支持治疗。

⑤ 病因治疗。

（2）手术治疗　适用于各种绞窄性肠梗阻、肿瘤及先天性肠道畸形引起的肠梗阻及经非手术疗法不能缓解的肠梗阻。常用的手术方式有肠粘连松解术、肠套叠或肠扭转复位术、肠切除吻合术、肠短路吻合术、肠造口等。

五、观察要点

密切观察患者的生命体征；观察患者术后腹痛、腹胀是否改善，肛门恢复排气、排便的时间等；观察患者是否发生呃逆，有无咳嗽、咳痰、胸痛及寒战、发热等全身感染症状，警惕术后并发症的发生。

六、护理要点

1. 非手术治疗的护理

（1）体位与饮食　卧床休息，生命体征平稳者可取半卧位，有利于减轻腹部张力、腹胀，改善呼吸和循环功能；呕吐者将头偏向一侧，防止误吸而导致窒息或吸入性肺炎。早期需绝对禁食、禁饮，梗阻解除，肠蠕动恢复后可进少量流质（不含豆浆及牛奶），以后逐渐过渡为半流质及普食。

（2）病情观察　密切观察患者生命体征、症状、体征及辅助检查的变化，高度警惕绞窄性肠梗阻的发生。

（3）胃肠减压　是治疗肠梗阻的主要措施之一。胃肠减压期间应注意保持负压吸引通畅，密切观察并记录引流液的颜色、性状及量，若抽出血性液体，应高度怀疑绞窄性肠梗阻。

（4）解痉止痛　若患者为不完全性、痉挛性或单纯蛔虫所致的肠梗阻，可适当顺时针轻柔按摩腹部，缓解疼痛。在明确诊断后可遵医嘱适当予解痉药治疗，禁用吗啡类止痛药，以免掩盖病情。

（5）合理补液　根据患者脱水情况及有关的血生化指标制订补液方案；补液期间严密观察病情变化、准确记录出入量。

（6）防治感染和中毒　应用抗生素防治感染和中毒，对单纯性肠梗阻时间较长，特别是绞窄性肠梗阻以及手术治疗的患者应该及早使用。

2. 手术治疗的护理

（1）胃肠减压　在肠蠕动恢复前，保持有效胃肠减压，注意引流液的颜色、性状和量。严格无菌技术操作，避免逆行性感染的发生。

（2）饮食与活动　术后禁饮食，通过静脉输液补充营养。当肛门排气恢复开始进食后，应遵循序渐进的原则，以免影响吻合口愈合。术后生命体征平稳者可半卧位。应鼓励患者早期活动，以利肠功能恢复，防止肠粘连。

（3）心理护理　向患者解释该病治疗的方法及意义，介绍围术期相关知识；消除患者焦虑和恐惧心理，鼓励患者及家属配合治疗。

3. 健康指导

① 注意饮食卫生，不食用不洁食物。少食刺激性强的辛辣食物，宜食营养丰富、高维生素、易消化吸收的食物；反复发生粘连性肠梗阻的患者少食粗纤维食物；避免暴饮暴食，饭后忌剧烈活动。

② 便秘者应注意通过调整饮食、腹部按摩等方法保持大便通畅，无效者可适当予以口服缓泻药，避免用力排便。

③ 保持心情愉悦，每天进行适量体育锻炼。

④ 加强自我监测，若出现腹痛、腹胀、呕吐、停止排便等不适，及时就诊。

第五节　溃疡性结肠炎

一、定义

溃疡性结肠炎（ulcerative colitis，UC）是一种原因不明的慢性结肠炎症，病变主要位于直肠与结肠远端，可向近端扩展，甚至累及整个结肠。病程漫长，病情轻重不一，常反复发作，可见于任何年龄，但以 20 ～ 30 岁的年轻人最为多见。近年来，我国非特异性溃疡性结肠炎的发病率有增多趋势。

二、病因与发病机制

原因不明，但其发病可能与下列因素有关。

（1）遗传因素　单卵双胎可同患本病，发病率为 6% ～ 16%，而双卵双胎为 0 ～ 5%。白人的发病率为黑人的 3 倍，犹太人为非犹太人的3～5倍。

（2）感染因素　溃疡性结肠炎的病理变化与临床表现，与结肠感染性疾病如细菌性痢疾等相似。一般认为如有感染存在，可能是本病的继发病变。

（3）免疫因素　目前认为免疫因素可能是该病的主要发病原因，有如下证据：①有研究证明，细胞成分如中性粒细胞、巨噬细胞、肥大细胞、T淋巴细胞和B淋巴细胞等参与了肠黏膜的免疫炎症反应，它们释放出的抗体、细胞因子、炎症递质引起组织破坏及炎症性病变；②本病患者血清中能检出抗结肠上皮抗体，患者大肠组织中也曾分离出作用于肠黏膜上皮的抗体，病变肠黏膜大量浆细胞浸润及免疫复合物沉积；③利用免疫荧光技术可以在患者结肠黏膜的固有膜中发现IgG、补体及免疫复合物的存在；④患者常伴有关节炎、结节性红斑、虹膜睫状体炎、顽固性口腔溃疡、自身免疫性溶血性贫血、系统性红斑狼疮等肠外自身免疫性疾病。

一般认为，患者由于遗传等方面存在的某些缺陷，改变了肠黏膜的正常防御屏障功能，使得一些不易通过正常肠黏膜、对正常人无害的肠道共生菌群及食物等抗原，可以进入肠黏膜，从而引起一系列特异性免疫反应。

（4）环境因素　本病在社会经济较发达的国家发病率较高。随着经济的发展，我国也呈现上升趋势，而且暴发性病例屡有报道。在社会经济地位较高、室内工作及平时活动较少的人群中发病率高，而贫困地区、体力劳动者中发病率低。随着环境条件的改善，人们接触致病菌的机会减少，婴儿期肠黏膜缺乏足够微生物刺激，削弱黏膜屏障防御作用，黏膜中IgA减少，以致针对病原菌不能产生有效的免疫应答。流行病学调查行阑尾切除术后溃疡性结肠炎发病率下降，目前机制仍不清楚。

三、临床表现

多为慢性起病，偶有急性起病者。病程呈慢性经过，常表现为发作期与缓解期交替出现，可因饮食失调、精神刺激、过度劳累而诱发或使病情加重。

1. **消化系统表现**

（1）腹泻　是溃疡性结肠炎的常见症状。炎症使肠黏膜分泌增加，肠道蠕动加快，肠内水、钠吸收障碍，表现为糊状或稀水样便，由于黏膜糜烂及溃疡形成，可伴有黏液便或脓血便，病变累及直肠者可仅有血便，并伴里急后重或排便不尽感，少数患者可腹泻与便秘交替出现。大便次数轻者每天3～4次，重者十余次甚至更多，一般每次排便量不多。

（2）腹痛　下腹部或左下腹部轻中度腹痛，表现为隐痛、钝痛、胀痛，偶有绞痛，有腹痛—便意—便后缓解的规律。轻度或缓解期患者可无腹痛或仅有腹部不适。

（3）里急后重　因直肠炎症刺激所致。常有骶部不适。

（4）其他　有上腹饱胀不适、嗳气、恶心、呕吐等。

2. **全身症状**

一般体温正常，可有轻度贫血。急性期可有发热。重症时出现全身毒血症，水、电解质、维生素、蛋白质等从肠道丢失致体重减轻，体力下降。偶尔出现恶心、呕吐、纳差等。

四、实验室及其他检查

（1）血液检查　可有贫血、白细胞计数增高及血沉增快。

（2）粪便检查　黏液脓血便，显微镜检查有红细胞、白细胞及脓细胞。反复检查无特异病原体发现。

（3）结肠镜检查　最有价值。可明确病变范围及严重程度，通过肉眼观察及黏膜活检还可做出诊断并与其他疾病鉴别。内镜下可见病变黏膜充血、水肿，血管纹理模糊不清或消失，表面呈颗粒状，脆性增加，触之易出血，常有糜烂及溃疡。严重者溃疡可融合成片，表面附着黏液或脓性分泌物。重症患者做此检查应慎防结肠穿孔。因本病多位于直肠、乙状结肠，故病变范围局限者直肠乙状结肠镜检查即可明确诊断。

（4）X线钡剂灌肠检查　是UC诊断的主要手段。气钡双重对比造影有利于观察黏膜状况，明显优于单纯钡剂造影。急性期因黏膜充血、水肿，可见黏膜呈颗粒样改变，呈"雪花点"征，随着病变进展，黏膜发生糜烂、溃疡，钡灌肠表现为黏膜颗粒粗大，在此基础上，肠壁边缘轮廓线变粗呈毛刺状或锯齿状。有假息肉形成时可见圆形、卵圆形充盈缺损。肠壁纤维组织增生时，可见结肠袋消失、肠腔变窄、肠壁变硬呈铅管状。重症及暴发型患者宜做此检查，以免引起中毒性巨结肠或促使病情恶化。

五、治疗

采用内科治疗，控制急性发作，维持缓解，防治并发症。掌握好分级、分期、分段治疗的原则，参考病程和过去治疗情况确定治疗药物、方法及疗程，尽早控制病情，防止复发。

六、观察要点

① 观察排粪的次数、颜色、性状及量。

② 准确记录出入量。

③ 观察腹痛变化，如毒血症明显、高热伴腹胀、腹部压痛、肠鸣音减弱或消失，或出现腹膜刺激征提示有并发症。遵医嘱给药，采用舒适的体位，指导患者使用放松技巧。

④ 物理降温，可用冰袋冰敷、酒精擦浴、温水擦浴等，必要时给予退热药。

⑤ 保护肛门及周围皮肤的清洁、干燥；手纸应柔软，动作要轻柔；排便后可用温开水清洗肛门及周围皮肤，必要时局部可涂抹紫草油或鞣酸软膏以保护皮肤。

⑥ 选择个性化的灌肠时间，行保留灌肠治疗前，患者应排尽尿、粪，取左侧卧位，抬高臀部10cm左右，使药物不易溢出，灌肠速度缓慢。

七、护理要点

1. 常规护理

（1）缓解疼痛

① 遵医嘱给药。

② 舒适的体位。

③ 指导患者使用放松术，并与营养师协调，调整合理的饮食。

（2）合理的饮食

① 给予高热量、高蛋白、低渣饮食，以促进热量吸收。

② 急性期禁食，给予足够的静脉营养。

③ 保持室内空气新鲜，提供良好的进餐环境。

④ 遵医嘱补充维生素，保证足够热量。

⑤ 准备所喜欢的食物，遵医嘱给予止泻药。

（3）心理指导

① 向患者解释情绪波动是本病起因或加重的诱因。应保持乐观积极情绪配合治疗。

② 在患者情况许可时，可参加适当的活动分散注意力，使其自己能控制情绪，调节心理状态。

2. 专科护理

（1）告知患者及家属坚持用药的重要性，说明药物的具体服用方法及不良反应。

（2）嘱患者坚持治疗，勿随意更换药物、减量或停药。服药期间要定期复查血常规。

（3）告知患者及家属勿擅自使用解痉药，以免诱发结肠扩张。

（4）教会患者家属识别药物的不良反应：服用柳氮磺胺吡啶（SASP）时，可出现恶心、呕吐、食欲缺乏、皮疹、粒细胞减少、再生障碍性贫血、自身免疫性溶血等；应餐后服药，多饮水；服用糖皮质激素者，要注意激素不良反应，不可随意减量、停药，防止反跳现象发生；应用硫唑嘌呤或巯嘌呤可出现骨髓抑制的表现，需注意监测白细胞计数。出现异常情况，如疲乏、头痛、发热、手足发麻、排尿不畅等症状应及时就诊，以免耽误病情。

（5）恢复期指导

① 应增强自我保健意识，提高其依从性。

② 避免溃疡性结肠炎复发的常见诱因，如精神刺激、过度劳累、饮食失调、感染、擅自减药或停药。

③ 建立积极的应对方式，提供较好的家庭及社会支持。

④ 避免情绪激动，减少生活事件的刺激。

⑤ 定期复诊，如有腹泻、腹痛、食欲缺乏、消瘦等症状随时复查。发生腹痛加剧或出现黑粪应立即就诊。

3. 健康指导

（1）饮食　合理进高蛋白、多种维生素、柔软、低渣、低纤维的饮食，少量多餐，避免食用冷的、刺激性的、易产生过敏反应的食物。

（2）活动　病重者、体质衰弱者应卧床休息，保证睡眠；轻者应鼓励患者参加一般的轻工作，生活应有规律，注意劳逸结合。

（3）如有腹痛、腹泻、食欲缺乏、消瘦等症状应随时复查。

（4）避免精神过度紧张焦虑，避免因压力过大使高级神经功能紊乱，进而加重病情。

（5）特别注意

① 解痉药在使用时应掌握其不良反应，注意有无诱发结肠扩张。

② 患者不可以随意自行更改药物或随便加减药量，特别是激素类药物。

③ 不宜使用强烈的止泻药，以免诱发本病。

④ 注意保持局部清洁，长期卧床者特别强调臀部护理。

第六节　克罗恩病

一、定义

克罗恩病（Crohn病）是一种原因不明的胃肠道慢性、反复发作性、非特异性的全壁层炎症性疾病。病变呈节段性分布，以末段回肠、邻近结肠多见，但从口腔至肛门各段消化道均可受累，临床上以腹痛、腹泻、腹部包块、瘘管形成和肠梗阻为特点，伴有发热、贫血、营养障碍以及关节、皮肤、眼、口腔黏膜、肝脏等肠外损害，组织学特征为肉芽性炎性改变，同时伴纤维化和溃疡。发病年龄多在 15 ～ 30 岁，无性别差异，病程迁延反复，难以治愈。

二、病因与发病机制

病因尚未明了，可能为多种致病因素的综合作用，与免疫异常、感染和遗传因素有关。

（1）遗传　本病发病有明显家族聚集性。通常一级亲属中的发病率显著高于普通人群。对双胞胎调查发现单卵双生子与双卵双生子发病率分别是 20% ～ 50% 和 0 ～ 7%，表明本病有一定遗传倾向。本病还存在种族差异，白种人发病率较高，黑人、亚洲人发病率低，同一地区犹太人发病率也高于其他民族。

（2）感染因素　有研究揭示 Crohn 病的发病可能与结核菌类似的分枝杆菌和一种微小病毒感染有关。Crohn 原本就怀疑本病是由类似结核菌的分枝杆菌引起的。20 世纪 70 年代末至 80 年代初，有学者从 Crohn 病切除的肠段和肠系膜淋巴结中培养出 Kansasii 分枝杆菌或结核菌类似的分枝杆菌，并观察到，若把这些细菌接种于小鼠腹腔，可在动物肝、脾中产生肉芽肿，出现抗酸杆菌；把这些抗酸杆菌再给乳羊口服，2 ～ 3 周后可产生体液和细胞介导的免疫反应，5 个月后在羊的回肠末端发生非干酪性肉芽肿，从而认为分枝杆菌可能是 Crohn 病的病因。但也有人观察到这些分枝杆菌在一些非炎症性肠病或正常人的肠道组织中也存在，所以还不能肯定其是否为本病的确切致病因素。

（3）宿主易感性的改变　目前认为，Crohn 病的发生可能与机体对致病微生物免疫应答反应的异常有关。①炎性病变中有淋巴细胞、浆细胞和肥大细胞增生；②Crohn 病可伴随其他免疫异常的疾病；③本病许多肠外表现，说明它是一个系统性疾病；④应用免疫抑制药或激素可改善Crohn病的临床症状；⑤可出现自身抗体、免疫复合物、T细胞和吞噬细胞活力的异常。以上几方面说明免疫异常在Crohn病的发病机制中所起的重要作用。近年来还发现Crohn病患者的免疫功能异常和遗传素质及某些组织相关抗原（HLA）的类型有关。

（4）其他因素　精神因素似乎与Crohn病的发病有一定关系，也有研究表明本病常伴有抑郁症。

三、临床表现

本病临床表现多种多样，与肠内病变的部位、范围、严重程度、病程长短及有无并发症有关。典型病例多在青年期缓慢起病，病程常在数月至数年以上。活动期和缓解期长短不一，相互交替出现，反复发作中呈渐进性进展。本病主要有下列表现。

1. 肠道症状

（1）腹痛　绝大多数患者有腹痛，性质多为隐痛，阵发性加重或反复发作，以右下腹多见，与末端回肠病变有关，其次为脐周或全腹痛，餐后腹痛与胃肠反射有关。

（2）呕吐　可继发于肠梗阻或因肠痉挛而引起的反射性呕吐。

（3）排便习惯改变　可有腹泻或便秘，或两者交替出现。以腹泻为主，每天排便2～5次或更多，呈稀糊状或黏液便，很少脓血便。病变活动期或结肠受累时可有较多血便。病变累及直肠与肛门者可有里急后重。当小肠病变广泛时可出现脂肪泻。

（4）腹块　多位于回盲部所在的右下腹，质中等硬度，移动度小，包块的出现常提示有内瘘及腹内脓肿等。易与腹腔结核和肿瘤等混淆。

（5）肛门症状　偶有以肛门内隐痛、肛旁周围脓肿、肛瘘管形成为首发症状。

（6）其他表现　有恶心，呕吐、纳差等并发症引起的临床表现。

2.全身症状

（1）发热　活动性肠道炎症及组织破坏后毒素的吸收等均能引起发热。1/3者可有中度热或低热，常间歇出现。急性重症病例或伴有化脓性并发症时，多可出现高热、寒战等毒血症状。

（2）营养不良　因肠道吸收障碍和消耗过多，常引起患者消瘦、贫血、低蛋白血症等表现。

（3）其他表现　全身性病变有关节痛（炎）、口周疱疹性溃疡、结节性红斑、坏疽性脓皮病、炎症性眼病、慢性活动性肝炎、脂肪肝、胆石症、硬化性胆管炎和胆管周围炎、肾结石、血栓性静脉炎、强直性脊柱炎、血管炎、白塞（Behcet）病、淀粉样变性、骨质疏松和杵状指（趾）等，年幼时患者可有生长受阻表现。

四、实验室及其他检查

1.实验室检查

（1）血常规　常有血红蛋白下降，活动期血白细胞计数可增高＞10×10^9/L，血沉增快。

（2）粪常规　粪便中可见红细胞、白细胞，大便潜血试验可有阳性；病变活动时，粪便中α1-抗胰蛋白酶水平升高，如伴有吸收不良综合征，则粪脂含量增加。

（3）血液检查　血清α1-球蛋白和α2-球蛋白增高，血浆糖蛋白上升，黏蛋白增加。血清钾、钠、钙、镁等可低于正常水平；血浆凝血酶原时间延长。血清溶菌酶水平升高。

2.特殊检查

（1）结肠镜和活组织检查　通过结肠镜行全结肠及回肠末段检查，可见病变呈节段性（非连续性）分布，可见有纵行或葡行性溃疡，溃疡周围黏膜正常或增生呈鹅卵石样，肠腔狭窄，炎性息肉，病变肠段之间黏膜外观正常。活检病理显示黏膜固有层内有非干酪性肉芽肿或大量淋巴细胞聚集。

（2）X线全消化道钡餐造影　可见病变呈节段性分布，纵行和横行溃疡相交错使黏膜呈现本病所特有的卵石征，一般靠肠系膜侧肠壁僵直而狭窄，而其对侧呈假憩室样扩张，这是本病特点之一。

（3）X线钡剂灌肠　可见有末端回肠黏膜增粗、结肠管腔缩小、狭窄并缩短，有时溃疡间有炎性息肉样充盈缺损。

（4）X线腹部平片　有时可见肠襻扩张和肠外肿块影。

（5）腹部CT　无肠管狭窄者表现无特征性，仅见小肠皱襞增厚、模糊，肠壁轻度增厚。而肠管变形狭窄者可出现"双晕征"，病变肠襻附近系膜脂肪增厚形成肿块样高密度影，并且可显示窦道和脓肿。

五、治疗

（1）掌握分级、分期、分段治疗的原则。

① 分级治疗：指确定疾病严重度，按轻、中、重不同程度采用不同的药物及治疗方法。

② 分期治疗：指活动期，以控制症状为主要目标，缓解期则应继续控制发作，预防复发。

③ 分段治疗：指根据病变范围选择不同药物和治疗方法。肠道炎症一般分为小肠型、回结肠型和结肠型等。

（2）参考病程和过去治疗情况选择药物、确定疗程及治疗方法，以尽快控制发作，防止复发。

（3）注意疾病的并发症及患者全身情况，确定适当的治疗终点及内科、外科治疗的界限，提高患者的生活质量。

（4）除药物治疗外，还包括支持、对症、心理治疗，特别是营养治疗的综合应用；对具体病例则十分强调个体化的处理原则。

（5）治疗取决于疾病的主要表现，一般可分为炎症、瘘管和纤维狭窄三大形式。对以炎症为主要表现的，根据炎症细胞的活动指数（CDAI），轻中度活动而病变在结肠者予SASP或5-ASA；病变在回肠者可给予美沙拉嗪等5-ASA。

六、观察要点

监测患者生命体征及体重，观察腹泻次数、性状及腹痛等症状变化。及时发现问题及时处理。持续高热按高热护理常规处理。

七、护理要点

（1）常规护理

① 急性期应卧床休息，保持环境安静，避免体力消耗。缓解期可适当增加活动量。

② 饮食以高营养、高维生素和易消化为原则，可根据患者情况给予美味可口的饮食，只要体重不再下降，排便次数不再增加即可。若有消化道出血或肠穿孔则应禁食。

③ 做好患者的生活护理，尤其腹泻次数多时要做好肛周护理，以防频繁腹泻刺激局部皮肤，并注意观察有无肛瘘发生。除便后清洗外，还可每晚用高锰酸钾液坐浴。

④ 注意观察患者的情绪变化，疾病迁延不愈，反复发作，易使患者灰心，甚至不配合治疗。护士要做好患者的心理护理，结合患者情况给予卫生宣教，帮助其树立战胜疾病的信心。

（2）专科护理

① 有计划地使用患者外周血管，遵医嘱给予静脉高营养及必要的抗炎治疗。患者情况允许时可给予要素饮食。输注血液或血液制品时要严格核对，并密切注意有无变态反应发生。一旦发生要及时处理。

② 要遵医嘱服药，尤其服用肾上腺皮质激素的阶段，不能自行停药或更改剂量。注意观察激素的不良反应。

③ 服用水杨酸偶氮磺胺吡啶（SASP）的患者也不能自行停药或增减剂量。SASP在肠内可分解为5-ASA，即5-氨基水杨酸和磺胺吡啶。5-ASA是SASP的有效成分，具有抑制前列腺素的作用，可减少腹泻。磺胺吡啶主要的不良反应，如胃肠道症状、白细胞减少、皮疹等，使用时应注意观察。餐后服用，以减少胃肠道刺激。

④ 对有些患者可以做保留灌肠治疗,如用灌肠2号,中药苦参加锡类散、激素等药物。灌肠前一定让患者排净粪便,灌肠后嘱患者做膝胸位或俯卧以枕头垫高臀部15 ～ 20分钟,以保证药液充分流入肠内。灌后嘱患者尽量保留药液。灌肠每天早晚各1次或每晚1次。

⑤ 对于急性期患者,护士要有随时做好抢救工作的心理准备,一旦有消化道大出血应及时处理。若出现肠穿孔,及时与外科联系,尽早手术治疗。

(3)健康指导 炎症性肠病虽然是慢性病,但却迁延不愈且反复发作,患者不仅常年被腹痛、腹泻所缠绕,而且克罗恩病呈进行性加重。不仅给患者身体上带来痛苦,而且也在精神上给患者造成很大的压力。因此,必要对患者进行教育,使他们了解炎症性肠病的性质、类型、病因以及发生和发展的规律;更要使他们相信,只要进行精心的治疗和切实的预防保健,炎症性肠病是完全可以缓解甚可以长期缓解的。让患者了解炎症性肠病的预后一般是比较好的,轻症患者的缓解率可达80% ～ 90%。这样可以树立起患者战胜疾病的信心,鼓励他们积极配合医生的治疗。

第七节　急性出血坏死性肠炎

一、定义

急性出血坏死性肠炎是一种急性、暴发性疾病,病变以小肠肠壁出血坏死为特征,有时可累及结肠。以急性呕吐、腹胀、腹泻、便血、发热为主要临床表现,严重者可有休克、肠麻痹等中毒症状和肠穿孔等并发症。本病多见于夏、秋季节,儿童和青少年较成人更多见。

二、病因与发病机制

病因尚未完全清楚,目前认为是多个因素共同作用的结果,主要是由 C 型产气荚膜梭状菌（C Welchii 杆菌）所产生的 B 毒素引起，此外还与营养不良、饮食习惯突然改变、肠道缺血等因素有关。急性出血坏死性肠炎病变主要分布在空肠或回肠，也可累及十二指肠和结肠，以空肠下段为重。

三、临床表现

1. 症状

（1）腹痛　常为最早出现的症状，多于脐周或上腹部，呈持续性疼痛，阵发性加重，严重者有腹膜刺激征。

（2）腹泻、便血　出现腹痛后不久即有腹泻，次数不定，初为黄色稀便，既然而为暗红色血便，重者为带腥臭味的血水样便，因病变在小肠，故无里急后重。血便是本病特征之一，失血量从数十毫升到数百毫升不等，中毒症状重，发生麻痹性肠梗阻时，便次减少，甚至无腹泻，但肛门指检时可发现血便。

（3）恶心、呕吐　早期即可发生，与进食无关，但进食后加重，呕吐物多为胃内容物，甚至可有胆汁。严重时见出血，呕吐物为咖啡色，吐鲜血者罕见。

（4）发热　多数患者起病后即有发热，一般为低及中等热度，重症者可出现高热，伴乏力、全身不适，发热多于 4～7 天渐退，持续 2 周以上者少见。

（5）全身中毒症状　大量毒素吸收入血及失水、失血，患者可发生休克，面色苍白、口唇青紫、明显腹胀、高热抽搐等。

2. 体征

① 多有发热，发热一般在 38～39℃，少数可达 41～42℃。

② 有腹部压痛，有腹肌紧张、反跳痛，提示有腹膜炎。

③ 患者腹胀、肠蠕动亢进，有时见有肠型；病情重者腹胀、肠鸣音减弱或消失；有时腹部叩诊移动性浊音阳性。

④ 病情严重时，患者血压下降、脉搏增快、尿量减少等。

四、实验室及其他检查

（1）实验室检查

① 血常规：白细胞计数增高，分类以中性粒细胞增高为主，伴有核左移和中毒性颗粒。血小板常减少。出血明显时可有贫血。

② 粪便检查：肠出血时为肉眼血便，镜检可见大量红细胞和少量白细胞。尚未大量便血时，粪便潜血试验多已阳性。粪便培养常阳性，除可培养出C型产气荚膜梭菌外，还可能为大肠埃希菌、克雷伯杆菌等。

③ 血生化：常有各种电解质紊乱，病情严重时可有肾功能和肝功能异常。

④ 血培养：常阳性，多为革兰阴性杆菌。

⑤ 动脉血气检查：常有低氧及酸中毒。

（2）腹部X线平片　对诊断有重要价值，多次摄片可观察到动态变化。早期变化主要为轻到中度胃肠道积气，随病情进展可能见到肠管扩张伴气液平面；肠壁增厚，内见积气影，呈小泡、串珠或条状透亮区；门静脉积气；腹腔积气或积液影。

（3）钡剂造影　钡餐和钡灌肠有加重出血和诱发肠穿孔的危险，急性期尽可能避免应用。急性期过后行钡剂造影可见肠黏膜粗糙，肠管扩张，动力减弱，肠间隙增宽。

（4）B超检查　可发现门脉内有气体，腹腔穿刺液淀粉酶浓度升高。

五、治疗

以非手术治疗为主，主要是积极加强全身支持治疗，纠正水和电解质紊乱，控制感染和防止中毒性休克。必要时手术治疗。

1. 一般治疗

腹痛、便血和发热期应完全卧床休息和禁食，禁食时间视病情而定，一般轻症7～10天，重症14～21天，腹胀、腹痛明显减轻后方可进流食，以后逐渐加量。腹胀者可给予胃肠减压。绝对禁食是治疗的基础，过早进食易导致疾病反复或加重，过迟恢复饮食又可能影响营养状况，延迟康复。

2. 用药常规

（1）高热者可给予物理降温，如冰袋、冰帽，乙醇或温水擦浴和退热药，如阿尼利定 2 ～ 3mL 肌内注射；吲哚美辛栓入直肠；必要时可用肾上腺皮质激素。

① 吲哚美辛：栓入直肠，每次 50mg，每天 1 ～ 2 次，体弱患者、老年人适当减量。本药为非甾体抗炎药，作用机制为抑制环氧酶而减少前列腺素的合成，还作用于下丘脑体温调节中枢，引起外周血管扩张及出汗，使散热增加，直肠给药较口服更易吸收，本药 60% 从肾脏排泄，其中 10% ～ 20% 以原型排出，33% 从胆汁排泄，其中 1.5% 为原型药，也可经乳汁排泄，本药不能被透析清除。过敏性鼻炎、支气管哮喘、活动性溃疡病、溃疡性结肠炎等患者禁用。

② 肾上腺皮质激素：如泼尼松，主要用于过敏性与自身免疫性炎症性疾病，本药需在肝内转化为泼尼松龙后才有药理活性，生物半衰期为 60 分钟。严重精神病、癫痫患者、活动性胃及十二指肠溃疡患者、严重糖尿病患者、严重高血压患者、未控制的病毒、细菌、真菌感染患者禁用；口服给药一般每次 5 ～ 10mg。

（2）烦躁者适当给予镇静药如地西泮治疗，本药具有良好的抗焦虑、镇静、催眠、抗惊厥和肌肉松弛作用。本药不良反应少，常见为思睡、乏力、肌张力低、易摔倒等现象。静脉注射开始用 10mg，必要时 2 ～ 4 小时可重复 1 次，24 小时总量不超过 50mg。

（3）出血者可用酚磺乙胺（止血敏），本药可降低毛细血管通透性，使血管收缩，出血时间缩短；还可增强血小板的聚集性和黏附性，促进血小板释放凝血活性物质，缩短凝血时间；有血栓形成史者慎用。肌内注射每次 0.25 ～ 0.5g，每天总量 0.5 ～ 1.5g；静脉滴注每次 2 ～ 4g，每天 1 ～ 2 次，用 5% 葡萄糖 250 ～ 500mL 稀释后滴注，每分钟不超过 5mg。巴曲酶，为高纯度蛇毒止血制剂，其含有两种有效成分，类凝血酶和类凝血激酶，均选择性地在出血部位起作用，在出血部位类凝血酶与人体凝血酶作用相似，类凝血激酶使出血部位的凝血酶生成，从而促进凝血而止血。本药作用迅速，静注后5～10分钟止血，作用持续可达24小时，肌内注射或皮下注射于20～30分钟止血，作用持续可达48～72小时。1～2U，静脉注射、肌内注射、皮下注射均可。若出血严重，则于肌内注射或皮下注射的同时，再静注1U，用药次数视病情而定，每天总量不超过8U，一般用药不超过3天。

（4）腹痛严重者可酌情选用解痉药，如阿托品0.5～1.0mg或山莨菪碱10mg肌内注射。

（5）纠正水及电解质紊乱，应补充足够的热量、水、电解质和维生素。禁食期间成人每天补液2500～3000mL，儿童80～100mL/kg，其中5%～10%葡萄糖液占2/3～3/4，生理盐水占1/3～1/4，并加适量氯化钾；必要时可加输氨基酸、脂肪乳。便血量大者应输全血。重症患者应给予全胃肠外营养（TPN）。

（6）抗生素选择针对肠道杆菌感染的药物，如庆大霉素、卡那霉素、阿米卡星及头孢菌素，或根据细菌培养结果选择相应抗生素，如培养出梭状芽孢杆菌可给予万古霉素，厌氧菌可选择甲硝唑等。疗程7～14日。

① 庆大霉素：为一广谱抗生素，对多种革兰阴性杆菌如大肠埃希菌、痢疾杆菌、变形杆菌、肺炎杆菌、沙门菌属及铜绿假单胞菌均有良好的抗菌作用。多数厌氧菌对本药耐药。对金葡菌作用较强，对链球菌属的抗菌作用弱。常见不良反应为耳毒性，主要是对前庭的影响，产生头昏、眩晕、耳鸣、麻木和共济失调；对听力损害较小；有轻微的肾毒性和皮疹。肌内注射或静脉滴注，成人每次80mg，每天2～3次；口服，成人80～160mg，每天3～4次，或用缓释片每次80mg，每天2次。

② 阿米卡星（丁胺卡那霉素）：系卡那霉素的半合成衍生物，革兰阴性杆菌对本药有很高的敏感性；链球菌属对本药不敏感，厌氧菌对本药耐药。本药可产生耳毒性，主要对耳蜗的毒性，影响听力，对前庭影响较小。肾毒性低于卡那霉素。腹腔或

大剂量用药可能引起神经肌肉阻滞作用。个别患者可有一过性转氨酶升高、胃肠道反应。0.5g加入0.9%氯化钠注射液、5%葡萄糖注射液150～200mL，在30～60分钟内缓慢滴入。

（7）抗休克应迅速扩容，保持有效循环血量，改善微循环；除补充晶体溶液外，应适当输血浆、新鲜全血或人血白蛋白等胶体液。血压不升者，适当应用血管活性药物，如α受体阻滞药、β受体激动药。肾上腺皮质激素可减轻中毒症状，抑制过敏反应，对纠正休克也有帮助，但有加重肠出血和促发肠穿孔危险。一般应用不超过3～5天；儿童用氢化可的松每天4～8mg/kg或地塞米松每天1～2.5mg；成人用氢化可的松每天200～300mg或地塞米松每天5～10mg，静脉滴入。

（8）抗血清治疗目前认为急性出血坏死性肠炎主要是由C型产气荚膜梭状芽孢杆菌所产生的B毒素引起，用Welchii杆菌抗毒血清42000～85000U静脉注射，可获得较好疗效。

3. 手术治疗

有以下情况时，应予以手术治疗：①有肠穿孔；②绞窄性肠梗阻或腹膜炎体征明显；③腹腔穿刺有脓性或血性渗液；④大量肠出血、内科治疗无效；⑤中毒症状较严重但尚能耐受手术；⑥诊断不明确而怀疑有外科急腹症（如肠套叠、绞窄性肠梗阻）者。

六、观察要点

由于急性坏死性肠炎细菌及毒素的侵入、肠壁组织坏死和过敏反应，患儿有腹痛、腹泻、发热、体液丢失、电解质失衡和中毒性休克等表现，因此必须密切观察血压、脉搏、呼吸、电解质、大小便等病情变化。一旦患儿有脉搏细弱、血压下降、末梢循环衰竭等中毒性休克时，应立即补充有效血循环，改善微循环，纠正脱水、电解质紊乱及酸中毒，补充热量及营养。

七、护理要点

（1）一般护理　患儿绝对卧床休息。建立良好的静脉通路，保证药物及液体顺利输入，合理调整药物输入速度。腹胀明显者要立即行胃肠减压，做好胃肠减压护理。观察腹胀情况。仔细观察、记录大便的次数、性状、颜色及量。及时、正确留取大便标本送检。腹痛较重时，酌情给予适当的对症处理。监测体温，根据情况应用解热药或物理降温。患儿呕吐时，应将患儿的头偏向一侧，并及时清除呕吐物，保持皮肤及床单位清洁，同时要注意记录呕吐物的性状、颜色及量。注意口腔护理，患者因禁食及胃肠减压，因此口干时要湿润口唇，用消毒液状石蜡涂抹于胃肠减压管周围，同时每天定时用生理盐水清洁口腔。

（2）饮食护理　急性坏死性肠炎患儿入院后应立即禁食。患儿只有待便血及腹胀减轻、大便潜血阴性后才可进食，恢复阶段一定要严格控制饮食，要注意食物的种类和性状，饮食要从流质饮食开始，逐渐向正常饮食过渡，一般顺序应为流质饮食（如汤、牛奶、米汤）、半流质饮食（如稀粥）软食、正常饮食。新生儿患者恢复喂养从水开始，再用稀释奶，逐渐增加奶量和浓度。禁食时间较长者，在控制败血症的基础上，给予静脉高营养液。在调整饮食期间要继续观察腹胀及大便情况，发现异常时应立即采取措施。在便血、腹胀存在的情况下，家长一定不要因患儿饥饿而提前给患儿进食，这种做法只会加重病情，再次导致肠道出血。

（3）手术患儿的护理　急性坏死性肠炎患儿有肠梗阻、肠穿孔、大量肠出血等手术者要做好以下方面的护理：①胃肠减压护理。胃肠减压能够减轻术后胃内容物对手术吻合口的刺激，减轻胃内张力，防止吻合口水肿和吻合口瘘的发生。可用10mL生理盐水冲洗胃管1次，保持胃肠减压管的通畅。胃肠减压要记录胃液的量、性质和颜色等。②腹腔引流管护理，腹腔引流管要通畅，固定牢靠，切勿挤压，记录引流液的量、性质和颜色等。③手术吻合口的观察，要注意吻合口有无水肿或出血、渗液等。

（4）宣教护理　患儿住院期间和出院时，要告诉患儿家长，注意患儿饮食卫生，不食腐败变质食物，避免暴饮暴食和过食生冷油腻食物，及时治疗肠道寄生虫病。

第八节 小肠肿瘤

一、定义

小肠长度占全消化道总长的70% ～ 75%，小肠肿瘤占消化道肿瘤的1% ～ 6%，小肠肿瘤多发生于50 ～ 70岁老年人，男女发病率大致相等。原发性小肠肿瘤分为小肠良性肿瘤和小肠恶性肿瘤，小肠良性肿瘤较少见，好发于回肠，空肠次之，十二指肠最少见，良性肿瘤根据组织来源，分为间叶性肿瘤和上皮性肿瘤，前者包括间质瘤、脂肪瘤、血管瘤、纤维瘤等，上皮性肿瘤主要是腺瘤；小肠恶性肿瘤占胃肠道全部恶性肿瘤的2% ～ 3%，包括腺癌、类癌、恶性淋巴瘤和间质肉瘤，其中以癌肿居多，癌瘤好发部位是十二指肠壶腹部周围。

二、病因与发病机制

小肠肿瘤发病原因目前尚不明确，较为一致的看法有：①小肠腺瘤样息肉、腺癌和某些遗传性家族性息肉病关系密切；②厌氧菌可能在一部分小肠肿瘤中起一定作用；③免疫增生性小肠疾病（IPSID）被认为是淋巴瘤的癌前病变，各方面的证据均提示感染可能在IPSID淋巴瘤的发生发展中起着重要作用；④炎症性肠病具有发展为小肠恶性肿瘤的倾向性；⑤一些疾病如口炎性腹泻、Crohn病、神经纤维瘤病、某些回肠手术后与腺癌的发生有关；另一些疾病如结节性淋巴样增生、艾滋病则与非霍奇金淋巴瘤有关；⑥化学性致癌剂如二甲基肼、氧化偶氮甲烷在小肠肿瘤的发生中可能起一定的作用。

三、临床表现

（1）症状　良性小肠肿瘤多无症状，可一生不被发现。恶性小肠肿瘤80%以上有症状，但症状无特异性。临床表现中以腹痛、出血、梗阻和腹块为主。有以上四大症状体征者，要高度警惕小肠肿瘤。对伴有低热、纳差、乏力、消瘦、贫血者，也需进一步检查（表9-1）。

表9-1　小肠肿瘤的临床表现

症状	良性	恶性
腹痛	可见	常见
慢性大便潜血	25%～50%	＞50%，腺癌最常见，恶性间质瘤和淋巴瘤次之
便血	少见	恶性间质瘤多见
梗阻	少见	腺癌、恶性间质瘤发生率高
腹块	少见	40%，由肿瘤、肠套叠、网膜粘连、增大成团淋巴结组成
肠套叠	脂肪瘤可见	
体重下降	罕见	＞50%，恶性淋巴瘤严重
穿孔	罕见	10%，淋巴瘤、恶性间质瘤可见
黄疸	少见，乳头周围肿瘤	50%，恶性乳头周围肿瘤
潮红	少见	类癌转移
腹泻	罕见	淋巴瘤、类癌常见
发热	罕见	淋巴瘤多见

（2）体征

① 部分患者无阳性体征。

② Peutz-Jeghers综合征患者的口唇有色素斑沉着。

③ 可有呕血和（或）黑粪。恶性小肠肿瘤晚期，部分患者有贫血、消瘦的表现。

④ 部分患者可触及腹部包块，良性肿瘤表面光滑，活动度大；恶性肿瘤则形态不规则，表面有结节感，中等硬度，活动度小，多有压痛。

⑤ 如有肠梗阻，则有腹胀、肠鸣音亢进。恶性肿瘤晚期可有浅表淋巴结肿大、腹水及肝脾大的体征。

四、实验室及其他检查

1.实验室检查

（1）血常规　伴有反复出血的病例多有明显贫血，血红蛋白甚至下降至60～80g/L或更低。

（2）便常规 有出血者大便潜血试验阳性。

（3）血生化 恶性肿瘤患者有低蛋白血症；若有肝脏转移，则有胆红素升高、转氨酶等升高。

2.特殊检查

（1）X线检查 腹部X线平片可发现有液平、肠管扩张等肠梗阻征象；小肠气钡双重造影可使30%～70%的患者得以明确诊断，对位于回肠末端的肿瘤可采用结肠气钡灌注检查；小肠肿瘤的X线表现包括充盈缺损、龛影、肠腔狭窄、黏膜形态改变、肠壁僵硬、蠕动迟缓、软组织阴影、肠曲推移、肠套叠等。若为向腔外生长的肿瘤，其X线改变较少。

（2）内镜 可根据肿瘤可能的所在部位选择十二指肠镜、结肠镜及小肠镜检查，结合黏膜活检行病理学检查，可明确病变性质和细胞类型。对向腔外生长的肿瘤可行腹腔镜检查，对难以定位的小肠肿瘤可于术中行内镜检查确定病变。

（3）胶囊内镜 是目前诊断小肠疾病比较好的方法，因其无创伤性，患者容易接受，可直视小肠肿瘤，但本检查费用昂贵、不能活检是其不足，肠梗阻患者禁用。

（4）腹部B超、CT 可帮助了解小肠肿瘤大小、位置及肿瘤与周围组织的关系，并可推断肿瘤性质。

（5）选择性腹部动脉血管造影 尤适用于血管性病变和肿瘤伴出血者，可见病变部位血运丰富，血管增粗、增多、扭曲、扩张，甚至对比剂外溢形成团块。

（6）手术探查 临床高度怀疑小肠肿瘤而又不能确诊者，可住院行手术探查明确诊断。

五、治疗

综合采用各项检查，必要时剖腹探查，治疗应以手术切除为主，恶性肿瘤应加以化疗。

（1）一般治疗 主要是针对患者症状的对症治疗；如对小肠类癌的哮喘、皮肤潮红等症状予以对症处理；对低蛋白血症予以白蛋白支持；对消化道出血予补液、止血等治疗。

（2）手术治疗　手术治疗为小肠肿瘤的首选治疗，手术范围依据肿瘤部位、肿瘤的良恶性等确定。如临床症状高度疑诊，患者及家属同意，剖腹探查也是可行的。

（3）化学治疗　如为恶性肿瘤，临床上可根据手术后的病理结果，确定化学治疗方案；如为腺癌，则可用氟尿嘧啶、丝裂霉素、长春新碱等药物化疗；如为小肠恶性淋巴瘤，则可用MOPP方案（盐酸氮芥、长春碱、丙卡巴肼、泼尼松）等。间质细胞肉瘤术后复发或未能切除的患者可服用酪氨酸激酶抑制剂其最佳剂量为每天400 ～ 600mg，分次口服。

（4）其他治疗　放射治疗应用于小肠淋巴瘤的治疗，有一定疗效，肝动脉结扎或栓塞治疗小肠类癌，可减轻类癌的症状及缩小肿瘤。

六、观察要点

观察并记录患者腹部体征及粪便情况。消瘦患者注意观察皮肤状况并加强护理。腹泻患者注意出入量和电解质的观察。血便患者注意观察生命体征、出血量、尿量和使用止血药物的效果。穿孔患者按急性腹膜炎进行护理。

七、护理要点

1. 心理护理　解释小肠肿瘤外科治疗的必要性、需要手术方式、注意事项。鼓励患者表达自身感受。教会患者自我放松的方法。针对个体情况进行心理护理。鼓励患者家属和朋友给予患者关心和支持。

2. 营养支持　根据情况给予高蛋白、高热量、高维生素、低脂、易消化、少渣食物。不能进食者遵医嘱静脉补充热量及其他营养物质。

3. 术前常规准备　术前行抗生素皮试，术晨遵医嘱带入术中用药。协助完善相关术前检查如心电图、B超、出凝血试验等。术晨更换清洁病员服。术晨备皮：范围为上至双乳连线平面，下至耻骨联合，两侧至腋中线。术晨建立静脉通道。术晨与手术室人员进行患者、药物核对后，送入手术室。麻醉后置尿管。

4. 术后护理措施

（1）专科护理 ①了解麻醉和手术方式、术中情况、切口和引流情况；持续低流量吸氧；持续心电监护；床挡保护防坠床；严密监测生命体征。②伤口观察及护理：观察伤口有无渗血渗液，若有，应及时通知医生并更换敷料；观察腹部体征，有无腹痛腹胀等。③各管道观察及护理：输液管保持通畅，留置针妥善固定，注意观察穿刺部位皮肤；尿管按照尿管护理常规进行，一般术后第1天可拔除尿管，拔管后注意患者自行排尿情况；腹腔引流管参照腹腔引流管护理相关要求。④疼痛护理：评估患者疼痛情况；对有镇痛泵（PCA）患者，注意检查管道是否通畅，评价镇痛效果；遵医嘱给予镇痛药物；提供安静舒适的环境。⑤基础护理：做好口腔护理、尿管护理、定时翻身、雾化、患者清洁等工作。

（2）体位与活动

① 全麻清醒前：去枕平卧位，头偏向一侧。

② 全麻清醒后：手术当天低半卧位。

③ 术后第1天：半卧位为主，增加床上运动，可在搀扶下适当下床沿床边活动。

④ 术后第2天：半卧位为主，可在搀扶下适当屋内活动。

⑤ 术后第3天：起床适当增加活动度。

注：活动能力应当根据患者个体情况，循序渐进，对于年老或体弱的患者，应当相应推后活动进度。

（3）饮食护理 患者术后鼓励活动，拔除胃管后可指导患者适量饮水，无不良反应后进流质饮食，之后逐步过渡至正常饮食。若手术切除肠段较长者应该在后期饮食中加入肠内营养经口进食要素饮食。同时注意随时监测营养评分。

（4）健康宣教 患者多为恶性肿瘤，术后放化疗期间应定期门诊随访，检查肝功能、血常规等；术后每3个月复查1次，半年后每半年复查1次，至少复查5年。根据体力，适当活动。忌刺激性食物，忌坚硬食物，忌易胀气食物，忌烟酒。

5. 并发症的处理及护理 出血胃管或者粪便持续有新鲜血液，2小时内鲜红色血液＞100mL或24小时500mL，伤口敷料持续有新鲜血液渗出。可采取保守治疗，用止血药、制酸药，局部用收缩血管药物；保守治疗无效者应及时行再次手术。感染患者出现发热、腹膜炎症状，短程联合使用抗生素，采取保护性隔离措施。肠病患者开始进食后，腹痛、急性腹膜炎的症状、血常规增高、口服亚甲蓝后，伤口敷料、引流液出现蓝染，腹腔引流管引流量增加。应积极禁食，进行胃肠减压营养支持，充分引流，抗感染，保护瘘口周围皮肤。

第九节　大肠癌

一、定义

大肠癌指大肠黏膜上皮在多种致癌因素作用下发生的恶性肿瘤，为常见的恶性肿瘤之一。据部分省市的统计，本病在我国的发病率与病死率次于胃癌、食管癌、肺癌等常见恶性肿瘤，居第4位。近年来各地资料显示其发病率有逐年上升趋势，临床上以40岁以上成年人多见，大肠癌可发生于大肠各段，但以左侧结肠，尤以直肠和乙状结肠多见。目前我国大肠癌的防治水平虽有提高，但仍需进一步强调早期诊断的重要性。

二、病因与发病机制

大肠癌的病因尚未完全清楚，目前认为主要是环境因素与遗传因素综合作用的结果。

（1）环境因素 中国和日本人的大肠癌发病率虽明显低于美国，但移民到美国的第1代即见大肠癌发病率上升，第2代已接近美国人的发病率。此移民流行病学特点提示大肠癌的发病与环境因素，特别是饮食因素密切关系。一般认为高脂肪食谱与食物纤维不足是主要相关因素，这已为大量流行病学和动物实验所证明。

（2）遗传因素　从遗传学观点，可将大肠癌分为遗传性（家族性）和非遗传性（散发性）。前者的典型例子如家族性结肠息肉综合征和家族遗传性非息肉病大肠癌。后者主要是由环境因素引起基因突变。

（3）其他高危因素

① 大肠息肉（腺瘤性息肉）：一般认为大部分大肠癌起源于腺瘤，故将腺瘤性息肉看做是癌前病变。一般腺瘤越大、形态越不规则、绒毛含量越高、上皮异型增生越重，癌变机会越大。对腺瘤癌的序列演变过程已有了比较深入的了解，大肠癌的发生是正常肠上皮—增生改变/微小腺瘤—早期腺瘤—中期腺瘤—后期腺瘤—癌—癌转移的演变过程。在这一演变过程的不同阶段中所伴随的癌基因和抑癌基因的变化已经比较明确，癌基因和抑癌基因复合突变的累积过程被看做是大肠癌发生过程的分子生物学基础。基因的突变则是环境因素与遗传因素综合作用的结果。

② 炎症性肠病：溃疡性结肠炎可发生癌变，多见于幼年起病、病变范围广且病程长者。

③ 有报道胆囊切除术后大肠癌发病率增高，认为与次级胆酸进入大肠增加有关。

三、临床表现

（1）症状　早期大肠癌常无症状，随着癌肿的增大与并发症的发生才出现症状。主要症状如下。

① 排便习惯与大便性状改变：常为最早出现的症状，多表现为排便次数增加，腹泻、便秘，或腹泻与便秘交替；有黏液便、血便或脓血便，里急后重，大便变细等。

② 腹痛：由于癌肿糜烂、继发感染刺激肠道，表现为定位不确切的持续隐痛，或仅为腹部不适或腹胀感。

③ 腹部肿块：大肠癌腹部肿块以右腹多见，肿块质硬，条

索状或结节状。

④ 肠梗阻症状：一般为大肠癌晚期症状，多表现为低位不完全性肠梗阻，可出现腹胀、腹痛和便秘，完全梗阻时症状加剧。

⑤ 全身症状：由于慢性失血、癌肿溃烂、感染、毒素吸收等，患者可出现贫血、消瘦、乏力、低热等。

⑥ 肿瘤转移的症状：肿瘤扩散出肠壁在盆腔广泛浸润时，可引起腰骶部酸痛、坠胀感，当浸润腰骶神经丛时常有腰骶尾部持续性疼痛。肿瘤通过血道、淋巴道及种植转移时，可出现肝、肺、骨转移症状，左锁骨上、腹股沟淋巴结肿大及直肠前凹结节，癌性腹水等。晚期可出现黄疸、水肿及恶病质等。据国内资料，大肠癌患者的首诊主诉症状以便血最多，尤其直肠癌患者，其次为腹痛，尤以结肠癌患者为多。

（2）体征

① 常有腹部局限性压痛，无反跳痛；如肿瘤引起肠梗阻，则有腹胀、肠鸣音增强或亢进等；如肿瘤并发肠穿孔，则有全腹弥漫性压痛、反跳痛，肝浊音界消失等。

② 部分患者可在相应部位触及包块。

③ 如为直肠癌，肛门指检可发现指套沾有血液，可触及肿块。

④ 部分患者有浅表淋巴结肿大。

⑤ 晚期大肠癌患者可有全身转移的征象，如贫血、恶病质、肝大、腹部移动性浊音阳性等。

四、实验室及其他检查

1. 实验室检查

（1）癌胚抗原（CEA） CEA的明显增高见于90%的胰腺癌、74%结肠癌、70%肺癌、60%乳腺癌患者，常超过60μg/L。此外在一些良性疾病的患者中也常见到CEA轻度升高，所以CEA的敏感性和特异性不高，不能用于癌胚的早期诊断，主要临床价值在预测预后、复发的早期诊断和术后的跟踪随访。

（2）大便潜血试验 对本病的诊断虽无特异性，但方法简便易行，可作为普查筛检或早期诊断的线索。

2. 特殊检查

（1）结肠镜检查　对大肠癌有确诊价值。通过结肠镜直接观察大肠的肠壁、肠腔的改变，并确定部位、大小及浸润范围，取活检可获确诊。

（2）X线钡剂灌肠　最好采用气钡双重造影，可发现充盈缺损、肠腔狭窄、黏膜皱襞破坏等征象，显示癌肿部位和范围。对结肠镜检查因肠腔狭窄等原因未能继续进镜者，钡剂灌肠对肠镜未及肠段的检查尤为重要。

（3）其他影像学检查　电子计算机X线体层显像（CT）主要用于了解大肠癌肠外浸润及转移情况，有助于进行临床病理分期，以制定治疗方案，对术后随访亦有价值。近年超声结肠镜应用，可观察大肠癌在肠壁浸润深度及周围淋巴结转移情况，对术前癌肿初期诊断颇有帮助。

（4）肛门指检　直肠癌一般可触及离肛门7～8cm的病变，如菜花样坚硬的肿物，或边缘隆起中心凹陷的溃疡，有时肠腔呈环形狭窄。

（5）超声内镜　对判断肿瘤的浸润深度、有无邻近脏器的侵犯以及周围有无肿大淋巴结等准确率较高，有助于选择恰当的治疗方案。

五、治疗

（1）一般治疗　注重对患者的支持、对症治疗，这不仅有利于针对肿瘤治疗的实施，而且有助于提高患者的生活质量；注意营养补充、纠正贫血、注意酸碱平衡、预防肠道感染等；如有消化道出血，则视情况予以补液、止血、补充血容量等治疗。

（2）外科手术治疗　如无手术禁忌，外科手术治疗是大肠癌治疗的主要方法，可根据肿瘤部位、临床特征、结肠镜、X线钡剂灌肠、腹部B超、CT等检查结果决定手术方式，如肿瘤局部切除术、肠段切除术、根治术、联合脏器切除术、姑息性肿瘤切除术、全结肠切除术等，如医院有条件，亦可施行腹腔镜下大肠肿瘤切除术。

（3）化学治疗　化疗在可切除的大肠癌中分为术前、术中、术后化疗，化疗亦可用于晚期进展期大肠癌的治疗，一般以氟尿嘧啶为首选药物，常用静脉注射，可按 $10 \sim 15mg/kg$，每天1次，共5天，以后剂量减半隔天1次，一般总量达100mg/kg为1个疗程，总有效率达20%左右。联合化疗常以氟尿嘧啶或衍生物为基本药物，佐以其他药物，如FAM化疗方案：氟尿嘧啶 $400 \sim 600mg/m^2$，静脉滴注，每周1次；丝裂霉素（MMC） $10mg/m^2$，静脉滴注，每周1次；多柔比星 $30 \sim 40mg/m^2$，第1、4周各用1次，静脉滴注，1个疗程一般 $6 \sim 8$ 周。目前主张用奥沙利铂联合氟尿嘧啶、四氢叶酸钙联合化疗，有较好的疗效：奥沙利铂150mg加入5%葡萄糖注射液500mL中静脉滴注，第1天用；氟尿嘧啶500mg加入5%葡萄糖注射液500mL中静脉滴注，连用5天；四氢叶酸钙0.2g加入5%葡萄糖注射液500mL中静脉滴注，连用5天。临床上应注意观察化疗后的不良反应如呕吐、腹泻、骨髓抑制等出现，以便及时处理。

（4）放射治疗　放射治疗效果不满意，有人主张在术前与术后行放射治疗，可能在一定程度上提高手术切除率，减少手术后复发，提高5年存活率，对晚期大肠癌患者可用小剂量放射治疗，有时能起到暂时止血、止痛的效果。

（5）结肠镜下治疗　结肠腺瘤和黏膜内早期癌可经结肠镜用高频电凝切除，需注意的是应将切除病变全部送病理检查，如病变切缘阳性，应追加彻底手术。

（6）大肠癌预防　高纤维饮食可降低大肠癌的发生率，建议多食蔬菜和水果，少食红色肉类，注意保持排便通畅。对大肠癌的癌前期病变应积极处理，如结肠腺瘤性息肉，特别是家族性多发性肠息肉病，应及早行内镜或手术切除病灶。积极治疗炎症性肠病与其他原因引起的结肠炎，并定期随访复查，对本病的预防亦有一定意义。

六、观察要点

术后密切观察患者脉搏、血压、尿量等各种生命体征变化，详细准确记录24h出入量，防止电解质失衡，妥善安置各种引流管，观察主要伤口敷料是否出现渗血等情况，如有异常应及时处理。

七、护理要点

1. 术前护理

（1）心理护理　患者从住院起所面对的医师和护理人员都是陌生群体，难免会产生疏离感，再加上要手术及手术康复等困扰，常伴有易怒、紧张、忧郁等负面情绪，面对上述现象，护理人员必须着装整齐、举止优雅以及以热情主动的态度接待患者，及时对患者进行心理沟通，有助于提高患者的治疗依从性，使其用最佳的心理状态面对手术。

（2）健康教育　护理人员应运用精确简练的语言讲解关于大肠癌手术的知识，尽可能消除患者对手术过程及术后的担忧，增强对手术治疗信心，其中指导内容主要包括术前配血、皮肤准备、过敏试验、肠道准备及各种不舒适处理对策，目的在于让患者主动配合手术及护理。

（3）肠道准备　叮嘱患者术前3天进流质食物，用温开水于术前1天饮服排空肠道积粪，同时口服肠道抗生素减少肠道细菌，静脉补液，禁食，调整身体营养状况。

2. 术后护理

（1）胃管及尿管护理　术后1天拔除胃肠减压，防止发生呼吸道感染。同时采用深静脉留置针给予患者静脉营养，除了可以减少患者因反复穿刺受的痛苦，最重要的是可以快速给患者补液，保护外周血管。拔除导尿管前要先试行夹管，为训练患者膀胱收缩功能，可每隔4～6小时开放，避免排尿功能障碍。

（2）大肠造口护理　针对大肠造口患者，可运用凡士林或生理盐水在造口开放前用纱布外敷结肠造口，正确使用造口袋，为防止皮炎和皮肤糜烂，在对造口袋进行更换时刻先用中性皂液清洁造口周围皮肤并涂上氧化锌软膏，造口拆线愈合后则每天扩肛1次，避免造口狭窄。

（3）预防并发症及出院指导　大肠癌患者应少咳嗽并坚持3次/天雾化吸入，直到改善咳嗽/咳痰症状为止，下地运动应缓慢，出院后3～6个月复查1次，定期检查血常规。

第十节　阑尾炎

一、定义

阑尾炎是因多种因素而形成的炎性改变，为外科常见病，以青年最为多见，男性多于女性。临床上急性阑尾炎较为常见，各年龄段及妊娠期妇女均可发病。慢性阑尾炎较为少见。

二、病因与发病机制

1. 病因

（1）急性阑尾炎

① 阑尾为一细长的管道，仅一端与盲肠相通，一旦梗阻可使管腔内分泌物积存、内压增高，压迫阑尾壁阻碍远侧血运。在此基础上管腔内细菌侵入受损黏膜，易致感染。

② 阑尾腔内细菌所致的直接感染。若阑尾黏膜稍有损伤，细菌侵入管壁，引起不同程度的感染。

（2）慢性阑尾炎　临床上大致可分为反复发作性阑尾炎和慢性阑尾炎两大类。前者多由于急性阑尾炎发作时病灶未能彻底除去残留感染，病情迁延不愈而致。后者没有急性阑尾炎发作史，症状隐晦，体征也多不确切。

2. 发病机制

虽然有人认为阑尾慢性炎症的病理有时不易肯定，但多数仍有较明确的改变，阑尾壁增生肥厚，呈纤维化和粗短坚韧，表面灰白色，阑尾系膜增厚，缩短和变硬，黏膜或浆膜下有血管周围淋巴细胞和嗜伊红细胞浸润，有的还可见到异物巨细胞存在，有时阑尾壁纤维化而致管腔狭窄，甚至闭塞成一索条与阑尾老化萎缩相似，狭窄和闭塞起自阑尾尖端向根部蔓延，如仅根部闭塞，远端管腔内可充盈黏液，形成黏液囊肿，阑尾慢性炎症后可以自行卷曲，或周围为大量纤维粘连所包围，管腔内存有粪石或其他异物。

三、临床表现

1. **症状**

（1）腹痛症状 最常见、最显著也是最早出现的症状，开始时多位于剑突下，脐周或全腹疼痛，数小时后转移并固定于右下腹并逐渐加重。有70%～80%患者具有这种典型的转移性腹痛的特点。部分病例发病开始即出现右下腹痛，不同类型的阑尾炎其腹痛也有差异，如单纯性阑尾炎表现为轻度隐痛；化脓性阑尾炎呈阵发性胀痛和剧痛；坏疽性阑尾炎呈持续性剧烈腹痛；穿孔性阑尾炎因阑尾压力骤减，腹痛可暂时减轻，但出现腹膜炎后腹痛又会持续加剧。不同位置的阑尾炎，其腹痛部位也有区别。如盆位阑尾炎腹痛在耻骨上区；肝下区阑尾炎可引起右上腹痛。

（2）胃肠道症状 多在早期出现，常见者有恶心、呕吐、便秘、腹泻等。阑尾穿孔时可出现局限性或弥漫性腹膜炎，可致麻痹性肠梗阻，腹胀更明显。

（3）全身症状 早期为乏力、头痛。炎症加重时有多汗，脉率增快的表现。体温多在38℃左右。当阑尾穿孔时体温可达39～40℃。

2. **体征**

（1）右下腹压痛 是急性阑尾炎最常见的重要体征。压痛点固定，通常位于麦氏点，也随阑尾位置的不同而异，压痛程度与病变程度相关。

（2）腹膜刺激征象 腹肌紧张，反跳痛，肠鸣音减弱或消失等常提示阑尾炎症加重，出现化脓、坏疽或穿孔等病理改变。但在小儿、老人、孕妇、肥胖、虚弱者或盲肠后位阑尾时，腹膜刺激征象可不明显。

（3）右下腹包块　常提示阑尾脓肿的可能。

（4）直肠指检　直肠右前方有压痛为阳性。提示炎性阑尾位置指向盆腔或炎症已波及盆腔，如并发盆腔脓肿，可触及包块并有压痛。

（5）其他　如结肠充气试验、闭孔内肌试验、腰大肌试验，不仅有助于阑尾炎的诊断，而且能提供关于阑尾位置的信息。

四、实验室及其他检查

（1）实验室检查　白细胞计数升高、中性粒细胞比例增高，尿检查一般正常，尿中少量红细胞提示阑尾与输尿管或膀胱靠近。

（2）B超、CT影像学检查　可以发现肿大的阑尾或脓肿。

五、治疗

1.非手术疗法　仅适用于单纯性阑尾炎或急性阑尾炎的诊断尚未确定，以及有手术禁忌证者。主要措施包括选择有效的抗生素和补液治疗。

2.手术疗法　复发性阑尾炎经常多次发作者症状虽然不重，因往往存在阑尾过长，粪石堵塞或寄生虫等病理解剖基础，因此需手术治疗；坏疽性阑尾炎、重型或有梗阻因素的化脓性阑尾炎，应及时进行手术治疗。手术治疗急性和慢性阑尾炎的主要方法是阑尾切除术。术前要做好诊断，选好适应证；术中应遵守基本操作原则，不断总结提高复杂阑尾炎的手术处理经验；抓好术后早期的治疗，以期全面提高阑尾炎的治疗水平。

（1）术前准备　对于决定施行手术治疗的患者，在术前应做必要的准备，包括对重要脏器功能的了解，血、尿、粪常规的检查。术前可给予1次剂量的抗生素。

（2）麻醉选择　过去多用腰麻，现在多用硬脊膜外阻滞麻醉，老年有重要脏器疾病时也可采用局部麻醉，小儿可用静脉麻醉或乙醚全麻。

（3）切口选择

① 右下腹经腹直肌切口：此种切口的优点是便于探查和冲洗腹腔；切口可向上、向下根据需要而延长，故适用于阑尾炎诊断不明确和腹膜炎原因不能肯定而脓液较多的患者。

② 脐下腹肌肌旁切口：该切口经腹直肌外缘，切口过腹直肌前后鞘，但不经腹直肌而进入腹腔。此切口优点不多，较少被临床采用。

③ 横切口：切口自右髂前上棘内2cm处开始向内横行，一般切口可长4～8cm。切开皮肤，皮下组织直达腹外斜肌腱膜，沿肌纤维走行分开，再沿肌肉纤维方向分开腹外斜肌、腹内斜肌及腹横肌，暴露出腹膜，常规横行剪开腹膜进入腹腔。因该切口的皮肤瘢痕低而小，外观较好，可用于年轻妇女。但只适合诊断明确的单纯性阑尾炎或慢性阑尾炎。

④ 斜切口（McBurney切口）：此切口为最常用切口，切口通过麦氏点，与髂前上棘和脐连线垂直，切口的1/3应在麦氏点上方，2/3在麦氏点下方，一般切口长5cm，切开皮肤、皮下组织后，沿腹外斜肌腱膜走行剪开腹外斜肌腱膜，钝性分剥开腹外斜肌、内腹斜肌和腹横肌，直达腹膜并将腹膜沿切口方向剪开，进入腹腔。该切口的位置和方向适合找寻和切除阑尾，即使阑尾的位置稍有变异，也能完成手术。此切口损伤小，不易伤及腹壁神经和血管，更因肌肉交叉，术后也不易发生切口疝。如果腹腔脓液多需放置引流管时，此切口也较方便。此切口的缺点是不便于清洗腹腔。综合各切口的优缺点，麦氏切口为阑尾切除术的标准切口，适合急性和慢性阑尾炎时采用，即使穿孔性阑尾炎但脓液不多时也可采用。经腹直肌的切口适应于需要探查或清洗腹腔的阑尾炎和阑尾穿孔性腹膜炎，选择切口的主要条件是根据病情和便于手术操作为原则。无论选用哪种切口都不应当盲目追求小切口，以致造成手术困难，强力牵拉损伤切口周围组织，甚至造成严重手术并发症。在采用右下腹斜切口时，可根据术前体征适当协调切口位置，更有利于手术的顺利完成。

（4）手术处理的原则和操作要点

① 找寻暴露阑尾：找寻阑尾可通过视、触、听三步来完成。阑尾发炎后大网膜常游集于右下腹或粘连在阑尾上，因此，查网膜之所止，常是炎症的阑尾所在；继则用手指探入腹腔进行轻轻触诊，阑尾发炎后变硬，触诊多可发现肿而硬的阑尾，再沿根部轻慢地分离粘连。急性炎症的粘连一般容易钝性分开，但用力过大也会使阑尾穿孔，脓液溢入腹腔。如果仍找不到或因粘连不能提出阑尾时，则可提出盲肠，沿盲肠带寻找阑尾根部，循根部进行游离阑尾，如仍难以分离，可逆行切除阑尾。

② 阑尾的切除：概括阑尾切除方法有三种。

a. 顺行阑尾切除术：是最广泛应用的常规切除方法，先切断结扎阑尾系膜和阑尾动静脉，后切断结扎阑尾根部，结扎后的残端再做荷包缝合埋入盲肠内。

b. 逆行阑尾切除术：此法适用于阑尾体部和尖端部因粘连而不能分离提出的病例。操作时先提出盲肠沿结肠带找到阑尾根部，先切断结扎阑尾根部，再由根部向尖部分离切断结扎阑尾系膜。

c. 浆膜下阑尾切除术：仅在整个阑尾因粘连或先天畸形而全部被包埋的情况下才适用。操作时先找到结肠带集合点，分出阑尾根部，环形切除根部浆膜，将阑尾根部分离出一段结扎切断，再沿浆膜下向尖端分离，卷袖状由浆膜下游离切除全部阑尾。因先天畸形阑尾于盲肠壁内时，则可沿阑尾纵轴全长切开浆膜层再由浆膜下分离出阑尾，再切断结扎阑尾根部。

③ 阑尾残端的处理：在处理阑尾残端时采用单纯结扎或单纯埋藏，一般发生阑尾残端瘘的机会不多，但从手术操作完美合理的要求，切断后结扎再外加浆肌层的缝合包埋是对的，避免了腹腔残留缺血的创面，可以减少发生粘连的机会。

具体残端的处理方法应根据阑尾根部和盲肠壁的炎症轻重而定，阑尾根部坏死或水肿严重，不能结扎者、钳夹切断后单纯荷包缝合埋入盲肠内即可；盲肠壁炎症水肿难以做包埋者，也可只做单纯结扎，多数在条件允许情况下仍应先做残端结扎，再加埋藏处理之。为防止埋藏后形成无效腔或脓肿，应严格遵循残端苯酚（石炭酸）、乙醇、盐水擦拭的规程，荷包缠线不能离阑尾根过远，应以恰能埋入为度，一般距阑尾根 0.8～1cm 远即可。

④ 术后处理：阑尾切除术后，最初24小时因为不能进饮食需给以静脉补液。24小时后麻醉恢复即可鼓励患者早期下床活动，术后可给理气消胀、活血通便中药或针刺，以促使胃肠功能早日恢复，胃肠功能恢复后，可根据食欲情况逐步给予饮食。因急性单纯性或慢性阑尾炎而行阑尾切除术者，术后可不用抗生素。而术前体温高，腹腔已有粘连和渗液的阑尾炎，术后仍应给予抗生素治疗，抗生素的选择应以对革兰阴性杆菌有效的广谱抗生素为佳，足量应用，待体温正常、胃肠功能恢复即可停止使用，不可无原则地久用。

3. 阑尾切除术后并发症及处理

（1）出血　多发生在术后24～48小时内。原因为阑尾系膜的结扎线松脱，引起系膜血管出血。表现为腹痛、腹胀和失血性休克。一旦发生出血表现，应立即输血补液，紧急时需再次手术止血。

（2）切口感染　是最常见的术后并发症，文献报道阑尾切除术后切口感染率为2.2%～21.8%，而且坏疽穿孔性阑尾炎切口感染率可达30%。表现为术后2～3天体温升高、切口胀痛或反跳痛，局部红肿、压痛。处理：先行试穿抽出脓汁，或于波动处拆除缝线，排出脓液，放置引流，定期换药。

（3）粘连性肠梗阻　亦是常见并发症。与局部炎症重、手术损伤、术后卧床等多种原因有关。肠梗阻严重者，必须手术治疗。

（4）阑尾残株炎　阑尾残端保留过长超过1cm时，术后残株可炎症复发。表现为阑尾炎的症状。X线钡剂检查可以明确诊断。症状较重时应再次手术切除阑尾残株。

（5）便瘘　少见。由于阑尾残端结扎线脱落，盲肠原为结核、癌症等，盲肠组织水肿脆弱，术中缝合时裂伤引起。便瘘如已局限，临床表现类似于阑尾周围脓肿，一般经非手术治疗便瘘可闭合自愈。

（6）其他并发症　可发生肠粘连、肠梗阻、肠套叠、切口疝、门静脉炎、肝脓肿、不孕症等。

六、观察要点

① 患者对药物及非手术治疗的反应，有无体温好转、腹痛减轻，有无腹部体征减轻，有无低蛋白血症、血糖、血钙、外周血白细胞及中性粒细胞、贫血等得到纠正。

② 对于术后患者要观察生命体征变化，注意体温、脉搏、呼吸和血压情况。动态观察腹部情况有无好转，注意腹腔引流量和性质，有无腹腔出血、感染等。了解血糖、进食、排气、尿量及排便情况，计算患者营养、热量需要。

七、护理要点

（1）手术前护理　阑尾炎的主要表现为右下腹转移性疼痛，因为疼痛为一种令人不快的情绪，因此患者会出现失望等不良情绪。从而对手术效果造成了影响。护理人员需要在手术前和患者进行交流以及沟通，及时发现患者所变化的情绪，消除其心理压力，并将阑尾炎手术的相关知识告知给患者及其家属，告知患者在手术前6小时需要禁水，手术前12小时需要禁食。

（2）手术中护理　手术室应处于清洁无菌状态中，并调整合适的温度和湿度，在对患者进行手术的过程中需要对其隐私部位进行遮挡。将手术位置进行充分暴露，帮助患者选择正确的体位，在手术时应按照规程进行，对患者的全身情况进行严密观察对其生命体征予以监测，在手术时还应进行相应的记录。和医生进行良好的配合，从而完成手术，手术完成后护理人员应将手术情况告知给患者，将其送回病房内。

（3）手术后护理　护理人员将患者送回病房后协助其选择舒适的体位，患者由于麻醉而出现意识不清时应由专业人员进行看护，并协助患者进行翻身。同时对患者的生命体征进行严密的监测。护理人员指导患者多食用清淡及易消化的食物，不应食用辛辣刺激性食物，加大自身的饮水量。患者的餐具需要定期进行消毒，同时对患者的全身皮肤清洁程度予以重视，患者在手术后极易产生疼痛症状。同时还会出现水肿以及缺血等不良反应症状，因此可以予以患者相应的止痛药，将其注意力进行转移，缓解疼痛。

第十一节 乳糜泻

一、定义

乳糜泻是指小肠对麦胶不耐受所引起的一种吸收不良综合征，又能称麦胶性肠病、麸质敏感性肠病或非热带口炎性腹泻。本现在北美、北欧、澳大利亚发病率高，国内少见。女性多于男性，男女之比为1∶（1.3～2），任何年龄都可发病，但发病高峰主要在儿童和青年。病理特征为小肠黏膜变平而缺乏绒毛。临床上常有吸收不良、脂肪泻等表现，服无麦胶的饮食多有良好疗效，再服麦胶又可复发。

二、病因与发病机制

本病与进食麦粉关系密切，大量研究已证实麦胶可能是本病的致病因素，故最近将本病病名直接改为麦胶性肠病，并认为发病机制是遗传、免疫和麦胶饮食相互作用的结果。

本病患者对含麦胶（俗称面筋）的麦粉食物异常敏感，大麦、小麦、黑麦、燕麦中的麦胶可被乙醇分解为麦胶蛋白（即麦素），其可能为本病的致病因素，麦素含有丰富的谷氨酸和脯氨酸，应用电泳技术可分离为α、β、γ和δ 4种麦素，α麦素对小肠黏膜具有毒性，麦胶蛋白对肠黏膜的毒性在继续水解后消失，正常人小肠黏膜细胞内有多肽分解酶，可将其分解为更小分子的无毒物质，但在活动性乳糜泻患者，肠黏膜细胞酶活性不足，不能将其分解而致病。

三、临床表现

（1）症状　发病较慢，症状个体差异较大，特点为进食麦胶类食物症状加重，停食麦胶类食物症状缓解。

① 消化道症状：主要症状为腹泻，典型者为脂肪泻、粪色浅黄、量多、不成形、恶臭、有油腻状光泽或漂浮于便池水面，重者表现为水样泻。

② 营养不良表现：根据病程长短、病变范围及轻重，患者可表现种种营养不良的症状，如乏力、消瘦、低蛋白血症、水肿等。并出现骨痛、手足抽搐、小细胞或巨细胞贫血、皮肤黏膜出血点、口角炎、舌炎、感觉障碍末梢神经炎等维生素吸收不良症状。以及失水、低钾血症、低钠血症等电解质吸收不良症状。

（2）体征

① 一般常有体型消瘦、营养不良、腹胀等。

② 可有面色苍白、贫血的体征。

③ 婴幼儿多有消瘦、发育迟缓等发育不良的表现。

④ 可有消瘦、皮炎、舌黄、肌肉萎缩、皮肤色素沉着、感觉异常等。少数病例可有肌肉压痛。B族维生素缺乏者可有口角炎、脚气病、皮肤粗糙等征象，维生素A缺乏可有毛囊角化、色盲等，维生素D和钙缺乏可有手足抽搐。

四、实验室及其他检查

（1）实验室检查

① 血常规：可提示血红蛋白下降，常为大细胞性或小细胞性贫血，周围血涂片可见靶形红细胞、Heinz小体和Howell-Jolly小体，白细胞计数可降低，血小板计数可升高或降低。凝血酶原时间延长，且可被维生素K所纠正。

② 粪常规：多为稀便，呈油腻状及有恶臭，苏丹Ⅲ染色可见大量脂肪滴，粪便脂肪量测定示粪便脂肪排出量增多，正常人每天摄入脂肪 50～100g 时，粪脂量均<每天5g，脂肪吸收率>95%；如粪脂量均>每天6g，或脂肪吸收率<95%，均可认为有

脂肪吸收不良。粪脂定量测定方法简单，绝大多数的脂肪泻患者可据此做出诊断。

③ 血生化：血白蛋白降低，可有血胡萝卜素水平降低（正常值＞100U/dL）、低血钙；如有成骨障碍，可伴有低血磷及碱性磷酸酶增高；腹泻严重者，可有代谢性酸中毒。

④ 口服木糖耐量试验：是本病诊断最为敏感的常用方法。多提示小肠吸收功能低下。

⑤ 维生素B_{12}吸收试验：应用放射性钴标记维生素B_{12}可测定回肠下段的吸收功能。先肌内注射维生素B_{12} 1mg，使体内库存饱和，然后口服^{60}Co或^{57}Co标记的维生素B_{12} 1mg，测定48小时内尿放射性含量，正常应＞8%～10%。在回肠功能不良或切除后，尿内排量均低于正常。

⑥ ^{131}I甘油三酯及^{131}I油酸吸收试验：试验前口服复方碘溶液以封闭甲状腺吸收^{131}I功能。服^{131}I甘油三酯或^{131}I油酸及花生油和水各0.5mL/kg，留72小时内的粪便，并计算由粪便排出的放射量占摄入放射量的百分比。粪便^{131}I甘油三酯排出量＞5%，或^{131}I油酸排出量＞3%，均提示脂质吸收不良。本试验方法简单，但准确性不如粪脂定量测定。

⑦ ^{14}C甘氨胆酸呼气试验：口服^{14}C甘氨胆酸，正常人绝大多数在回肠吸收，循环到肝脏再排入胆道，仅极小部分排至结肠而从粪中排出，另一部分则代谢成$^{14}CO_2$通过肺排出。正常人口服^{14}C甘氨胆酸后，4小时内粪内排出$^{14}CO_2$的排出量＜总量的1%，24小时排出量＜8%，小肠内有大量细菌繁殖、回肠切除或功能失调时，由肺呼出$^{14}CO_2$和粪内^{14}C的排出量明显增多，可达正常人的10倍。

⑧ 右旋木糖吸收试验：右旋木糖口服后在空肠被动吸收，不在体内代谢而主要从肾脏排泄，肾功能正常时，右旋木糖吸收试验最能反映空肠的吸收功能，方法为空腹口服右旋木糖25g，再饮水250mL以促进排尿，正常时，服后5小时内可排出右旋木糖量4.5～5g，如排出量在3～4.5g为可疑小肠吸收不良，＜3g

肯定为小肠吸收不良。

（2）特殊检查

① X线小肠钡剂造影：钡剂通过小肠时间延长、空肠弥漫性扩张、黏膜皱襞增粗，扁平或消失，但特异性较差。

② 小肠镜与小肠黏膜活检：应用插入型小肠镜可达Treitz韧带以下60～100cm，探针式小肠镜可达远端回肠，一般能看到50%～70%的小肠黏膜，并在直视下活检，小肠黏膜呈片状苍白、红斑，正常黏膜皱襞消失，局部血管显露，活检示绒毛变平或消失、腺窝变长、上皮细胞变性、萎缩，黏膜内大量炎性细胞浸润。

③ 胶囊内镜：小肠吸收不良者，可见小肠黏膜绒毛变短、增粗、倒伏及剥脱等改变，该项检查的缺点是不能活检且检查费用昂贵，尚不能作为常规检查手段。

④ 麦胶饮食试验：腹泻患者食用无麦胶饮食症状消失、治疗有效，但重新进食麦胶又导致疾病复发，有如此特征者可确认为本病。

五、治疗

确诊后，针对病因进行综合替补疗法，以饮食疗法最为重要。

① 一般治疗：患者一旦疑诊本病，应予无麦胶饮食，如大米、玉米、大豆、荞麦、马铃薯、木薯及淀粉等，一旦有效，终身坚持。症状较重如有明显脱水、电解质紊乱、低蛋白血症者，应住院治疗。应避免一切含麦胶食物如大麦、小麦、燕麦、含麦胶糕点、麦乳精等。

② 辅助治疗：根据各种营养物质的缺乏情况，积极补充。贫血患者应补充铁剂、叶酸和维生素B_{12}。其他维生素如维生素B_1、维生素B_2、维生素B_6、维生素A、维生素D、维生素E等亦应适当补充。出血或凝血酶原时间延长者注射维生素K_1，有脱水和电解质紊乱者需静脉补液，并补充钾、钠、钙、镁、氯化物等。

③ 激素治疗：适用于极度衰弱、对忌麦胶饮食反应差或不

能耐受麦胶饮食的患者，可用泼尼松每天30～40mg，晨起1次口服，症状缓解后逐渐减量维持，注意药物应用的不良反应。

六、观察要点

① 诊断明确者，根据患者的具体情况，予以麦胶饮食为主的综合治疗，并根据患者营养物质的缺乏情况予相应补充，主要观察患者治疗后的病情变化，症状有无改善，评估治疗效果。

② 诊断不明确者，应根据患者的主诉及相关的临床表现、体征，尽早进行可能的实验室和影像学检查，以明确诊断，如粪便中脂肪测定、小肠钡剂造影等。试验性无麦胶饮食治疗有效，则可确立诊断。

七、护理要点

① 饮食上应清淡，多以菜粥等容易消化吸收的食物为主。
② 可多食新鲜的水果和蔬菜，以保证维生素的摄入量。
③ 给予流质或半流质的食物，如各种粥类、米汤等。

第十二节　假膜性肠炎

一、定义

假膜性肠炎是主要发生于结肠的急性黏膜坏死性炎症，典型表现是黏膜表面有跳跃式黄白斑片样渗出物附着，可融合成片状假膜。本病多数由难辨梭状芽孢杆菌的外毒素所引起，常发生于腹部手术后应用广谱抗生素者，是抗生素相关性腹泻中最严重的一种类型，病变早期可见充血水肿的肠黏膜上有点状小黄斑或溃疡。本病常见于院内感染，特别是在重症或手术患者，成年发病远高于儿童。老年人及免疫功能低下者尤为好发。

假膜性肠炎主要累及直肠、乙状结肠，有时可累及全大肠甚至小肠，结肠的病变多为散在性，如小肠受累多为连续性且病情较重。

二、病因与发病机制

现认为本症由难辨梭状芽孢杆菌感染所致，在某些重病患者，外伤、手术、应激及服用广谱抗生素可诱发本症，难辨梭状芽孢杆菌所产生的外毒素可使小血管内凝血，血栓形成，肠壁坏死甚至穿孔；而毒素刺激黏膜上皮细胞中的 cAMP 系统，引起霍乱样症状。

三、临床表现

（1）症状　腹泻是最主要的症状，为大量黄绿色、米汤样或海蓝色稀水便，内含半透明蛋花样或黏膜样物质（假膜），便血少见。轻型病例大便每天 3～4 次，可在停用抗生素后自愈；严重者大量腹泻，每天大便数十次，有时可见斑片状或管状假膜排出，部分病例亦可无腹泻，这是由于肠管中毒麻痹扩张，大量粪便和渗液积存肠管不能排出，此类病例的病情更为严重。

全身症状常有高热、精神萎靡、乏力和神志模糊，严重者可进入昏迷状态。消化道症状有恶心、呕吐，呕吐物常呈咖啡色，有时呕吐物中可见假膜。腹痛、腹胀明显。由于大量腹泻、呕吐和高热造成的脱水，以及重症感染所致的毒血症、酸中毒、电解质紊乱和微循环障碍，多数病例血压偏低，部分病例则可发生休克。大量蛋白质、体液和电解质丢失，可导致低钾血症、低钠血症、低氯血症、低蛋白血症和脱水。

（2）体征

① 多数患者有发热，体温多在 38℃ 左右，少数可达 40℃。

② 多数患者有腹部压痛，肠鸣音增强。

③ 有肠麻痹或中毒性结肠扩张时，可出现腹部膨隆，肠鸣音减弱；有肠穿孔时，则有全腹压痛、反跳痛，肝浊音界消失。

④ 如有大量肠液丢失，可出现口干、皮肤弹性差等脱水症状以及低蛋白血症、血压下降、皮肤湿冷、心悸、神志不清或昏迷等。

四、实验室及其他检查

（1）实验室检查

① 粪常规：肉眼可见粪水中见到的漂浮的膜状物，显微镜检查可见较多脓细胞，少量红细胞，大便潜血试验阳性；涂片革兰染色镜检如见到多量的革兰阳性粗大杆菌可作为快速筛选诊断；便在厌氧条件下行特殊培养，多数病例可发现存在难辨梭状芽孢杆菌。

② 血常规：外周血白细胞计数增加，可达（$10 \sim 20$）$\times 10^9$/L以上，以中性粒细胞增高为主，血沉增快。

③ 血生化：可有低钠、低氯、低钾血症，血碱性磷酸酶增高。

④ 大便培养及毒素测定：有时大便中能分离出难辨梭状芽孢杆菌，但阳性率不高，有条件时，可取粪便滤液或细菌培养滤液测定A毒素和B毒素。因检测烦琐，目前一般临床上少用。

（2）特殊检查

① 结肠镜：因其主要侵犯远端结肠，一般乙状结肠镜检查亦可确立诊断，镜下可见有结肠的炎性改变、散在表浅溃疡，偶见假膜，重者则见许多斑片状或地图状假膜。

② X线钡灌肠：对本病诊断有辅助诊断价值，可显示肠黏膜皱襞紊乱、粗糙不平似毛刷状，结肠袋消失，有时可见指压迹征、散在圆形或类圆形表浅的充盈缺损。

③ X线腹部平片：可示轻中度结肠扩张。

④ 腹部CT：可见肠壁增厚，皱襞增粗。

五、治疗

治疗原则为停用相关抗生素，积极支持疗法和针对难辨梭状芽孢杆菌的抗菌治疗等。

1. 一般治疗

一旦确诊，应立即停用可疑的抗生素，床边隔离粪便防止污染周围环境；积极纠正水和电解质紊乱；如有低血压，可在补充血容量基础上使用血管活性药物，亦可短期内使用糖皮质激素，不主张使用对抗肠蠕动的药物（如山莨菪碱），以免影响毒素的排出。加强支持治疗，如补充血浆或人体白蛋白。

2. 用药常规

一般应随腹泻程度，患者有无全身症状和体征而异。最重要的措施是停用抗生素，若不能停用，则尽量改用窄谱抗生素如氨基糖苷类、大环内酯类、磺胺类、喹诺酮类等。轻型者停用抗生素后，腹泻在数日内停止，不再需采取其他措施。重症除停用抗生素外，尚需采用如下措施。

（1）抗菌药物　包括万古霉素、甲硝唑、杆菌肽。

① 万古霉素：目前治疗PMC最有效而安全的药物，该药口服不易吸收，粪浓度高，静脉给药在结肠内达不到治疗浓度。用法：口服万古霉素每次125mg，每天4次，疗程7～14天，有效率高达95%～100%。大部分患者服药后48小时症状好转，但应等粪便培养或粪便细胞毒素试验转阴后逐渐停药。

② 甲硝唑：对轻中度患者与万古霉素效果相同。用法为口服每次0.4g，每天4次，疗程7～14天。静脉滴注同样有效。不良反应为消化道反应明显。复发率较高。

③ 杆菌肽：用法为成人每次2.5万U，每天4次，口服，疗程7～14天。

（2）全身支持治疗　凡有失水及电解质紊乱和酸中毒者应立即纠正，血压下降者应用升压药。可短期内应用皮质激素，以减轻中毒症状，不主张使用对抗肠蠕动的药物，以免影响毒素的排出。

（3）调整肠道正常菌群　用微生态制剂如乳酸杆菌或双歧杆菌制剂口服或灌肠，可调整菌群，收到持久的疗效。灌肠时臀部抬高10cm，肛管插入10～20cm，低压慢速灌肠，保留20～30分钟，每天4次。

3. 手术治疗

上述内科积极治疗无效、病情无改善、发生中毒性巨结肠或怀疑有结肠穿孔者，可考虑外科手术治疗切除病变肠段。

六、观察要点

应观察了解患者化疗后的反应。如发现大便次数增多，由稠变稀如水样，即需做涂片检查，必要时送大便细菌培养（包括厌氧菌培养）。正常大便涂片革兰染色后均为革兰阴性杆菌（大肠埃希菌），用SFU后，阴性杆菌可减少而出现少量革兰染色阳性球菌或杆菌。如隔1h再次涂片阴性杆菌继续减少，阳性球菌成堆和杆菌继续增加，即高度怀疑"假膜性肠炎"。留取大便细菌培养和涂片检查时要用消毒过的大便盒送检。留取厌氧菌培养标本时要将大便装满容器盖严，15分钟以内送检，争取做到及早发现。

七、护理要点

（1）防止交叉感染　一旦怀疑为假膜性肠炎，应将患者床边隔离，便盆另用，换下的床单、衣裤等物均需装入另用袋送洗衣房进行消毒处理后再洗涤。接触患者后必须刷洗双手后才可接触其他患者。

（2）患者由于腹痛和不断腹泻而无法休息，同时由于肠液大量丢失，容易出现脱水、电解质平衡失调和酸中毒，加以细菌毒素的吸收，患者很易出现衰竭。因此医护人员除积极处理外，必须加强护理工作，使患者尽量卧床休息，减少体力消耗。

（3）制定详细的输液计划。根据患者的情况，制定出详细的输液计划（包括每次输液的时间、种类、数量），使各种药液能够均匀输入，确保治疗效果。

（4）在饮食上要给患者高蛋白、高热量、易消化的软质食物，同时要患者多饮酸奶，因为酸奶中有大量乳酸杆菌，可帮助患者建立肠道正常菌群。

（5）注意患者的皮肤护理　在多次大便后肛周有发红、疼痛等症状。应告诉患者大便后一定要用柔软的卫生纸擦拭。必要时给予温水冲洗，肛周皮肤涂溃疡油或鞣酸软膏，预防破溃。

（6）做好心理护理　患者在多次腹泻后会产生不安和恐惧心理。护士要讲解有关疾病及治疗的知识，列举成功治愈的病例，消除患者的恐惧心理，使其积极配合治疗。

（7）预防 假膜性肠炎是化疗后的严重并发症，给患者带来痛苦，甚至危及生命。护理工作者对每一个正在做化疗的患者，都应告诉她们：①饮食上要注意，生冷食物尽量少食或不食。熟肉制品一定要加热后再食用。盛食物的器皿要保持清洁并定期消毒。②在化疗前，一定要测量准确体重，要在清晨大小便后空腹并只能穿内衣裤时测量。因为SFU用量都是根据患者的千克体重来决定的，使用过量的SFU也可导致假膜性肠炎的发生。

第十三节　缺血性肠炎

一、定义

缺血性结肠炎是由于肠道血液供应不足或回流受阻致肠壁缺血损伤所引起的急性或慢性炎症性病变，轻者仅损伤黏膜，重者全层肠壁受累。引起肠道缺血的原因很多，包括动脉梗死、低血流状态、小血管病变、静脉阻塞和肠腔内压力增高等，而以动脉硬化所致者最为多见，常发生在50岁以上的中年老人，男、女发病差别不大，发病部位以左半结肠最多见，仅少数发生在升结肠及直肠。根据病程经过，临床将其分一过性缺血性结肠炎、缺血狭窄型、结肠坏死型三大类，其中绝大多为一过性改变，病变局限在黏膜层和黏膜下层，部分病倒可形成肠管狭窄；坏死型者约占12%，病变可穿肠壁全层，如不及时治疗，病死率较高。

二、病因与发病机制

① 有高血压、动脉硬化或冠心病引起心功能不全的老年人；

② 滥用利尿药使内脏血流量降低；

③ 长期便秘或肠管持续痉挛致肠内压增高；

④ 服用某些血管活性药致肠系膜小动脉收缩；

⑤ 一些血管性疾病，如血栓性脉管炎、结缔组织病、弥漫性变态反应性疾病。

三、临床表现

（1）症状　1986年Marston将缺血性结肠炎归纳为非坏疽型与坏疽型。

① 非坏疽型：非坏疽型包括一过型与狭窄型，肠损害均为可逆性，多发生于老年人，常伴有心血管病、糖尿病、类风湿关节炎等。狭窄型肠壁水肿、增厚、僵硬可致肠腔狭窄，但随着结肠侧支循环的建立，肠黏膜水肿逐渐吸收，黏膜损伤可逐渐修复；而一过型最多见，为结肠小范围的节段性病变所致。一过型与狭窄型大多表现为一种自限性疾病。典型临床表现：突然发生腹痛，多偏左侧，疼痛为绞痛性质，可轻可重，随之在24小时内出现腹泻、便血。可伴有恶心或呕吐。腹部体征可不明显或在病变部位有压痛，大多在2～3天内病情好转，腹痛、腹泻、便血等症状消失。

② 坏疽型：肠损害为不可逆性，症状重，由于有肠壁全层坏死，可表现为大量血便及严重腹痛、休克和毒血症等，同时伴发热和白细胞计数升高，腹腔穿刺可抽出血性腹水。肠穿孔者有腹膜炎症状，常需手术治疗。

（2）体征

① 腹部压痛，以左髂窝盆腔部位多见，如有局部或全腹肌紧张、反跳痛，提示出现肠坏疽。

② 可见腹部膨隆，两侧可不对称。

③ 腹部听诊左右侧肠鸣音不一致，缺血部位的肠鸣音明显减弱或消失。

④ 体温升高＞38.5℃、脉搏增快；严重时，患者可有血压下降、四肢湿冷等休克的表现。

⑤ 肛门指检发现直肠周围压痛、指套血染等。

四、实验室及其他检查

① 血液检查：白细胞可轻至中度升高，若异常升高，提示缺血严重。

② 结肠镜检查：是缺血性结肠炎早期诊断的重要手段。活检黏膜组织学检查无特异性，而肠壁内微小血管的闭塞、纤维素血栓和含铁血黄素沉着为本病组织学上较有特征性的改变。

③ X线钡灌肠：出现"指印征"具有诊断意义，然而发现率不高。

④ 选择性肠系膜血管造影：若出现肠系膜上动脉分支变窄、肠道血管分支不规则、动脉弓痉挛，透壁血管充盈受损等。若排除休克、胰腺炎及血管收缩药物的应用，应考虑非闭塞性肠道缺血的可能。但也有学者提出即使血管造影见到狭窄，也并不能代表缺血性肠炎的诊断成立。

⑤ 腹部CT：可直接显示肠壁及血管内血栓，显示静脉侧支循环及肠壁缺血节段的位置，有报道90%以上肠系膜静脉血栓形成CT可明确诊断。

⑥ 腹部B超：早期即可见病变肠壁水肿增厚改变，后期可出现肠腔狭窄，治疗后肠壁改变可恢复，也可提供病变肠段的大致部位。彩色多普勒可直接显示肠系膜血管的情况，测定血流量和截面积。超声检查是一有效的辅助检查手段，特别对于无法耐受内镜检查的患者可提供诊断帮助。另外超声检查价廉，无创伤，可重复性强。

五、治疗

治疗目的是为了减轻肠道缺血损伤的范围和程度，促进损伤组织的修复。采用静脉补液维持水和电解质平衡，控制饮食，降低肠道氧耗，抗感染和抗休克；同时积极治疗原发病，去除易感因素，如糖尿病、高血压等的治疗。

1. 一般治疗

疑诊本病的患者应立即住院治疗，卧床休息，禁食，胃肠减压，予以胃肠外营养；亦可予持续低流量吸氧。停用可使肠系膜血管收缩的药物，如麦角碱、垂体后叶素等。补充足够的液体及电解质，维持水、电解质平衡，如便血量大（＞800mL），可以予输血、输血浆等支持治疗。有发热者予以物理降温，有高热者可用药物降温；有腹痛者、给予止痛药，但应慎重使用解痉、止痛药物，以避免并发肠穿孔。

2. 用药常规

（1）改善微循环　可用右旋糖酐40 500mL静脉滴注，每天1次；罂粟碱30～60mg加入5%葡萄糖注射液500mL中静脉滴注，每天1次。此类药物一般为急性期使用，连用不宜超过3～5天。

（2）防治感染　主要选用对肠道细菌敏感的抗菌药物，如甲硝唑、喹诺酮类等药物。如甲硝唑（灭滴灵）1g加入5%葡萄糖氯化钠注射液500mL中静脉滴注，每天1次；环丙沙星（西普乐）每次0.2g，每天2次，静脉滴注。

（3）抗凝治疗

① 肝素钠：肠系膜上静脉血栓形成病变有复发性，常规给予抗凝治疗，在严密监视下给予抗凝药如肝素，首剂50mg加入5%～10%葡萄糖或生理盐水100mL中，在30～60分钟内滴完，4～6小时可重复1次，总量每天可达250mg；也可采用深部肌内注射或皮下注射，每次100～125mg，每8～12小时1次，治疗7～11天，而后改为口服抗凝药如华法林。

② 华法林：开始每天10～15mg，3天后根据凝血酶原时间确定维持量，一般每天2～10mg，治疗3～6个月。抗凝治疗期间要定期监测凝血酶原时间。

（4）中药治疗　中药丹参配合罂粟碱同时应用可减轻缺血性肠病的临床症状。丹参40mL，加入5%葡萄糖250mL中静脉滴注，3～10天后改为口服丹参片，每次3片，每日3次，疗程4周。

3. 扩血管治疗和手术治疗

罂粟碱肠系膜上动脉栓塞或血栓形成一经诊断，经导管立即开始罂粟碱灌注，每小时30～60mg加入生理盐水中滴注，以扩张肠系膜血管，改善血流，避免肠切除或减少切除范围；对于非闭塞性肠系膜缺血，积极恢复有效循环血量的同时进行病因治疗，尽快开始罂粟碱灌注，一般连续灌注24小时，也有连续灌注5天者。肠系膜上静脉血栓形成无腹膜炎者用罂粟碱灌注，必要时做肠系膜静脉血栓切除术；有腹膜炎时行急诊手术切除坏死肠段。

六、观察要点

密切观察患者神志、意识、面容及生命体征。观察腹痛部位、性质、持续时间；腹部体征的变化（包括腹胀的程度、腹肌紧张度、压痛、反跳痛、肠鸣音等）；测量并记录呕吐物、大便的次数、量、颜色、性质和气味，及时送检。记录24小时尿量；定期检测血常规、电解质和血气分析等。加强对基础疾病的观察，缺血性肠炎多为老年患者，常伴有其他系统疾病，要加强观察，注意有无胸痛、胸闷、气急、咳粉红色泡沫痰、端坐呼吸以及有无语言、肢体运动和感觉障碍等心脑血管并发症的发生。若患者出现血压下降、面色苍白、大汗、四肢湿冷、脉率及心率增快等常提示有大出血或失血失液性休克，应紧急处理。

七、护理要点

（1）饮食护理　病程早期，由于肠系膜损伤程度较重常需禁食，一般3～5天随着病情逐渐好转，遵医嘱指导患者进食清淡易消化、少油脂的低盐、流质、半流、软食等饮食，进食速度宜慢，温度适宜，忌生、冷、硬、辛辣、油腻、味重饮食。饮食宜少量多餐，应食用富含维生素的绿色蔬菜、豆类食物，适量补充蛋白质，少食动物内脏等高胆固醇食品。严格限制各种甜食，包括糖果、甜点心等，忌食油炸、油煎食物。进食前后，要为患者清洁双手，卧床者摇高床头30°～40°。进食过程中，注意观察有无恶心、呕吐、腹部不适等症状。

（2）腹痛护理　缺血性肠病均有明显腹痛史，具有症状与体征不相符的特征，即腹痛重、体征轻，早期腹肌软，压痛点不固定的特点。因此，应密切观察腹痛的性质、范围、部位、程度、时间、频率有无变化，有无放射痛和恶心呕吐，腹痛与排便的关系，密切注意腹部体征的变化及伴随的症状，如恶心、呕吐、腹胀等，有无腹部压痛及反跳痛。注意有无腹膜炎、肠穿孔、肠梗阻等发生。疼痛最明显的部位多为病变处。如突然出现剧烈腹痛、腹肌紧张，表明肠穿孔可能，应立刻通知医师予以处理。在未明确诊断之前禁用镇痛药，以免掩盖病情。

（3）肛周皮肤护理　缺血性结肠炎患者均伴有不同程度的腹泻和便血，由于粪便、碱性肠液及血液反复使肛周处于潮湿和代谢产物侵蚀状态，再加上皮肤间的摩擦，容易造成肛周湿疹和局部皮肤破损。因此，保护肛周皮肤的清洁和完整，防止肛周湿疹成为此期的护理要点。每次排便后用温水清洗肛周，并用柔软毛巾擦干，帮助患者取侧卧位，暴露皮肤，用康惠尔皮肤保护膜或糅酸软膏涂抹肛周皮肤，以润滑皮肤，减少摩擦，并隔离排泄物对皮肤的直接刺激，防止破损及压疮形成。生活可自理者，认真教导此操作，并宣讲皮肤破溃后的害处。

（4）肠镜检查护理　肠镜是能够进行早期诊断和治疗的有效手段，同时能够明确病变的范围和严重程度，并能检测治疗的效果。肠镜检查前，详细地解释说明检查及诊疗的过程和目的，消除患者紧张情绪。结肠镜检查当天早晨禁食。将复方聚乙二醇电解质散2包药粉全部溶入2000mL温开水中，并搅拌均匀，于检查前4小时口服，首次服用6000～1000mL，以后每隔10～15分钟服用1次，每次250mL，直至服完或排出水样清便。服药过程中掌握服药速度不宜过快或过慢，服药速度以50mL/min为宜。过快可致胃突然扩张，胃内压增高，反射性引起恶心、呕吐；过慢液体被小肠吸收，刺激肠壁蠕动减慢，达不到清洁肠道的目的。服药过程中还应严密观察肠蠕动情况，如有不适，可减慢服药速度或暂停服用，如不适症状严重应立即停止服药，及时通知医师。结肠镜检查后严密观察患者生命体征及腹部情况，不宜立即进食，待结肠内气体排出、腹胀消失后进易消化流质饮食。

（5）基础疾病护理　缺血性肠炎常伴有一种或几种基础疾病，以高血压病、冠心病、糖尿病多见，因此，应坚持按医嘱服药，治疗基础疾病。要严格控制血压、血糖，检测心电图及心脏功能。警惕心源性休克和血压过高所致的心血管并发症及高血压性脑病的发生；静脉给药时，严格控制液体入量及滴注速度。同时强调改变不良生活习惯，养成良好的生活方式，绝对戒烟戒酒，加强饮食行为干预，减少动脉硬化性疾病的危险因素，进而减少缺血性结肠炎的发生。

（6）心理护理 该病常发生于有基础疾病的老年患者，发病突然，病情变化快，剧烈腹痛使患者烦躁、恐惧、焦虑甚至濒死感，而此种心理又可使交感神经兴奋，血中儿茶酚胺含量增加，引起心率增快、血压升高、心肌耗氧量增加，使基础疾病的病情加重；同时引起内脏血管收缩，加重病变肠段的进一步缺血，使疾病恶化。因此，给予患者精神安慰，耐心倾听，尊重、关心患者，鼓励患者释放负性情绪。态度和蔼，语言友善，理解患者的不适，及时为患者及家属提供与疾病相关的知识，适时予以解释，有效地进行沟通，取得其理解和信任，主动配合治疗。在允许的情况下让其家属陪护，消除患者紧张、恐惧心理，使患者精神放松、情绪稳定，增强患者对疼痛的耐受性。及时评估健康教育效果，以保证患者和家属掌握必要的知识，以良好的状态适应疾病的不同时期，以促进早日康复。

第十四节　肠易激综合征

一、定义

肠易激综合征（IBS）是一组以腹痛或腹部不适为主，伴有大便习惯或性状改变但缺乏解剖、生化和病理学变化证据的临床症候群。大致可以分为腹泻型与便秘型。本病发病率相当高，患者年龄多在 20～50 岁，老年后初次发病者少见，女性多见，有家族聚集倾向。常与其他胃肠功能紊乱性疾病（如功能性消化不良等）伴发。

二、病因与发病机制

IBS病因尚不明确。目前认为与以下因素有关。

（1）精神、神经因素 IBS患者精神心理异常的出现率明显高于普通人。有研究表明，精神紧张可以改变肠道的胃肠移行性复合运动（MMC），精神刺激对IBS患者比正常人更易引起肠动力紊乱。现代神经生理学认为IBS患者的肠道对于张力和多种刺激的敏感性增加。但这究竟是由于肠壁神经丛及其感受器或传入神经通路上的异常，还是中枢神经系统对肠道的调节异常目前还不明确。另外有研究发现应激可引起大鼠功能性结肠动力紊乱，同时发现应激后一些胃肠道激素的释放增加，说明神经内分泌的调节参与应激所引起的肠功能紊乱反应过程。以上精神、神经因素与IBS的关系，支持目前认为IBS是属于身心疾病类胃肠病的观点。

（2）肠道刺激因素 肠道内某些因素可能改变肠功能，加重原有的肠易激综合征。这些刺激因素包括外部的食物、药物、微生物等，也可能包括消化过程中所产生的某些内部物质。有实验发现腔内抗原激发致敏的鼠肠道可明显诱导鼠肠道收缩活动和产生腹泻。有分析认为，当某些刺激物多次作用于肠道时，可能改变肠道的感觉运动功能以及对于刺激的敏感性，从而使肠管产生"易激性"。有报道IBS患者回肠对灌注胆汁酸的分泌作用非常敏感，但可能未被诊断为胆汁酸吸收不良。短链或中链脂肪酸在吸收容量受限或在小肠内快速运转等的患者中可能到达右半结肠，引起右半结肠出现快速通过的高压力波，这些波极有效地推进结肠内容物并可能引起疼痛和腹泻。这些肠道刺激物在IBS中是诱因还是病因目前尚未定论。

三、临床表现

肠易激综合征的症状并无特异性，病史特征为起病通常缓慢、间歇性发作，有缓解期；症状虽有个体差异，但对于某具体患者则多为固定不变的发病规律和形式。

① 腹痛：是本病的一项主要症状。多伴有排便异常，并于

排便后缓解。部分患者易在进食后出现。腹痛可发生于任何部位，为局限性或弥漫性，最多见于下腹部，性质多样，程度各异。

② 腹泻：约1/4的患者可因进食诱发，腹泻时粪便量小，禁食72小时后应消失，夜间一般不出现，不少患者有腹泻与便秘交替现象。

③ 便秘：以便秘为主者，亦可间或与短期腹泻交替，排便有不尽感，粪便可带较多黏液，早期多为间断性，后期可为持续性，甚至长期依赖泻药。

④ 心理、精神异常：部分患者尚有不同程度的心理、精神异常表现，如抑郁、焦虑、紧张、多疑或敌意等。

⑤ 其他消化道症状：近半数患者有胃灼热感、早饱、恶心、呕吐等上消化道症状。

⑥ 体征：体格检查通常无阳性体征。有时可扪及有压痛、坚硬的乙状结肠或其他肠襻。行乙状结肠镜检查，极易感到腹痛，对注气反应敏感，肠道极易痉挛影响操作。这些现象对诊断有提示作用。

⑦ 分型：根据临床特点可分为腹泻型、便秘型和腹泻便秘交替型。

四、实验室及其他检查

（1）实验室检查　血常规、血沉、生化检查一般常无异常。粪常规、粪潜血试验及找虫卵、粪细菌培养等均为阴性。

（2）特殊检查

① 结肠镜：镜下可见肠管痉挛、蠕动增多；肠袋变浅、黏液较多，注气可诱发腹痛等IBS的常见征象，而无黏膜脆性增加、溃疡、肿块等器质性病变。

② X线钡剂灌肠：可见有肠管痉挛征象，但无肠道息肉、肿瘤发现。

③ 胃镜：无上消化道溃疡、肿瘤等病变发现。

④ 腹部B超：排除肝、胆、胰等疾病。

⑤ 结直肠动力学测定：乙状结肠平滑肌肌电图及压力测定有助于区别结肠运动亢进或低下。

五、治疗

积极寻找并且去除促发因素和以对症治疗为主，强调综合治疗和个体化的治疗原则。

六、观察要点

观察腹泻患者粪便的量、性状、排便次数及便秘的情况。

七、护理要点

（1）常规护理

① 饮食的护理：IBS的各类型都与饮食有关，腹泻为主型IBS患者80%的症状发作与饮食有密切的相关性。因此，应避免食用诱发症状的食物，因人而异，通常应避免产气的食物，如牛奶、大豆等。早期应尽量进低纤维素饮食，但便秘型患者可进高纤维素饮食，以改善便秘症状。

② 排便及肛周皮肤护理：可以通过人为干预尽量改变排便习惯。对于腹泻型患者，观察其粪便的量、性状、排便次数并记录。多卧床休息，少活动。避免受寒，注意腹部及下肢保暖。做好肛门及周围皮肤护理，便后及时用温水清洗，勤换内裤，保持局部清洁、干燥。如肛周皮肤有淹红、糜烂，可使用抗生素软膏涂擦，或行紫外线理疗。对于便秘型患者可遵医嘱给予开塞露等通便药物。

③ 心理护理：IBS多发生于中青年，尤以女性居多。多数患者因工作、家庭、生活等引起长期而过度的精神紧张，故应给其更多的关怀，自入院开始尽可能提供方便，使其对新的环境产生信任感和归属感。在明确诊断后更要耐心细致地讲解病情，使他们对所患疾病有深刻的认识，避免对疾病产生恐惧，消除紧张情绪。耐心细致的讲解，也会使患者产生信任感和依赖感，有利于病情缓解。

（2）健康指导

① 指导患者保持良好的精神状态，注意休息，适当运动（如散步、慢跑等），以增强体质，保持心情舒畅。

② 纠正不良的饮食及生活习惯，戒除烟酒，作息规律，保证足够的睡眠时间，睡前温水泡足，不饮咖啡、茶等兴奋性的饮料。

③ 当再次复发时应首先通过心理、饮食调整。效果不佳者应到医院就诊治疗。

第十五节　功能性便秘

一、定义

功能性便秘是一种排除肠道、全身器质性病因的功能性疾病，是生活规律改变、情绪抑郁、饮食因素、排便习惯不良等因素所致的原发性、持续性便秘，是临床较为常见的慢性便秘类型，又称习惯性便秘或单纯性便秘。随着现代化社会生活节奏加快和饮食结构的改变，功能性便秘的患病率逐年增多，成为影响现代人生活质量的重要因素，同时也是某些心脑血管疾病（如心绞痛、心肌梗死等）的诱发因素。据流行病学统计，老年人的功能性便秘患病率约为20%，远高于其他年龄段的平均患病水平，其中长期卧床的老年患者患病率高达80%。随着人口老龄化进程加快，老年功能性便秘发病率有逐年升高的趋势。儿童便秘中，功能性便秘>90%。

二、病因与发病机制

直接发病的原因可分为两种：结肠运动迟缓或痉挛引起的结肠便秘；直肠反射迟缓引起的直肠便秘。

① 由于不良的饮食习惯，使食物中含机械和化学刺激不足或因摄食量过少，尤其是缺少遗留的大量残渣的食物。使肠道所受刺激不足，反射性蠕动减弱造成便秘。

② 在结肠的总蠕动后，粪块进入直肠，从而引起排便反射。

但当便意经常被忽视，排便场合和排便姿势不适当，以及经常服用强泻药或洗肠等，均可造成直肠反射敏感性减弱。

③ 精神抑郁或过分激动，使条件反射发生障碍。

④ 不良生活习惯，睡眠不足，持续高度精神紧张状态。

三、临床表现

① 肠内容物少导致的胃-结肠反射减弱及肠腔内压力低下，使排便反射减弱；膳食纤维含量少也使肠蠕动减少。

② 由于经常便秘，滥用泻药或灌肠，造成腹压减弱和意识性抑制便意，使之阈值上升，生理性的刺激不能引起排便反射。

③ 大肠存在憩室，形成硬块导致便秘。肠道激惹综合征患者因自主神经功能失调造成肠内容物输送失调。

四、实验室及其他检查

全胃肠道钡餐检查和结肠镜检查对排除器质性病变，确立功能性便秘的诊断是必要的，结肠通过检测对诊断有帮助，同时还能对功能性便秘进行分型判断。

五、治疗

（1）改善生活习惯和饮食结构　调整不良排便习惯，增加日常活动量。改善饮食习惯，注意多饮水和多进食膳食纤维。

（2）药物治疗

① 通便药：治疗功能性便秘的药物主要是通便药，包括刺激性泻药、容积性泻药和渗透性泻药等，宜选用作用温和、不良反应较少的药物。

② 肠微生态制剂：是目前治疗非器质性便秘，尤其是老年功能性便秘的首选药物。

（3）物理治疗

① 腹部按摩。

② 粪结石取出。

③ 结肠途径治疗系统。

（4）生物反馈治疗　借助声音和图像反馈刺激大脑，训练患者正确控制肛门括约肌舒缩，从而缓解便秘。

（5）中医中药治疗　根据中医学"宣肺气、通大肠"的理论，应用加减宣白承气汤等治疗功能性便秘。针灸推拿治疗也有一定疗效。

六、观察要点

① 观察排便的次数、间隔时间、排便的难易程度、粪便的性质、腹部饱胀感、患者的残便感及有无出血等情况。

② 观察腹部有无腹胀、压痛、肿块，肿块的位置、硬度以及腹部蠕动的次数。

七、护理要点

1. 常规护理

（1）建立规律的排便习惯　规律的排便习惯有助于预防便秘。应指导功能性便秘的患者养成定时排便的习惯，即无论有无便意，每天定时排便，排便时注意力集中。排便最佳时间是早餐后，蹲厕时间一般10～20分钟。便秘者应避免过久无效排便，以免导致脱肛、痔疮等。记录排便次数、性状及颜色。

（2）保持一定活动量　适当的体育运动对于缓解功能性便秘有一定的疗效。早、晚餐后行走30～60分钟，保持站立，顺时针按摩腹部10～20次，然后左右转动腰骶部，睡觉前进行下蹲训练10次可有效缓解便秘。为住院患者创造良好的排便环境，如遮挡屏风。

（3）心理护理　帮助患者克服自卑心态；加强心理健康宣教，建立积极应对策略；缓解负性情绪，重建康复信心；优化医疗环境，培养良好生活习惯。

（4）饮食护理

① 摄入充足的水分：多饮水，尤其每天清晨饮1杯温开水或盐开水可有效改善便秘。但应注意饮水技巧，即饮水宜大口多量，晨起空腹饮温开水300～400mL，分2～3次饮尽，每天摄

入水分2000～3000mL。

② 进食足够的膳食纤维：膳食纤维具有亲水性，能使食物残渣膨胀并形成润滑凝胶，达到增加粪便容积、刺激肠蠕动的作用。因此，便秘患者可增加进食干豆及粗粮类含膳食纤维多的食物。

③ 培养良好饮食习惯：定时进餐，且饮食要冷热适当，不可过冷或过热，不可进食高盐食物，不偏食，避免过食辛辣、煎炸、甜食、零食、浓茶等，勿暴饮暴食。合理搭配食物，增加食欲，适当增加花生油、芝麻油等摄入以润滑肠道。苹果和柿子含有较多鞣酸可导致便秘，不宜多食。

（5）用药指导 指导或协助患者正确使用简易通便法，如使用开塞露、甘油栓等。并在药物注入直肠内后尽量保留药物，观察用药后疗效。向患者解释长期使用缓泻药的后果及可能引起便秘的药物，嘱患者尽量避免使用。

（6）并发症处理及护理 功能性便秘可能对全身健康状况有影响，甚至导致其他疾病。过度用力排便，可引起心脑血管意外，如心绞痛、心肌梗死，需要积极医疗干预抢救；较长时间蹲位排便站起可引起直立性低血压而晕厥和跌倒，重在预防跌倒发生；合并前列腺增生症患者可因粪便滞留压迫致排尿困难和尿潴留，需及时导尿；严重便秘者可使老年人已薄弱的腹壁发生各种类型腹壁疝或加重疝的病情，需手术治疗；长期严重便秘后肠腔内毒素过多吸收能够引起记忆力和思维能力下降，以及头痛、头晕、食欲缺乏、失眠等。

2. 健康指导

（1）饮食习惯的适应 鼓励患者多饮水、菜汁、水果汁或蜂蜜水，每天清晨一杯温开水或盐开水，润滑肠道，刺激肠蠕动，平时多饮水也有润便的作用。进食清淡、富含纤维的食物，如标准面粉、杂粮。多食瓜果蔬菜，选一些含纤维素较多的蔬菜，如萝卜、韭菜、芹菜、圆白菜、油菜等。这样，通过肠道的食物残渣多，可以使排便次数增多。避免过度煎炒、酒类和辛辣食品。

（2）排便习惯的适应 养成定时排便的习惯，防止粪便堆积。粪便过干过硬、无力排出者可在手指上涂凡士林油抠出粪便。在训练排便习惯的同时可结合药物清洁肠道。

（3）心理调适　便秘患者常伴有焦虑症，可加重便秘，故需进行心理调适。多安慰开导患者，运用沟通技巧，耐心倾听患者倾诉，让其宣泄调节不良情绪，保持良好的心理状态。

（4）建立健康的行为方式　久坐少动的患者应适度增加运动量，以增加胃肠蠕动。双手重叠，顺时针绕脐用力推按腹部，可辅助刺激胃肠蠕动。多做腹肌和盆底肌锻炼，如排便动作锻炼和提肛肌的收缩。

第十六节　胃肠道息肉

一、定义

胃肠道息肉病是以累及结肠为主的多发性息肉病变，部分可伴有胃肠道外表现。临床上按照有无遗传倾向和遗传方式、胃肠道受累的程度以及伴随的胃肠道外表现、息肉的组织学和大体表现可分为腺癌性和错构瘤性息肉病综合征两类。

二、病因与发病机制

胃肠道息肉的病因及发病机制目前仍不清楚，可以预测胃肠道息肉的病因学研究必将为胃肠道癌的预防和治疗提供光明的前景，这一点可以从以下事实中得到证实。约有85%的胃息肉病例伴有低胃酸症，而在萎缩性胃炎、恶性贫血甚至胃癌病例中，胃息肉的发病率相当高。由此可见，胃息肉和胃癌有相似的发病环境，即低酸或无酸。在结直肠的研究同样证实影响腺瘤性息肉与结直肠癌发病的危险因素基本一致。目前对息肉的研究初步形成以下理论：腺瘤的发生是多个基因改变的复杂过程，而环境因素改变致基因（表达）异常或突变基因在环境因素作用下表达形成腺瘤；而增生性息肉或炎性息肉则与感染和损伤相关。

目前已经得到证实的是，息肉与CD44基因mRNA的明显表达相关。散发性结直肠肿瘤中，结直肠息肉和癌组织APC基因（结肠腺瘤性息肉病基因）突变率无显著差异，而在正常结直肠黏膜、炎性息肉和增生性息肉中均无突变。胃息肉的研究集中在P53和P21蛋白表达异常上，因此认为与抑癌基因P53的突变和癌基因ras的突变相关。幽门螺杆菌在胃疾病的发病中不容忽视，研究认为与胃息肉有明显关系，并试阐述发病过程为HP感染和机械因素引起局部黏膜损伤，继之炎症刺激、修复等因素导致上皮细胞增生活跃，在增生过程中同时出现癌基因/抑癌基因的表达异常。上皮起源后先侵入到黏膜固有层，然后向上生长，形成高出黏膜的肿瘤——息肉。

三、临床表现

息肉多无症状，往往是在内镜或X线检查偶尔被发现。部分息肉可引起大便带血、黏液血便，体检常无阳性发现。

① 较大息肉：可引起消化系统症状，如腹部不适、腹胀、腹痛、腹泻、便秘等，但多因症状轻微和不典型而被人忽视。

② 幽门、贲门口息肉：可引起不全梗阻的症状。

③ 直肠息肉：直肠的长蒂息肉在排便时可见肿物自肛门脱出。

④ 息肉综合征：有胃肠外疾病相应表现，如口唇、颊黏膜、口周皮肤、手脚掌面有黑褐色色素斑者，常提示有Peutz-Jeghers综合征的可能。

四、实验室及其他检查

① 内镜检查：在形态上表现为黏膜隆起性肿物或表面结节颗粒状隆起，根据蒂部情况可分为有蒂、无蒂、亚蒂、广基、扁平状等。

② 组织活检病理学检查：不同类型的息肉有特征性的组织学病变，息肉活检是判断息肉性质、评价恶变潜能的重要方法。

③ X线检查：钡餐及灌肠检查可见息肉呈单个或多个类圆形的充盈缺损，带蒂者可活动。绒毛状腺瘤呈一大簇葡萄炎状或不规则类圆形充盈缺损，排钡后呈条纹状、网格状外观具有诊断

意义。气钡双重造影可提高微小息肉的检出率。

五、治疗

小的增生性息肉或炎性息肉，因无癌变潜能，故可以不做处理。但对于较大的息肉以及组织学证实为腺瘤性息肉者，为避免引起息肉出血、梗阻或癌变，一旦发现即行摘除。

① 内镜下息肉摘除术。

② 内镜下黏膜切除术。

③ 内镜-外科联合切除法。

六、观察要点

术后密切观察患者情况，有无呕血、便血、腹痛等症状，对于一般情况好、创伤小的患者，情况平稳后方可离开，必要时留院观察1～3天。注意观察术后并发症如出血、穿孔，如有发生应进行对症处理。胃肠道息肉套切后，患者术后24小时应卧床休息，年老体弱及创伤较大者，卧床休息时间应保持2～3天，1个月内避免长时间用力下蹲或做屏气动作，不做重体力劳动。

七、护理要点

（一）术前护理

1. 心理护理

详细地向患者及家属介绍病区环境，做好入院心理指导，建立良好的护患关系。向患者及家属介绍胃肠道息肉的相关知识及术前、术后注意事项，解除其担忧情绪，以取得患者及家属的配合。

2. 术前准备

（1）胃肠道准备　这是检查成败的关键之一，术前2～3天患者进少渣半流或流质饮食，检查当天禁食。

（2）肠道准备

① 泻剂灌肠法：检查前晚服蓖麻油25～30mL，饮水800～1000mL，3～4小时后可连续腹泻数次，在检查前2小时用38℃

左右的温开水 800～1000mL 灌肠 2～3 次，至仅有少许粪渣为止，如效果不好，可改服 50% 的硫酸镁 40～50mL，半小时内饮水约 1000mL，泻后再清洁灌肠。

② 泻法：应用硫酸镁，术前 3 天患者进食少渣饮食，并于每晚服用果导片 2 片，检查前 1 晚服用 50% 的硫酸镁 40～50mL，半小时内饮水约 1000mL，第 2 天晨同样服用 50% 的硫酸镁 40～50mL，半小时内饮水约 1000mL，肠道准备一般是满意的，如年老体弱者，腹泻过多，可考虑静脉补液。现尚有配制好的高渗电解质溶液，如 PEG4000（聚乙二醇）电解质溶液，主要特点是方便，于检查前 2～3 小时服用即可，效果尚可。其他的方法，如甘露醇，因其在电凝治疗时有引起爆炸的危险，故不推荐使用。在给患者清洁肠道的同时应严密观察患者生命体征的变化，警惕低血糖的发生，随时做好低血糖反应的应急预案。

（3）镇静药的应用　对于精神紧张的患者，可于术前 15～30 分钟适当应用地西泮、咪达唑仑、丁溴酸东莨菪碱、山莨菪碱等，或采用静脉麻醉，注意观察患者的生命体征变化。

（二）术后护理

（1）饮食与休息　术后合理的饮食与休息是预防迟发出血的关键。息肉切除后一般先禁食 24 小时，其后 24 小时内给予温凉流质饮食，随后根据大便情况逐渐改为半流质或少渣饮食。肠息肉套切后无渣饮食，以后过渡到普食。少量多餐，3 周内患者饮食仍以清淡、易消化食物为主，同时，保持大便通畅，必要时用缓泻药，并避免剧烈活动。

（2）并发症的护理　并发症主要有消化道出血、穿孔、皮下气肿、腹胀、胃肠胀气、治疗部位疼痛等。必须严密观察，若有胃肠胀气症状通常无须特殊处理，做好患者的安抚工作并向患者解释这种症状可在数天内自行消失，需注意饮食，不能进食产气的食物（如奶类、豆制品或甜食等）；如出现持续性腹痛，应仔细进行体格检查，及时通知值班医生，避免穿孔、出血等并发症的发生；密切留意患者有无便血情况，若有便血发生，应立即报告值班医生及时处理，并可根据医嘱给予止血补液对症治疗。

（3）其他 定期随访复查。预防感染，术后注意保持肛门和外阴的清洁和干燥，常规应用抗生素预防感染。

（三）健康指导

教会患者及家属相关基本知识，特别讲明合理饮食的重要性。嘱患者多食蔬菜、水果。保持大便通畅，避免用力排便引起前列腺窝继发性出血。术后3周避免性生活。6周内避免持重物、长途步行，3个月内禁止骑自行车。教会患者如何观察大便的性质、颜色和量，发现异常应及时送检。

第十七节　黑斑息肉综合征

一、定义

黑斑息肉综合征又称Peutz-Jeghers综合征，以皮肤黏膜色素沉着、胃肠道息肉和遗传性为特征。本病系遗传性疾病，其遗传方式为常染色体显性遗传，可隔代遗传。据报道家庭中发病率约为36%，多为双亲与子女同胞间同时发病，且大多为儿童或青年发病，亦有在老年时才发现。其息肉特点是具有错构瘤的典型组织学表现。其上皮组织与所在部位的上皮相同，但外形呈隆起形；镜下可见黏膜下层中有分支的平滑肌束。该病有2%～3%发生胃肠道癌变。

二、临床表现

其特征为皮肤黏膜色素沉着及胃肠道息肉。

① 色素沉着：主要分布在口唇（下唇更多）和颊黏膜，其次是手指及手掌，手背、掌面均有。少数部位有龟头、阴唇等处。色素沉着呈现淡褐色和蓝黑色不等，对称散在分布，呈圆形、椭圆形、不规则，直径2～3mm，不高出皮肤表面。

② 胃肠道息肉：常为多发性，小肠多见（96%），其次为结肠（53%），胃息肉少见（24%）。息肉数目不一、大小不等，多

者可达数百枚，大者直径可达 3 ～ 4cm，约不到 5% 患者仅有肠息肉而无色素沉着，另有 5% 仅有色素沉着而无胃肠息肉。其好发部位依次为空肠＞回肠＞结肠＞胃。

③ 胃肠道的首发症状为便血、腹痛或腹痛合并便血。腹痛常见原因是并发肠套叠。

三、实验室及其他检查

① 内镜检查：镜下可见胃肠道多发息肉，可形成团聚的肿块，质软，呈红色或带紫色斑点。组织活检为错构瘤表现。

② 胃肠钡剂检查：可见胃肠道多发息肉征象。

四、治疗

① 色素斑不必治疗，必要时可试行电灼、二氧化碳冰冻疗法。

② 对于胃和结肠息肉，可经胃镜或结肠镜行电凝切除。小肠息肉不易发现，如无症状可密切观察，如发生出血或肠套叠，应及时手术；如无肠套叠，不需做肠段切除，可分别切开肠壁摘除息肉。虽并发肠套叠，但无肠坏死，应以手法复位松解，已发生肠坏死者，则应将套叠肠段切除再行肠对端吻合术。术中还应检查胃肠道有无息肉，并摘除全部息肉。由于息肉可以癌变，应嘱患者长期随诊。

五、观察要点

（1）症状　①腹痛发生的部位、性质、时间。②腹泻颜色、性质、量、次数和有无黏液、脓血等。③有无血便，便血的量，有无血压下降、精神紧张、面色苍白等消化道出血的表现。④色素沉着的颜色、部位。

（2）身体状况　①生命体征：尤其是血压，有无大出血的表现。②营养状态：有无贫血、脱水、消瘦及营养不良。③出入量：有无脱水，水、电解质紊乱等。④腹部体征：有无腹肌紧张、反跳痛及肠鸣音减弱，有无肠套叠的表现。

（3）心理状况　①有无焦虑、抑郁等不良情绪反应。②皮肤色素沉着有无对患者工作、生活产生影响及导致患者产生自卑心理。

六、护理要点

1.常规护理

① 饮食护理：黑斑息肉综合征患者饮食宜清淡、易消化、富于营养，节制饮食，不过饥、过饱或偏食，适当进食清凉润肠的食物，少食油煎油炸、辛辣及刺激性食物。

② 疼痛护理：观察腹痛的部位、性质、时间，注意腹部体征的变化。以便及早发现中毒性巨结肠症及肠穿孔等并发症的发生。

③ 便血的护理：护士要认真记录大便的次数与性质。血便量多时，应与医生联系，予对症处理，并密切观察生命体征的变化。准确记录出入量，防止发生水、电解质紊乱。认真留取粪便标本并定期做好粪便的各种检查。因为这是病情变化的一个重要指标。

④ 心理护理：黑斑息肉综合征是一种遗传性疾病，暴露部位的黑斑有碍美容，造成患者生理、心理的双重负担。患者比较担心自己的疾病，担心较高的治疗费用；应向患者介绍疾病的相关知识，减轻患者心理负担，积极配合治疗和护理。

2.健康指导

① 嘱患者如有腹痛等不适应及时就诊。出院后定期复查胃镜及肠镜。术后或息肉摘除后应每年复查一次，对新生或复发息肉应及时清除，控制或减少息肉癌变。

② 日常生活应注意避光，防止日光直射面部，外出时应戴遮阳帽或打伞，也可在暴露部位外涂防晒膏霜。

③ 对黑斑息肉综合征的患者，其本人和家族成员都应该进行积极的随访，以发现家族中新出现的患者，达到早诊断、早治疗并及早发现以及处理胃肠道或其他部位恶性肿瘤的目的。

第十章　肝脏疾病的护理

第一节　病毒性肝炎

一、定义

病毒性肝炎是由肝炎病引起的传染病，主要症状为乏力、食欲缺乏、肝功能异常，部分患者可有发热及黄疸等，有的病程迁延或反复发作成为慢性；少数人发展成为重症肝炎。重症肝炎病情凶险，病死率高。死亡原因主要为肝昏迷、肝功能衰竭、电解质紊乱及继发性感染。病毒性肝炎可分为甲、乙、丙、丁、戊五种类型，各型之间无交叉免疫，可同时或先后感染，混合感染或重叠感染，使症状加重。甲型病毒性肝炎和戊型病毒性肝炎以粪—口传播为主，常见发热、黄疸，呈急性经过，罕见迁延成慢性；乙型病毒性肝炎和丙型病毒性肝炎，多经输血或血制品以及密切接触传播，易迁延发展成慢性，甚至肝硬化，已证实乙型肝炎病毒感染与肝癌有一定关系。丁型病毒性肝炎需依赖于乙型肝炎病毒而存在并复制，常与乙型肝炎病毒呈混合感染或在乙型肝炎病毒阳性的慢性乙肝病程中重叠感染。

二、病因与发病机制

病毒性肝炎发病机制较复杂，不同类型的病毒引起疾病的机制也不尽相同。甲型及戊型病毒性肝炎分别由 HAV 和 HEV 感染引起，HAV/HEV 经口进入体内后，经肠道进入血流并到达肝脏，随后通过胆汁排入肠道并出现粪便中。病毒侵犯的主要器官是肝脏。HAV 引起肝细胞损伤的机制尚未明确，一般认为 HAV 不直接引起肝细胞病变，肝脏损害是 HAV 感染肝细胞的免疫病理反应所引起的；戊型肝炎早期肝脏的炎症主要有HEV直接致细胞病变，而在病毒清除期肝细胞的病变主要由HEV诱导的免疫反应引起。乙肝病毒对肝脏的损害机制较复杂，多数学者认为不是直接的，而是通过免疫应答介导肝细胞坏死及炎症，其中细胞毒性T细胞（CTL）通过溶细胞机制及非溶细胞机制造成肝脏的病变；其实CTL直接造成肝细胞损伤仅占肝细胞病变的一小部分，而细胞因子如TNF-α及细胞凋亡信号Fas/FasL的激活起很大作用。TNF-α及INF-γ在免疫清除病毒中起重要作用。另外NK细胞及NKT细胞的溶细胞机制也起协同作用。丙型病毒性肝炎的发病机制复杂，其发生、发展及转归取决于病毒和机体免疫系统间的相互作用。其中HCV抗原特异性CTL在其中发挥重要作用，细胞凋亡是丙肝肝细胞损伤的机制之一，此外，调节性T细胞也参与整个疾病过程。丁型肝炎的发病除HDV直接细胞毒作用外尚与宿主的免疫应答有关。

三、临床表现

1.急性肝炎

（1）急性黄疸性肝炎　起病较急，有畏寒、发热、乏力、厌食、厌油、恶心、呕吐等症状，约1周后尿色深黄，继而巩膜及皮肤出现黄疸，肝、脾均可大，肝区触叩痛明显，经2～3周后黄疸逐渐消退，精神、食欲好转，肝大逐渐消退，病程1～2个月。

（2）急性无黄疸性肝炎　起病稍缓，一般症状较轻，大多不发热，整个病程中始终无黄疸出现，其他症状和体征与急性黄疸性肝炎相似，但发病率高，占急性肝炎的70%～90%。

2.慢性肝炎

（1）慢性迁延性肝炎　由急性肝炎迁延而至，病程达半年以上而病情未明显好转，仍有食欲减退、胁痛、乏力、肝大、肝区痛等。

（2）慢性活动性肝炎　病程超过1年，症状和体征及肝功能检查均有明显异常，主要症状为乏力、纳差、腹胀、肝区痛等，且有肝病面容、肝掌、蜘蛛痣、黄疸、肝质较硬、脾大等体征。治疗后有的患者可恢复或稳定，有的则不断恶化，发展为坏死性肝硬化。

3.重症肝炎

（1）急性重症　骤起高热，来势凶猛，黄疸出现后迅速加深，肝脏缩小，伴有明显肝臭，肝功能显著减退。常有出血或出血倾向、腹水、下肢水肿、蛋白尿、管型尿等，并可出现烦躁不安、谵妄、狂躁等精神症状，随后进入肝昏迷状态，抢救不及时可导致死亡。

（2）亚急性重症　发病初期类似肝炎，经2～3周后病情不见减轻，反而逐渐加重，常有乏力、厌食、严重的腹胀、尿少、重度黄疸、明显的出血倾向和腹水，晚期可出现中枢神经系统症状，亦可发生昏迷。多于发病后2～12周死亡，一部分患者可发展为坏死后肝硬化。

四、实验室及其他检查

1. 实验室检查

（1）血清酶的检测　丙氨酸转氨酶（ALT）在肝功能检测中最为常用。急性黄疸肝炎常明显升高；慢性肝炎可持续或反复升高；重型肝炎时因大量肝细胞坏死，ALT随黄疸迅速加深反而下降，出现胆-酶分离现象。ALT升高时，天门冬氨酸转移酶（AST）也升高。其他血清酶类，如ALP、γ-GT在肝炎时亦可升高。

（2）血白蛋白的检测　慢性肝炎及肝硬化的患者可出现血白蛋白下降，球蛋白升高，A/G比值改变。

（3）血和尿胆红素检测　黄疸型肝炎尿胆原和尿胆红素明显增加；但淤胆型肝炎时尿胆红素增加，而尿胆原减少或阴性。黄疸型肝炎时，直接和间接胆红素均升高。但淤胆型肝炎则以直接胆红素升高为主。

（4）凝血酶原活动度（PTA）检查　重症肝炎PTA＜40%。PTA愈低，预后愈差。

(5) 血氨浓度检测　肝性脑病的患者可有血氨升高。

(6) 肝炎病毒标记物检测与病原学检查

① 甲型肝炎：血清抗-HAV-IgM是HAV近期感染的指标，是确诊甲型肝炎最主要的依据。单血清抗-HAV-IgG阳性，见于甲型肝炎疫苗接种后或既往感染HAV的患者。

② 乙型肝炎：表面抗原（HBsAg）见于HBV现症感染者，但HBsAg阴性并不能完全排除HBV的现症感染。表面抗体（抗-HBs）阳性主要见于预防接种乙型肝炎疫苗后或过去感染HBV并产生免疫力的恢复者。HBeAg阳性提示HBV复制活跃，传染性较强。e抗体（抗-HBe）阳性临床上有两种可能性：一是HBV复制的减少或停止；二是HBV前C区基因发生变异，此时HBV仍然复制活跃。HBcAg阳性表示血清中存在Dane颗粒，HBV处于复制状态，有传染性。高滴度的抗-HBc-IgM对诊断急性乙型肝炎或慢性乙型肝炎急性发作有帮助。抗-HBc-IgG在血清中可长期存在。高滴度的抗-HBc-IgG通常预示现症感染，常与HBsAg并存；低滴度的抗-HBc-IgG通常预示过去感染，常与抗-HBs并存。乙型肝炎病毒脱氧糖核酸（HBV DNA）是反映HBV感染最直接、最特异和最灵敏的指标。

③ 丙型肝炎：丙型肝炎病毒核糖核酸（HCV RNA）在病程早期即可出现，而于治愈后很快消失。抗-HCV-IgM见于丙型肝炎急性期，治愈后可消失。高效价的抗-HCV-IgG常提示HCV的病症感染，而低效价的抗-HCV-IgG可见于丙型肝炎恢复期，甚至治愈后仍可持续存在。

④ 丁型肝炎：血清或肝组织中的HDVAg和（或）HDV RNA阳性有确诊意义。血清中抗-HDV-IgM出现较早，急性期即可阳性，而抗-HDV-IgG效价高则见于慢性期。

⑤ 戊型肝炎：检测抗-HEV-IgM及抗-HEV-IgG。由于抗-HEV-IgG持续时间不超过1年，两者均可作为近期感染的指标。

2. 影像学检查

B型超声、CT、MRI有助于鉴别阻塞性黄疸、脂肪肝及肝内占位性病变。对肝硬化有较高的诊断价值。

3. 肝组织病理检查

是明确诊断、衡量炎症活动度、纤维化程度及评估疗效的金标准。还可在肝组织中原位检测病毒抗原或核酸，以助确定病毒复制状态。

五、治疗

（一）急性病毒性肝炎的治疗

1. 一般治疗

（1）休息 尤其是餐后，应卧床休息，以增加肝脏血流量。恢复期可逐渐增加活动量，避免过度劳累。

（2）饮食与营养 宜清淡、易消化。以补充维生素、糖及蛋白质为主。忌酒及损肝药物。

2. 对症治疗

（1）降黄疸药物 中药有茵栀黄冲剂、丹参等；西药有熊去氧胆酸（优思弗）、腺苷蛋氨酸（思美泰）等；淤胆型肝炎用糖皮质激素（短期应用，疗效尚有争议），苯巴比妥（鲁米那）。

（2）降酶药物 主要为肝细胞膜稳定剂，有降低 ALT 的作用。此类药物有很多，如水飞蓟宾类、甘草酸类、垂盆草或五味子制剂等。以选用 1～2 种药物为宜。

（3）其他 主要为改善纳差、腹胀、恶心等症状的药物，如维生素 B_6、甲氧氯普胺等。

3. 抗病毒治疗

急性病毒性肝炎一般不需抗病毒治疗。急性丙肝的慢性转化率很高，早期应用抗病毒治疗能显著降低转慢率。如检测到 HCV RNA 阳性，即应开始抗病毒治疗，可选用普通干扰素 -α、复合干扰素或聚乙二醇化干扰素 -α（PEG-IFN-α），疗程 24～48 周，同时加用利巴韦林每天 800～1000mg 治疗。

（二）慢性病毒性肝炎的治疗

根据患者具体情况采用综合性治疗方案，包括合理的休息和营养，心理平衡，改善和恢复肝功能，调节机体免疫，抗病毒，抗纤维化等治疗。

1. 一般治疗

（1）适当休息 症状明显或病情较重者应强调卧床休息，卧床可增加肝脏血流量，有助于恢复。病情轻者以活动后不觉疲乏为度。

（2）合理饮食 适当的高蛋白、高热量、高维生素的易消化食物有利肝脏修复，不必过分强调高营养，以防发生脂肪肝，避免饮酒。

（3）心理平衡 嘱患者要有正确的疾病观，对肝炎治疗应有耐心和信心。切勿乱投医，以免延误治疗。

2. 对症治疗

同急性病毒性肝炎。

3. 抗病毒治疗

抗病毒治疗的总体目标是最大限度地长期抑制或消除病毒，减轻肝细胞炎症坏死及肝纤维化，延缓和阻止疾病进展，减少和防止肝脏失代偿、肝硬化、HCC及其并发症的发生，从而改善生活质量和延长存活时间。

（1）慢性乙型肝炎的病毒治疗

① 抗病毒治疗的一般适应证：a.HBV DNA≥10^5拷贝/mL（HBeAg阴性者为≥10^4拷贝/mL）；b.ALT≥2×ULN；如用干扰素治疗，ALT应≤10×ULN，血总胆红素水平应<2×ULN；c.如ALT<2×ULN，但肝组织学显示Knodell HAI≥4，或≥G_2炎症坏死。

具有a伴有b或c的患者应进行抗病毒治疗；对达不到上述治疗标准者，应监测病情变化，如持续HBV DNA阳性，且ALT异常，也应考虑抗病毒治疗。应注意排除由药物、乙醇和其他因素所致的ALT升高，也应排除因应用降酶药物后ALT暂时性正常。在一些特殊病例如肝硬化，其AST水平可高于ALT，对此种患者可参考AST水平。

② 干扰素治疗

a.干扰素抗病毒疗效的预测因素：治疗前高ALT水平；HBV DNA $< 2 \times 10^8$ 拷贝/mL；女性；病程短；非母婴传播；肝脏纤维化程度轻；对治疗的依从性好；无HCV、HDV或HIV合并感染者。其中治疗前HBV DNA、ALT水平及患者的性别是预测疗效的主要因素。治疗12周时的早期病毒学应答对预测疗效也很重要。

b.干扰素治疗的监测和随访：生化学指标，包括ALT、AST、胆红素、白蛋白及肾功能；血常规、甲状腺功能、血糖及尿常规；病毒学标志，包括HBsAg、HBeAg、抗-HBe和HBV DNA的基线状态或水平；对于中年以上患者，应做心电图检查和测血压；排除自身免疫性疾病；尿人绒毛膜促性腺激素（hCG）检测以排除妊娠。

治疗过程中应检查：ⓐ开始治疗后的第1个月，应每1～2周检查1次血常规，以后每月检查1次，直至治疗结束。ⓑ生化学指标，包括ALT、AST等，治疗开始后每月1次，连续3次，以后随病情改善可每3个月1次。ⓒ病毒学标志，治疗开始后每3个月检测1次HBsAg、HBeAg、抗-HBe和HBV DNA。ⓓ其他，每3个月检测1次甲状腺功能、血糖和尿常规等指标；如治疗前就已存在甲状腺功能异常，最好先用药物控制甲状腺功能异常，然后再开始干扰素治疗，同时应每月检查甲状腺功能；治疗前已患糖尿病者，也应先用药物控制糖尿病，然后再开始干扰素治疗。ⓔ应定期评估精神状态，尤其是对出现明显抑郁症和有自杀倾向的患者，应立即停药并密切监护。

c.干扰素的不良反应及其处理

ⓐ流感样综合征：表现为发热、寒战、头痛、肌肉酸痛和乏力等，可在睡前注射IFN-α，或在注射干扰素同时服用解热镇痛药，以减轻流感样症状。随疗程进展，此类症状可逐渐减轻或消失。

ⓑ一过性骨髓抑制：主要表现为外周血白细胞（中性粒细胞）和血小板减少。如中性粒细胞绝对计数≤1.0×10^9/L，血小

板$< 50 \times 10^9$/L，应降低IFN-α剂量；1～2周后复查，如恢复，则逐渐增加至原量。如中性粒细胞绝对计数$\leq 0.75 \times 10^9$/L，血小板$< 30 \times 10^9$/L，则应停药。对中性粒细胞明显降低者，可试用粒细胞集落刺激因子（G-CSF）或粒细胞巨噬细胞集落刺激因子（GM-CSF）治疗。

ⓒ精神异常：可表现为抑郁、妄想症、重度焦虑等精神病症状。因此，使用干扰素前应评估患者的精神状况，治疗过程中也应密切观察。抗抑郁药可缓解此类不良反应，但对症状严重者，应及时停用IFN-α。

ⓓ干扰素可诱导产生自身抗体和自身免疫性疾病：包括抗甲状腺抗体、抗核抗体和抗胰岛素抗体。多数情况下无明显临床表现，部分患者可出现甲状腺疾病（甲状腺功能减退或亢进）、糖尿病、血小板减少、银屑病、白斑、类风湿关节炎和系统性红斑狼疮样综合征等，严重者应停药。

ⓔ其他少见的不良反应：包括肾脏损害（间质性肾炎、肾病综合征和急性肾衰竭等）、心血管并发症（心律失常、缺血性心脏病和心肌病等）、视网膜病变、听力下降和间质性肺炎等，发生上述反应时，应停止干扰素治疗。

d.干扰素治疗的禁忌证：包括妊娠、精神病史（如严重抑郁症）、未能控制的癫痫、未戒断的酗酒/吸毒者、未经控制的自身免疫性疾病、失代偿期肝硬化、有症状的心脏病、治疗前中性粒细胞计数$< 1.0 \times 10^9$/L和治疗前血小板计数$< 50 \times 10^9$/L。

干扰素治疗的相对禁忌证包括：甲状腺疾病、视网膜病、银屑病、既往抑郁症史、未控制的糖尿病、未控制的高血压、总胆红素$> 51\mu mol$/L特别是以间接胆红素为主者。

③ 核苷（酸）类似物治疗

a.拉米夫定：国内外随机对照临床试验表明，每天口服100mg可明显抑制HBV DNA水平，HBeAg血清学转换率随治疗时间延长而提高，治疗1年、2年、3年、4年和5年后HBeAg血清转换率分别为16%、17%、23%、28%和35%；治疗前ALT水平较高者，一般HBeAg血清学转换率也较高。长期治疗可以减轻炎症，降低肝纤维化和肝硬化的发生率。随机对照临床试验表明，本药可降低肝功能失代偿和HCC发生率。在失代偿期肝硬化患者也能改善肝功能，延长生存期。

对乙型肝炎肝移植患者，移植前用拉米夫定；移植后，拉米夫定与HBIG联用，可明显降低肝移植后HBV再感染，并可减少HBIG剂量。

随用药时间的延长患者发生病毒耐药变异的比例增高，从而限制其长期应用。部分病例在发生病毒耐药变异后会出现病情加重，少数甚至发生肝功能失代偿。另外，部分患者在停用本药后，会出现HBV DNA和ALT水平升高，个别患者甚至可发生肝功能失代偿。

b. 阿德福韦酯：目前临床应用的阿德福韦酯是阿德福韦的前体，在体内水解为阿德福韦发挥抗病毒作用。阿德福韦酯是5′-单磷酸脱氧阿糖腺苷的无环类似物。随机双盲安慰剂对照的临床试验表明，在HBeAg阳性慢性乙型肝炎患者，口服阿德福韦酯可明显抑制HBV DNA复制，应用1年、2年、3年时的HBV DNA转阴率（<1000拷贝/mL）分别为28%、45%和56%，HBeAg血清学转换率分别为12%、29%和43%；其耐药发生率分别为0、1.6%和3.1%；治疗HBeAg阴性者1年、2年、3年的耐药发生率分别为0、3.0%和5.9%～11%。本药对拉米夫定耐药变异的代偿期和失代偿期肝硬化患者均有效。在较大剂量时有一定肾毒性，主要表现为血清肌酐的升高和血磷的下降，但每天10mg剂量对肾功能影响较小，每天10mg，治疗48～96周，有2%～3%患者血清肌酐较基线值上升>0.5mg/dL（44.2μmol/L）。因此，对应用阿德福韦酯治疗者，应定期监测血清肌酐和血磷。

阿德福韦酯已获我国SFDA批准用于治疗慢性乙型肝炎，其适应证为肝功能代偿的成年慢性乙型肝炎患者。本药尤其适合于需长期用药或已发生拉米夫定耐药者。

c. 恩替卡韦：恩替卡韦是环戊酰鸟苷类似物。Ⅱ/Ⅲ期临床研究表明，成人每天口服0.5mg能有效抑制HBV DNA复制，疗效优于拉米夫定；Ⅲ期临床研究表明，对发生YMDD变异者将剂量提高至每天1mg能有效抑制HBV DNA复制。对初治患者治疗1年时的耐药发生率为0，但对已发生YMDD变异患者治疗1年时的耐药发生率为5.8%。我国SFDA也已批准用于治疗慢性乙型肝炎患者。

d. 应用核苷（酸）类似物治疗时的监测和随访

治疗前检查：ⓐ生化学指标包括ALT、AST、胆红素、白蛋白等；ⓑ病毒学标志包括HBeAg、抗-HBe和HBV DNA的基线状态或水平；ⓒ根据病情需要，检测血常规、磷酸肌酸激酶和血清肌酐等。另外，有条件的单位治疗前后可行肝穿刺检查。

治疗过程中应对相关指标定期监测和随访，以评价疗效和提高依从性：ⓐ生化学指标治疗开始后每月1次，连续3次，以后随病情改善可每3个月1次；ⓑ病毒学标志治疗开始后每3个月检测1次HBsAg、HBeAg、抗-HBe和HBV DNA；ⓒ根据病情需要，检测血常规、血清磷酸肌酸激酶和肌酐等指标。

无论治疗前HBeAg阳性或阴性患者，于治疗1年时仍可检测到HBV DNA，或HBV DNA下降 < 2 log10者，应改用其他抗病毒药治疗（可先重叠用药1～3个月）。但对肝硬化或肝功能失代偿患者，不可轻易停药。

（2）慢性丙型肝炎的抗病毒治疗　对HCV感染者治疗的目标是防止HCV感染持续及其并发症，最佳的成效是根除感染。因此，治疗应以HCV RNA的检测结果为标志。出现持续的病毒学应答（SVR）时，认为病毒已被清除，其标准是用敏感的检测方法，在治疗结束时以及6个月之后，血清中HCV RNA已不存在。在某些研究中，将HCV RNA在治疗12周时转为阴性，定为早期病毒学应答（EVR），在治疗结束时持续检测不出病毒称为治疗终末应答（ETR），虽出现SVR，但终止治疗后，再次测到HCV RNA称为复发。有些患者治疗期间及治疗结束后HCV RNA水平恒定，可考虑为无应答者，而有些患者在治疗后HCV

RNA 水平下降，但并未转阴者，可认为是部分应答。

干扰素（IFN）-α 是抗 HCV 的有效药物，包括普通 IFN-α、复合 IFN 和聚乙二醇（PEG）化干扰素 -α（PEG-IFN-α）。后者是在 IFN-α 分子上交联无活性、无毒性的 PEG 分子，延缓 IFN-α 注射后的吸收和体内清除过程，其半衰期较长，每周 1 次给药即可维持有效血液浓度。PEG-IFN-α 与利巴韦林联合应用是目前最有效的抗 HCV 治疗方案，其次是普通 IFN-α 或复合 IFN 与利巴韦林联合疗法，均优于单用 IFN-α。国外最新临床试验结果显示，PEG-IFN-α-2a（180μg）或 PEG-IFN-α-2b（1.5μg/kg）每周 1 次皮下注射联合利巴韦林口服治疗 48 周的疗效相似，持续病毒学应答（SVR）率可达 54%～56%；普通 IFN-α 肌内注射每周 3 次联合利巴韦林治疗 48 周的 SVR 率稍低，为 44%～47%；单用 PEG-IFN-α-2a 或普通 IFN-α 治疗 48 周的 SVR 率分别仅为 25%～39% 和 12%～19%。我国的临床试验结果表明，PEG-IFN-α-2a（180μg）24 周单药治疗慢性丙型肝炎的总 SVR 率为 41.5%，其中基因Ⅰ型患者为 35.4%，非基因Ⅰ型患者为 66.7%。因此，如无利巴韦林的禁忌证，均应采用联合疗法。

丙肝患者治疗前应检测 HCV 基因型，他能决定药物治疗的剂量和疗程，以丙肝标准治疗（PEG-IFN-α 加 RBV 每天 800mg 联合治疗）为例 24 周的疗程。对基因Ⅱ、Ⅲ型患者的 SVR 很高（70%～80%）。相反，基因Ⅰ型患者发生 SVR 仅 40%～50%，可联合 RBV 每天 1000～1200mg 应用。

4. 免疫调节

如胸腺素、转移因子、特异性免疫核糖核酸等。胸腺素，每天 100～160mg，静脉滴注，3 个月为 1 疗程。胸腺素 α_1 为合成肽，每次 1.6mg，皮下注射，每周 2 次，疗程 6 个月。

5. 抗肝纤维化

主要有丹参、冬虫夏草、桃仁提取物、干扰素 -γ 等。丹参抗纤维化作用有较一致共识，研究显示其能提高肝胶原酶活性，抑制Ⅰ、Ⅲ、Ⅳ型胶原合成。干扰素 -γ 在体外试验中抗纤维化作用明显，有待更多临床病例证实。

（三）重型肝炎的治疗

治疗原则以对症支持治疗为主，防治并发症，维持机体内环境的稳定，给肝细胞以再生的机会。

1. 强调卧床休息，静脉滴注葡萄糖，补充维生素C、维生素K_1。可静脉输注人血清蛋白、新鲜人血浆等。注意保持水和电解质平衡，防止和纠正低钾血症。

2. 促进肝细胞再生　可选用促肝细胞生长素每天120～200mg静脉滴注。

3. 防治各种并发症

（1）防治出血　输入新鲜血浆或凝血因子复合物以补充凝血因子；使用质子泵抑制药如奥美拉唑，或H_2受体拮抗药如雷尼替丁、法莫替丁等预防消化道出血。使用止血药物，消化道大出血时可使用生长抑素及输入新鲜红细胞。

（2）防治肝性脑病

① 氨中毒的防治：予低蛋白饮食，口服诺氟沙星抑制肠道细菌，口服乳果糖浆酸化和保持大便通畅；静脉使用门冬氨酸鸟氨酸降低血氨。

② 恢复正常神经递质：左旋多巴静脉滴注或保留灌肠。

③ 维持氨基酸比例平衡：每天给予肝安250～500mL静脉滴注。

④ 防治脑水肿：用甘露醇快速静脉滴注，必要时加用呋塞米。

（3）防治继发感染　重症肝炎常伴有肝胆系感染、原发性腹膜炎等。治疗可选用半合成青霉素如哌拉西林、第2代或第3代头孢菌素如头孢西丁、头孢噻肟。有厌氧菌感染时可用甲硝唑或替硝唑。并发真菌感染时，应加用氟康唑等抗真菌药物。

（4）防治肝肾综合征　避免引起血容量降低的各种因素；少尿时应扩张血容量，可选用右旋糖酐40、血浆或白蛋白；使用扩张肾血管药物，如小剂量多巴胺，可增加肾血流量；应用利尿药物如使用呋塞米等。

4. 人工肝支持系统（ALSS） 非生物型人工肝支持系统已应用于临床，主要作用是清除患者血中毒性物质及补充生物活性物质，治疗后可使血胆红素明显下降，凝血酶原活动度升高，但部分病例几日后又回复到原水平。非生物型人工肝支持系统对早期重型肝炎有较好疗效，对于晚期重型肝炎亦有助于争取时间让肝细胞再生或为肝移植作准备。由于肝细胞培养不易，生物型人工肝研究进展缓慢。近期有单位将分离的猪肝细胞应用于生物型人工肝，其效果及安全性有待评估。ALSS目的是替代已丧失的肝功能，延长患者生存的时间。

5. 肝移植 肝移植用于终末期肝病如晚期肝硬化和肝功能衰竭患者。由于肝移植价格昂贵，获供肝困难，排异反应，继发感染（如巨细胞病毒）等阻碍其广泛应用。

（四）淤胆型肝炎

早期治疗同急性黄疸型肝炎，黄疸持续不退时可加用泼尼松每天40～60mg口服或静脉滴注地塞米松每天10～20mg，2周后血清胆红素显著下降，则逐步减量。

（五）肝炎后肝硬化

可参照慢性肝炎和重型肝炎的治疗，有脾功能亢进或门静脉高压明显时，可选用手术或介入治疗。

（六）慢性乙型和丙型肝炎病毒携带者

可照常工作，但应定期检查，随访观察，并动员其做肝穿刺活检，以便进一步确诊和做相应治疗。

六、观察要点

（1）精神症状 重型肝炎患者可出现精神萎靡、表情淡漠、嗜睡、极度乏力等表现，此时病情有进一步发展的可能，应注意观察和记录。

（2）黄疸 深度黄疸或黄疸迅速加深说明肝功能严重损害，应密切观察患者的皮肤、巩膜、尿色黄染的程度及血清胆红素的检查结果。一般患者黄疸出现后，全身症状多数减轻。如果黄疸不断加深，全身症状相应加重，有发展为重型肝炎的可能。

（3）胃肠道症状　轻型肝炎患者胃肠道症状较轻，而且黄疸出现后症状进一步减轻甚至消失。若患者胃肠道症状较重，并随着黄疸的加深而加重，特别是伴有进行性腹胀，考虑是由中毒性肠麻痹所致，为病情加重的标志。

（4）腹水　患者出现腹水是肝功能严重损害的表现，早期少量腹水不易被发现，故应仔细检查腹部移动性浊音，定期测量腹围、体重，计算24小时内尿量也可帮助发现腹水。

（5）出血倾向　重型肝炎患者可造成凝血因子合成障碍，血小板减少，血管脆性增高及弥散性血管内凝血，故应观察患者注射部位、鼻腔、牙龈有无出血，以及呕血、便血、内脏出血等。

（6）精神状况　重型肝炎患者随着病情的发展，可出现兴奋、忧郁、烦躁不安、谵语、躁动等，甚至进入昏迷状态。护士应注意观察患者能否正确回答问题，定向力、计算力是否正常，思维有无障碍，是否能引出扑翼样震颤等，出现上述症状和体征则表明病情危重。

七、护理要点

1. 一般护理

（1）消毒隔离　甲型和戊型肝炎患者应执行消化道隔离制度，乙型、丙型、丁型肝炎患者除执行消化道隔离制度外，还应执行血液隔离制度。患者的食具用含氯消毒剂（如0.5%健之素）浸泡30分钟以上，或煮沸消毒30分钟以上。衣服、被褥、病历、书刊等物品可用环氧乙烷熏蒸12小时。废纸、注射针头、棉棒、敷料等应焚烧。医务人员接触患者时应穿隔离衣、裤、鞋，工作完毕用肥皂、流动水刷手1～2分钟，或用含氯500mg/L健之素浸泡双手，再用流动水冲净。乙型、丙型、丁型肝炎患者用过的一次性注射器、输液器需经初步消毒后再毁形处理，切忌重复使用。

（2）注意休息　目前对于病毒性肝炎尚无特效治疗方法，休息则是治疗肝炎的重要措施之一，特别是卧床休息可降低机体代谢率，增加肝脏血流量，对促进肝脏损害的修复有重要的作用。故急性肝炎患者应及早并在整个急性期均应卧床休息，直至症状及肝功能好转，黄疸减轻后可进行轻度活动，应以不疲劳为度，肝功能恢复正常 1～3 个月可恢复正常工作。慢性肝炎活动期应按急性肝炎的标准进行休息。重型肝炎患者需绝对卧床休息，保持情绪稳定，避免躁动。

（3）饮食　急性肝炎患者易出现食欲缺乏、厌油腻、恶心、呕吐等症状，应以适当热量、清淡可口饮食为主，如米粥、豆浆、蛋汤等碳水化合物易消化吸收、代谢，又能增加肝细胞内糖原的储存，每天可给予 250～400g，如饮食量过少，可适当增加水果摄入量，也可由静脉输入葡萄糖溶液。蛋白质每天 1.0～1.5 g/kg。多食用含维生素丰富的蔬菜和水果。酒精可使肝脏严重受损，故应劝告患者戒酒，以免加重对肝脏的损害。慢性肝炎活动期患者应按急性肝炎的饮食原则，非活动期患者饮食应强调补充动植物蛋白，以提高血浆白蛋白水平，重型肝炎患者应以低脂、低钠、低蛋白、高糖、高维生素、易消化的清淡饮食为主，液体量应限制在 1500mL/d 以内，以免发生水潴留现象。

2. 对症处理

（1）恶心呕吐　是急性肝炎或慢性肝炎活动期常见的症状，应指导患者保持平静的心态，过分烦躁会加重病情。如患者呕吐频繁，可根据医嘱给予止吐药，如甲氧氯普胺等，也可在恶心的同时指导患者做深呼吸运动，以分散其对恶心的注意力，可减轻或控制呕吐发生。

（2）腹胀　急慢性肝炎患者均可出现此症状，应嘱其避免进食产气的食物，如甜食、豆制品、牛奶等。慢性肝炎患者可适当活动，以促进肠蠕动。在无明显出血倾向的情况下可用腹部按摩、松节油热敷、肛管排气及足三里穴位注射新斯的明等可收到一定的效果。也可以根据医嘱给予胃动力药，如多潘立酮，亦可见效。

（3）瘙痒　黄疸较重者可出现较顽固的皮肤瘙痒，是由胆盐刺激皮肤感觉神经末梢所致，除给予利胆药物治疗外，在患者无水潴留的情况下，嘱其多饮水，以助胆红素的排泄。如病情允许，嘱患者睡前行温水浴或温水擦浴，以清除胆盐对皮肤的刺激，减轻瘙痒症状。

（4）腹水　针对腹水产生的原因，饮食应根据腹水的严重程度采用低盐饮食，每天食盐摄入量控制在2g以下，适当限制液体量，每天1000～1500mL。纠正低蛋白血症，可由静脉输入人血白蛋白，每周1～2次，应用大量人血白蛋白时，输注速度不宜过快。或输入新鲜血浆，可提高胶体渗透压，产生利尿作用，同时应用利尿药，帮助其排出体内过多水分，用药后观察利尿效果，如每天记录尿量，定期测量腹围及体重，使尿量控制在正常范围或多于正常，腹围渐减，体重渐降至患病前的水平。如发现尿量过多或腹围、体重骤减，可考虑利尿药用量过大，应立即报告医师以调整用药剂量，预防低血压、休克、电解质紊乱、肝昏迷等。

（5）肝性脑病　给予内科消化系统疾病肝性脑病患者的护理。

3. 心理护理

肝炎患者应需要隔离治疗，与社会及家属交往受到一定的限制，往往易产生孤独感。慢性肝炎及重症肝炎的患者，因病程长，需要长期治疗，影响工作和学习，加重家庭经济负担，患者心理压力大，表现情绪不高，甚至有的患者产生轻生的念头。护士应多与患者交谈，了解其心理活动情况，针对患者的心理问题进行疏导，指导其正确对待疾病，正确对待人生，调动其自身的积极性，树立信心，积极参与治疗，达到恢复健康的目的。

4. 康复护理

肝炎患者经临床治疗和护理后，临床症状缓解，肝功能恢复正常，但此时坏死的肝细胞仅是部分修复，仍需要继续治疗和护理指导。

（1）饮食指导　急性肝炎和重型肝炎恢复期的患者可有食欲

亢进，应嘱患者控制饮食，应以有饱腹感为度，避免暴食。慢性肝炎有食管静脉曲张的患者应嘱其禁食粗纤维和生硬及有骨刺的食物，进食速度宜缓慢。血清白蛋白偏低的患者，可在饮食中增加优质蛋白，如牛奶、豆浆、瘦肉等。

（2）休息　急性肝炎和慢性肝炎恢复期者应注意适当休息，可参加散步、体操等轻度体育活动，待体力完全恢复后参加正常工作。重型肝炎患者恢复期仍应经过一段时间卧床休息后才能逐渐下床活动，过早下床活动会导致病情反复。

（3）预防感染　应告知患者注意个人卫生，常洗澡，不吃不洁食物，预防上呼吸道感染，因腹泻、感染等均为肝病复发的诱因。

（4）继续治疗的重要性　由于肝细胞病变未完全恢复，康复期患者都应继续治疗，应向患者讲解继续治疗的意义，掌握药物的应用方法，特别是应用干扰素及拉米夫定抗病毒药物时，一定要在医师指导下用药，不可自行决定停药或加量，否则会产生不良的后果。应嘱患者按时检查肝功能及测定病毒的血清学指标，以指导调整治疗方案。

第二节　自身免疫性肝炎

一、定义

自身免疫性肝炎（AIH）是一种以高球蛋白血症、有多种自身抗体和汇管区呈碎屑样坏死为特征的肝脏炎症病变。病因不明。临床上 AIH 以波动性黄疸、高球蛋白血症、循环中存在自身抗体、女性易患等为特点，这些特征提示 AIH 具有异常的自身免疫的发病基础。

自身免疫性肝炎常无可确定病因的形态学特征，但以界面性肝炎并且无其他肝病时典型的改变为特征，其特点是高 γ- 球蛋白血症，女性多见。本病常有肝外表现，无乙型肝炎病毒的感染，血清内可测出多种自身抗体，一般对糖皮质激素的治疗反应良好。

二、病因与发病机制

遗传易感性被认为是主要因素，而其他因素可能是在遗传易感性基础上引起机体免疫耐受机制破坏，产生针对肝脏自身抗原的免疫反应，从而破坏肝细胞，导致肝脏炎症坏死，并可进展为肝纤维化、肝硬化。

三、临床表现

（1）症状　最常见的症状是疲乏，其次是黄疸、皮肤瘙痒。自身免疫性肝炎全身性的肝外表现更为明显与多见，有时其症状掩盖了原有的肝病。肝外表现常见的有以下几个。

① 对称性游走性关节炎，可反复发作，无关节畸形。

② 低热、皮疹、皮肤血管炎和皮下出血。

③ 内分泌失调有类库欣面容、紫纹、痤疮、多毛、女性闭经、男性乳房发育、桥本甲状腺炎、甲状腺功能亢进、糖尿病等。

④ 有肾小管性酸中毒、肾小球肾炎（常为轻型）患者，肾活检显示肾小管有结节状免疫球蛋白沉积。

⑤ 血液系统的改变有轻度贫血、白细胞和血小板减少，后两者由于脾功能亢进或自身免疫性的抗白细胞或血小板抗体导致。

⑥ 胸膜炎、间质性肺炎、肺不张、纤维性肺泡炎和肺间质纤维化，偶有肺动静脉瘘形成、肺动脉高压。

⑦ 常伴有干燥综合征、溃疡性结肠炎等自身免疫性疾病。

（2）体征

① 患者消瘦，面色灰暗。

② 脸面部可见有毛细血管扩张，有蜘蛛痣和肝掌。

③ 肝脏轻度或中等度大，晚期可缩小；脾脏进行性大。

④ 如发展至肝硬化，可见有皮肤瘀点（斑）、下肢水肿、腹壁静脉显露或曲张，腹部有移动性浊音阳性等。

四、实验室检查

（1）实验室检查

① 血常规：部分患者有轻度贫血；有脾功能亢进的，血红蛋白、白细胞总数和血小板减少。

② 肝功能检查：血清转氨酶常持续或反复增高，可为正常值的5倍以上。γ-谷氨酰转移酶常增高；如有肝内胆汁淤积，碱性磷酸酶亦增高；血清白蛋白降低、γ-球蛋白和IgG增高；亦可有血清胆红素增高。

③ 免疫功能检测：γ-球蛋白和IgG明显增高；60%～80%的患者抗核抗体阳性，形态以颗粒型为主，滴度＜1：160，但抗双链DNA抗体和Sm抗体阴性，约70%病例抗平滑肌抗体阳性，线粒体抗体30%阳性，一般为低或中等滴度，原发型胆汁性肝硬化则往往为高滴度阳性。

④ 其他：肝炎病毒学检查各种病毒性肝炎的标记物均为阴性。部分患者凝血酶原时间可延长。

（2）特殊检查

① 影像学检查：腹部B超、CT显示早期肝脏可见大，晚期缩小，脾脏常大或进行性大，本病如发展至肝硬化，则有肝硬化的影像学特点。

② 肝穿刺活检：如诊断有困难，行肝组织活检，如发现肝组织中有大量的浆细胞浸润、碎屑样坏死，伴或不伴有小叶性肝炎，无胆管损伤、铜铁沉着等，可明确诊断。

五、治疗

主张免疫抑制药长期维持治疗，提倡个体化治疗。治疗主要目的是改善症状，纠正肝功能异常，减轻肝组织损伤，延缓肝硬化进展，预防肝病并发症，降低病死率。

（一）一般治疗

应嘱患者注意休息，补充营养，严格禁酒。避免服用损害肝脏的药物。

（二）药物治疗

1. 肾上腺皮质激素和硫唑嘌呤

（1）成人 AIH 治疗方案　单用泼尼松或泼尼松与硫唑嘌呤联用两种方案。

① 泼尼松：第1周泼尼松每天60mg，第2周泼尼松每天40mg，第3周泼尼松每天30mg，第4周泼尼松每天20mg，以后泼尼松每天20mg维持至治疗的终点。患者有下列情况之一者选择该方案：白细胞减少、硫嘌呤甲基转移酶缺乏、妊娠、肿瘤、疗程短（≤6个月）。不良反应：长期使用激素可诱发消化道出血、水钠潴留、骨质疏松、代谢性疾病和精神异常等。

② 联合治疗方案：第1周泼尼松每天30mg，硫唑嘌呤每天50mg；第2周泼尼松每天20mg，硫唑嘌呤每天50mg；第3周泼尼松每天15mg，硫唑嘌呤每天50mg；第4周泼尼松每天15mg，硫唑嘌呤每天50mg；以后泼尼松每天10mg，硫唑嘌呤每天50mg维持至治疗的终点。患者有下列情况之一者选择该方案，绝经后妇女、骨质疏松、肥胖、痤疮、心理不稳定、高血压等。

（2）儿童 AIH 治疗方案

① 开始阶段：泼尼松2mg/（kg·d）（最大量每天60mg）服用2周，单用或与硫唑嘌呤1～2mg/（kg·d）联合应用。

② 维持阶段：在6～8周内将泼尼松递减至0.1～0.2mg/（kg·d）或每天5mg，如果开始即加用硫唑嘌呤，则硫唑嘌呤一直保持剂量不变，继续每天泼尼松剂量，或者根据应答情况改泼尼松隔天1次剂量。

2. 其他药物治疗

如果用泼尼松单一治疗或泼尼松与硫唑嘌呤联合治疗不能诱导病情缓解，可以在严密监控下试用其他免疫抑制药治疗。

① 环孢素（CyA）：少数常规治疗失败的患者改用环孢素，每天2～3mg/kg治疗，可取得诱导病情缓解的效果。多中心临床观察证实，环孢素在诱导缓解后，继续用低剂量泼尼松与硫唑嘌呤联合治疗可获得病情持续缓解。Ⅰ型与Ⅱ型自身免疫性肝炎

对于环孢素的治疗应答无差异，一般不良反应较小，患者能很好地耐受。

② 他克莫司（他克罗姆，FK-506）：为大环内酯类抗生素，具有免疫抑制活性，曾给少数患者临床试用，每天0.1～0.2mg/kg，分2次口服，治疗3个月后AST、ATL和胆红素值好转，其应用价值有待临床进一步验证。常见不良反应有：恶心、便秘、腹泻、高血压、高血糖、高血钙、低血磷、震颤、头痛、失眠、视觉障碍、白细胞增多等；偶见肌肉痉挛、关节痛、心绞痛、抑郁、焦虑、光过敏等。

③ 布地奈德：是第2代糖皮质类固醇药物，口服可在肝脏发挥90%首过效应。因此，可在肝脏内发挥足够的抑制肝脏内淋巴细胞的效果，全身不良反应较少，每日6～8mg，初步临床试用证实具有降低ALT的效果。尚待更多的病例观察，才能作出评价。

④ 地夫可特：是泼尼松龙的噁唑啉衍生物，具有抗炎和免疫抑制作用，最大优点是类固醇激素不良反应发生率低。该药在AIH的治疗经验尚少。地夫可特7.5mg代替泼尼松5mg使用。

⑤ 环磷酰胺：有报道因常规治疗不能耐受的患者，改用环磷酰胺1～1.5mg/kg联合皮质激素治疗（起始为1mg/kg，逐渐降低剂量）获得组织学好转，以后改为维持用药，每天2.5～10mg皮质类固醇和50mg环磷酰胺隔天1次。需要注意的是持续给药环磷酰胺可引起血细胞减少。

⑥ 吗替麦考酚酯（霉酚酸吗啉乙酯，MMF）：是一新型免疫抑制药，现用于器官移植，MMF通过抑制嘌呤核苷酸的合成，降低淋巴细胞的增殖，还可抑制免疫球蛋白的合成。如果免疫球蛋白在自身免疫性肝炎的发病机制中确有重要意义，MMF可能是一种很有开发价值的新治疗药物。用量1g，每日2次。

⑦ 熊去氧胆酸（UDCA）：UDCA 13～15mg/(kg·d)，一般为每天600～900mg，能改善临床表现和肝生化指标，但对临床转归、组织学改变均无显著影响。在临床工作中一般是在免疫

抑制治疗的基础上联合使用 UDCA 来治疗 AIH 的患者，患者出现应答后，逐渐减少皮质类固醇的用量直至停药，UDCA 仍需维持一段时间，这样可能有助于防止病情的复发。

（三）肝移植

肝脏移植在自身免疫性肝炎30%的患者经过常规免疫抑制药治疗3年仅能获得部分缓解，9%的患者治疗完全无效，一般认为如果经过4年的治疗不能获得缓解，则应视为肝脏移植的适应证。按最近的报道移植后复发率为0～80%，估计手术1年后复发率为8%，而5年后为68%，HLA-DR3阳性患者不仅在移植中占多数，而且其复发率也较高。

六、观察要点

① 诊断明确者，主要观察治疗后临床症状、体征的改善程度，监测肝功能、免疫功能各项指标的变化情况；使用免疫抑制药期间应严格监测外周血常规、肝肾功能等指标的变化，注意观察各种治疗药物的不良反应。

② 诊断不明确者，应告知患者或其亲属有关本病的特点及常用的诊断方法，建议患者行免疫功能等检查以确诊，常规检查难以明确的应动态观察病情变化，并监测肝功能、免疫功能等指标，必要时行肝穿刺活检以明确诊断。

七、护理要点

① 心理护理：自身免疫性肝炎是一个长期的治疗过程，在此过程中，病情易反复，患者易出现烦躁不安、焦虑、紧张等心理问题。在这些因素影响下，患者往往对治疗失去信心，不配合治疗，不利于身体的恢复。因此，护理人员应重视调节患者的心理，耐心向患者讲解疾病的相关知识，使其对疾病有一个正确的认识。

② 用药护理：该病症需要进行长期的药物治疗，在用药期间易出现血压升高、水钠潴留、血糖升高、烦躁失眠、精神兴奋、继发感染等不良反应。因此，需十分注意规律用药，按时服

药，用药期间应注意观察糖皮质激素的不良反应，严格记录出入量，确保出入量平衡。

③ 饮食护理：为患者制定科学、合理的饮食食谱，嘱其多摄入高维生素、蛋白质等，如鸡肉、牛奶、鸡蛋、豆制品、新鲜蔬果等。

④ 休息和运动：主要是指导和叮嘱患者多卧床休息，确保睡眠充足，避免过度操劳，养成有规律的生活起居习惯，为避免过多躺卧引起不良情绪或消化不良，建议进行适量运动，如慢跑、散步、做操等，定期进行随访，了解患者的遵医嘱情况。

第三节 脂肪性肝病

一、定义

脂肪肝是指一种多病因所引起的肝细胞内脂质蓄积过多的疾病，通常所说的脂肪肝主要由肥胖、糖尿病和乙醇（酒精）等因素所致的慢性脂肪肝。正常情况下肝脏脂肪含量约占肝脏湿重的5%，其中的50%是磷脂，其次为甘油三酯（TG）及未酯化的胆固醇。在疾病状态下，肝内脂肪不仅储量高（＞5%）而且成分均发生改变，从而导致病理性脂肪肝。脂肪肝多是以甘油三酯堆积增多为主，根据脂肪在肝内的储脂量分为：轻度（5%～10%）、中度（10%～25%）和重度（＞25%以上）脂肪肝。由于磷脂、胆固醇及胆固醇酯堆积，见于罕见的遗传代谢性疾病，如胆固醇酯存积病（Wolman病）、脑糖苷堆积症（Gaucher病）、神经节糖苷堆积症（Tay-Sach病）及获得性磷脂堆积病等。根据病因常分为两类：酒精性脂肪肝（AFL）和非酒精性脂肪肝（NAFL）。

二、病因与发病机制

（1）非酒精性脂肪性肝病 肥胖、2型糖尿病、高脂血症等单独或共同成为NAFLD的易感因素。肝脏是机体脂质代谢的中心器官，肝内脂肪主要来源于食物和外周脂肪组织。肝细胞内脂质特别是甘油三酯沉积是形成NAFLD的一个先决条件。导致脂质沉积的代谢异常机制并没有完全明确，可能与下列几个环节有关。①脂质摄入异常：高脂饮食、高脂血症以及外周脂肪组织动员增多，促使游离脂肪酸（FFA）输送入肝脏增多；②线粒体功能障碍，FFA在肝细胞线粒体内氧化磷酸化和氧化减少，转化为甘油三酯增多；③肝细胞合成FFA和甘油三酯增多；④极低密度脂蛋白（VLDL）合成不足或分泌减少，导致甘油三酯运出肝细胞减少。上述因素造成肝脏脂质代谢的合成、降解和分泌失衡，导致脂质在肝细胞内异常沉积。

引起脂质过氧化反应，形成脂质过氧化产物（LPO），导致脂肪性肝病发生炎症、坏死和纤维化。非酒精性脂肪性肝病的发病与代谢综合征密切相关，有人认为本病是代谢综合征的一种表现。代谢综合征是指伴有胰岛素抵抗的一组疾病（肥胖、高血糖、高血脂、高血压、高胰岛素血症等）的聚集。NAFLD多伴有中心性肥胖、2型糖尿病以及脂质代谢紊乱等。因此，胰岛素抵抗被认为是导致肝脏脂质过度沉积的原发病因。

（2）酒精性肝病　饮酒后乙醇主要在小肠吸收，其中90%以上在肝内代谢，乙醇经过乙醇脱氢酶（ADH）、肝微粒体乙醇氧化酶系统（MEOS）和过氧化氢酶氧化成乙醛。血中乙醇在低至中浓度时主要通过ADH作用脱氢转化为乙醛；血中乙醇在高浓度时，MEOS被诱导，在该系统催化下，将乙醇氧化为乙醛。形成的乙醛进入微粒体内经乙醛脱氢酶（ALDH）作用脱氢转化为乙酸，后者在外周组织中降解为水和CO_2。在乙醇脱氢转为乙醛、再进而脱氢转化为乙酸过程中，氧化型辅酶I（NAD）转变为还原型辅酶I（NADH）。

三、临床表现

1. 症状

（1）脂肪肝　脂肪肝起病隐匿，病程漫长，一般多呈良性经过，但部分病例亦可发展为肝纤维化及肝硬化。脂肪肝的临床表现与脂肪肝的程度及其病理上分期密切相关。大多数脂肪肝临床表现轻微，无特异性，以肝大最为常见，且在诊断时并无自觉症状；部分脂肪肝有时出现食欲减退、恶心、乏力、肝区痛、腹胀以及右上腹压迫或胀满感。发展为肝硬化时出现相应的症状。此外，常伴有与病因相关的症状，如酒精性脂肪肝与营养不良性伴发的慢性疾病的症状。

（2）特殊类型脂肪肝

① 妊娠急性脂肪肝：是妊娠最后3个月内发生，起病急骤，预后凶险。临床表现如同急性重症肝炎，表现为急性肝衰竭伴急性肾功能衰竭。

② 脑病脂肪肝综合征（Reye综合征）：为儿童疾病，以急性起病、发热、频繁呕吐、意识障碍、惊厥以及肝功能异常、低血糖等代谢紊乱为特征。

2.体征

① 可有体型肥胖。

② 部分患者可无阳性体征。

③ 部分患者肝大，肝脏可有轻压痛。

四、实验室及其他检查

1.实验室检查

① 血脂检查：血清胆固醇、甘油三酯及脂肪酸增高。

② 肝功能检查：血清转氨酶增高，可有血清胆红素升高，直接胆红素及间接胆红素均升高。

2.特殊检查

① 肝脏B超：可有肝大，前场回声增强、增多，光点细而密，呈"亮肝"，后场回声衰减，肝肾对比征阳性。

② 腹部CT：显示肝密度普遍或局灶性减低，但肝/脾的CT值＜0.85，增强后外形不变，范围不缩小。

③ 磁共振（MRI）检查：MRI诊断脂肪肝的敏感性较CT差，

脂肪浸润较轻时 MRI 不容易发现异常信号。对 CT 与超声检查鉴别有困难的病灶可能有帮助。当肝脏出现脂肪浸润时，T_1 加权像呈高信号，N（H）加权像的信号稍高，而在 T_2 加权像信号与肝组织信号基本相等或略高。脂肪浸润部位肝形态和血管走行正常，对比剂注射后扫描不出现对比增强。

④ 核素扫描：脂肪肝在核素扫描的 γ 照相中可见肝脏一般性增加，肝内放射性分布正常或稀疏，对于局限性或不均匀性脂肪肝，对放射性分布影响不明显，以此可以用于鉴别肝脏其他一些局限性病变。核素 ^{99m}Tc 硫胶影像在鉴别广泛性脂肪肝与局限性脂肪肝时优于 ^{133}Xe。

⑤ 肝穿刺活检：可确诊本病并对肝细胞内脂肪定量，但仅在上述检查难以肯定诊断时进行。

五、治疗

（1）一般治疗　去除病因是治疗的前提，应避免饮酒，糖尿病患者应控制血糖，饮食上注意要控制糖、脂肪的摄入，宜用高蛋白饮食。肥胖者应嘱加强体育锻炼，以减轻体重。

（2）药物治疗

① 去脂药物：如胆碱 0.5～1g 口服，每天 3 次；或用蛋氨酸 0.5～1g 口服，每日 3 次。

② 服用维生素治疗：复合维生素 B 2 片口服，每天 3 次；维生素 C 0.2g 口服，每天 3 次；维生素 E 100mg 口服，每天 3 次；葡醛内酯（肝泰乐）0.2g 口服，每天 3 次；或用易善复 2 片口服，每天 3 次。

六、观察要点

诊断明确者，主要观察治疗后临床症状和体征的改善，监测肝功能、血脂等各项指标的变化情况，注意观察体重变化。诊断不明确者，应告知患者或其亲属有关本病的特点及常用诊断方法。建议患者行肝功能、血脂及 B 超、CT 等检查以确诊。常规检查难以明确者，应动态观察病情变化，并监测肝功能、血脂等指标；如诊断有困难，经患者及家属同意，可行肝穿刺活检确诊。

七、护理要点

（1）饮食指导　肥胖是脂肪肝患者的主要病因，护士需向患者认真讲解饮食知识，帮助患者制定相对合理、健康的饮食结构，并要求患者时刻注意自身饮食的平衡性。

（2）运动指导　运动可促进肺部氧气的交换，促进血液循环，提高器官功能。适当地进行锻炼，能减轻高脂血症，纠正人类存在的生化代谢失调现象。这可从患者实际兴趣爱好、身体状态等出发，如慢跑、游泳、爬山等，并且还应确保运动量达到一定的强度，每周锻炼3～5次，每次30分钟。当然，并不是所有患者都适合这一运动锻炼，伴有严重高血压、心脏病患者不宜进行该活动。

（3）心理教育　脂肪肝的发病机制和其他疾病一样，都具有生理、心理等各方面因素，其心理因素是主要原因。轻度脂肪肝患者无较为明显的临床表现，通常表现为不重视该疾病；中重度脂肪肝患者肝功能比较异常，临床表现为肝脏阵痛，使患者产生焦虑、恐惧等心理情绪，严重影响到对疾病的控制和治疗。因此，护士需有针对性地跟患者进行沟通，充分了解患者需求，使患者心情恢复正常，从而树立战胜疾病的信心。

（4）用药指导　脂肪肝患者要想更好地恢复健康，就必须按照医嘱用药，不得擅自停用药物。护士需指导患者正确用药时间、剂量，并告知患者用药后存在的不良反应。另外，针对血脂较为明显升高的患者，护士还需让其停服降血脂药物。

第四节　非酒精性脂肪性肝病

一、定义

非酒精性脂肪性肝病（NAFLD）是一种肝组织病理学改变与酒精性肝病相类似但无过量饮酒史的临床综合征。目前认为，

NAFLD疾病谱包括单纯性脂肪肝、NASH、脂肪性肝硬化三种主要类型。随着社会经济发展，NAFLD患病率迅猛增高，现已成为危害人类健康的三大肝病之一，并与失代偿期肝硬化、肝功能衰竭、原发性肝癌的发生密切相关。

二、病因与发病机制

NAFLD分原发性和继发性两大类，前者与胰岛素抵抗和遗传易感性有关，而后者则由某些特殊原因所致。营养过剩所致体重增长过快和体重过重，肥胖，糖尿病，高脂血症等代谢综合征相关脂肪肝，以及隐源性脂肪肝均属于原发性NAFLD范畴。而营养不良，全胃肠外营养，减肥手术后体重急剧下降，药物/环境和工业毒物中毒等所致脂肪肝则属于继发性NAFLD范畴。

三、临床表现

非酒精性肝病好发于50～60岁的中老年人，尤其多见于女性（65%～83%）、2型糖尿病（28%～55%）和肥胖症（60%～95%）患者，高脂血症的发生率差异较大（20%～92%）。

① 症状：NAFLD起病隐匿，大多数病例（45%～100%）无任何症状，多在评估其他疾病或健康体检做肝功能试验及影像学检查时偶然发现。部分病例（特别是儿童）可出现右上腹痛、腹部不适、疲劳或不适等非特异性症状。这些症状可能与肝内脂肪浸润导致肝大、肝包膜过度伸张有关，在肝内脂肪浸润减轻、肝大回缩后，相关症状可以完全消失。极少数患者可因出现严重的右上腹疼痛、局部肌紧张和反跳痛，伴发热、外周血白细胞总数以及中性粒细胞数增加等全身炎症综合征的表现，而疑似急腹症进行手术探查。术中见肝大，呈灰黄色，肝包膜紧张，肝周韧带受牵拉，肝活检显微镜下见无数脂肪囊肿破裂伴肝小叶内炎症。不过此种情况多数系由于并存的胆囊炎、胆石症和急性胰腺炎等其他疾病所致。

② 体征：肝大为NAFLD的常见体征，肝脏多为轻至中度大，表面光滑、边缘圆钝、质地正常或稍硬、无明显压痛。脾大检出

率一般不超过25%，多见于严重的脂肪性肝炎或已发生肝硬化或合并病毒性肝炎等其他可引起脾大的疾病。

四、实验室及其他检查

① 肝功能检查：血清转氨酶和γ-谷氨酰转移酶水平可有轻至中度增高（小于5倍正常值上限），通常以丙氨酸氨基转移酶（ALT）增高为主。血清总胆红素和白蛋白水平以及吲哚菁绿廓清率一般无明显变化，否则需警惕并发重症脂肪性肝炎。血清胆碱酯酶和卵磷脂、胆固醇酰基转移酶活力常升高，并可能与其肝内脂肪浸润程度呈正相关。

② 血清肝纤维化指标的检查：有助于反映脂肪肝是否已并发肝纤维化和肝硬化，包括血清透明质酸、Ⅲ型胶原、Ⅳ型胶原、层黏蛋白。

③ 其他：血浆脂质（主要甘油三酯）升高、葡萄糖水平多升高并常伴有胰岛素抵抗现象。

④ 肝脏B超：肝区近场回声弥漫性增强，远场回声逐渐衰减；肝内管道结构显示不清；肝脏轻至中度大，边缘角圆钝；彩色多普勒血流显像提示肝内彩色血流信号减少或不易显示，但肝内血管走向正常；肝右叶包膜及横隔回声显示不清或不完整。

⑤ 肝脏CT：弥漫性肝脏密度降低，肝脏与脾脏的CT比值小于或等于1。弥漫性肝脏密度降低，肝/脾CT比值≤1.0但大于0.7者为轻度；肝/脾CT比值≤0.7但大于0.5为中度；肝/脾CT比值≤0.5者为重度。

⑥ 肝组织学检查：是确诊NAFLD的金标准，对于少数有疑问的NASH病例可通过肝活组织学检查证实诊断。

五、治疗

采取调整饮食、增加运动、修正不良行为并辅以各种中西药物等综合性防治措施。局灶性脂肪肝除针对其可能的病因进行治疗外，一般无需特殊处理。防治原发病或相关危险因素，去除引起非酒精性脂肪性肝病的病因，在调整饮食和运动的同时，可适当选择降血脂药、护肝药、抗氧化剂等，并辅以对症治疗。

六、观察要点

每半年监测体重指数、腹围、血压、肝功能、血脂和血糖，每年做肝、胆、脾B超检查。

七、护理要点

1.常规护理

（1）饮食护理　调整饮食结构，低糖、低脂为饮食原则。在满足基础营养需求的基础上，减少热量的摄入，维持营养平衡，维持正常血脂、血糖水平，降低体重至标准水平。指导患者避免高脂肪食物，如动物内脏、甜食（包括含糖饮料），尽量食用含有不饱和脂肪酸的油脂（如橄榄油、菜籽油、茶油等）。多食青菜、水果和富含纤维素的食物以及瘦肉、鱼肉、豆制品等；多食有助于降低血脂的食物，如燕麦、绿豆、海带、茄子、芦笋、核桃、枸杞、黑木耳、山楂、苹果、葡萄、猕猴桃等。杜绝零食，睡前不加餐。避免辛辣刺激性食物。可制作各种减肥食谱小卡片给患者，以增加患者的健康饮食知识，提高其依从性。

（2）适当运动　适当增加运动可以有效地促进体内脂肪消耗。合理安排工作，做到劳逸结合，选择合适的锻炼方式，避免过度劳累。每天安排进行体力活动的量和时间，按减体重目标计算，对于需要亏空的能量，一般多采用增加体力活动量和控制饮食相结合的方法，其中50%应该由增加体力活动的能量消耗来解决，其他50%可由减少饮食总能量和减少脂肪的摄入量以达到需要亏空的总能量。不宜在餐后立即进行运动，也应避开凌晨和深夜运动，以免扰乱人体生物节奏；合并糖尿病者应于餐后1小时进行锻炼。

（3）控制体重　合理设置减肥目标，逐步接近理想体重，防止体重增加或下降过快。用体重指数（BMI）和腹围等作为监测指标，以肥胖度控制在0～10%［肥胖度＝（实际体重－标准体重）/标准体重×100%］为度。

（4）改变不良生活 习惯吸烟、饮酒均可致血清胆固醇升高，应督促患者戒烟、戒酒；改变长时间看电视、用计算机、上网等久坐的不良生活方式，增加有氧运动时间。

2. 健康指导

（1）疾病预防指导 让健康人群了解NAFLD的病因，建立健康的生活方式，改变各种不良的生活、行为习惯。

（2）疾病知识指导 教育患者保持良好的心理状态，注意情绪的调节和稳定，鼓励患者随时就相关问题咨询医护人员。让患者了解本病治疗的长期性和艰巨性，增强治疗信心，持之以恒，提高治疗的依从性。

（3）饮食指导 指导患者建立合理的饮食结构及习惯，戒除烟酒。实行有规律的一日三餐。无规律的饮食方式，如不食用早餐或三餐饥饱不均，会扰乱机体的营养代谢。避免过量摄食、吃零食、进夜食，以免引发体内脂肪过度蓄积。此外，进食过快不易发生饱腹感，常使能量摄入过度。适宜的饮食可改善胰岛素抵抗，促进脂质代谢和转运，对脂肪肝的防治尤为重要。

（4）运动指导 运动应以自身耐力为基础，循序渐进，保持安全心率（中等强度体力活动时心率为100～120次/分，低强度活动为80～100次/分）及持之以恒的个体化运动方案，采用中、低强度的有氧运动，如慢跑、游泳、快速步行等。睡前进行床上伸展、抬腿运动，可改善睡眠质量。每天运动1～2小时优于每周2～3次剧烈运动。

第五节 酒精性肝病

一、定义

长期的过度饮酒，通过乙醇本身及其衍生物乙醛可使肝细胞反复发生脂肪变性、坏死和再生而导致酒精性肝病（ALD），包括酒精性脂肪肝、酒精性肝炎、酒精性肝纤维化和肝硬化。在我国，随着生活条件的改善，饮食结构的改变，尽管酒精性肝病的发病率尚无精确的统计，但并不少见。由于国内肝病主要由肝炎病毒引起，肝炎病毒携带者的数量更多，可能掩盖了实际上是酒精作为病因的肝病。

二、病因与发病机制

酒精80%～90%在肝脏代谢。经过肝细胞浆内的乙醇脱氢酶的催化，氧化为乙醛，再经乙醛脱氢酶催化转成乙酸，最终形成二氧化碳。在乙醇氧化过程中脱下大量的氢离子与辅酶Ⅰ结合。辅酶Ⅰ被还原成为还原型辅酶Ⅰ，导致其与辅酶Ⅰ的比值上升，从而使细胞的氧化、还原反应发生变化，造成依赖于还原型辅酶Ⅰ/辅酶Ⅰ的物质代谢发生改变，而成为代谢紊乱和致病的基础。

同时乙醛对肝细胞有直接毒性作用。乙醛为高活性化合物，能干扰肝细胞多方面的功能，如影响线粒体对ATP的产生、蛋白质的生物合成和排泌、损害微管，使蛋白、脂肪排泌障碍而在肝细胞内蓄积，引起细胞渗透性膨胀乃至崩溃。

由于酒精被氧化时，产生大量的还原型辅酶Ⅰ，而成为合成脂肪酸的原料，从而促进脂肪的合成。乙醛和大量还原型辅酶Ⅰ可以抑制线粒体的功能，使脂肪酸氧化发生障碍，导致脂肪肝的形成。

酒精引起高乳酸血症，通过刺激脯氨酸羟化酶的活性和抑制脯氨酸的氧化而使脯氨酸增加，从而使肝内胶原形成增加，加速肝硬化过程。现认为高乳酸血症和高脯氨酸血症是可作为酒精性肝病肝纤维化生成的标志。

三、临床表现

患者的临床表现因饮酒的量和时间的长短、对乙醇的肝细胞毒性作用的个体敏感性及上述组织损伤的类型不同而有明显的差异。症状一般与饮酒的量和酗酒的时间长短呈正相关，大多在30多岁时出现明显症状，而40多岁时可出现严重的病变。仅有脂肪肝的患者通常没有症状，33%的患者可出现肝大，肝表面光滑，偶尔有触痛。常规的生化检查一般也正常，γ-谷氨酰转移酶（GT）常增加。还可出现蜘蛛痣及由酒精中毒直接造成的高雌激素血症和低雄激素血症的症状。在酒精性肝病临床经过的各个阶段中都可见到相应的组织学损害。酒精性肝炎患者可出现疲乏、发热、黄疸、右上腹痛、肝脏杂音和肝触痛、肝大及白细胞增多，但这些临床表现在败血症、胆囊炎或机械性肝外胆管梗阻时也可出现。肝硬化也可无临床表现，或有酒精性肝炎的特征或出现明显的并发症如门脉高压伴有脾大、腹水、肝肾综合征、肝性脑病甚至原发性肝癌。

四、实验室及其他检查

虽然常规的血液学和生化检查有时可提示酒精性肝病，但往往是非特异性的，不能作为确诊的依据。酒精性肝病患者可出现各种形态异常的红细胞，而且平均细胞容积（MCV）往往增加，这可能是对酗酒者有用的指标，因为MCV在停止饮酒后逐渐恢复正常。血小板减少症也很常见，可能由于酒精对骨髓的直接毒性作用或继发脾亢所引起。在酒精性肝炎时，转氨酶水平中度升高（约为250U/L）。此外，血清丙氨酸氨基转移酶（ALT）的活性比血清天冬氨酸氨基转移酶（AST）的活性要低（这主要是由于5′-磷酸吡哆醛的丢失所造成），AST/ALT比值大于2。血清GT的活性有助于发现酒精性肝病，因其在大量酒精摄入和（或）酒精性肝病时显著升高。同时测定MCV、GT和碱性磷酸酶可能是诊断慢性酒精性肝病最好的常规联合实验室检查。肝扫描和超声波检查有时对诊断也有帮助。肝活检是唯一可靠的诊断手段，尤其对酒精性肝炎患者。在酒精性肝病时也可出现其他类型的肝脏疾病。

五、治疗

戒酒和营养支持，减轻酒精性肝病的严重程度；改善已存在的继发性营养不良；对症治疗酒精性肝硬化及其并发症。

六、观察要点

观察患者是否患有酒精性肝病，是否合并其他肝病。

七、护理要点

1.常规护理

（1）戒酒 戒酒是关键，戒酒能显著提高肝硬化患者5年生存率。酒精依赖者戒酒后可能会出现戒断综合征，应做好防治。

（2）心理疏导 调整心态，积极面对。

（3）饮食护理 以低脂肪、高蛋白、高维生素和易消化饮食为宜。做到定时、定量、有节制。早期可多食豆制品、水果、新鲜蔬菜，适当进食糖类、鸡蛋、鱼类、瘦肉；当肝功能显著减退并有肝昏迷征兆时，应避免高蛋白质摄入；忌辛辣刺激和坚硬生冷食物，不宜进食过热食物以防并发出血。

（4）动静结合 肝硬化代偿功能减退，并发腹腔积液或感染时应绝对卧床休息。代偿期时病情稳定可做轻松工作或适当活动，进行有益的体育锻炼，如散步、做保健操、太极拳等。活动量以不感觉疲劳为宜。

（5）重视对原发病的防治 积极预防和治疗慢性肝炎、血吸虫病、胃肠道感染，避免接触和应用对肝有毒的物质，减少致病因素。

2.健康指导

① 提供宣传饮酒危害的教育片或书刊，供患者观看或阅读。

② 宣传科学饮酒的知识，帮助患者认识大量饮酒对身体健康的危害。

③ 协助患者建立戒酒的信心，培养健康的生活习惯，积极戒酒和配合治疗。

第六节　药物性肝病

一、定义

药物性肝病（DILD）是指药物治疗过程中肝脏受药物本身

或其代谢产物损害或发生过敏反应所致的医源性疾病。近年来随着临床应用药物种类的迅速增加，特别是非处方药的种类不断扩大，患者自行服药、随意加大药物剂量的概率增加，DILD的发生概率亦相应增加。药物性肝病临床表现和程度变化很大，一般分为急性和慢性两大类。国内多以第1次发病、肝功能异常持续半年以内者为急性，发病2次以上、肝功能异常持续半年以上者为慢性。急性药物性肝病包括急性肝炎、肝内胆汁淤积、急性脂肪肝和混合病变等。慢性药物性肝病包括慢性肝炎、肝硬化、慢性肝内胆汁淤积、肝血管病变、肝良性肿瘤和恶性肿瘤。国际医学科学组织委员会将药物性肝病分为三组：当丙氨酸氨基转移酶＞正常上限2倍或丙氨酸氨基转移酶/碱性磷酸酶＞5时，为急性肝细胞型；当碱性磷酸酶＞正常上限2倍或碱性磷酸酶/丙氨酸氨基转移酶＞2为胆汁淤积型；当两者均升高，丙氨酸氨基转移酶/碱性磷酸酶在2～5之间时为混合型。

肝脏是药物在体内代谢的主要场所，很多药物在体内发挥治疗疾病作用的同时，不可避免地会影响到肝脏的结构和功能，甚至造成严重的肝功能衰竭，目前有1000多种药物可能导致肝损害，几乎遍及各类药物。

二、病因与发病机制

能引起不同程度肝损害的药物有数百种，其中以作用于中枢神经系统的药物如氯丙嗪、地西泮等，化学疗法药物如磺胺类、异烟肼、利福平等，抗生素如四环素、红霉素等，解热镇痛药如吲哚美辛、保泰松、对乙酰氨基酚、水杨酸类等，抗癌药如甲氨蝶呤、6-巯基嘌呤、氟尿嘧啶等较为常见；其他如睾酮类、雌激素类、某些黄体酮避孕药、口服降糖药甲苯磺丁脲等、抗甲状腺药以及某些中药如黄药子、苍耳子等也可造成药物性肝损害。

三、临床表现

DILD的临床表现与损肝药物的种类及引起肝病的机制不同有关。根据临床特征可以分为急性和慢性两类。急性肝细胞损害中，急性DILD最为多见，以肝细胞坏死为主时，临床表现酷似急性病毒性肝炎，常有发热、乏力、纳差、黄疸和血清转氨酶升高（正常2～30倍），ALP和白蛋白受影响较小，高胆红素血症和凝血酶原时间与肝损严重度相关。病情较轻者，停药后短期能恢复（数周至数月），重者发生肝功能衰竭，出现进行性黄疸、出血倾向和肝性脑病，常发生死亡。以过敏反应为主的急性DILD，常有发热、皮疹、黄疸、淋巴结肿大，伴血清转氨酶、胆红素和ALP中度升高，药物接触史常较短（4周以内）。以胆汁淤积为主的药物性肝炎，其临床及实验室表现与肝内淤胆、肝外胆道梗阻、急性胆管炎相似，有发热、黄疸、上腹痛、瘙痒、右上腹压痛及肝大伴血清转氨酶较度升高、ALP明显升高（2～10倍），结合胆红素明显升高（34～500μmol/L），胆盐、脂蛋白X、GT及胆固醇升高，抗线粒体抗体阴性。一般于停药后3个月～3年恢复，少数出现胆管消失伴慢性进展性过程。偶尔而胆管损害为不可逆，进展为肝硬化。药物引起的慢性肝炎与自身免疫慢性肝炎的临床表现相似，可以轻到无症状、重到发生伴肝性脑病的肝功能衰竭。生化表现与慢性病毒性肝炎相同，有血清转氨酶、GT升高，进展型导致肝硬化伴低蛋白血症及凝血功能障碍。

四、实验室及其他检查

1. 实验室检查

（1）血常规　白细胞计数、中性粒细胞一般为正常，嗜酸粒细胞增多，可达5%以上。

（2）肝功能检查　血清氨基移换酶升高，胆红素升高，一般以直接胆红素升高为主，如为胆汁淤积型肝病，则碱性磷酸酶、γ-谷氨酰转移酶升高；部分患者有白蛋白降低，凝血酶原时间延长。

（3）免疫功能检查　免疫球蛋白升高，抗核抗体和抗线粒体抗体可呈弱阳性。

（4）其他 各种病毒性肝炎的病原学检查均为阴性。

2.特殊检查

（1）影像学检查 腹部B超、CT可见早期肝脏大、晚期缩小，脾脏常大或进行性大，如发展至肝硬化，则有肝硬化的影像学特点。

（2）肝穿刺活检 上述诊断有困难时，可行肝活检以明确肝内胆汁淤积或肝实质细胞损害的病理改变。

五、治疗

① 停用致病药物：一旦明确诊断，立即停用有关药物。绝大多数患者停药后可以很快恢复。但是如果某些患者的药物是不能停用甚至不能改用其他药物，通过减少药物剂量或改变给药途径可达到目的。

② 早期清除和排泄体内药物：服药6小时内可通过洗胃、导泻、吸附等清除胃肠残留的药物，也可采用血液透析、血液超滤、渗透性利尿等促进药物排泄。

六、观察要点

密观察药物性肝病患者的病情变化，如乏力是否加重，有无食欲减退、恶心、呕吐、腹胀、皮肤巩膜黄染和皮肤黏膜出血，实验室检查，如肝肾功能、凝血酶原活动度等的变化情况。

七、护理要点

1.常规护理

（1）休息 充足的休息和睡眠可以减轻肝脏负担，促进肝细胞恢复。应劝导药物性肝病患者卧床休息，待其症状好转、黄疸消退、肝功能改善后逐渐增加活动量，活动以不感到疲劳为宜。同时要保持病房内整洁、安静、营造舒适、轻松的环境。

（2）饮食护理 合理营养是改善恢复肝功能的基本措施，充足合理的营养可以增加机体抵抗力，促进疾病康复。指导药物性肝病患者进食高热量、高蛋白质、高维生素、易消化的食物，如牛奶、鱼、瘦肉、鸡蛋，多食新鲜蔬菜、水果，保持排便通畅。肝功能减退严重者或有肝昏迷征兆者给予低蛋白饮食，伴有腹腔积液者按病情给予低盐或无盐饮食；伴有糖尿病者需严格控制总热量，限制甜食。对于食欲减退者，要合理调整食谱，以增加食欲。

2. 健康指导

① 对肝病、肾病患者，新生儿和营养障碍者，药物的使用和剂量应慎重考虑。

② 对以往有药物过敏史或过敏体质的患者，用药时应特别注意。

③ 出现肝功能异常或黄疸，应立即中止药物治疗。

④ 对有药物性肝损害病史的患者，应避免再度给予相同或化学结构相类似的药物。

第七节　肝硬化

一、定义

肝硬化是一种常见的由不同病因长期或反复作用造成的以肝组织弥漫性纤维化、假小叶和再生结节形成为特征的慢性肝病。临床有多系统受累，以肝功能损害和门静脉高压为主要表现，晚期易并发消化道出血、肝性脑病、继发感染等。

二、病因与发病机制

一般在临床上可按病因分为：①血吸虫性肝硬化；②肝炎后肝硬化；③营养性或酒精性肝硬化；④胆汁性肝硬化；⑤心源性肝硬化；⑥铁或铜代谢障碍引起的代谢性肝硬化；⑦原因不明的肝硬化等。

按病理形态亦可分为：①小结节型，结节＜1cm；②大结节型，结节＞1cm，可达5cm，大小不等；③混合型；④不完全分隔型。

三、临床表现

（一）肝功能代偿期

症状较轻，缺乏特征，乏力、食欲缺乏出现较早，较突出；其次有消化不良、恶心、厌食、腹胀、肝区不适等表现，上述症状多呈间歇性，经适当休息或治疗可缓解。

（二）肝功能失代偿期

随着病程发展，上述症状加重，出现肝功能减退和门静脉高压的表现，并可出现各种并发症。

1. 肝功能减退的临床表现

（1）全身表现 有消瘦、乏力、精神不振、舌炎、夜盲、营养不良、不规则低热等症状。还可见皮肤干枯、面色黝暗无光泽及水肿等。

（2）消化道症状 食欲缺乏、胃肠胀气、恶心、呕吐、腹泻，晚期出现中毒性鼓肠。以上症状是由于肝硬化门静脉高压时胃肠道淤血、消化吸收障碍及肠道菌群失调等所致。半数患者有轻度黄疸，少数可出现中重度黄疸。

（3）出血倾向及贫血 常表现为鼻衄、齿衄、皮肤黏膜出血、消化道出血，出血是由于肝功能减退、合成凝血因子减少、脾功能亢进引起。贫血是由胃肠道失血和脾功能亢进等因素所致。

（4）内分泌失调 肝功能减退对雌激素、醛固酮和抗利尿激素的灭活功能减弱，使这些激素在体内蓄积增加，雌激素增多，通过负反馈，抑制垂体-性腺轴、垂体-肾上腺轴的功能，导致雄激素减少。雌激素增多出现蜘蛛痣、肝掌等。性激素失衡多表现为男性性欲减退、睾丸萎缩、毛发脱落、乳房发育，女性月经不调、闭经、不育等。醛固酮增多使钠重吸收增加，抗利尿激素增加致水重吸收增多，尿量减少，水与钠的潴留产生水肿，也是腹水形成的重要因素。肾上腺皮质功能减退则皮肤色素沉着。

2. 门脉高压的临床表现

（1）脾大 门静脉内压增高，致脾脏充血性大，继发脾功能亢进，血中白细胞、红细胞及血小板减少。增大的脾脏可在左肋弓下触及，少数患者脾可增大至脐。当上消化道出血后，脾脏常能缩小。若发生脾周围炎时，出现左上腹隐痛或胀痛。

（2）侧支循环的建立和开放　肝硬化出现门静脉高压，超过200mmH$_2$O时，消化道及脾脏回心血流经肝受阻，导致侧支循环的建立，对诊断门脉高压有特殊意义。重要的侧支循环有：①食管下段和胃底静脉曲张，为门静脉系的胃冠状静脉与腔静脉系的食管静脉、肋间静脉、奇静脉等开放形成。黏膜下曲张的静脉缺乏良好的保护，常因破裂出血而发生呕血、黑粪及休克等症状；②腹壁和脐周静脉曲张，门静脉高压时脐静脉重新开放并扩张，与副脐静脉、腹壁静脉等沟通，形成以脐为中心的静脉曲张；③痔核形成，为门静脉系的直肠（痔）上静脉与腔静脉系的直肠（痔）中、下静脉吻合、扩张、形成痔核，破裂时引起便血。

（3）腹水　是肝硬化最突出的表现。大量腹水时，腹部膨隆，腹壁皮肤紧张发亮状如蛙腹，有时腹压显著增高可发生脐疝，由于横膈抬高可出现端坐呼吸。腹水的产生与下列因素有关：①门静脉压力增高使其所属腹腔脏器毛细血管滤过压增高，促使血浆外渗而形成腹水；②肝功能减退，使白蛋白合成障碍。血浆白蛋白浓度降低，胶体渗透压下降，致血浆外渗；③继发性醛固酮和抗利尿激素增多，引起钠和水的重吸收增加；④肝淋巴液生成过多，由肝包膜表面和肝门淋巴管渗出至腹腔。

四、实验室及其他检查

（1）实验室检查

① 血常规：可有轻重不等的贫血。有呕血和（或）黑粪者红细胞及血红蛋白明显下降。脾功能亢进者，血红蛋白、白细胞计数及血小板均减少。

② 尿、粪常规：有黄疸时尿中可出现胆红素和尿胆原增加；有呕血和（或）黑粪者，大便潜血试验阳性。

③ 肝功能检查：代偿期一般正常或轻度异常，而失代偿期，血清总胆红素和结合胆红素均有升高，转氨酶轻至中度升高。总

胆固醇常低于正常，白蛋白降低，球蛋白增高，白蛋白、球蛋白比值倒置，蛋白电泳示白蛋白减少，γ-球蛋白增高。

④ 血凝常规：凝血时间有不同程度延长。

⑤ 腹水检查：一般为漏出液，腹水淡黄清亮，比重低于1.018，Rivalta 反应阴性，蛋白质定量30g/L以下，白细胞计数常小于100×10^6/L。

⑥ 血免疫功能测定：血清免疫球蛋白IgG、IgA、IgM常增高，一般以IgG增高最为显著。

⑦ 血清肝炎标志物检测：如为病毒性肝炎所致，则乙型或丙型等肝炎病毒标志阳性。

（2）特殊检查

① 腹部B超：早期可见肝脏非特异性改变，肝实质呈不规则的点状回声，晚期则肝实质回声不均匀的增强，表面不光滑，有结节状改变，肝左叶增大，右叶萎缩，尾叶增大。有腹水时可见液性暗区。多普勒超声能定量检测门静脉的血流速度、血流量以及向肝血流或离肝血流的情况，有助于判断预后。

② X线上消化道钡餐：食管静脉曲张时可见蛔虫样或蚯蚓状充盈缺损，胃底静脉曲张时可见菊花样充盈缺损。

③ 胃镜：可直接窥见静脉曲张的部位和程度，有时见曲张静脉呈蓝色征或红色征提示近期有出血的可能。

④ 腹部CT和MRI：可显示早期肝大，晚期肝左、右叶比例失调，肝表面不规则、腹水等，并对肝占位的鉴别诊断有较大价值。

⑤ 腹腔镜检查：可直接观察肝外形、表面、色泽边缘等改变，并可在直视下对病变处做活组织检查，对明确肝硬化的病因及鉴别肝硬化、慢性肝炎、原发性肝癌很有帮助。

⑥ 肝穿刺活检：若发现假小叶形成，则可确定本病诊断，一般此项检查仅在上述检查难以肯定诊断时进行。

五、治疗

本病尚无治疗方法，关键是早期诊断，针对病因加强一般治疗，缓解病情及延长其代偿期。失代偿患者主要是对症治疗，改善肝功能，防治并发症。

六、观察要点

观察腹水和下肢水肿的消长，准确记录出入量，测量腹围、体重，并教会患者正确的测量和记录方法。进食量不足、呕吐、腹泻者或遵医嘱应用利尿药、放腹水后更应密切观察。监测血清电解质和酸碱度的变化，以及时发现并纠正水、电解质、酸碱平衡紊乱，防止肝性脑病、功能性肾功能衰竭的发生。

七、护理要点

1. 常规护理

（1）休息与体位　失代偿期应卧床休息，减少机体消耗和肝脏损害；病室环境要安静、舒适，有明显腹腔积液时应取半卧位或坐位，以改善患者呼吸状况；卧床时尽量取平卧位，以增加肝、肾血流量，改善肝细胞的营养，提高肾小球滤过率。可抬高下肢，以减轻水肿。阴囊水肿者可用托带托起阴囊，以利水肿消退。

（2）饮食护理　既保证饮食营养、又遵守必要的饮食限制是改善肝功能、延缓病情进展的基本措施。应向患者及家属说明导致营养状况下降的有关因素、饮食治疗的意义及原则，与患者共同制订既符合治疗需要又为其接受的饮食计划。饮食治疗原则为高热量、高蛋白质、高维生素、易消化饮食，并根据病情变化及时调整。

① 蛋白质：是肝细胞修复和维持血浆白蛋白正常水平的重要物质基础，应保证其摄入量。蛋白质来源以豆制品、鸡蛋、牛奶、鱼、鸡肉、瘦猪肉为主。血氨升高时应限制或禁食蛋白质，待病情好转后再逐渐增加摄入量，并应选择植物蛋白，如豆制品，因其含蛋氨酸、芳香氨基酸和产氨氨基酸较少。

② 维生素：新鲜蔬菜和水果含有丰富的维生素，例如，番茄、柑橘等有丰富的维生素C，日常食用以保证维生素的摄取。

③ 限制水、钠：有腹腔积液者应低盐或无盐饮食，钠限制在每天500～800mg（氯化钠1.2～2.0g），进水量限制在每天1000mL左右。应向患者介绍各种食物成分，如高钠食物有咸肉、酱菜、罐头食品、含钠味精等，应尽量少食用；含钠较少的食物有粮谷类、瓜茄类、水果等。评估患者有无不恰当的饮食习惯而加重水钠潴留，切实控制钠和水的摄入量。限钠饮食常使患者感到淡而无味，可适量添加柠檬汁、食醋等，改善食品的调味，以增进食欲。

④ 避免损伤曲张静脉：食管-胃底静脉曲张者应食菜泥、肉末、软食，进餐时细嚼慢咽，咽下的食团宜小且表面光滑，切勿混入糠皮、硬屑、鱼刺、甲壳等，以防损伤曲张的静脉导致出血。

（3）皮肤、口腔护理

① 肝硬化患者机体免疫力减退，容易合并各种各样感染而加重病情，皮肤与口腔是多种感染发生的门户。

② 严重腹腔积液时，腹壁皮肤绷紧、变薄，发生脐突或脐疝，嘱患者内衣应宽松、柔软、清洁、舒适，要经常修剪指甲，避免抓破皮肤。

③ 臀部、阴囊、下肢水肿要特别保持床褥干燥、平整，可用棉垫或水垫垫于受压部位，以防局部压疮，并局部给予热敷或按摩。协助翻身，动作要轻柔，以免擦伤皮肤。

④ 皮肤瘙痒用手轻拍皮肤，避免搔抓，每天温水擦洗皮肤1～2次，勿用刺激性的肥皂和沐浴液，沐浴后可用性质柔和的润肤品。对所有输液、注射穿刺处，严格执行无菌操作，注意预防穿刺部位引发的感染。

（4）心理护理 肝硬化是慢性病，症状较难控制，预后不良，患者和家属容易产生悲观情绪，护士要同情和关心患者，及时解答患者提出的疑问，安慰、理解患者，使患者及家属树立战胜疾病的信心。

2. 专科护理

（1）体液过多护理

① 体位：平卧位有利于增加肝、肾血流量，改善肝细胞的营养，提高肾小球滤过率，故应多卧床休息。可抬高下肢，以减轻水肿。阴囊水肿者可用托带托起阴囊，以利水肿消退。大量腹腔积液者卧床时可取半卧位，以使膈肌下降，有利于呼吸运动，减轻呼吸困难和心悸。

② 避免腹压骤增：大量腹腔积液时，应避免腹压突然剧增的因素，如剧烈咳嗽、打喷嚏、用力排便等。

③ 限制钠和水的摄入。

④ 用药护理：使用利尿药时应特别注意维持水、电解质和酸碱平衡。利尿速度不宜过快，每天体重减轻一般＜0.5kg，有下肢水肿者每天体重减轻＜1kg。

⑤ 腹腔穿刺术的护理：大量顽固性腹腔积液应用利尿药效果较差，一般给予腹腔穿刺进行腹腔积液排放。

a. 术前准备：按病情需要备齐用物及药物。耐心详细地向患者解释穿刺的目的及治疗意义，解除患者紧张、恐惧心理。嘱患者排尿以免损伤膀胱。

b. 术中配合：一次抽腹腔积液应＜5000mL，以免诱发肝性脑病。穿刺过程中应注意观察患者有无恶心、头晕、心悸、面色苍白、出冷汗等现象，观察腹腔积液颜色，并留取标本，及时送检。

c. 术后护理：术后用无菌干棉签按压，用无菌纱布固定，防溢液不止，引起继发感染。24小时观察穿刺部位有无渗血、渗液，并严格交接班，详细记录。

（2）利尿药应用后的护理

① 肝硬化腹腔积液患者多使用较大剂量的利尿药，护理人员要了解利尿药的作用机制，口服药要看服到口，静脉用药要严格掌握剂量。

② 密切观察利尿药物的不良反应，如长期使用氢氯噻嗪、呋塞米可引起低钾、低钠反应。长期使用螺内酯、氨苯蝶啶可引起高钾血症。

③ 利尿速度不宜过快，以免诱发肝性脑病。

④ 观察患者有无意识改变、腹胀、乏力、疲倦、扑翼样震颤等肝性脑病先兆症状。

⑤ 准确记录24小时尿量，测腹围（晨起排尿、排便后，平卧位皮尺过脐1周）、测体重（五定：同一时间、同一秤、空腹、排空粪便、同一衣服和鞋）。

⑥ 及时检查生化，注意血钠、血钾、血氯等的浓度变化，防止电解质紊乱。

（3）用药护理

① 应用谷氨酸钾和谷氨酸钠时，钠比例应根据血清钾钠浓度和病情而定，患者尿少时少用钾剂，明显腹腔积液和水肿时慎用钠剂，谷氨酸盐是碱性，使用前可先注射维生素C 3～5g。

② 应用精氨酸时，滴注速度不宜过快，否则可出现流涎、呕吐、面色潮红等反应，精氨酸不宜与碱性溶液配伍使用。

③ 乳果糖在肠内产气较多，可引起腹胀、腹绞痛、恶心、呕吐及电解质紊乱等，应用时应从小剂量开始。

④ 长期使用新霉素的患者少数可出现听力或肾功能损害，故使用新霉素应<1个月，用药期间应监测听力和肾功能。

⑤ 大量输注葡萄糖时，必须警惕低钾血症、心力衰竭和脑水肿。

（4）食管-胃底静脉出血的护理　患者有呕血、便血等出血病史，出现面色苍白，表情淡漠，出冷汗，脉搏细数，肠鸣音亢进，应首先考虑有出血情况。

① 患者出现呕血，立即去枕平卧，头偏向一侧，绝对卧床，禁食，及时准备吸引器。

② 立即通知值班医师或主管医师。迅速建立静脉通路（大号针头），同时抽血、验血型、备血样、配血，加快输液患者的输液速度，如已有备血立即取血。

③ 测血压、脉搏、体温，每隔15～30分钟监测1次，并做好记录。

④ 给予吸氧，保持呼吸道通畅，同时注意保暖。

⑤ 密切观察病情变化，注意呕吐物及粪便的颜色、性质、量，做好记录。

⑥ 食管静脉曲张破裂出血，备好三腔二囊管，配合医师插三腔管进行止血。

⑦ 按医嘱给予止血药及扩容药。

⑧ 及时准确记录24小时出入量，必要时留置导尿，做好重症护理记录书写。

⑨ 做好心理指导，消除紧张、焦虑情绪。

⑩ 出血量的估计：每天出血量＞5mL便潜血试验阳性；每天出血量＞60mL出现黑粪；胃内储血量＞250mL出现呕血；出血量＜400mL，一般不引起全身症状。当出血量达500～800mL时患者可有循环血容量减少的表现。出血量达1000～1500mL时，临床上可出现失血性休克的改变。总之，出血量的估计应根据临床表现，特别是对血压和脉搏的动态观察，以及患者的红细胞计数、血红蛋白、血细胞比容和中心静脉压测定等综合考虑、全面估计。

⑪ 如经内科治疗出血不止，应考虑手术治疗，做好术前准备。

（5）肝性脑病的护理　注意有无性格及行为的异常表现，是否有扑翼样震颤，呼吸是否有烂苹果味，及早发现肝性脑病的征兆。

① 病情观察：密切注意肝性脑病的早期征象，如患者有无冷漠或欣快、理解力和近期记忆力减退、行为异常以及扑翼样震颤等。

② 监测并记录患者血压、脉搏、呼吸、体重及瞳孔的变化。

③ 定期复查血氨，肝、肾功能，电解质变化，有情况及时协助医师进行处理。

④ 消除诱因，避免诱发和加重肝性脑病：常见诱因有上消化道出血、高蛋白饮食、大量排钾利尿和放腹腔积液、催眠镇静药和麻醉药、便秘、感染、尿毒症、低血糖、外科手术等。

⑤ 清除肠内积血，保持肠道清洁，维护正常的肠道环境是防止血氨升高的有效措施。清洁肠道，给予温生理盐水1000mL灌肠或弱酸200mL（食醋加温水）保留灌肠（忌用肥皂水）；抑制肠内细菌生长：口服新霉素，抑制肠道菌群，减少代谢产物生成；抑制蛋白质分解：口服乳果糖，乳果糖口服后完整到达结肠，被肠内糖分解菌分解，通过酸化肠腔、渗透性缓泻而抑制蛋白质分解菌和致病菌生长，从而减少氨和内毒素的产生和吸收。

⑥ 纠正氨基酸代谢紊乱：对于使用利尿药者，应定期测定血电解质及血气分析，并及时给予补充纠正。注意输入库存血也可增加血氨。准确记录出入量，每天入液量<2500mL，尿少时入液量相对减少，以免血液稀释，血钠过低。

（6）自发性细菌性腹膜炎的护理　合并自发性细菌性腹膜炎常迅速加重肝损害、诱发肝性脑病等严重并发症，确诊后尽早给予抗生素治疗（以头孢噻肟等第3代头孢菌素为首选），同时需采取以下护理措施。

① 住单间病室，加强室间消毒。

② 严密观察病情，对肝硬化、重症肝炎腹腔积液患者，凡有不明原因的发热、腹痛、腹腔积液量进行性增多，利尿药反应差，病情加重应高度警惕自发性腹膜炎，及时做腹腔积液检查。

③ 勤查血常规，咽拭子、痰液、血液等培养。

④ 发现感染及早应用有效抗生素。

⑤ 严格无菌操作，加强病房管理，减少陪护探视，避免交叉感染。

3. 健康指导

（1）疾病知识指导　肝硬化是慢性过程，护士应帮助患者和家属掌握其相关知识、自我护理方法、并发症的预防及早期发现，分析和消除各种不利因素，把治疗计划落实到日常生活中。①心理调适：患者应十分注意情绪的调节和稳定，在安排好治疗、身体调理的同时，勿过多考虑病情，遇事豁达开朗，树立治病信心，保持愉快心情。②饮食调理：切实遵循饮食治疗原则和计划禁酒。③预防感染：注意保暖和个人卫生。

（2）活动与休息指导　肝硬化代偿期患者无明显的精神、体力减退，可参加轻工作，避免过度疲劳；失代偿期患者以卧床休息为主，但过多的躺卧易引起消化不良、情绪不佳，故应视病情适量活动，活动量以不加重疲劳感和其他症状为度。患者的精神、体力状况随病情进展而减退，疲倦乏力、精神不振逐渐加重，严重时衰弱而卧床不起。指导患者保证充足的睡眠和生活起居有规律。

（3）皮肤护理　患者因皮肤干燥、水肿、黄疸出现皮肤瘙痒、长期卧床等因素易发生皮肤破损和继发感染，故沐浴时应注意避免水温过高，避免或使用有刺激性的皂类和沐浴液，沐浴后可使用性质柔和的润肤品；皮肤瘙痒者给予止痒处理，嘱患者勿抓搔，以免皮肤破损。

（4）用药指导与病情监测　按医师处方用药，加用药物需征得医师同意，以免服药不当加重肝脏负担和肝功能损害。护士应向患者详细介绍所用药物的名称、剂量、给药时间和方法，教会其观察药物疗效和不良反应。例如，服用利尿药者，应记录尿量，如出现软弱无力、心悸等症状提示低钠血症、低钾血症，应及时就医。定期门诊随访。

（5）照顾者指导　指导家属理解和关心患者，给予精神支持和生活照顾。细心观察、及早识别病情变化，例如，患者出现性格、行为改变时可能是肝性脑病的前驱症状，或消化道出血等其他并发症，应及时就诊。

第八节　原发性肝癌

一、定义

原发性肝癌是指肝细胞或肝内胆管上皮细胞发生的肿瘤，我国以肝细胞癌为多见，病死率在消化系统恶性肿瘤中列第3位。本病可发生在任何年龄，以40～49岁为最多，男女之比为

$(2 \sim 5) ： 1$。

二、病因与发病机制

病因和发病机制迄今未明，可能与下列多种因素有关。

（1）乙型和丙型肝炎病毒 约1/3原发性肝癌患者有慢性病毒性肝炎病史。流行病学显示，肝癌高发区人群HBsAg阳性率高于低发区，肝癌患者血清乙型肝炎标志物的阳性率高达90%以上，说明乙型肝炎病毒与肝癌高发有关。近年研究表明，肝细胞癌中5% ～ 8%患者抗HCV阳性，提示丙型病毒性肝炎与肝癌的发病密切有关。乙型和丙型肝炎病毒作为肝癌的直接病因目前虽未得到证实，但肯定是促癌因素之一。很可能为其他致癌因素的作用提供一定的病变基础。

（2）肝硬化 50% ～ 90%原发性肝癌患者常合并肝硬化，病理检查发现肝癌合并肝硬化多为乙型肝炎后的大结节肝硬化。丙型病毒性肝炎发展成肝硬化的比例并不低于乙型病毒性肝炎。在欧美国家中，肝癌常发生在酒精所致的肝硬化基础上。肝细胞癌变可能在肝细胞损害后引起再生或不典型增生过程中发生。

（3）黄曲霉毒素 动物实验证明，黄曲霉毒素的代谢产物黄曲霉毒素B_1有强烈的致癌作用。流行病学调查发现在粮油、食品黄油霉毒素B_1污染严重的地区，肝癌发病率也较高，因此认为黄曲霉毒素B_1可能是某些地区肝癌高发的因素。

（4）饮用水污染 流行病学调查发现，某些地区饮池塘水的居民与饮井水的居民肝癌病死率有明显差异，饮池塘水的居民发病率高。研究认为池塘中生长的蓝绿藻产生的藻类毒素污染水源，可能与肝癌的发病有关。

（5）其他 一些化学物质如亚硝胺类、偶氮芥类、有机氯农药等均是可疑的致癌物质。华氏睾吸虫感染可刺激胆管上皮增生，为导致原发性胆管细胞癌的原因之一。

三、临床表现

此病起病隐匿，早期缺乏典型症状（经甲胎蛋白普查检出的早期病例可无任何症状和体征，称亚急性肝癌）自行就诊患者多属中晚期，常有肝区疼痛、食欲减退、乏力、消瘦、肝大等症状。

（1）肝区疼痛　最常见，间歇或持续性，钝痛或胀痛，由癌肿迅速生长使包膜绷紧所致。肿瘤侵犯膈肌，疼痛可放射至右肩或右背。向右后下方生长的肿瘤可致右腰疼痛。突然发生的剧烈肝区疼痛或腹痛提示有癌结节的破裂出血，如有腹水、腹膜刺激征和休克的体征则提示向腹腔破溃。

（2）消化道症状　食欲减退、腹胀、恶心、呕吐，因缺乏特异性而易被忽视。腹水或门静脉癌栓可导致腹胀、腹泻等症状。

（3）乏力、消瘦　全身衰弱晚期少数患者可呈恶病质状态。

（4）发热　一般为低热，偶达39℃以上，呈持续性或午后低热或弛张型高热。发热与癌肿坏死产物吸收有关。有时癌肿压迫或侵犯胆管可并发胆管感染而引起发热。

（5）全身症状　有发热、乏力、消瘦，衰竭晚期出现恶病质。可有出血倾向，如鼻衄、齿衄和皮下瘀斑等，部分患者可因门静脉高压而致食管-胃底静脉曲张而出现呕血和黑粪。肝外转移可以发生相应的症状，肺转移表现为咯血、气短；骨转移以骨痛为主等。

（6）肝大　进行性肝大为最常见的特征性体征之一。肝脏质地坚硬，表面及边缘不规则，常呈结节状，少数肿瘤深埋于肝实质内者则肝表面光滑，伴或不伴明显的压痛。肝右叶膈面癌肿可使右侧膈肌明显抬高。

四、实验室及其他检查

（1）血清肿瘤标志物

① AFP测定：迄今仍为肝癌最好的定性诊断方法。国内（2001年，广州）根据AFP诊断肝癌的标准：AFP > 400μg/L，排除妊娠、生殖系胚胎原性肿瘤、活动性肝病及转移性肝癌，体检触及肿大、坚硬及有大结节状肿块的肝脏，或影像学检查有肝

癌特征的占位性病变；AFP＜400μg/L，能排除妊娠、生殖系胚胎原性肿瘤、活动性肝病及转移性肝癌，并有两种影像学检查有肝癌特征的占位性病变，或有两种其他的肝癌标志物（γ-GT同工酶Ⅱ、DCP等）阳性及一种影像学检查有肝癌特征的占位性病变。

② 其他标志物：均为非特异性，主要作为AFP阴性肝癌的辅助诊断。γ-谷氨酰转移酶（γ-GT）：同工酶Ⅱ，检测肝癌90%阳性，转移性肝癌阳性率也达90%。血浆异常凝血酶原（DCP）：阳性率为67%～94%，但特异性问题上尚有不同看法。AFP变异体：检测豌豆凝集素结合型AFP（AFP-R-PSA）。若以＞25%为界诊断肝癌，阳性率为82.3%，良性活动性肝病为5.5%，因此对鉴别诊断有帮助。

（2）影像学检查

① 单光子发射断层扫描（SPECT）：灵敏度比不上B超、CT、MRI等，且缺乏定性作用。只有在鉴别肝癌和肝血管瘤时，做放射性核素血池填充扫描对区分两者的诊断有帮助。

② B超：为最简便和有效的检查方法，可分辨直径1cm的肝癌结节，可作为早期肝癌定位诊断的首选。用于检查肝癌与周围组织的关系，与肝囊肿和肝海绵状血管瘤进行鉴别，还可在B超引导下做肝穿刺或肿瘤局部治疗。

③ 选择性腹腔动脉造影：肝动脉造影属损伤性检查，分辨低限为1～2cm，对多血管小肝癌可显示0.5cm大小的病变。采用计算机减影动脉造影机（DSA），使血管显示更为清晰。但对少血管或左叶病变显示不良，并对肝肾功能损害和碘过敏者禁忌。

④ CT：分辨低限为2cm，动态增强扫描时，早期肝癌病灶呈高密度，其后密度很快下降呈低密度，是肝癌影像学的特征表现之一。应用动态增强扫描还有助于与其他肝脏占位性病灶进行鉴别。

⑤ MRI：一般无需注射对比剂，灵敏度和CT一样，可检出直径2cm以上的肝癌病灶，T1加权显示低信号强度，T2加权显

示不均匀的高强度信号。无放射线，对软组织分辨率优于CT。

⑥ 肝动脉造影：多用于其他影像学方法不能明确诊断的肝癌或行化学栓塞治疗。

⑦ X线胸片和（或）透视：可见右膈抬高，运动受限，有局限性隆起时，提示肿瘤在右叶顶部，同时还可发现肺转移灶。

五、治疗

手术治疗仍然是最有效的治疗方法。化疗和放疗作为肝癌的辅助治疗越来越受到人们的重视。综合治疗，提高生存质量。

六、观察要点

① 有无腹痛、腹胀、腹泻情况，肝区疼痛的性质、部位、程度、持续时间，有无恶心、呕吐症状及强迫体位。

② 密切注意肝性脑病的早期征象，如患者有无冷漠或欣快，理解力和近期记忆力减退，行为异常以及扑翼样震颤。

③ 监测并记录患者血压、脉搏、呼吸、体重及瞳孔的变化。

④ 定期复查血氨，肝、肾功能，电解质变化，有情况及时协助医师进行处理。

⑤ 有无门脉高压所致的出血现象，如肠鸣音情况，有无黑粪、呕血、大便潜血等。

⑥ 皮肤的完整性和患者躯体活动能力。

⑦ 进食情况及营养状态。

七、护理要点

1. 常规护理

（1）心理护理、精神支持

① 建立良好的护患关系，深入了解患者内心活动，维护患者的独立与尊严，了解患者对治疗、护理的需求，尽可能给予满足。

② 给家属以心理支持和具体指导，使家属保持镇静，并配合诊疗；根据患者情况，必要时采取保护性医疗措施。

③ 鼓励患者，使患者树立信心，延长其存活期，提高生命

质量。

（2）饮食护理　安排良好的进食环境，注意口腔护理，促进患者食欲。疼痛剧烈时应暂停进食，待疼痛减轻再进食。有恶心、呕吐时，于服用止吐药后进少量食物，增加餐次，尽量增加摄入量。予以高蛋白、适当热量、高维生素饮食。选择患者喜好的食物种类、烹调方式，以促进食欲，保持环境的温馨、舒适。

（3）参与诊断、治疗，密切观察病情发展，注意有无潜在意识障碍、上消化道出血、继发感染。

（4）病房应定时紫外线消毒，减少探视人员，保持室内空气新鲜。

（5）严格遵循无菌原则进行各项操作，防止交叉感染。

2. 专科护理

（1）疼痛的护理

① 转移注意力，避免患者专注于疼痛。

② 安排舒适环境，减少引起患者压迫感的因素。

③ 适当予以止痛药或镇静药，但必须让患者了解药物不是唯一控制疼痛的方法，鼓励患者自我控制。

④ 预防其他感染引起的疼痛。

（2）用药护理

① 遵医嘱应用抗肿瘤的化学药物，注意观察药物的疗效，及时发现和处理不良反应，如胃肠道反应、骨髓抑制等。

② 鼓励患者保持积极的心态，配合并坚持完成化疗。

③ 做好肝动脉栓塞化疗患者的术前及术后护理。术前向患者解释有关治疗的方法、步骤及效果，使患者做到心中有数，以减少患者对手术的疑虑，配合手术。术后因肝动脉供血量突然减少，可产生栓塞后综合征，即腹痛、发热、恶心、呕吐、血清白蛋白降低、肝功能异常等改变，故应做好相应护理。

a. 术后禁食2～3天，逐渐过渡到流质饮食，注意少量多餐，以减少恶心、呕吐，同时避免因食物的消化吸收过程消耗门静脉含氧量。

b. 密切观察患者病情变化，注意局部有无出血，如发现肝性脑病前驱症状等，应配合医师及时处理。

c. 术后应观察体温变化，高热患者应及时采取降温措施，避免机体消耗增加。

d. 鼓励患者深呼吸和及时排痰，预防肺部感染，必要时吸氧，以提高血氧分压，利于肝细胞的代谢。

e. 栓塞术1周后，因肝脏缺血，影响肝糖原储存和蛋白质的合成，应根据医嘱静脉输入白蛋白，适量补充葡萄糖溶液。准确记录出入量，如出汗、尿量和尿密度，为补液提供依据。

（3）癌肿破裂出血的护理　癌肿破裂出血是原发性肝癌常见的并发症，少数出血可自行停止，多数患者需要手术止血。对不能手术的晚期患者，可采用告诫患者尽量避免肿瘤破裂的诱因，如剧烈咳嗽、用力排便等使腹压骤升的动作；加强腹部体征的观察，若原发性肝癌突然主诉腹痛，且伴腹膜刺激征，应高度怀疑肿瘤破裂出血，及时通知医师，积极配合抢救，并稳定患者情绪，做好急诊手术的各项准备。

（4）上消化道出血的护理　上消化道出血是晚期肝癌伴肝硬化患者的常见并发症。

① 指导患者保持情绪稳定、生活有规律。

② 以少粗纤维的饮食为主，忌浓茶、咖啡、辛辣等刺激性食物，以免诱发出血。

③ 加强肝功能的监测，及时纠正或控制出凝血功能的异常，必要时遵医嘱输注新鲜血液或凝血因子复合物等。

④ 发生上消化道出血，若量少，可采取禁食、休息及应用止血药等方法；出血量多，应在输血、补充血容量的同时使用双气囊三腔管压迫止血，经内镜或手术止血。

（5）感染的护理

① 密切观察患者的体温、脉搏、呼吸，询问有无咽痛、咳嗽、腹泻、排尿异常等不适。

② 病房应定期用紫外线消毒，减少探视人员，保持室内空

气新鲜。

③ 应注意休息，避免劳累。

④ 应进食高蛋白、高维生素、适量热量、易消化饮食，多食蔬菜、水果。

⑤ 对症护理：指导或协助患者做好皮肤、口腔护理；注意会阴部及肛门部的清洁，减少感染机会；出现呼吸道、肠道、泌尿道等部位感染时应遵医嘱及时用药控制；各项护理工作应严格遵循无菌原则进行操作，防止交叉感染。

（6）压疮的护理

① 协助患者活动：协助不能活动的患者翻身，每2小时1次。稍能活动的患者鼓励其在床上活动，或在家属帮助下进行肢体锻炼。

② 指导患者正确的翻身方法，勿拖动，以免摩擦导致皮肤破损。

③ 久卧或久坐时，应在骨突处置小垫，可用纱布垫架空足跟，以防局部受压。

④ 保持皮肤清洁，每天用温水拭净皮肤，及时更换被排泄物和汗液污染的衣服。

⑤ 皮肤干燥者可用滋润霜涂擦。

⑥ 保证充足的营养，给予高蛋白、高热量饮食，不能进食者可鼻饲或静脉补充营养。

（7）肝区疼痛的护理

① 注意观察疼痛发作的时间、部位、性质、程度，疼痛伴随的症状，如恶心、呕吐及有无发热等。

② 卧床休息，适当活动，但要避免疲劳。

③ 病室环境要整洁、安静、舒适，温、湿度适宜。

④ 应给予高蛋白、高维生素、适当热量、易消化饮食，避免摄入高脂肪食物。

⑤ 疼痛的护理

a. 最新的镇痛方式为患者自控镇痛，即应用特制泵，连续性输注镇痛药。患者可以自行控制，采取间歇性投药。给药途径包括静脉、皮下、椎管内。此方式用药灵活，可以克服投药的不及时性，降低患者对镇痛药的要求及总需要量和对专业人员的依赖性，增强患者自我照顾和自主能力以及对疼痛控制的能力。按三级镇痛的方法应用镇痛药。第一阶段，从非阿片类镇痛药开始，如阿司匹林、布桂嗪、奈福泮、吲哚美辛栓等；第二阶段，若第一阶段药物不能缓解，加强阿片类镇痛药，如可待因、丙氧酚等；第三阶段，若疼痛剧烈，则可用强阿片类镇痛药，如哌替啶、美施康定等。现在有一种新型贴剂多瑞吉，镇痛效果可达到72 小时。

b. 指导患者减轻疼痛的方法：疼痛时尽量深呼吸，以胸式呼吸为主，减轻腹部压力刺激。取患侧卧位及半卧位，可减轻腹壁紧张，减轻疼痛。

c. 局部轻轻按摩，不可用力，防止肿块破裂或扩散。

d. 保持排便通畅，减轻腹胀，以免诱发疼痛。

e. 鼓励患者享受人的权力和尊严，保持情绪稳定，因焦虑的情绪易加深疼痛。转移患者注意力，可读小说、看漫画等分散注意力。

f. 正确可靠地评估患者的疼痛，其内容包括疼痛的程度、部位、性质、发作情况及并发症状等。评估时，除了解身体因素外，还必须注意心理、社会及经济等诸多因素的影响。

（8）肝性脑病的护理　肝性脑病常发生于肝功能失代偿或濒临失代偿的原发性肝癌者。对患者加强生命体征和意识状态的观察，若出现性格行为变化，如欣快感、表情淡漠或扑翼样震颤等前驱症状及时通知医师，给予如下处理。

① 避免肝性脑病的诱因，如上消化道出血、高蛋白饮食、感染、便秘、应用麻醉镇静催眠药、大量放腹腔积液及手术等。

② 禁用肥皂水灌肠，可用生理盐水或弱酸性溶液（如食醋30mL 加入生理盐水 100mL），使肠道保持酸性。

③ 口服新霉素或卡那霉素，以抑制肠道细菌繁殖，有效减

少氨的产生。

④ 使用降血氨药物，如谷氨酸钾或谷氨酸钠静脉滴注。

⑤ 给予富含支链氨基酸的制剂或溶液，以纠正支链/芳香族氨基酸比例失调。

⑥ 肝性脑病者限制蛋白质摄入，以减少氨的来源。

⑦ 便秘者可口服乳果糖，促使肠道内氨的排出。

（9）介入治疗的护理

① 向患者解释介入治疗的目的、方法及治疗的重要性和优点，帮助患者消除紧张、恐惧的心理，争取主动配合。注意出凝血时间、血常规、肝肾功能、心电图等检查结果，判断有无禁忌证。术前禁食4小时，备好一切所需物品及药品，检查导管的质量，防止术中出现断裂、脱落或漏液等。

② 预防出血：术后嘱患者平卧位，穿刺处用1～2kg砂袋固定压迫止血；尽量减少搬动。嘱患者绝对卧床24小时，患肢制动8小时，术侧下肢禁止屈髋，无出血方可稍活动下肢。要注意观察穿刺部位敷料有无渗血，局部有无血肿或血栓形成。

③ 导管护理：妥善固定和维护导管，严格遵守无菌原则，每次注药前消毒导管，注药后用无菌纱布包扎，防止细菌沿导管发生逆行感染。为防止导管堵塞，注药后用肝素稀释液2～3mL（25U/mL）冲洗导管。

④ 介入术后综合征的护理：肝动脉栓塞化疗后多数患者可出现发热、肝区疼痛、恶心、呕吐、心悸、白细胞计数减少等，称栓塞后综合征。若体温＞38.5℃，可予物理、药物降温。肝区疼痛可适当给予镇痛药。恶心、呕吐可给予甲氧氯普胺、氯丙嗪等。当白细胞计数＜$4×10^9$/L时，应暂停化疗，并应用升白细胞药物。

⑤ 并发症防治：密切观察生命体征和腹部体征，若因胃、胆、胰、脾动脉栓塞而出现上消化道出血或胆囊坏死等并发症应及时通知医师，并协助处理。肝动脉栓塞化疗可造成肝细胞坏死，加重肝功能损害，应注意观察患者的意识状态、黄疸程

度，注意补充高糖、高能量营养素，积极给予保肝治疗，防止肝衰竭；介入治疗后嘱患者大量饮水，减轻化疗药物对肾的不良反应，观察排尿情况。

⑥ 药物过敏：若出现血压下降、脉搏细数、大汗淋漓，应立即给予平卧、保暖，皮下注射肾上腺素1mg，静脉推注地塞米松5mg，氧气吸入等。

⑦ 拔管护理：拔管后局部加压15分钟，卧床24小时，防止局部出血。

3. 健康指导

（1）注意饮食及饮水卫生，做好粮食保管，防霉去毒，保护水源，防止污染。积极宣传和普及肝癌的预防知识，定期对肝癌高发区人群进行普查，以预防肝癌发生和早期诊治肝癌。

（2）指导患者合理进食，饮食宜少量多餐，多食营养丰富、均衡和富含维生素的食物，避免摄入高脂、高热量和刺激性食物，以清淡、易消化为宜。伴有腹腔积液、水肿者，应严格控制水、食盐摄入量。若有肝性脑病倾向，应减少蛋白质的摄入。戒烟、戒酒，减少对肝脏的损害。

（3）按医嘱服药，忌服对肝脏有损害的药物。戒烟、酒。指导疼痛放松疗法，正确使用镇痛药物。定期放疗和化疗，定期复查血常规，根据病情发展随时调整治疗方案。

（4）指导患者保持乐观情绪，建立积极的生活方式，增加精神支持。保持生活规律，注意劳逸结合，避免情绪剧烈波动和劳累，以减少肝糖原的分解，减少乳酸和血氨的产生。有条件者参加社会性抗癌组织活动，增强精神支持力量，以提高机体抗肿瘤功能。

（5）指导术后恢复功能锻炼并讲解目的、意义。进行有效深呼吸、咳嗽、咳痰、吹纸训练，进行轻度谨慎肺叩击，防止肺部感染。注意置胃管、禁食者的口腔卫生，防止口腔感染。向患者解释放置各种导管的目的、注意事项。

（6）每3～6个月复查1次，若出现进行性消瘦、贫血、乏力、发热等症状及时就医。

第九节 肝性脑病

一、定义

肝病脑病是严重肝病引起的、以代谢紊乱为基础、导致中枢神经系统功能失调的综合征，其主要临床表现是意识障碍、行为失常和昏迷。一般根据患者意识障碍的程度、神经系统表现及脑电图改变，分为前驱期（Ⅰ）、昏迷前期（Ⅱ）、昏睡期（Ⅲ）、昏迷期（Ⅳ）。急性肝功能衰竭几乎均并发肝性脑病，而慢性肝功能衰竭患者大约1/3并发肝性脑病。

二、病因与发病机制

大部分肝性脑病是由各型肝硬化（肝炎后肝硬化最多见）引起，也包括治疗门静脉高压的外科门体分流手术后引起的病例。如果将亚临床肝性脑病也计算在内，肝硬化患者发生肝性脑病的比例可达70%。肝性脑病还见于重症病毒性肝炎、中毒性肝炎和药物性肝病的急性或暴发性肝功能衰竭阶段。较少见的病因有原发性肝癌、妊娠期急性脂肪肝、严重胆管感染等。肝性脑病，特别是门体分流性脑病多有明显的诱因，常见的有上消化道出血、大量排钾利尿、放腹水、高蛋白饮食、使用安眠镇静药或麻醉药、便秘、尿毒症、外科手术、感染等。

到目前为止，肝性脑病的发病机制尚未完全明了。普遍认为肝性脑病发生的病理生理基础取决于两方面的因素，即肝细胞功能不全和门腔静脉分流。在临床上，"纯"的肝功能不良性脑病，如暴发性肝昏迷，或"纯"的门腔分流性脑病，如先天性门-体静脉分流均少见。而大部分肝性脑病患者既有一定程度的肝细胞功能不全，又具有一定程度的门-体静脉分流。两方面综合作用则会发生肝性脑病。由于肝脏是人体内物质代谢的中枢，它所引起的代谢紊乱涉及多个途径和多个环节，这也就决定着肝性脑病的发病机制具有复杂性和多样性。

三、临床表现

意识障碍和肝昏迷为主的一系列精神神经症状。临床上起病缓慢，以慢性反复发作性昏迷为突出表现。除原发肝病特征外，主要是脑病表现。一般根据意识障碍程度、神经系统表现和脑电图改变将肝性脑病的表现分为四期。

① 一期（前驱期）：轻度性格改变和行为失常。

② 二期（昏迷前期）：以意识错乱、睡眠障碍、行为失常为主。

③ 三期（昏睡期）：以昏睡和精神错乱为主。

④ 四期（昏迷期）：神志完全丧失，不能唤醒。

四、实验室及其他检查

1. 实验室检查

① 血氨：正常人空腹静脉血氨为 $50 \sim 70$ mmol/L，慢性肝性脑病尤其是门体分流性脑病患者多有血氨增高，急性肝功能衰竭所致脑病的血氨多正常。

② 肝功能：多有明显损害，A/G 倒置，低蛋白血症。

③ 血气分析：可示呼吸性碱中毒，晚期为代谢性酸中毒。

④ 电解质测定：可有低钾血症、低钠血症，部分患者尿少时可有高钾。

⑤ 肾功能：可有血尿素氮、血肌酐升高。

⑥ 血糖测定：部分患者可有升高。

⑦ 其他：凝血酶原时间延长。

2. 特殊检查

① 脑电图检查：其演变与肝性脑病的严重程度一致，早期脑电图的节律弥漫性减慢、波幅增高，由正常的 α 节律（$8 \sim 13$ 次/秒）变为 θ 节律（$4 \sim 7$ 次/秒），则为 Ⅱ 期肝性脑病的特征性改变。

② 诱发电位：可分为视觉诱发电位（VEP）、听觉诱发电

位（AEP）、躯体诱发电位（SEP）等，诱发电位以峰阳性（P）或阴性（N）显示，并把峰依次分为 P1、P2 和 P3 或根据各个峰的潜伏期命名，SEP 的延迟部分对肝性脑病临床分期有用，N1～N3 的峰间潜伏期与肝性脑病分期一致；根据 VEP N3 潜伏期的延长和波形的改变可鉴别出亚临床型肝性脑病和肝性脑病；与 SEP 及 VEP 相反，AEP 不随肝性脑病的进展而改变，但能检测出脑功能的不可逆改变。这些检查可用于对不同程度的肝性脑病包括亚临床脑病的诊断。

③ 简易智力测验：常用的是数字连接试验和符号数字试验，对诊断本病尤其是对诊断早期肝性脑病包括亚临床脑病最有用。方法是：随意地将 1～25 的阿拉伯数字印在纸上，嘱患者按自然数大小用笔连接起来，记录连接完毕所需的时间（常不超过60秒）并检查连接错误的频率。

④ CT检查：可发现本病有脑水肿或脑萎缩，但一般无出血灶或梗死灶。

五、治疗

积极采取预防措施，避免一切诱发肝性脑病的因素，严密观察病情，及时在前驱期和昏迷前期诊疗。肝性脑病无特异性治疗方法，仍以综合治疗为主。药物治疗是最重要的治疗方法。有条件可以进行肝移植。

六、观察要点

密切观察患者思维、认识的变化，以判断意识障碍的程度。加强对患者血压、脉搏、呼吸、体温、瞳孔的监测并做记录。定期抽血复查肝肾功能、电解质的变化，有情况及时报告并协助医生处理。

七、护理要点

1. 常规护理

（1）安慰患者，提供感情支持，切忌伤害患者的人格，更不能嘲笑患者的异常行为。

（2）尽量安排专人护理，患者清醒时向其讲解意识模糊的原因，训练患者的定向力，利用电视、收音机、报纸、探视者等提供环境刺激。

（3）患者如有烦躁应加床挡，必要时使用约束带，防止发生坠床及撞伤等意外。

（4）评估并协助医生迅速去除和避免诱发因素

① 避免应用镇静安眠药、麻醉药等，因其可直接抑制大脑和呼吸中枢，造成缺血加重肝脏损害，脑细胞缺氧还可降低对氨的耐受性。

② 防止大量输液，过多液体可引起低钾血症、稀释性低钠血症、脑水肿等从而加重肝性脑病。

③ 避免快速利尿和大量放腹水，防止有效循环血量减少及大量蛋白质和水及电解质丢失，肝脏损害加重。

④ 防止感染，机体感染加重肝脏吞噬、免疫及解毒功能的负荷，并引起机体分解代谢提高，使氨的产生增加及耗氧量增加。

⑤ 保持大便通畅，肝性脑病患者由于肠蠕动减弱，易发生便秘，便秘使含氨及其他有毒物质在肠道存留时间延长，促进毒素吸收。

⑥ 上消化道出血可使肠道产氨增多，从而使血氨增高诱发本病，故出血停止后应灌肠和导泻。

⑦ 禁食或限食者，避免发生低血糖。

（5）减少饮食中蛋白质的供给量　昏迷开始数日内禁食蛋白质，供给以碳水化合物为主的食物，每天供给足够的热量和维生素。神志清醒后可逐步增加蛋白质饮食，以植物蛋白为佳。

2. 专科护理

（1）用药护理

① 应用谷氨酸钠或谷氨酸钾时，要注意观察患者的尿量，腹水和水肿状况，尿少时慎用钾剂，明显腹水和水肿时慎用钠盐。应用精氨酸时，滴注速度不宜过快，以免引起流涎、面色潮

红与呕吐。

② 应用苯甲酸钠时注意患者有无饱胀、腹绞痛、恶心、呕吐等。

③ 长期服新霉素不宜超过1个月，并做好听力和肾功能的监测。

④ 根据医嘱及时纠正水、电解质和酸碱失调，做好出入量的记录。

⑤ 保护脑细胞功能，可用冰帽降低颅内温度，以减少能量消耗。根据医嘱静脉快速滴注高渗葡萄糖、甘露醇以防止脑水肿。

（2）做好昏迷患者的护理

① 保持患者的呼吸道通畅，保证氧气的供给。

② 做好口腔、眼的护理：对眼睑闭合不全、角膜外露的患者可用生理盐水纱布覆盖眼部。

③ 尿潴留患者给予留置导管导尿，并详细记录尿量、颜色、气味。

④ 预防压疮的护理：定时翻身，保持床褥干燥、平整。

⑤ 给患者做肢体的被动运动，防止静脉血栓形成及肌肉萎缩。

3. 健康指导

① 与家属建立良好的关系，让其了解本病特点，与其家属一起讨论护理问题，了解其顾虑和感受，帮助合理安排时间，制订一个切实可行的照顾计划。

② 关心并强调家属需要注意保护自己的健康，使睡眠、营养等保持平衡。

③ 与家属讨论其他可能的资源和社会支持，如患者工作单位、居委会等，告诉家属一些可以利用的条件，如社会服务设施、交通情况等。

④ 家属要给予患者精神支持和生活照顾，指导家属学会观察患者病情的变化，一旦发现有性格行为、睡眠等有关精神神经的改变，应及时治疗，防止病情恶化。

第十节 肝脓肿

细菌性肝脓肿

一、定义

细菌性肝脓肿是指化脓性细菌引起的肝内化脓性感染，病原菌常经胆道系统、门脉系统、肝动脉、淋巴系统及临近脏器组织直接蔓延、穿透、外伤等途径进入肝脏，引起本病。目前，仍以胆道感染为主要原因，常见的细菌为金黄色葡萄球菌和大肠埃希菌，有些可为混合感染，其中细菌感染并发厌氧菌感染并不少见。

二、病因与发病机制

细菌性肝脓肿是由化脓性细菌引起的肝内化脓性感染，亦称化脓性肝脓肿。肝脏由于接受肝动脉和门静脉的双重血液供应，并通过胆道丰富的血供和单核-巨噬细胞系统强大的吞噬作用，可以杀灭入侵的细菌和阻止其生长，因而细菌性肝脓肿并不经常发生。当人体抵抗力弱时，入侵的化脓性细菌会引起肝脏感染而形成脓肿。引起细菌性肝脓肿最常见的致病菌在成人为大肠埃希菌、变形杆菌、铜绿假单胞菌，在儿童为金黄色葡萄球菌和链球菌，而Friedlander肺炎杆菌等则次之。病原菌进入肝脏，可经由下列途径感染。

① 胆道系统：此为我国患者目前最重要的感染途径。在有胆道阻塞和继发感染的病例，如胆总管结石、胆道蛔虫或华支睾吸虫病等并发急性化脓性胆总管炎者，细菌可沿胆道上行，感染肝脏而形成肝脓肿。

② 门静脉系统：腹腔感染（如坏疽性阑尾炎、化脓性盆腔炎等）、肠道感染（如溃疡病肠炎、菌痢等）、痔核感染等可引起门静脉属支的血栓性静脉炎，其脓毒性的栓子脱落后可沿门静脉系统进入肝脏，引起肝脓肿。由于抗生素的广泛应用，此途径的感染已少见。

③ 淋巴系统：肝脏的邻接部位如有化脓性病灶如胆囊炎、膈下脓肿及胃、十二指肠穿孔等，细菌可经淋巴系统侵入肝脏。

④ 血液感染：体内任何部位的化脓性感染，如上呼吸道感染、急性骨髓炎、亚急性心内膜炎、疖和痈等并发菌血症时，病原菌可由肝动脉入肝。

⑤ 直接侵入：当肝脏有开放性损伤时，细菌可经由创口直接侵入。有时肝脏的闭合性损伤形成肝脏的被膜下血肿后，肝脏内原有的细菌可使血肿转化为脓肿。

⑥ 其他原因不明的方式：不少肝脓肿并无明显原因，如隐匿性肝脓肿。可能体内存在某种感染性病灶，当机体抵抗力减弱时，偶然的菌血症引起了肝脏的炎症和脓肿。有报道指出，隐匿性肝脓肿中25%伴有糖尿病。

由于近年来抗生素广泛而有效的应用及手术治疗的进步，使原属于其他腹腔感染引起的细菌性肝脓肿的病例已少见。北京协和医院比较早年及近10年的细菌性肝脓肿病例，胆系结石和肿瘤成为最主要致病原因，糖尿病患者易并发本病（8.3%），细菌培养阴性的病例有所增加（52.1%）。目前，胆源性肝脓肿约占半数或更多，合并结石或癌性胆道梗阻者更易发生，胆道蛔虫引起者在一些基层单位仍有报道。

至于所谓的不明原因的肝脓肿，推测最可能是由原发病灶不明显的菌血症所致；轻度的肝损伤或缺血亦有可能为其直接的诱因，糖尿病也是产生细菌性肝脓肿的诱因。有时肝脓肿的细菌培养结果为阴性，不排除由于对厌氧菌的培养技术不适当所致。

三、临床表现

（1）症状　肝脓肿一般起病较急，由于血运丰富，一旦发生化脓性感染，大量毒素进入血液循环引起全身毒性反应，临床上常先有原发病的表现（如胆管感染、腹腔感染等），之后出现寒战、高热，热型多为弛张热，发热时多伴有大汗；右上腹或肝区疼痛。右肝脓肿向膈下间隙破溃形成膈下脓肿，疼痛可放射到右肩及右腰背部。穿破膈肌引起脓胸，甚至形成肝、支气管胸膜瘘者则可咳嗽、咳大量脓痰；向下破溃引起腹膜炎。左肝脓肿向心包破溃引起心包炎甚至心脏梗死等。少数患者可有黄疸，除非继发于胆管感染，否则一般出现较迟，且较轻微。近年来由于抗生素的广泛应用，部分肝脓肿临床表现不典型，先有疲乏无力、全身酸痛、头痛、食欲减退，继之呈低热、肝区钝痛等。

（2）体征　体格检查发现肝大、压痛、肝区叩击痛；肝脓肿近体表者则可见到皮肤红肿，且有凹陷性水肿。并发胸膜炎者可闻及胸膜摩擦音，胸腔积液多时可有呼吸困难，并发肺部脓肿者可有肺部叩诊实音，呼吸音低，可闻及啰音等。

四、实验室及其他检查

（1）血常规　外周血白细胞计数及中性粒细胞数明显升高（＞10×10^9/L），中性粒细胞超过90%，见有核左移或有中毒颗粒。血沉增快。

（2）肝功能检查　血清转氨酶、碱性磷酸酶、γ-谷氨酰转移酶升高。

（3）特殊检查

① 腹部B超：是本病的主要诊断方法，可见边缘模糊的液性暗区或蜂窝状改变，可单发或多发。

② 腹部CT：脓肿呈圆形或类圆形低密度区，增强扫描检查可显示脓肿壁环形影。

③ X线胸片：右侧膈肌升高，活动受限，肋膈角变钝或消失。

④ 诊断性穿刺：可在腹部B超、CT引导下进行，抽出黄绿色、有恶臭的脓液则可确诊本病。抽出脓液常规做细菌培养及厌氧菌培养，可确定感染的病原菌。

⑤ 磁共振成像（MRI）：CT及B超等检查方法只能诊断2cm以上的病灶，而MRI可对＜2cm小脓肿作出早期诊断。

⑥ 选择性肝动脉造影：对直径＜2cm的多发性小脓肿有诊断价值，有助于确定手术途径。

五、治疗

早期诊断，早期治疗；积极治疗急性胆道和腹部感染、充分引流腹腔内感染性积液；足量、足疗程且有效的抗生素应用；超声或CT引导下的脓液穿刺及引流；积极的支持治疗。

（一）一般治疗

患者注意休息，给予充分的营养支持，如输血、补充白蛋白等。维持水、电解质平衡。必要时多次小量输血和血浆以增强机体抵抗力。

（二）抗感染治疗

应常规使用抗生素，抗生素选择主要依据肝脓肿的病因、脓液细菌培养和药敏试验等结果，一般宜联合应用两种抗生素；如未证实病原菌，可选用针对革兰阳性球菌和革兰阴性杆菌的治疗，多选用第2代或第3代头孢菌素与氨基糖苷类配伍，亦可加用甲硝唑治疗厌氧菌感染。

1. 头孢菌素类

（1）头孢他啶　为半合成的第3代头孢菌素，对葡萄球菌、链球菌、大肠埃希菌以及铜绿假单胞菌感染均有效，每次0.5～2.0g，每天2～3次肌内注射或静脉滴注。

（2）头孢哌酮　为半合成的第3代头孢菌素，对革兰阴性菌尤其铜绿假单胞菌作用较强，对革兰阳性菌有中等抗菌作用，常用量每天2～4g，静脉滴注。

（3）头孢曲松　为半合成的第3代头孢菌素，对革兰阴性菌作用较强，对革兰阳性菌有一般杀菌作用，常用量每天2～4g，静脉滴注。

（4）头孢替安　为半合成的第2代头孢菌素，对革兰阴性菌，如大肠埃希菌、克雷伯杆菌等作用较强，常用量每天2～4g，分2次静脉滴注。

2. 喹诺酮类抗生素

（1）氧氟沙星　为第3代喹诺酮类抗生素，常用量每天0.4～0.6g，分2次静脉滴注。

（2）左氧氟沙星　为氧氟沙星的左旋异构体，其抗菌活性比氧氟沙星强2倍，常用量每天0.4～0.6g，分2次静脉滴注。

（3）加替沙星　对革兰阳性菌和革兰阴性菌均有抗菌活性，用法为每次0.4g，每天1次。注意本药禁用于肌内、鞘内、腹腔内和皮下给药。严禁快速静脉滴注，滴注时间不应少于60分钟。

3. 其他

对于在肝脏代谢或对肝脏有明显毒性的抗生素如红霉素、林可霉素、氯霉素及四环素类应避免使用、慎用或减量使用。厌氧菌感染所致肝脓肿宜加用甲硝唑，每次0.5g，每天1～2次，静脉滴注。

（三）脓液引流

一般在腹部B超或CT引导下进行肝穿刺引流脓液，脓液黏稠的，可以用0.9%氯化钠注射液反复冲洗。这是目前治疗细菌性肝脓肿的首选治疗方法。

（四）外科治疗

一般情况下，经上述治疗后脓肿多能治愈，但有以下情况的，应予外科切开引流：①腹腔内有原发病灶，或脓肿已穿破进入胸腔或腹腔；②肝左叶或肝右叶前下方脓肿，估计穿刺或置管有困难者；③巨大肝脓肿，且脓液黏稠、穿刺引流不畅，结合药物治疗后脓肿不见减少，特别是毒血症症状明显者。

六、观察要点

① 诊断明确者，主要观察治疗后临床症状和体征的改善情况，尤其是患者的体温变化，注意观察患者的生命体征变化，防止感染性休克的发生。注意监测患者的外周血常规，复查腹部B超或CT观察病灶的变化情况；如使用抗生素时间较长，应注意观察患者的口腔、咽喉部以及大小便性状，排除继发霉菌感染。

② 诊断暂不明确者，应告知患者或其亲属有关本病的特点及常用的诊断方法，建议患者尽早行诊断性穿刺以确诊。诊断困难的，可予试验性抗感染治疗，动态观察患者的临床症状和体征

的变化，复查腹部B超、CT，了解病灶的变化情况。

七、护理要点

① 观察、记录疼痛的性质、程度、伴随症状，评估诱发因素，并告之患者。

② 加强心理护理，给予精神安慰。

③ 咳嗽、深呼吸时用手按压伤口。

④ 妥善固定引流管，防止引流管来回移动所引起的疼痛。

⑤ 严重时注意生命体征的改变及疼痛的演变。

⑥ 指导患者分散注意力的方法，如听音乐、相声或默默数数，以减轻患者对疼痛的感受性，减少止痛药物的用量。

⑦ 在疼痛加重前，遵医嘱给予镇痛药，并观察、记录用药后的效果。

⑧ 教给患者用药知识，如药物的主要作用、用法、用药间隔时间，疼痛时及时用止痛药。

⑨ 重点评价：a.患者的疼痛程度是否缓解。b.止痛药的作用效果及副作用。c.患者能否掌握控制和减轻疼痛的方法。

阿米巴肝脓肿

一、定义

阿米巴肝脓肿是由于溶组织阿米巴滋养体从肠道病变处经血流进入肝脏，使肝发生坏死而形成的脓肿。阿米巴肝脓肿为侵袭性阿米巴病的常见并发症，主要发生在热带和亚热带地区。半数患者有阿米巴痢疾的病史，是阿米巴肠病最常见的并发症，以长期发热、右上腹或右下胸痛、全身消耗及肝大压痛、血白细胞增多等为主要临床表现，且易导致胸部并发症。脓肿多见于肝右叶，常为单发，可穿破横膈进入胸腔而形成脓胸。穿破肺及支气管而形成支气管胸膜瘘，也可累及心包致阿米巴性心包炎。

二、病因与发病机制

溶组织内阿米巴有滋养体及包囊两期。滋养体以往将其分为小滋养体与大滋养体，前者寄生于肠腔中，称为肠腔共栖型滋养体，在某种因素影响下，可使其侵入肠壁，吞噬红细胞转变为后者，称为组织型滋养体。近年来，分子分类学研究证实，两类虫株的基因型和表现型各具有明显的特异性。1993年世界卫生组织根据其同工酶谱、膜抗原与毒力蛋白及编码基因存在的明显差异，正式将非致病性虫株命名为迪斯帕内阿米巴，而将致病性虫株仍称为溶组织内阿米巴。因此，认为存在肠腔的大部分滋养体为迪斯帕内阿米巴滋养体，为肠腔共栖生物，并不侵入肠壁。而溶组织内阿米巴的滋养体不论其大小，均具有侵袭性，随时可吞噬红细胞，故将这种吞噬红细胞或不吞噬红细胞的溶组织内阿米巴滋养体均称为滋养体。滋养体在患者新鲜黏液血便或肝脓肿穿刺液中，均活动活泼，5μm/s，以二分裂法增生，形态变化较大。当其在有症状患者组织中，常含有摄入的红细胞，大小常在20～40μm，甚至50μm，但在肠腔非腹泻粪便中或有菌培养基中，则大为10～30μm，不含红细胞。滋养体内、外质分界极为明显，借助单一定向的伪足运动。内质内有一个泡状核，呈球形，直径4～7μm，核膜边缘有单层均匀分布、大小一致的核周染色质粒。核仁小（仅0.5μm），常居中，周围为纤细丝状结构。包囊是滋养体在肠腔内形成，但在肠腔以外的脏器或外界不能成囊。在肠腔内滋养体逐渐缩小，停止活动，变成近似球形的包囊前期，以后变成一核包囊，并进行二分裂增生，发育成为四个核的成熟包囊，直径为10～16μm，壁厚125～150nm。溶组织内阿米巴滋养体的形态，通过扫描电镜或透视电镜的观察，发现其细胞膜厚约10nm，外皮为一层绒毛状的糖萼，胞质内含有无数糖原颗粒和螺旋状排列的核糖体，无典型的线粒体、粗面内质网和高尔基复合体。滋养体表膜上分布有许多丝状突起，有直径0.2～0.4μm圆形的孔，与微胞饮作用有关，在伪足和微饮管口则无这类小孔，此为溶组织内阿米巴滋养体的特征之一。溶组织内阿米巴的体外培养已从单种培养进入单栖培养，现已发展到纯性培养及近在软琼脂培养基中的克隆化培养。无生物培养的成功，提供了对阿米巴深入研究的条件，解决了纯抗原的制备问题。阿米巴肝脓肿发展缓慢，距肠阿米巴病或阿米巴感染后有较长的隐匿期。暴饮暴食足以引起肠道炎症，易于使阿米巴感染变为活动；酗酒以及其他足以使人体抵抗力降低等情况，都可为肝脓肿发生的诱因。阿米巴原虫的再感染可以激发原已存在的感染而引起肝脓肿；肾上腺皮质激素的应用，也能诱发肝脓肿的发生。

三、临床表现

（1）症状 阿米巴性肝脓肿起病相对较缓慢，表现为发热，通常在38～39℃，呈弛张热或间歇热。如并发其他细菌感染则可高热，体温达40℃以上，伴寒战、多汗等脓毒血症的表现。肝区疼痛呈持续性钝痛，疼痛可以因咳嗽，深呼吸及右侧卧位而加剧；位于右肝顶叶者，疼痛可放射到右肩背部。患者可有食欲缺乏、腹胀、恶心、呕吐；少数患者可有黄疸，但一般较轻。病程较长者可有体重减轻、衰弱无力、贫血等。

（2）体征

① 肝大，肝上界上移，肝区压痛及肝区叩击痛。

② 如病灶位于左叶，剑突下可及肿块。

③ 部分患者皮肤、巩膜黄染。

④ 患者如并发反应性胸腔积液，肺部听诊可闻及右侧呼吸音减弱或消失。

四、实验室及其他检查

（1）实验室检查

① 血常规：多有轻中度贫血，白细胞计数增高，可达（10～20）×10^9/L，中性粒细胞增高，如>20×10^9/L，往往提示并发感染。部分患者血沉增快。

② 粪常规：部分患者粪便中可找到阿米巴滋养体或包囊。

③ 肝功能检查：血清碱性磷酸酶、γ-谷氨酰转移酶可升高，少数患者转氨酶、胆红素亦升高。

（2）特殊检查

① 腹部B超：可见肝右叶靠近横膈区域边界清晰、圆形或椭圆形的无回声液性暗区，内有不规则的回声提示细胞碎屑，诊断符合率为75% ～ 95%，是诊断本病常用的方法。

② 腹部CT：可显示病变为边缘光滑的低密度区，脓肿周壁对照增强，有助于确定有无肝外蔓延。影像学特点与细菌性肝脓肿相似，一般为单发，亦为本病的主要诊断方法。

③ 诊断性穿刺：可在B超、CT引导下进行此项检查，抽出巧克力脓肿、无臭味则可确诊。

五、治疗

早期诊断，早期治疗；积极治疗急性胆道和腹部感染、充分引流腹腔内感染性积液；足量、足疗程且有效的抗生素应用；超声或CT引导下的脓液穿刺及引流；积极的支持治疗。

应嘱患者注意休息，加强营养，病情重者，应注意加强支持，纠正水、电解质紊乱。

1. 药物治疗

（1）抗阿米巴治疗

① 甲硝唑：目前大多首选。对疑有并发症者可静脉滴注，剂量为成人每天1g，疗程5 ～ 10天；无并发症者可口服给药，剂量为成人每天3次，每次0.4 ～ 0.8g（大剂量宜慎用），疗程5 ～ 10天。如临床需要可重复疗程，治愈率90%以上。大多患者治疗后48小时临床症状明显改善，体温于6 ～ 9天内消退，肝大、压痛、白细胞增多等在治疗后2周左右恢复，脓腔吸收则迟至4个月左右。少数甲硝唑疗效不佳者可换用氯喹或依米丁。用药期间偶有食欲缺乏、恶心、呕吐、上腹不适、头昏等。哺乳期妇女、妊娠3个月内孕妇及中枢神经系统疾病者禁用。

② 替硝唑：对肠道及肝阿米巴病、厌氧菌感染等亦有良效，口服吸收良好，药物能进入各种体液。口服用法为每次0.5g，每天4次，口服，疗程一般10天，重者可用每天0.4 ～ 0.8g，静脉

滴注。治疗剂量内少有毒副反应，偶有一时性白细胞减少和头昏、眩晕、共济失调等神经系统障碍。妊娠期前3个月、哺乳期以及有血液病史和神经系统疾病者禁用。

③ 氯喹：在肠内吸收后，在肝、肺、肾等组织内浓度高于血液200～700倍，适用于肝脓肿等肠道外阿米巴病。成人每次0.5g，每天2次，连服2天，继以0.25g，每天2次，连用2～3周。有人主张用药10周以免复发。单用氯喹治愈率60%～90%。氯喹的不良反应主要有胃肠道反应、瘙痒、皮疹、耳鸣、视力调节障碍等，偶有心肌损害，有慢性肝病、心脏病者慎用或不用。

④ 依米丁和去氢依米丁：能直接杀灭大滋养体，疗效肯定、迅速。剂量按每天1mg/kg计，成人每天不超过60mg，常用30mg，每天2次深皮下注射，连续6天，重症者再继以每天30mg，连续6天，共12天。药物有蓄积作用，其剂量和中毒量相近，易引起心肌炎、周围神经炎、严重吐泻等毒副反应。治疗中应卧床休息，注意观察血压、脉搏、心电图等，如有明显改变，应减量或停药。孕妇及心、肾功能不全患者忌用。手术一般在停药后6周方可进行。去氢依米丁是合成依米丁衍生物，其生物半衰期较依米丁短，用法为每天60～80mg，皮下注射，疗程10天。其用药指征及注意事项同依米丁，常见不良反应为血压降低。

（2）抗生素治疗　脓液细菌培养阳性率14.1%～19.8%，致病菌以金黄色葡萄球菌和大肠埃希菌为多见。细菌培养阴性不能排除并发细菌感染，其时患者大多有高热、白细胞计数增加等毒血症表现，单用抗阿米巴药物临床症状无改善，脓液多数转为黄绿色，此时应给以广谱抗生素，以全身性给药为主。甲硝唑有抗厌氧菌作用，可配合其他抗生素使用。根据疗效及细菌药敏试验结果及时调整用药。穿刺抽脓后，向脓腔内注入适量抗生素，如卡那霉素或庆大霉素，可增加治疗效果。

2. 肝穿刺引流

早期选用有效药物治疗，不少肝脓肿已无穿刺的必要。对恰当的药物治疗5～7天临床情况无明显改善或肝局部隆起显著、压痛明显、有穿破危险者采用穿刺引流。穿刺最好于抗阿米巴药物治疗2～4天后进行。穿刺部位多选右腋前线第8或第9肋间，或肝区隆起、压痛最明显处，最好在超声波探查定位下进行。穿刺次数视病情需要而定，每次穿刺应尽量将脓液抽净，脓液量在200mL以上者常需在3～5天后重复抽吸。脓腔大者经抽吸可加速愈合。近年出现的介入性治疗，经导针引导做持续闭合引流，可免去反复穿刺、继发性感染的缺点，有条件者可采用。

3. 外科治疗

阿米巴肝脓肿需手术引流者一般＜5%。其适应证为：抗阿米巴药物治疗及穿刺引流失败者；脓肿位置特殊，贴近肝门、大血管或位置过深（＞8cm），穿刺易伤及邻近器官者；脓肿穿破入腹腔或邻近内脏而引流不畅者；脓肿中有继发细菌感染，药物治疗不能控制者；多发性脓肿，使穿刺引流困难或失败者；左叶肝脓肿易向心包穿破，穿刺易污染腹腔，也应考虑手术。

六、观察要点

① 诊断明确者，主要观察治疗后临床症状和体征的变化情况，尤其是患者的体温变化，注意观察有无合并细菌感染，尤其是注意有无脓肿溃破的迹象；对于合并细菌感染而使用抗生素治疗的，应注意观察患者的口腔、咽喉部以及大小便性状，排除继发霉菌感染。

② 诊断不明确者，应告知患者或其亲属有关本病的特点及常用的诊断方法。建议患者尽早行B超、诊断性穿刺以明确诊断；高度怀疑本病的，可予试验性抗阿米巴治疗，动态观察患者临床症状和体征的变化，注意复查腹部B超，了解脓肿吸收、消退的改变情况。

七、护理要点

（1）高热的护理 患者高热，为保持其不过度消耗，应以物理降温为主。可用50%酒精反复擦拭，头部冷敷，头枕冰水袋，大血管走行处放置冰袋。物理降温不理想时,适当配以药物降温,但要密切观察患者是否有大量出汗、虚脱等现象,同时鼓励患者多饮水。

(2)心理护理　患者心理活动很复杂,紧张、疑虑、悲观和孤独,很想了解自己的病情是否能治愈。因此,我们应根据患者的不同性格特点,掌握其心理活动,向患者详细交代病情,鼓励其战胜疾病的勇气和信心,积极配合治疗。

(3)巨大阿米巴肝脓肿患者,时刻都有脓肿穿破的可能,因此,嘱患者要绝对卧床休息,咳嗽或翻身时用手轻轻护住肝脏,还应积极配合医生做肝脏穿刺排脓。

(4)饮食护理　患者持续发热,食欲缺乏,体质消耗严重,应给予高蛋白、高糖、丰富维生素、低脂肪、易消化饮食,高热患者给予流食或半流食。

(5)肝穿的护理　肝穿前3天停用抗凝血药治疗,肝穿时要摆好体位,皮肤常规消毒,穿入脓腔时要轻吸,缓慢减压。穿刺过程中注意观察患者的反应和呼吸、脉搏、血压的变化、脓液的颜色和性质,并及时送检。术后应适当加压包扎,以免针道溢脓。

第十一节　原发性胆汁性肝硬化

一、定义

原发性胆汁性肝硬化(PBC)是一种慢性胆汁淤积性疾病。其病因及发病机制尚不完全清楚,可能与遗传及免疫机制有关。PBC的病变范围可累及肝内和肝外胆管,部分患者具备典型的胆汁淤积表现和PBC的组织学特征,但胆管造影正常,目前认为其为PBC的变异型,称为小胆管PBC。部分患者同时具备PBC和其他免疫介导的肝脏疾病的特征表现,如自身免疫性肝炎,称为重叠综合征。PBC的病程多呈慢性进行性,大部分患者逐渐出现胆汁淤积、胆管炎，并最终变为终末期肝病。60%～80%的PBC患者可并发炎症性肠病（innammatory bowel disease，IBD），约20%的患者还可并发胆管癌。目前针对PBC的治疗，除肝移植外尚无确切有效的治疗方法。

二、病因与发病机制

病因迄今未明，研究发现本病患者既无胆系结石、外伤、手术史，也无胆道肿瘤存在，而与自身免疫、遗传、门静脉与胆道的慢性非特异性感染等因素有关。

三、临床表现

PBC患者临床表现多样，常见症状包括发热、皮肤瘙痒、黄疸、腹部不适、腹痛消瘦等，其中间歇性皮肤瘙痒、黄疸伴右上腹痛及发热是最典型的表现，与微结石或胆泥排出过程引起的一过性胆管梗阻有关。部分患者诊断时无症状，仅在体检时因发现血清ALP升高而诊断，或因IBD进行肝功能筛查时诊断。PBC患者无特异性体征，黄疸和肝、脾大是最常见体征。

四、实验室及其他检查

（1）实验室检查　PBC患者最常见亦是最典型的生化异常是血清ALP升高，通常为正常水平的3～5倍。大部分患者可伴有血清转氨酶2～3倍升高。胆红素水平通常呈波动性，大部分患者诊断时胆红素正常。约60%的患者血清IgG水平呈中度升高。PBC患者血清中可检测出多种自身抗体，包括AN CA、ANA、SMA、抗内皮细胞抗体、抗心磷脂抗体等，但一般为低滴度阳性，对PBC均无诊断价值。

（2）影像学检查　首选MRCP检查，部分患者需ERCP确认。ERCP的优势在于可同时做胆管癌筛查，如胆管细胞刷检或活检，还可同时进行胆管扩张或支架置入治疗；缺点在于有可能导致严重并发症的发生，如注射性胰腺炎、细菌性胆管炎等，反复多次操作还可能导致细菌在胆管系统内的定植，从而使疾病进行性恶化。

PBC典型的影像学表现为胆管"串珠样"改变，即胆管多发性、短节段性、环关狭窄伴其间胆管正常或轻度扩张表现。进展期患者可显示长段狭窄和胆管囊状或憩室样扩张。当肝内胆管广泛受累时可表现为"枯树枝样"改变，此时与任何原因肝硬化所导致的弥漫性肝内胆管减少不易鉴别。

腹部CT对PBC的诊断缺乏特异性，但其可显示胆管壁增厚强化、肝内胆管囊性扩张、脾大、腹水、淋巴结肿大、静脉曲张、肝内及胆管占位性病变等表现，有助于疾病的分期和鉴别诊断。

（3）组织病理学检查　PBC患者典型的肝脏病理学表现为洋葱皮样胆管纤维化，但经皮肝穿刺活检的获取率仅10%左右，且这些表现亦可见于继发性感化性胆管炎。因此，对于胆管影像学检查有异常发现的患者，并不需要进一步行肝穿刺活检。但当临床特点高度疑诊为小胆管PBC或重叠综合征时，肝活检有助于诊断和鉴别诊断。

五、治疗

除肝移植外，目前仍无针对PBC的特效治疗方法，现有的治疗主要针对PBC的并发症，如反复发作的细菌性胆管炎、黄疸、胆管癌、肝功能衰竭等，治疗方法包括药物治疗、内镜介入治疗、外科手术治疗和对症支持治疗等。

（1）药物治疗　最常用的药物是熊去氧胆酸（UDCA），其可改善肝脏酶学水平，并能缓解乏力、瘙痒等症状，但尚缺乏证据表明其可逆转PBC病程。UDCA治疗PBC的剂量尚无定论。糖皮质激素和免疫抑制药，目前无任何证据显示其对PBC有明确的治疗作用。但当PBC-AIH重叠或PBC合并自身免疫性胰腺炎时，可考虑使用。

（2）内镜介入治疗　主要目的是缓解PBC患者的胆管梗阻症状。常用方法包括Oddi括约肌切开、探条或球囊扩张、支架置入等。适用于位于胆总管或肝管的严重狭窄，对位于肝内胆管的弥漫性狭窄性病变，内镜介入治疗不但无法获益，还可能导致 ERCP 相关性胆管炎等严重并发症。

（3）肝移植 是目前治疗 PBC 最有效的方法，也是 PBC 终末阶段唯一可行的治疗方法。其适应证除慢性肝病终末期外，还包括顽固性皮肤瘙痒、复发性细菌性胆管炎和胆管癌。

六、观察要点

（1）健康史 ①评估患者的肝功能状况。②是否伴有其他疾病，如 SLE、SS、UC 等。

（2）症状 ①有无乏力、关节痛症状。②营养状态：有无消瘦、骨质疏松及营养不良。③皮肤、黏膜：有无黄疸、瘙痒、皮疹。④腹部体征：有无肝大、腹部不适或疼痛。

七、护理要点

1. 常规护理

（1）环境准备 保持室内安静整洁，空气新鲜，定时通风，维持适宜的温湿度，床铺整齐舒适，使患者身心放松，改善忧郁和恐惧心理。

（2）饮食护理 高维生素、易消化饮食；蛋白质以豆制品、牛奶、鸡肉为主；多饮水以增强血液循环，促进新陈代谢及腺体分泌，以利于消化、吸收和废物的排除，减少代谢产物和毒素对肝脏的损害。

（3）休息及锻炼 急性发作期肝功能异常应卧床休息，保证睡眠充足。有规律地、持续地、适量地进行锻炼。锻炼可以减少骨质疏松的发生率，如果已有骨质疏松，不必停止锻炼，只需加倍小心，防止骨折。

（4）用药护理 甲泼尼松（龙）是一种免疫抑制药，可使机体免疫力下降。应预防感染，尽量减少家属探视，以避免交叉感染。保持口腔及皮肤清洁。监测血压、肝功能、电解质、肾功能等指标。嘱患者控制盐的摄入，正确记录24小时出入量。注意有无骨质疏松，关注患者安全。

（5）心理护理　多数患者因病情反复，诊断不明确，表现出紧张、焦虑、恐惧、烦恼等心理问题，护理人员应主动与患者沟通，解释该病经过及治疗方案，指导患者放松心情，减轻心理压力。良好的精神状态可提高免疫功能，增强抵抗外来疾病的能力。

2.健康指导

① 指导患者自我监测病情，如血压、血糖等的变化，学会识别病情变化的征象，若症状加重立即就诊。

② 指导患者饮食要保持均衡，食物中的蛋白质、碳水化合物、脂肪、维生素、矿物质等要保持相应的比例；尽量少食辛辣食品，多食新鲜蔬菜、水果等。

③ 告知患者长期激素治疗的重要性和必要性，不得擅自减量和停药，要在医生的指导下服药，定期复查。

第十一章　胆系疾病

第一节　胆石症

一、定义

胆石症是指胆道系统（包括胆囊和胆管）任何部位发生结石的疾病，临床表现取决于结石是否引起胆道感染、胆道梗阻及梗阻的部位和程度。胆石症根据发生的部位分别为胆囊结石和胆管结石，其中胆管结石还可以分为肝内胆管结石和肝外胆管结石（肝外胆管结石包括胆总管和肝总管结石）。胆结石根据成分分为胆固醇性、胆色素性和混合性三种。

二、病因与发病机制

病因目前还不清楚，目前认为胆结石的形成可能与代谢障碍、成核因素的存在和胆道解剖及动力的异常等有关。

① 代谢异常　正常胆汁中胆盐、磷脂和胆固醇的含量是按一定比例存在的，使得胆固醇呈溶解状态。当胆固醇的含量增多或胆盐含量减少时，胆固醇可以析出胆固醇结晶而形成胆固醇结石。当胆汁中胆红素的含量增加时可与钙结合而形成胆色素钙结石。

② 胆结石形成的第一步是核心的形成，胆道感染时，胆汁的pH改变，使过饱和的胆固醇易于沉淀，同时感染后的细菌、炎性细胞和脱落的上皮细胞则成为结石的核心。患胆道蛔虫后，蛔虫的尸体、带入的细菌和脱落的上皮细胞也形成胆石核心，这是我国原发胆总管结石的主要原因。

③ 胆道狭窄或胆总管囊性扩张等胆道解剖的异常，胆囊的动力障碍等可以造成胆汁淤滞形成结石。

三、临床表现

胆结石的发生部位不同，临床表现也不一样。

（1）胆囊结石　2/3胆囊结石患者并没有症状。胆囊结石的临床表现为胆绞痛、急性胆囊炎。75%有症状的胆囊结石患者发生胆绞痛，胆绞痛是由于结石嵌顿在胆囊管或排入胆总管而造成的。有些患者可以由于饮食过量或不当造成，多数没有任何诱因，多发生于夜间。疼痛部位多位于右上腹、中上腹，可以放射到肩胛区、后背或右肩，疼痛时可以伴有大汗，部分患者可以有恶心、呕吐等。一般持续1小时左右，如果发作持续超过6小时不缓解就可能继发急性胆囊炎。急性胆囊炎是由于结石嵌顿时间过长，胆囊内胆汁因出口梗阻而淤滞，腔内压力升高，同时因一些炎性介质参与使黏膜损伤；压迫动脉可以造成胆囊坏死、穿孔；可以继发感染而出现感染性炎症的表现。发生急性胆囊炎时疼痛呈持续性，查上腹部有压痛和反跳痛，部分患者墨菲征阳性。可以伴有发热、血中白细胞升高。

（2）肝外胆管结石　胆管结石可以是原发或继发于胆囊结石

排入到胆管。多数肝外胆管结石有症状，主要表现为胆道梗阻和继发的胆道感染，因此部分患者可以出现胆绞痛、发热和梗阻性黄疸等，严重者可出现全身感染、感染性休克、Charcot 三联征等。

（3）肝内胆管结石　肝内胆管结石的表现因发生的部位不同而不同，如果结石不排出则多感肝区隐痛或胀痛；当结石造成局部梗阻和继发感染时则表现为一过性发热和黄疸；当结石排入胆总管则表现与肝外胆管结石相同。

四、实验室及其他检查

（1）实验室检查　轻微病变无血液学和生化学改变。总肝管和胆总管炎症时常伴有胆红素的增高，增高的水平与梗阻的程度相平行。胆总管胆石症的胆红素水平通常介于30 ～ 200μmol/L之间。

（2）超声检查　胆结石在超声检查时显示为强回声光团后方伴声影。超声可以诊断直径大于2mm的结石。超声对胆囊结石诊断的敏感性为95%。由于诊断准确率高、无创，可以重复检查，因此是诊断胆囊结石的首选方法。但是超声检查未能发现结石并不能排除胆石症的诊断。超声对肝外胆管结石的诊断主要依靠胆管扩张的间接表现来推测，对胆总管结石诊断的准确率低。

（3）胆囊造影　常用的是口服胆囊造影，可以显示胆囊阴性结石和胆囊的收缩功能。胆囊造影的敏感性为60%。

（4）经内镜逆行胰胆管造影（ERCP）　ERCP是使用十二指肠镜，通过十二指肠乳头插管对胆管和胰管注射对比剂进行造影。胆总管结石造影显示为充盈缺损。ERCP对胆总管结石诊断的敏感性在90%以上，特异性98%。ERCP是目前诊断胆总管结石准确性最高的方法之一，诊断的同时可以用于治疗。但是ERCP需要插管造影，会造成胆管炎和注射性胰腺炎等并发症。

（5）磁共振胆管造影（MRCP）　MRCP胆结石在磁共振胆管成像时显示为充盈缺损。MRCP对胆总管结石诊断的敏感性为80% ～ 95%，特异性为98% ～ 100%；MRCP能持续显示肝内胆管，因此是诊断肝内胆管结石的最理想方法。

（6）超声内镜（EUS） EUS使用高频探头，分辨率高。EUS需要进行内镜的检查，且体表超声对诊断胆囊结石具有较高的敏感性，在诊断胆囊结石的优势在于可以发现胆囊内的微小结石，因此，只有在临床高度怀疑有胆囊结石而体表超声检查阴性时才考虑EUS检查。对胆总管结石诊断的敏感性95%，特异性为100%。与ERCP对比，由于ERCP可同时用于治疗，因此EUS用于怀疑有胆总管微小结石而ERCP、超声未能诊断的患者。

（7）CT 胆结石的CT片表现可以为高密度、中等密度或低密度，可以是单发或多发。胆管结石可以表现为胆管内异常密度的占位，其上的胆管扩张等。CT对胆总管结石诊断的准确率为45% ～ 60%。

（8）经皮肝穿刺胆管造影（PTC） PTC由于PTC是经皮经肝组织穿刺来完成的，有胆血漏、胆汁性腹膜炎、腹腔出血、感染等并发症，因此一般在梗阻性黄疸患者需要通过该方法来进行减压引流时才考虑行PTC。PTC进行造影的结果、准确率与ERCP相近。

五、治疗

1. 胆囊结石

（1）溶石疗法

① 口服药物：应用于临床的有鹅去氧胆酸和熊去氧胆酸，其药理作用是降低胆固醇的合成、分泌和促进胆固醇以晶体的形式溶解。目前熊去氧胆酸已经基本取代了鹅去氧胆酸。适用于主要由胆固醇组成的结石，表面积大的结石；直径＜1.5cm的结石；口服胆囊造影或肝胆扫描证实胆囊管未闭。

② 直接接触溶石：通过经皮经肝胆囊置管的方法直接进行药物溶石，由于该方法创伤大，有副作用，因此临床上并不推荐。

（2）碎石治疗 通过体外震波碎石，可以使胆囊结石粉碎而排出。结合药物对胆囊单发小于或等于2cm结石的治疗有效率为

68%～84%。但是术后1/3的患者会发生胆绞痛，2%的患者出现胰腺炎，约5%的患者因反复发作胆绞痛而需要进行胆囊切除。

对胆总管结石最好行ERCP和内镜下乳头切开（EST）取石术。大部分患者结石过大，通过机械碎石不能彻底排出，70%～90%的患者需内镜进一步取石。约有10%的患者出现胆道出血，4%的患者出现脓毒症等。

（3）外科治疗 胆囊结石可以根据它引起症状与否来决定下一步的治疗。一般认为没有症状的患者无须预防性胆囊切除。对反复发作的胆绞痛、胰腺炎、胆囊炎、胆管炎等并发症应考虑进行外科治疗。外科手术分为腹腔镜下胆囊切除和开腹胆囊切除。

2. 胆总管结石

由于胆总管结石可以引起胆道梗阻、胆绞痛、胆道感染或急性胰腺炎等严重并发症，因此临床上应积极进行治疗。目前治疗的首选方法是内镜下十二指肠乳头切开和取石术。内镜下乳头切开取石的成功率高达90%以上。主要并发症有出血（1%～5%）、穿孔（1%）、感染（1%～3%）和胰腺炎（2%左右）。并发急性化脓性胆管炎且取石不成功者可以通过PTC进行暂时的减压术，待病情稳定后行内镜下治疗或外科手术治疗。对结石大、碎石不能成功、有梗阻表现者可以暂时放置鼻胆引流管或支架，待稳定后行手术治疗。当内镜治疗不能完成时应考虑外科手术。外科手术需放置T管引流。

3. 肝内胆管结石

肝内胆管结石大多合并近端狭窄，有的位置较深，因此内镜下取石困难，部分患者可以通过胆道镜取石，当因胆石梗阻引起反复的黄疸和感染时需要进行外科手术。根据病变范围选择手术方式。一般结石局限于左肝可选择左肝叶切除。病变分布于右肝或同时有左肝，可以进行胆管切开冲洗，或同时进行胆肠吻合术。

六、观察要点

密切监测患者病情变化，若出现寒战、高热、腹痛加重、腹痛范围扩大等，应考虑病情加重，如有异常及时通知医生，积极进行处理。体温升高时，应每4小时测量并记录体温、脉搏、呼吸、血压。如果血压下降、神志改变，说明病情危重，可能有休克发生。观察腹痛的部位、性质、有无诱因及持续的时间，注意黄疸及腹膜刺激征的变化，观察有无胰腺炎、腹膜炎、急性重症胆管炎的发生。及时了解实验室结果。准确记录24小时出入量。

七、护理要点

1. 常规护理

（1）饮食护理　指导患者选用低脂肪饮食，肝功能较好者给高蛋白饮食，禁食者给静脉营养。

（2）心理护理　胆道疾病的检查方法复杂，治疗后也易复发，要鼓励患者说出自己的想法，消除焦虑、恐惧及紧张心理，树立恢复健康的信心。

2. 专科护理

（1）疼痛护理　针对患者疼痛的部位、性质、程度、诱因、缓解和加重的因素，有针对性地采取措施以缓解疼痛。先用非药物缓解疼痛的方法止痛，必要时遵医嘱应用镇痛药物，并评估其效果。指导患者卧床休息，采取舒适卧位。

（2）黄疸的护理　观察发生的时间、程度及消退情况，观察和记录大便的颜色。如皮肤瘙痒，嘱患者勿抓破皮肤，可外用炉甘石洗剂止痒，温水擦浴。

3. 健康指导

① 向患者及家属介绍有关胆道疾病的书籍，并能初步掌握基本的卫生科普知识，对健康有正确的认识。

② 进少油腻、高维生素、低胆固醇饮食，烹调方式以蒸煮为宜。多食新鲜蔬菜和水果。

③ 适当参加体育锻炼，提高机体抵抗力。

④ 定时复诊，如果出现发热、腹部疼痛等情况及时到医院就诊。

第二节 胆囊炎

急性胆囊炎

一、定义

急性胆囊炎是一种急性胆囊炎性疾病，细菌感染在发病中起着重要作用。临床上以发热、右上腹部疼痛、白细胞升高为常见的临床表现，多发生于有结石的胆囊，亦可继发于胆管结石、胆管感染、胆管蛔虫病等疾病。本病多见于中年以后的女性，经产妇较多，男女比例为1∶（1～2）。

二、病因与发病机制

胆囊系一盲囊，通过弯曲、细长的胆囊管与胆管相通。本病的主要原因是由于各种因素造成胆囊管梗阻、胆汁滞留和随之而来的细菌感染或化学性胆囊炎。少数病例未见有明显的胆囊内胆汁滞留现象，细菌感染似为引起急性胆囊炎的唯一原因。

三、临床表现

1. 症状

（1）腹痛　是本病的主要症状，发病早期腹痛可发生于中上腹部、右上腹部，以后转移至右肋缘下的胆囊区，常于饱餐或高脂饮食后突然发作，或发生于夜间，是因夜间仰卧时胆囊内结石易于滑入胆囊管形成嵌顿之故。疼痛常呈持续性、膨胀样或绞痛性，可向右肩和右肩胛下区放射。患者中2/3可有典型胆绞痛的既往史。在老年人中，由于对疼痛的敏感性降低，可无剧烈腹痛，甚至可无腹痛的症状。

（2）恶心、呕吐和食欲缺乏　患者常有食欲缺乏、反射性恶心和呕吐，呕吐剧烈时，可吐出胆汁，且可引起水和电解质紊乱。呕吐后患者的腹痛不能缓解。

（3）全身症状　大多数患者伴有38℃左右的中度发热，当发生化脓性胆囊炎时，可有寒战、高热、烦躁、谵妄等症状，甚至可发生感染性休克。约10%的患者因胆总管开口水肿、结石，可产生轻度黄疸。

2.体征

① 患者多呈急性痛苦面容，呼吸表浅而不规则，呕吐严重者可有失水及虚脱的征象。

② 伴有胆道梗阻者可有皮肤、巩膜黄染。

③ 右上腹部胆囊区可有肌紧张、压痛，墨菲征阳性，患者深吸气时压迫胆囊点（右锁骨中线与肋弓交点处）则出现吸气的中止或屏气。

④ 伴有胆囊积脓或胆囊周围脓肿者，右上腹可扪及肿块。

⑤ 腹部压痛及腹肌紧张扩展至腹部其他区域或全腹则表示有胆囊穿孔，或有急性腹膜炎、重症急性胰腺炎等并发症的存在。

四、实验室及其他检查

（1）实验室检查

① 白细胞计数及分类白细胞计数：升高，常在（10～15）×10^9/L，分类见中性粒细胞增加。

② 血清学检查：在胆石症或胆管炎患者约15%可有血清胆红素升高，也可有转氨酶、碱性磷酸酶、γ-谷氨酰转移酶的升高，当血清总胆红素＞170μmol/L（10mg/dL）时，则应怀疑有胆总管结石和恶性肿瘤所致的梗阻性黄疸。

③ 细菌学检查：应在未使用抗生素前，先做血培养和药物敏感试验，做血清内毒素测定，以便鉴定致病菌，利于指导临床治疗。如在超声引导下细针穿刺胆囊中胆汁，做细菌培养和药物敏感试验，是最有价值的确定病菌的方法。

（2）B型超声　由于其简便、可靠、价廉，B型超声检查为诊断胆石症的首选方法，可检出直径2～3mm的结石，为强的回声光团，在光团后方伴有声影。B超诊断胆囊结石的准确率可高达95%以上，而对胆总管和肝内胆管结石诊断准确率略低，为60%～80%。由于肝内血管壁的钙化等因素可能出现假阳性结果。

（3）放射学检查

① 腹部X线平片：可见右肋缘下胆囊区的阳性结石、增大的胆囊、囊壁钙化影；并发气肿性胆囊炎时可见胆囊区呈圆形或梨形透亮的积气征或液平面。

② 胆管造影：一般采用静脉胆管造影检查。可显示胆囊、胆管内结石影像。如胆管显影，而胆囊不显影支持急性胆囊炎的诊断。

③ CT和MRI检查：对诊断胆囊肿大、囊壁增厚、胆管梗阻、周围淋巴结肿大和胆囊周围积液等有一定帮助，尤其对并发穿孔和囊壁内脓肿形成价值最大，但费用较贵。

五、治疗

对急性胆囊炎的治疗原则有不同意见。有人主张以手术治疗为主，并早期手术；也有人主张以非手术治疗为主，中西医结合可提高治疗效果。待急性感染控制后，再根据病情需要决定是否择期手术。

1. 一般治疗

患者应卧床休息，急性发作者禁食。静脉补充水及电解质，供给足够的葡萄糖及维生素。

2. 用药常规

（1）解痉药物和止痛药物的应用　如患者并发有痉挛性疼痛，可选用抗胆碱药物，如山莨菪碱10mg或阿托品0.5～1mL入壶或肌内注射。若使用止痛药物，如哌替啶每次50～100mg，皮下或肌内注射，应与抗胆碱药物合用，因哌替啶可导致十二指肠乳头括约肌痉挛，使胆囊内压力增高，以致导致胆囊穿孔，慎用强力镇痛药，以免掩盖症状。

（2）抗生素的应用　可选用氨基糖苷类、头孢菌素类、喹诺酮类以及抗厌氧菌类抗生素。最好联合用药，以增加抗菌效果。

① 氨基糖苷类抗生素：常用药物有链霉素，每天0.75～1g，分2次肌内注射，其常见不良反应主要表现为对前庭和耳蜗的损

害，严重者可造成耳聋，该毒性作用不可逆转，另外是对肾脏的毒性作用，多于停药后消失，肾功能损害者慎用或禁用。

② 头孢菌素类抗生素：多选用胆汁中浓度较大的头孢菌素三代，如头孢噻肟（凯福隆）每次1～2g静脉滴注，每天2次；头孢他啶（复达欣）每次1～2g静脉滴注，每天2次；头孢曲松（罗氏芬）每次1～2g静脉滴注，每天2次；头孢哌酮（先锋必）每次1～2g静脉滴注，每天2～4次。使用该类药物时应注意对头孢菌素过敏者禁用，对青霉素过敏者慎用。

③ 喹诺酮类药物：常用氧氟沙星每次100mg静脉滴注，每天2次；左氧氟沙星每次0.1～0.2g静脉滴注，每天1～2次。其主要不良反应为消化道刺激症状，如恶心、呕吐、食欲缺乏等，儿童、妊娠及哺乳期妇女禁用。

（3）根据中医辨证分型用药　可分为气滞型、湿热型和热毒型。

3. 内镜治疗

急性胆囊炎并发有胆管结石者，可行内镜下Oddi括约肌切开取石术，可去除胆总管内结石，并可以引流化脓或炎性的胆汁，促使症状迅速缓解。

4. 手术治疗

手术切除或腹腔镜下胆囊切除是急性胆囊炎的根本治疗，开腹手术的指征为：①胆囊已有坏疽及穿孔（此时应急诊手术）；②急性胆囊炎反复发作；③经积极内科治疗，24～36小时病情无好转、体温明显升高，白细胞计数继续升高；④无手术禁忌，能耐受手术。腹腔镜下胆囊切除术适用于单纯性胆囊炎且与周围组织无明显粘连者，过度肥胖、胆囊萎缩及肝内型胆囊炎不宜选用。

六、观察要点

（1）术前　密切观察患者的各项生命体征及病情变化，如果患者出现寒战、高热等临床表现时应及时通知医生并进行相应的处理。如果患者出现腹痛加重、腹痛范围扩大时遵医嘱应用镇痛药物；呕吐时保持呼吸道通畅，防止误吸口。

（2）术后　术后早期患者自主呼吸不完全。因此术后48小时内应常规给予心电监护、吸氧，密切观察患者各项生命体征及血氧饱和度的变化，一旦出现异常情况应立即向医师进行汇报并协助处理。

七、护理要点

1. 术前护理

（1）心理护理　以同情关心的语言问候，详细地向患者及家属介绍病区环境，做好入院心理指导，建立良好的护患关系。向患者及家属介绍急性胆囊炎的相关知识及术前、术后注意事项。同时向患者提供与成功手术病例进行交流的机会，或者向其介绍成功病例，解除其担忧情绪，树立其战胜疾病的信心和勇气，以取得患者及家属的配合。

（2）术前准备　患者入院后进行三大常规、肝肾功能、电解质、出凝血、胸部X线、心电图和B超等各种理化检查，并依据上述检查结果对患者心肺功能进行评估。术后1天常规肠道准备、备皮、留置导尿管及备血。

（3）饮食护理　患者在术前宜给予高热量、高蛋白、高纤维及低脂易消化的食物。对于禁食或呕吐频繁的患者应静脉补充营养，以维持水、电解质平衡。术前晚进流食，术前12小时禁食，术前4～6小时禁水。

2. 术后护理

（1）体位护理　术后搬运患者时，要与患者家属互相配合、动作一致。患者回病房后麻醉未清醒时，取平卧位，头侧一边。待血压稳定，患者完全清醒后，取半卧位，密切观察体温、脉搏、血压及呼吸的变化，每4小时监测并记录1次，待生命体征稳定后停测。术后去枕平卧6小时后每2小时翻身1次，以预防压疮的发生，翻身时动作要轻柔、缓慢，麻醉清醒后患者生命体征平稳，待病情稳定后，鼓励患者早期下床活动。

（2）引流管的护理 ①妥善固定，保持通畅。在改变体位或活动时注意引流管的水平高度不要超过腹部切口高度，以免引流液反流。②观察记录胆汁的量及性状。③保持清洁。每天更换引流袋。④拔管。一般术后14天，无特殊情况，可以拔除T形管。拔管指征：黄疸消退；无腹痛、发热，大便颜色正常；胆汁引流量逐渐减少，颜色呈透明金黄色，无脓液、结石，无沉渣及絮状物，就可以考虑拔管。拔管前先在餐前、餐后各夹管1小时，拔管前1～2天全天夹管，如无腹胀、腹痛、发热及黄疸等症状，说明胆总管通畅，可予拔管。拔管前还要在X线下经T形管做胆道造影，造影后必须立即接好引流管继续引流2～3天，以引流对比剂，减少造影后的反应和继发感染，如情况正常，造影后2～3天即可拔管。⑤拔管后局部伤口以凡士林纱布堵塞。1～2天会自行封闭。⑥拔管后1周内，警惕有无胆汁外漏发生腹膜炎等情况，观察患者体温、有无黄疸和腹痛再发作，以便及时处理。

（3）伤口护理 观察患者伤口情况。保持伤口清洁、干燥，如有渗液，及时更换敷料。如有胆汁渗漏，应以氧化锌软膏保护皮肤。

（4）饮食护理 术后6小时可少量饮水，等通气后可按流质饮食—半流食—软食—普食进程逐渐增加。宜少食多餐，逐渐食用高蛋白、高热量、高纤维及低脂易消化的食物，如虾皮、牛奶、新鲜蔬菜、水果和鸡蛋等；忌食辛辣、油腻食品。禁食或呕吐频繁者应补充营养，以维持水、电解质平衡。

慢性胆囊炎

一、定义

慢性胆囊炎系胆囊慢性炎症性病变，大多为慢性胆石性胆囊炎，约占95%，胆囊结石是引起慢性胆囊炎的主要原因。少数为慢性非胆石性胆囊炎，如伤寒的带菌者，胆囊内存留伤寒杆菌而导致慢性胆囊炎，在临床上可无症状，也可表现为慢性反复发作性上腹部隐痛、消化不良等症状。本病大多以慢性起病，也可由急性胆囊炎反复发作而来，急性胆石性胆囊炎与慢性胆石性胆囊炎是同一疾病不同阶段的表现。

二、病因与发病机制

（1）慢性结石性胆囊炎　与急性胆囊炎一样，因为胆囊结石引起急性胆囊炎反复小发作而成，也即慢性胆囊炎和急性胆囊炎是同一疾病不同阶段的表现。

（2）慢性非结石性胆囊炎　在尸检或手术时，此型病例占所有胆囊病变患者的2%～10%。

（3）伴有结石的慢性萎缩性胆囊炎　又称瓷瓶样胆囊。结石引起的炎症与刺激，导致胆囊壁钙化所形成，钙化可局限于黏膜、肌层或两者皆有。以65岁以上的女性患者多见。

（4）黄色肉芽肿样胆囊炎　比较少见，约占胆囊炎性疾病的0.7%～1.8%。系由于胆汁脂质进入胆囊腔的结缔组织致炎性反应形成。

三、临床表现

（1）症状　可轻可重，有的在健康检查时发现，可有腹胀、右上腹不适、钝痛、食欲缺乏、厌油腻食物，病程较长。部分患者多有胆绞痛史及急性胆囊炎发作史。

（2）体征

① 一般无明显阳性体征，或仅有右上腹轻压痛。

② 急性发作时，右上腹部疼痛，局部腹肌紧张，呈墨菲征阳性。

③ 偶可在右肋缘下触及肿大的胆囊，此系胆囊管阻塞的结果。

④ 少数患者可有皮肤、巩膜的黄染。

四、实验室及其他检查

1. 实验室检查

（1）血常规　如本病急性发作，则血白细胞计数升高，中性粒细胞亦升高。

（2）肝功能　如本病反复发作，则血清转氨酶、胆红素升高，碱性磷酸酶亦升高。

2.特殊检查

（1）腹部B超　为诊断本病的主要方法，可显示胆囊大小、囊壁厚度及有无胆囊结石存在。

（2）X线腹部平片　有时可显示阳性结石，胆囊钙化点。

（3）腹部CT　其诊断价值同B超类似，一般仅在诊断困难时做此检查。

五、治疗

治疗原则为改善症状，控制复发，如有手术指征时，应行手术治疗。

1.非手术治疗　适用于病变轻型的患者，对改善症状、预防急性复发会有良好的作用。

① 注意饮食调节，勿高脂饮食，以免诱发急性发作。日常应以低脂饮食、适量蛋白、高维生素易消化的食物为主。

② 对有结石存在者，睡眠以右侧卧位为主。

③ 经常适量服用利胆药，如复方胆通等中成药，剂量不宜过大，可1～2个月或更长时间服用。

④ 有急性发作，可静脉滴注抗生素，用法用量同急性胆囊炎。

⑤ 注意精神因素对发病的影响，保持乐观情绪。

⑥ 保持粪便通畅，可改善症状，减少急性发作机会。

内科治疗应低脂饮食，可口服硫酸镁或中药利胆，腹痛明显者可用抗胆碱能药物解除平滑肌痉挛。溶石疗法仅适用于胆固醇结石，结石无钙化且<1cm，胆囊管通畅，胆囊收缩功能正常者；可口服熊去氧胆酸或鹅去氧胆酸，剂量为每天8～10mg/kg。

2.手术治疗　对于有症状的反复发作的慢性胆囊炎胆结石患者，胆囊切除是唯一有效的治疗。其他非手术治疗如低脂饮食、抗胆碱和抑酸治疗可能对消化不良症状有所帮助，但不能防止胆绞痛发作，也不能解决根本问题。对于消化不良为主要症状、腹痛不明显的病例尤其是胆囊没有结石的慢性胆囊炎，胆囊切除的疗效并不满意，因此对这一部分患者胆囊切除术的适应证选择应慎重考虑。

六、观察要点

① 诊断明确者，如为急性发作，应注意观察治疗后腹部症状的变化、疼痛是否加剧、腹肌是否紧张、黄疸是否加深，注意患者的体温、血压、尿量等变化。特别对年老体弱患本病的患者，由于症状不典型，体征不明显，更应仔细观察病情变化。非急性发作者，注意观察患者有无餐后上腹部饱胀、消化不良、食欲减退等提示胆囊功能紊乱的表现，尤其应注意观察有无消瘦、乏力等表现，以防癌变。

② 诊断不明确者，应告知患者或家属有关慢性胆囊炎常见的诊断方法，建议行B超检查，以明确诊断。

七、护理要点

（1）规律进食　一日三餐，定时定量，少量多餐，忌暴饮暴食，是预防胆囊炎、胆结石的最好方法。因为未进食时胆囊中充满了胆汁，胆囊黏膜吸收水分使胆汁变浓，此时胆固醇/卵磷脂大泡容易形成，胆汁的黏稠度亦增加，易于形成胆泥。如果进食，当食物进入十二指肠时反应性地分泌胆囊收缩激素，使胆囊收缩，这时大量黏稠、含有胆泥的胆汁被排出到达肠道内，因此可以防止结石的形成。少食多餐，利于刺激胆汁的分泌，使胆汁的排泄通畅。

（2）适度营养并适当限制饮食中脂肪和胆固醇的含量　胆固醇结石的形成与胆汁中含有较多量的胆固醇有关。食量大，特别是食物中有较多的脂肪和胆固醇，就会使胆汁中胆固醇的浓度增高，会促使胆固醇结石的形成。所谓适度的营养，就是要对人们的饮食的质和量都加以一定的限制，要求饮食的质量全面地提供各种比例合适的营养物质，而食物的量则以能维持人体正常的生命活动为度。含高量胆固醇食物中动物的脑子含量最高，其次是禽蛋黄，动物的内脏也含量较多。含中等量胆固醇的食物有：猪心、猪舌、肥牛肉、猪排骨、鸡肉、猪夹心肉、猪肥肉、猪肚、猪大肠、猪肉松、腊肠、鸭肉、红肠、花链、青鱼、河蟹、冰淇淋等。含低量胆固醇的食物有：瘦肉、兔肉、黄鱼、带鱼、去皮鸡肉、方火腿、白鱼、海蜇皮、鲤鱼、鳝丝、牛奶、海参等。而豆类则几乎不含有任何胆固醇。日常生活中应注意选择食用。黄油、猪油、肥猪肉、鸡皮、动物的内脏是脂肪含量最高的食品，而且主要是饱和脂肪，多食用动物内脏对人体危害很大。而葵花籽油、玉米油、大豆油、核桃油、花生油均含有不饱和脂肪酸，不饱和脂肪酸可使胆固醇酯化，降低血中胆固醇和甘油三酯，可适当选用。此外，参加适当的体力劳动和体育锻炼，对防止营养过度也有一定的帮助。

（3）摄入足够的蛋白质　蛋白质是维持我们身体健康所必需的一种营养物质。据研究，蛋白质摄入量的长期不足，与胆色素结石的形成有关。因此，保证饮食中有足够的蛋白质，就会有助于预防胆色素结石的发生。但是蛋白质的食用也要适量，每天50～70g为宜，足量的蛋白质有利于损伤组织的修复，但过量的蛋白质会增加胆汁的分泌，不利于胆囊炎性组织的修复。含蛋白质较多的食物包括：①牲畜的奶，如牛奶、羊奶、马奶等。②畜肉，如牛、羊、猪、狗肉等。③禽肉，如鸡、鸭、鹅、鹌鹑肉等。④蛋类，如鸡蛋、鸭蛋、鹌鹑蛋等及鱼、虾、蟹等。⑤豆类，包括黄豆、大青豆和黑豆等，其中以黄豆的营养价值最高。此外像芝麻、瓜子、核桃、杏仁、松子等干果类的蛋白质含量也较高。但某些食物如动物内脏、禽蛋黄等，既含有较多的蛋白，也同时含有较多的胆固醇，临床上可根据患者情况少食或尽量避免食用。

（4）碳水化合物　慢性胆囊炎患者的热量主要来源于碳水化合物。碳水化合物易消化，利用率亦高。但过于肥胖的人患胆囊炎，同时合并有冠心病或高脂血症时，则需要适当限制碳水化合物的摄入，包括主食及含糖糕点和糖果的摄入，以利于减轻体重。

（5）蔬菜及水果 适当食用富含纤维素较高的食物，如萝卜、青菜、芹菜等，此外还应补充水果、果汁以弥补炎症造成的津液和维生素的损失，同时可避免便秘发生，因便秘能影响胆汁的排出，不利于胆囊炎、胆石症患者的康复，所以应适当用些含粗纤维的蔬菜和水果。

第三节 急性梗阻性化脓性胆管炎

一、定义

急性化脓性胆管炎（ASC）是指由于急性胆道梗阻引起的胆管化脓性炎症，又称为急性梗阻性胆管炎（AOSC）。在我国引起急性梗阻性化脓性胆管炎最常见的病因是胆管结石，其次为胆管蛔虫和胆管狭窄，胆管、壶腹部肿瘤、原发性硬化性胆管炎、胆肠吻合术后、经T管造影或PTC术后亦可引起，其最基本的病理改变为胆管完全梗阻和胆管内化脓性感染。

二、病因与发病机制

引起的AOSC原因很多，但是，胆道梗阻和细菌感染是两个基本条件，常见的病因有以下几种。

（1）胆管结石 胆管结石是引起APC的最常见原因，占80%以上。它分为原发性胆管结石和继发性胆管结石。原发性胆管结石主要是"胆红素钙"结石，在我国多见于农村地区，尤其是四川等地发病率为高。肝内胆管和肝外胆管均可以发生，在胆道手术和尸检中常见到结石同时伴有胆管狭窄。继发性胆管结石多为胆固醇结石，主要来自于胆囊结石，由于各种原因引起胆囊收缩，将小结石排入胆道。胆管结石引起胆道梗阻，继发细菌感染而发生急性化脓性胆管炎。胆管炎症状的轻重与胆管结石的数目和结石的大小不成比例，但与胆道梗阻的程度和细菌的毒力有密切的关系，临床上常常见到胆管明显扩张，胆管内有多块较大的结石，患者并没有严重胆管炎的表现，相反，有的患者只有一块结石嵌顿在胆总管下端，患者出现剧烈的腹痛和严重的中毒症状。胆囊结石一般不引起胆管炎，只有位于胆囊颈部和胆囊管结石嵌顿，压迫肝总管和（或）胆总管，即Mirizzi综合征时才引起胆管炎。

（2）胆道寄生虫　胆道寄生虫是引起APC的又一个常见原因，常见的寄生虫有胆道蛔虫，胆道华支睾吸虫等，其中最常见的是胆道蛔虫症，它是肠道蛔虫病的并发症。在我国，尤其是广大农村地区肠道蛔虫的感染高达50%～90%。当胃肠功能紊乱、饥饿、驱虫治疗不当或胃酸缺乏的患者，蛔虫容易钻入胆道；另外，蛔虫喜欢碱性环境，并有钻孔的习性，因此，肠道蛔虫很容易进入胆道，引起胆道不完全性梗阻，同时刺激Oddi括约肌，引起括约肌痉挛进一步加重胆道梗阻，临床上出现剧烈的腹痛。蛔虫进入胆道的同时将细菌带入胆道，在胆道梗阻、胆汁淤积的情况下，细菌大量生长繁殖，便引起急性化脓性胆管炎。

（3）肿瘤　肿瘤是引起APC的重要原因，主要是胆道及壶腹周围的肿瘤，以恶性肿瘤居多。肿瘤的生长引起胆道梗阻，胆汁排泄不畅，淤积的胆汁继发细菌感染而引起APC。值得注意的是，在胆道梗阻原因不清时，为了明确诊断，施行胆道侵入性检查，如ERCP检查时极容易将细菌带入胆道，患者在检查结束后即出现腹痛、发热等一系列急性胆管炎的症状。APC的出现给肿瘤的治疗带来极大困难，增加了手术的危险性，甚至使患者错过根治性切除的时机。因此，在梗阻性黄疸的患者，疑为胆道或壶腹周围的肿瘤时，ERCP等胆道侵入性检查应特别慎重，如必须进行，可同时放入鼻胆管引流，以预防APC的发生。对于十二指肠乳头部肿瘤，可采用十二指肠镜下观察及切取活体组织做病理检查，不做逆行胰胆管造影。

（4）胆管狭窄　在手术和尸检中通常可见到APC患者存在有胆管狭窄，常见的有：胆总管下端狭窄，肝门部胆管及肝内胆管狭窄，狭窄可以是一处，也可以有多处狭窄，狭窄的轻重程度不等，在狭窄的上段胆管扩张，多伴有结石存在。胆管狭窄还见于医源性胆管损伤，胆肠吻合口狭窄及先天性胆管囊状扩张症等。胆管狭窄造成胆汁排泄不畅，容易导致细菌感染引起急性化脓性胆管炎。

胆道感染的细菌以需氧革兰阴性杆菌检出率最高，其中以大肠埃希菌、变形杆菌、铜绿假单胞菌和克雷伯杆菌最多，革兰阳性球菌中以粪链球菌和葡萄球菌较多。近些年来，胆汁中厌氧细菌的感染受到重视，其中以脆弱杆菌为主，近期报道细菌培养阳性率40%～82%，其差异与培养和分离方法、培养技术有关。大剂量抗生素应用后的脓性胆汁也可以无细菌生长。胆汁中细菌的来源主要是上行性感染，即肠道细菌经十二指肠进入胆道；也可以通过血路感染，主要通过门静脉，见于肠炎、坏疽性阑尾炎等疾病；身体其他部位的化脓性感染灶也可以通过血循环引起肝脓肿和胆道感染。

胆汁中革兰阴性杆菌裂解释放出一种脂多糖，具有很强的毒性作用，称为内毒素，它可以通过毛细胆管肝细胞屏障或胆小管静脉逆流入血，引起内毒素血症。内毒素直接损害细胞、引起血细胞和血小板凝集，血栓形成，损害毛细血管内皮细胞，使其通透性增加，这种微血管损害可遍及全身各重要器官，引起中毒性休克和多脏器功能不全。

三、临床表现

1. 症状

（1）腹痛　突发性剑突下或右上腹痛，疼痛为持续性，阵发性加重，常放射到右肩、背部。若为胆管蛔虫引起疼痛常为阵发性绞痛，常伴恶心、呕吐，右上腹压痛、反跳痛、肌紧张，肝区叩痛明显。经抗感染、对症治疗，病情无明显好转。

（2）寒战高热　体温呈弛张热，可高达39～40℃，伴阵发性寒战，这为败血症引起。

（3）黄疸　本病的发病基础是胆总管的阻塞，黄疸为本病的重要临床表现，部分患者的黄疸为间歇性的。

（4）休克　由于大量的细菌繁殖和毒素吸收，患者常在早期即出现感染性休克的表现，血压下降、脉搏细速、全身皮肤湿冷、皮肤黏膜发绀，呼吸困难，少尿或无尿。有30%～50%的患者可出现此休克表现。严重的患者可出现多器官功能衰竭（MOF）、昏迷。

（5）意识障碍　由于低血压、休克对中枢系统的影响，常出现不同程度的意识障碍，如烦躁、谵妄、嗜睡甚至昏迷。

2.体征

① 右上腹部明显压痛，反跳痛，墨菲征可阳性。

② 部分患者可触及肿大的胆囊，并有压痛。

③ 少数患者肝大并有叩击痛。

④ 皮肤、巩膜黄染。

⑤ 严重时患者血压下降、心率增快、呼吸急促、神志欠清、意识模糊。

四、实验室及其他检查

1.实验室检查

（1）血常规　血白细胞计数明显升高（20×10^9/L），中性粒细胞明显增高，并有核左移和中毒颗粒。

（2）尿常规　尿色深，尿胆红素阳性或强阳性。

（3）肝功能检测　总胆红素及直接胆红素增高，胆红素升高的幅度与梗阻的程度、梗阻时间长短有密切关系，血碱性磷酸酶、5-核苷酸酶及转氨酶亦有升高。

（4）细菌培养　血阳性率约85%，胆汁培养细菌阳性率可达70%，多为革兰阴性杆菌。

2.特殊检查

（1）腹部B超　是最简便、安全、有效的首选诊断方法，可见胆囊肿大，肝内胆管和（或）肝外胆管扩张，胆管壁增厚，见胆管内伴有或不伴有声影的光团影。

　　（2）腹部CT　可显示胆管扩张，肝内胆管表现为中央部胆管明显扩张，而末梢部胆管突然变细。

　　（3）逆行胰胆管造影（ERCP）　其对胆总管的病变诊断正确率较高。如高度怀疑本病，有条件者应行此检查，并可行鼻胆管引流以初步减压引流治疗。

　　（4）经皮经肝胆管造影（PTC）　有一定的创伤性。必要时行此项检查可帮助诊断本病，又可引流减压治疗。

　　（5）磁共振胰胆管造影（MRCP）　为非创伤性检查，可清楚显示扩张的胆管及梗阻的部位，但不能用作减压治疗。

五、治疗

　　及时地去除梗阻，有效控制感染，积极防止和治疗并发症，降低病死率。

　　1.一般治疗　禁食水、胃肠减压，密切观察生命体征和局部体征变化：体温、神志、血压、脉搏、心率、尿量及皮肤黏膜和腹部体征变化。

　　2.抗休克治疗　患者有休克或休克早期表现时，应及时抢救。迅速补充血容量、纠正酸碱失衡，必要时应用血管活性药物。

　　3.非手术胆道减压引流术　近年来，由于医疗技术水平的提高和医疗器械的改进，此类方法的应用已日益广泛。

　　（1）经皮肝胆管穿刺引流术（PTCD）　可在X线或B型超声监视下进行，应用特制的导管穿刺针经皮经肝穿刺进入胆管后置管引流，可引流出脓性胆汁，使胆道压力下降，中毒症状减轻，感染得到控制。在全身综合治疗基础上，在控制感染后，再进行胆管造影检查，若需手术，择期手术治疗效果更好。

　　（2）经十二指肠镜鼻胆管引流术（ENBD）　在急性患者行十二指肠镜检查时，找到十二指肠乳头，然后将一支塑料导管插入胆总管，将脓性胆汁引出，再将十二指肠镜退出，留置引流管在胆总管，然后将该管从口腔置换到鼻腔，故称鼻胆管引流术，可持续引流到急性感染控制后，再行造影检查。

（3）十二指肠乳头括约肌切开术（EST） 若十二指肠乳头处有结石嵌顿或有狭窄时，可先经内镜行十二指肠乳头括约肌切开术将结石用取石篮取出，再留置引流导管引流。若结石较大时，患者生命体征不稳定时可先行引流，待感染控制后再行取石。

4.药物治疗

（1）抗感染治疗 抗生素的使用原则是选用在胆道和血液中浓度较高、对需氧菌和厌氧菌都有疗效的药物，常联合应用，常选用氨苄西林、头孢唑啉、头孢哌酮、环丙沙星以及甲硝唑等。

（2）激素的应用 因本病中毒症状重，可选用激素类药物以减轻患者的中毒症状，增加抗炎、抗休克效果，可选用地塞米松10～20mg入壶或入液静脉滴注；或选用氢化可的松100～200mg静脉滴注；或选用甲泼尼龙80～160mg静脉注射或静脉滴注，均为每天1次，疗程一般3～5天。

（3）中药治疗 根据中医理论，本病属热毒之症。治疗应以清热解毒、利胆、通里攻下为主。清热解毒药可选用金银花、连翘、蒲公英、紫花地丁、黄芩、黄连等。利胆药可选用茵陈、金钱草、大黄、乌梅等。攻下药多用大黄、芒硝。保持粪便通畅，每天以3～4次为宜。若患者有休克，也可选用生脉散、参附汤或四逆汤。

5.手术治疗 急症手术是解除梗阻、降低胆压、控制感染性休克抢救患者的重要措施。患者入院后，可在输液抗感染及对症治疗的同时，作好急症手术准备。主要手术方式多采用胆囊切除术及胆总管切开取石术并T形管引流术。若在急性期采用非手术治疗控制感染后，可采用内镜下治疗或择期手术。

六、观察要点

严密观察病情变化，必要时设专人守护，以便及时发现患者的需要及病情的异常变化，增加其安全感。

七、护理要点

① 耐心倾听患者的诉说，对患者提出的疑问给予积极的、明确的、有效的回答，使患者树立战胜疾病的信心。

② 为患者提供安静、舒适、无不良刺激的环境，允许亲人陪护。

③ 避免在患者面前议论病情；完成各项治疗、操作要及时、准确、自信，以增强患者的信任感。

④ 向患者解释不良的心理反应对疾病治疗的不利影响。

⑤ 向患者简述手术方式和目的，减轻患者的疑虑感。

第四节　胆汁淤积症

一、定义

胆汁淤积症是指各种原因引起的胆汁排泄障碍，根据发病的解剖学部位可将其分为肝内胆汁淤积和肝外梗阻，前者解剖学上看不到梗阻存在，系肝细胞和（或）毛细胆管病变致胆汁分泌衰竭，一般属内科治疗范畴，后者系胆总管或肝内大的胆管机械性梗阻，常通过外科或微创手术处理。这里主要讨论肝内胆汁淤积。本病好发于妊娠期。

二、病因与发病机制

1.病因　妊娠肝内胆汁淤积症（ICP）是以皮肤瘙痒、肝内胆汁淤积和黄疸为特征的妊娠期特发性疾病。ICP患者预后较好，但胎儿可发生早产、胎儿窘迫、胎死宫内等合并症，使围生儿疾病发生率及病死率比例增加。ICP的发病被认为与遗传、性激素代谢及环境等因素有关。

2.发病机制　通过目前的研究认为ICP的发病不是单一因素的作用，而是遗传、环境以及雌激素、孕激素的综合作用而产生。其发病机制可能存在以下途径。

（1）遗传或环境原因　由于遗传或者环境的原因导致机体对

雌激素与孕激素的敏感性增加，在妊娠中晚期或在双胎妊娠中雌激素水平最高时，雌激素以及孕激素的代谢产物作用于肝细胞、胆管细胞与小管转运系统细胞膜的基底外侧，改变肝内转运蛋白系统的输出功能，导致肝内胆汁淤积。

（2）雌激素或孕激素原因　由于雌激素或孕激素的某个代谢产物或在代谢过程中产生的某个蛋白具有影响与胆汁淤积症发病有关的基因的调控，或是使这些基因产生缺失或移位等突变，从而导致肝内转移。

三、临床表现

1. 症状

皮肤瘙痒为本病的首发症状，多于妊娠中晚期，亦可早至妊娠第6周，瘙痒多位于腹部及四肢，尤以手脚掌为重，严重者可波及全身，夜间和清晨为重，分娩后很快消退。严重时可伴黄疸。以皮肤瘙痒和胆酸（CG）值升高为特征。一般不伴有腹胀、腹泻、食欲减退等消化道症状。终止妊娠后多数患者在2～7日内瘙痒症状减轻或消失。部分病例可无瘙痒，而仅表现为血CG增高。ICP患者的胎儿在宫内的变化往往十分突然，主张积极监护，包括NST及胎动计数。

2. 体征

① 皮肤、巩膜黄染，有时可见有黄色瘤。

② 有时见有皮肤瘙痒后的抓痕。

③ 腹部可无阳性体征，或见有手术瘢痕。

④ 若病情进展至肝硬化，可有肝脾大，晚期肝脏可缩小，腹部移动性浊音阳性等。

⑤ 如为肝外胆管梗阻，则可有上腹部触及肿大的胆囊或肿瘤包块。

四、实验室及其他检查

1. 实验室检查

（1）血常规　病程较长时，可有轻中度贫血。

（2）肝功能检查　血清胆红素明显增高，尤以结合胆红素增高为主，γ-谷氨酰转移酶、碱性磷酸酶常明显增高；单纯胆汁淤积时，血清氨基移换酶轻度升高，但如显著升高，提示为肝细胞坏死。早期血清白蛋白和球蛋白正常，后期则有白蛋白下降、球蛋白升高。空腹血清胆酸明显增高，有时达正常人的10倍以上。一般凝血酶原时间均明显延长。

（3）血脂检查　主要是胆固醇和磷脂增高。

（4）免疫功能检测　原发性胆汁性肝硬化时，血清IgM明显增高，抗平滑肌抗体、抗线粒体抗体阳性，多见于女性患者，逐步进展为肝硬化、肝功能衰竭。

（5）血清胆酸测定　正常人空腹血清胆酸在10μmol/L以下，而胆汁淤积时，则有明显增高，有时达正常人的10倍以上。

2.特殊检查

（1）影像学检查　腹部B超、CT可确定无肝内外胆管扩张，无胆道、胆管结石，无胆道、胰腺肿瘤等。

（2）逆行胰胆管造影　可确定无胰腺疾病，胰管无扩张，胆管内无结石存在等。

五、治疗

（1）一般治疗　应嘱患者低脂肪、高热量、高蛋白为主饮食，减少胆固醇摄入，多食蔬菜。

（2）对症治疗　有瘙痒者，可用考来烯胺每次4～6g口服，每天2～3次；或用熊去氧胆酸每次150mg口服，每天2次；或用腺苷蛋氨酸（思美泰）500mg加入5%葡萄糖注射液250mL中，静脉滴注，每日2次，2周为1疗程，可使患者的瘙痒、乏力等症状改善，血清胆红素、转氨酶下降；维生素缺乏者可肌内注射维生素A、维生素D、维生素K。泼尼松、硫唑嘌呤等亦可改善患者的一些症状，使生化指标好转。

（3）并发症治疗　食管静脉曲张破裂出血、肝性脑病的治疗可参阅有关章节。

（4）晚期肝硬化　有条件者可行肝移植治疗，可提高患者存活率。

六、观察要点

① 诊断明确者，主要观察治疗后临床症状和体征有无改善，监测肝功能各项指标的变化情况；使用免疫抑制药期间，应严密监测外周血常规、肝肾功能等指标，注意观察各种药物不良反应。

② 诊断不明确者，应告知患者或其亲属有关本病的特点及常用的诊断方法。常规检查难以明确的，应动态观察病情变化，并监测肝功能等指标，疑及肝外梗阻，可行 ERCP 检查帮助诊断本病；诊断有困难的，可行肝穿刺活检以明确诊断。

七、护理要点

1.心理护理

（1）健康宣教　针对不同认知的患者采取不同的健康宣教，有的患者对 ICP 认识不够，将 ICP 可能对新生儿、胎儿的严重危害告知患者，使其对 ICP 有一个正确的认知和重视，从而达到积极主动地配合治疗和护理；而对于过分担心的患者，护士应告知这种疾病并不十分可怕，现代医药发展迅速，现代医学有信心治疗这种疾病，而过分担心不仅不能使病情好转，甚至会影响治疗效果和胎儿的生长发育。

（2）心理支持　大多数 ICP 患者在妊娠中晚期因为担心胎儿的情况不好，再加上夜间加重的瘙痒影响睡眠而心情烦躁，造成紧张、焦虑情绪。还有一些患者的肝功能异常，担心 ICP 和肝炎会传染给胎儿而产生自责和自卑的心理。心理支持是心理护理最常用的方式，是建立在护士与患者相互沟通的基础上。护士与患者的沟通显得格外重要，耐心倾听患者的主诉，做好各种解释工作，用亲切和谐的语言、专业的医学知识讲解疾病的相关知识，尤其在用药前详细告诉患者各种药物的作用及使用方法，可能存在的不良反应，同时要求患者积极配合治疗，讲解治疗的重要性，使治疗能够达到较好的效果。肝功能异常的孕妇，明确告知这是妊娠期肝损伤，不同于肝炎等传染性疾病的肝损害，无传染性，并且这种肝损害在产后逐渐恢复，瘙痒和黄疸也会逐渐消退。担心胎儿不正常的患者，护士应多与其沟通，介绍恢复病例，帮助其正确认识和对待自己的妊娠，同时鼓励家属多与孕妇交流，尤其要求亲人给予更多的情感关怀。指导患者多做自己感兴趣和有益的活动，如适度的游戏和听音乐等，分散注意力，保持愉悦的心情，对治疗信心的建立和疗效都有很大的帮助。另外，认真负责地对待患者，赢得患者及家属的信任，为护患的交流和治疗争取最佳效果。

2. 孕期护理

（1）一般护理　患者安置于清静舒适的环境中，孕期以休息为主，卧床休息时取左侧卧位，以免增大的子宫压迫下腔静脉增加病情。以清淡的饮食为主，多食用猕猴桃等瓜果、蔬菜、牛奶和鱼类，给予高维生素、高蛋白、高热量、低脂肪的饮食，少食多餐，避免刺激性食物。

（2）皮肤护理　ICP患者多数有不同程度的皮肤瘙痒，常因皮肤瘙痒难忍，用力搔抓致皮肤破损，常有严重者继发感染。嘱咐孕妇养成多洗澡的习惯，不能用较高水温和刺激性肥皂洗澡，用温水冲澡，穿宽松纯棉内衣，不穿化纤衣服，以防刺激皮肤加重瘙痒，平时多洗手，不留长指甲，避免抓伤皮肤。指导患者可以用按压和轻轻拍打局部来减轻痒感，瘙痒严重者适当给予对症处理，应用炉甘石洗剂及碘伏涂擦来减轻症状。

（3）用药护理　药物治疗的目的是减轻胆汁淤积，从而改善患者的瘙痒症状和围生儿预后。主要使用腺苷蛋氨酸来达到抗胆汁淤积的反应。腺苷蛋氨酸为瓶装粉剂，用所附溶剂完全溶解药物粉末才能使用，准确抽吸使用剂量，避开关节选择静脉，缓慢输注。用前告知患者本药目前未发现较大的副反应，可以安心使用。另外，当应用熊去氧胆酸时，注意严密观察并向患者解释停药后生化指标可能出现的变化和临床症状的反复。

（4）积极主动的母胎监护　由于ICP引起胎盘绒毛间隙狭窄，血流减慢，从而导致围生儿呼吸窘迫、早产和死亡等诸多不良结局，而目前仍没有特效药治疗，所以目前认为加强产前监护、适时终止妊娠是改善ICP围生儿预后的重要手段。

① 胎动观察：将ICP患者列入高危妊娠进行监测，增加产前检查次数，指导患者每天早、中、晚固定时间多取左侧卧位各数1小时胎动次数，将3次胎动次数相加乘以4即得12小时胎动数。12小时胎动大于10次属正常情况，如少于10次提示胎盘功能不良，胎儿缺氧。

② 胎心监护：胎心率的变化是中枢神经系统正常调节机能的表现，目前监测胎儿宫内状况是应用胎儿电子监护仪于孕34周开始每周进行无应激试验（NST），并将基线胎心率变异消失作为预测ICP胎儿宫内窘迫的指标。无并发症的患者，每天定时听胎心12次，吸氧2次，每次30～60分钟。有胎儿窘迫者增加胎心监护和NST检查的次数，必要时遵医嘱行剖宫产终止妊娠。

③ B超监护和生化监测：通过B超检查了解羊水指数，估计胎儿成熟情况，为医生适时终止妊娠提供参考，及时指导孕妇积极完成B超检查。血清甘胆酸水平是ICP最特异的指标，并且与胎儿预后关系密切，其水平越高，则病情越重，动态监测孕妇血清甘胆酸水平是判断病情严重程度和胎儿预后的最敏感指标。同时，孕妇肝功能测定和血、尿雌三醇（E3）水平检测也有重要意义，护士应主动向患者做好解释，讲解注意事项，保证及时、准确地获得相关的检测结果，并及时与医生联系，做好医生与患者之间的桥梁。

3. 分娩期的护理

改善ICP围生儿预后的重要手段之一是适时终止妊娠，出现黄疸的孕妇，孕周达36周；无黄疸而妊娠足月或胎儿肺成熟者；胎盘功能减退或胎儿窘迫者应及时终止妊娠，降低围生儿病死率。阴道分娩会加重胎儿缺氧，以剖宫产为宜。有研究提出孕

36～38 周是 ICP 患者终止妊娠的最佳时机。护士应配合医生做好剖宫产术前准备，做好术前宣教工作，消除对手术的恐惧，同时仍要密切观察胎心。助产士提前进入手术室进行新生儿抢救准备工作。对于 ICP 病情较轻的患者，产程进展较快且胎心率正常、无头盆不称的，可在医护人员的严密监护下进行阴道试产。在这期间加强产程观察、勤听胎心。尤其在破膜后为了能及时发现胎儿缺氧，护士及时听取胎心，观察羊水颜色，及时向医生报告并做相应处理。在宫口开全后的第 2 产程，在特殊情况时进行产钳助产来加快生产，缩短产程，与此同时进行重要的新生儿抢救的各种准备工作。

4. 产褥期护理

ICP 患者分娩前 1 周遵医嘱补充维生素 K，为了避免因胆汁淤积引起脂溶性维生素 K 的吸收减少而可能发生产后出血；接产前或术前检查凝血功能和肝肾功能，做好备血和输液准备，予静脉留针建立静脉通道；产后及时提醒医生应用缩宫素，阴道分娩时，助产人员要尽量减少软产道裂伤，保护会阴；而在第 3 产程中，尤其重要的是仔细检查胎盘胎膜缺损情况。产后的 2 小时对孕妇很关键，对阴道出血、子宫收缩、膀胱充盈等情况都要密切关注，血压和脉搏每 30 分钟测量 1 次并记录，及时向医生汇报。

5. 新生儿护理

由于 ICP 患者胎儿羊水污染率高，易发生胎儿宫内窘迫，分娩前或手术前应必须备好各种型号的气管插管导管、氧气等抢救设备及抢救药物，通知儿科医生到产房或手术室，做好新生儿窒息抢救的准备工作。胎儿娩出后立即清除呼吸道分泌物防止吸入性肺炎，给予面罩吸氧，提高血氧含量，严密观察生命体征变化，同时遵医嘱补充维生素 K 预防颅内出血。ICP 患者新生儿应视为高危儿，给予特别护理，必要时送新生儿重症监护室专人重点监护。

第五节　胆管蛔虫症

一、定义

胆管蛔虫病是指由于寄生于人体的蛔虫进入十二指肠经胆总管开口钻入胆管引起的病症。蛔虫寄生部位以空肠最多，回肠次之，十二指肠最少。蛔虫具有乱窜、钻孔、恶酸和喜碱的癖性。当人体肠道某些环境发生变化时，如胃酸缺乏、发热、寒冷、恶心、呕吐、腹泻、便秘、手术等所致的肠功能紊乱，或Oddi括约肌功能失调和不正确的使用驱虫药物时，均可使蛔虫上窜，钻入胆管发生胆管蛔虫病。本病主要见于农村儿童和卫生习惯不良者。

二、病因与发病机制

蛔虫病主要因食入带有蛔虫卵的食物而引起。蛔虫寄生于肠道，扰乱肠胃气机，吸食水谷精微。由于蛔虫喜温，恶寒怕热，性动好窜，善于钻孔，喜扭结成团，故当人体脾胃功能失调，或有全身发热疾病时，都可使蛔虫不安其位而妄动，即易在腹中乱窜而引起多种病证。如蛔虫上窜入胃，使胃失和降，引起恶心呕吐，吐蛔，虫从口鼻而出；钻入胆道，使肝气闭郁，胆气不行，脘腹剧痛，手足逆冷，而形成蛔厥（胆道蛔虫症）；下窜进入阑尾，使气滞血瘀，血败肉腐，则形成肠痈；蛔虫数量多时，易缠结成团阻塞肠道，形成虫瘕（蛔虫性肠梗阻）。

三、临床表现

1. 症状

（1）腹痛　表现为突然发生的剑突下钻顶样剧烈疼痛，向右侧背脊部放射，患者往往曲背捧腹、辗转不安、大汗淋漓、呻吟不止，这种疼痛的特点为阵发性，可突然发作、突然缓解。还可伴有恶心、呕吐。

（2）发热　可为低热或中度发热，少数患者严重时可出现高热及中毒症状。

2.体征

① 本病不发作时，常无腹部体征；发作时有剑突下深压痛，无反跳痛，按压后疼痛可减轻。

② 部分患者巩膜、皮肤黄染。

③ 并发胆囊炎时可触及肿大的胆囊。

四、实验室及其他检查

1.实验室检查

（1）血常规　白细胞计数大多正常或轻度增高，嗜酸粒细胞明显增加，如白细胞计数升高明显，提示合并细菌感染。

（2）粪常规　大便检查可找到蛔虫卵，为提高虫卵的检出率可采用集卵法检查。

（3）肝功能　部分患者转氨酶、总胆红素及直接胆红素等升高。

2.特殊检查

（1）腹部B超　是首选，且为常规检查的项目，准确率可达94%以上。可较清楚地显示肝内外胆管是否扩张，可见有胆总管内条索状影，若蛔虫为活体，可见其蠕动，动态观察还可了解蛔虫是否已从胆管退出或是已在胆总管内死亡。

（2）内镜检查　急诊胃镜有时可见胃或十二指肠内有蛔虫，或见蛔虫钻入十二指肠乳头内，此时可将蛔虫取出。内镜逆行胰胆管造影（ERCP）一般宜在B超检查的基础上，进一步了解胆管内蛔虫的位置、形态和数量，可直接观察十二指肠乳头区附近有无蛔虫，并可取出蛔虫。

（3）磁共振胰胆管造影（MRCP）　其成像原理是利用磁共振T2的效果，使含水器官显影，从而完成磁共振胰胆管造影，在胆管蛔虫症可获得与ERCP检查相似的胰胆管影像，MRCP检查为非侵袭性的，安全、无创伤、不用对比剂、也无并发症，其缺陷是不能进行治疗。

（4）X线胃肠道钡餐造影　当虫体部分钻入胆管时，在十二指肠乳头区可发现分节的条状影。若发现胃、肠管蛔虫存在，亦提示本病存在的可能。

五、治疗

解痉止痛、驱虫利胆、抗感染和维持水、电解质及酸碱平衡，多数经非手术治疗可以治愈，少数出现并发症或症状缓解后蛔虫不能排出胆管者才考虑手术治疗。

1. 一般治疗

饮食宜易消化、无渣，恶心、呕吐不能进食者可补液以维持水、电解质平衡。密切观察体温、血压及腹部体征的变化。

2. 用药常规

（1）解痉止痛　疼痛是蛔虫虫体在胆管下端钻窜刺激Oddi括约肌痉挛所致，现主张选择安抚、制动蛔虫的药物以减少蛔虫对括约肌的激惹而达到镇痛目的，这些药物可单用或联合应用。

① 抗胆碱能药物：可解除平滑肌痉挛，有一定的止痛效果。常用山莨菪碱10mg肌内注射，必要时使用。青光眼、前列腺增生者禁用。

② 维生素K：维生素K对胆管、胃肠平滑肌痉挛所致的疼痛有一定疗效，维生素K_1 30mg肌内注射，必要时使用；或用维生素K_1 30mg加入5%葡萄糖注射液500mL中静脉滴注，每天1次。

③ 硫酸镁：可促排胆汁，刺激十二指肠黏膜，反射地引起胆囊收缩、胆道平滑肌松弛以缓解痉挛和绞痛，利于排虫，还能使虫体麻痹，可用25%硫酸镁20mL加入5%葡萄糖注射液500mL中静脉滴注，每天1次。

（2）驱虫疗法

① 药物驱虫：可选枸橼酸哌嗪（驱蛔灵）、阿苯咪唑（肠虫清）、左旋咪唑、甲苯达唑（安乐士）等，如哌嗪（驱蛔灵），成人3～3.5g或按75mg/kg计、总量不超过5g，儿童按100～150mg/kg计、最多不超过3g，空腹1次顿服。甲苯达唑作用缓慢，需与左旋咪唑等速效驱虫剂合用，可提高疗效，确保安全。

② 酸驱虫疗法：由于蛔虫有喜碱怕酸特性，故可用酸性物质以迫使蛔虫退出胆管。维生素C驱虫法，一次静脉滴注较大量维生素C（维生素C 2～3g加入5%葡萄糖注射液500mL中静脉滴注），可使胆汁迅速酸化，并能松弛Oddi括约肌，促使胆囊收缩和胆汁排泄，使胆管中的蛔虫退回肠管；食醋驱虫法，将食醋100mL左右稍加温后1次顿服。

③ 中药驱虫：治则为清热利胆、理气止痛、攻下散结，常用乌梅汤（乌梅、细辛、附子、桂枝、人参、黄柏、当归、川椒、干姜、黄连）加减，或服乌梅丸（每次1丸，每天3次），疗效较好。

④ 氧气驱虫法：蛔虫寄生在肠管中已习惯生活于无氧环境，在富氧环境中，蛔虫的新陈代谢停止，初时蜷曲、蠕动，退出胆管；随后常在14小时内麻痹而死亡。此法适用于无明显胆管炎症的单纯性胆管蛔虫病，如合并感染或有活动性消化性溃疡，则不宜用此疗法。方法：患者晨间禁食，置十二指肠引流管至十二指肠降部，然后嘱患者取膝胸卧位，在5～12分钟内经十二指肠引流管注入氧气2500～3000mL。儿童按每周岁100mL计算，2小时后用50%硫酸镁溶液20mL导泻。

（3）并发症治疗　如证实存在胆管感染，可用阿莫西林（羟氨苄西林，青霉素皮试阴性时用）6g加入5%葡萄糖注射液500mL中静脉滴注，每天1次，或氧氟沙星200mg静脉滴注，每天2次，同时加用甲硝唑（灭滴灵）1g加入5%葡萄糖注射液500mL中静脉滴注，每天1次。

3. 内镜取虫治疗

目前治疗胆管蛔虫病最可靠、最有效的方法。B超或内镜检查证实有蛔虫钻入胆管，即可用此法治疗，胆道蛔虫急性发作时，可行十二指肠镜检查，当发现蛔虫尚未全部进入胆管内时，可用网篮或圈套器套住虫体随镜身一起退出，对于完全钻入胆管内的蛔虫，可经ERCP行十二指肠乳头括约肌切开（EST）后，用网篮取出。

4. 手术治疗

有以下情况的，应考虑手术治疗：①内科保守治疗1周无效；②并发需手术治疗的情况，如急性化脓性胆管炎、细菌性肝脓肿、胆道出血、胆道穿孔等严重并发症；③并发胆石症，内科治疗无效；④多条蛔虫钻入胆管，难以内科治疗的。

六、观察要点

① 诊断明确者，即予解痉止痛、驱虫利胆、抗感染、维持水电解质和酸碱平衡、防治并发症等治疗，并密切观察治疗后的病情变化。行内镜下取蛔虫治疗者，应注意观察治疗后症状、体征是否缓解，如出现严重并发症，如化脓性胆管炎、胆管出血等，即应请普外科会诊协助诊治。

② 诊断不明确者，应尽快予腹部B超、CT、ERCP等相关的检查，以尽快明确诊断，并注意与上述相关疾病的鉴别，密切注意患者症状、体征变化，对检查阴性的项目如B超，如高度怀疑本病，要注意复查。

七、护理要点

（1）加强对胎儿的监护 孕妇因肝小叶中央毛细胆管内胆汁淤积而发病，胎盘组织也有胆汁淤积，胎盘血流灌注不足，胎儿缺氧，使围生儿病死率增高。因而加强对孕妇胎儿宫内状况的监护是非常重要的，要督促孕妇做好自我监护：左侧卧位，自数胎动。要教会孕妇自数胎动的方法：每天早、中、晚固定时间各数1小时胎动，数胎动时孕妇可坐着或躺着，两手放在腹部，胎儿若连续动只能算1次。医护人员要做好对胎动、胎心、宫缩的评估：若12小时胎动数小于10次或逐日下降超过50%，而又不能恢复，应视为胎儿有缺氧存在，需及时予以处理。胎心的评估：每2小时听胎心1次，并每天行无负荷试验（NST）检测，若NST为反应型，预示胎儿情况良好，若NST为无反应型，可进一步做声刺激试验或延长监护时间至40分钟以上，若仍为无反应型，提示胎儿宫内低氧，给孕妇左侧卧位吸氧30分钟后再复查NST，若无明显改善，应及时剖宫产终止妊娠。宫缩的评估：护士要密切观察宫缩情况，仔细询问孕妇有无阵痛、腰酸、腹胀等症状，观察子宫有无激惹症状。孕妇一旦出现宫缩，若胎儿孕周已接近成熟需立即剖宫产终比妊娠。同时要做好孕妇的一般护理上作：如每天予以吸氧2次，每次30分钟；每周测宫高、腹围及体重，以了解胎儿宫内发育情况，分娩时积极做好新生儿抢救准备上作。

（2）心理护理　患者由于担心胎儿的安危，常表现出焦虑、不安和恐惧的精神心理状态，护理人员应给予特别的关注，保证有效的心理支持。心理支持是心理护理最常用的方式，建立在护士与患者相沟通的基础上。护士要加强与孕妇的沟通，耐心听取患者的陈述，了解其心理问题，同时向孕妇介绍同类患者的治疗结果及有关疾病知识，以解除其思想顾虑，增加其安全感和信任感。

（3）皮肤护理　皮肤瘙痒白天轻、夜间重，常可见皮肤抓痕。因此要对孕妇做好健康教育工作，告之避免用手抓，奇痒难忍时可用消毒棉签轻轻揉擦或用炉甘石洗剂涂擦止痒，避免食入辛辣、刺激性强的食物，宜穿棉质宽松衣服，严重者影响睡眠时晚上可遵医嘱使用镇静药。

第六节　胆道肿瘤

胆道良性肿瘤

一、定义

真性胆道良性肿瘤甚为少见，可发生于胆道的任何部位，最常见的良生肿瘤有乳头状瘤、腺瘤，乳头状瘤是胆道恶性肿瘤的癌前病变，胆道其他良性肿瘤有腺肌瘤、纤维瘤等。如诊断困难，手术探查可以明确。

二、临床表现

（1）症状　梗阻性黄疸、胆绞痛、消化不良和消瘦，可有胆道出血。并发感染时有畏寒和发热。

（2）体征　部分患者无阳性体征。部分患者巩膜、皮肤黄染。可有右上腹部压痛。

三、实验室及其他检查

1.实验室检查

（1）血常规　一般无贫血，白细胞无异常。

（2）肝功能　部分患者血总胆红素、直接胆红素升高，转氨酶、碱性磷酸酶亦可升高。

2.特殊检查

（1）腹部B超　是临床常用的诊断方法，可初步判定胆管有占位性病变。

（2）逆行胰胆管造影（ERCP）　可有胆管内充盈缺损、透亮区、狭窄等影像学的表现。

（3）X线上消化道钡餐　有时可发现乳头部的肿瘤或邻近脏器受压的征象。

（4）腹部CT、MRI及MRCP　可用于本病的诊断，确定胆管占位的性质及有无转移病灶。

四、治疗

本病如明确诊断，存在阻塞性黄疸或疑诊本病，但与恶性胆道肿瘤难以鉴别，患者应住院手术治疗；如肯定为良性病变，亦无黄疸、胆道出血等症状，可不手术，但应门诊密切随访。

五、观察要点

（1）生命体征　严密观察各项生命体征，并密切注意有无意识障碍。

（2）观察有无出血和胆汁渗出，并记录量和速度　胆道手术后易发生出血，出血量小时，表现为柏油样便或粪便潜血；出血量大时，可导致出血性休克。若有发热和严重腹痛，可能为胆汁渗漏引起的胆汁性腹膜炎，需立即报告医生处理。

（3）观察黄疸程度、消退情况 观察和记录粪便的颜色，检测胆红素的含量。若黄疸加重，可能为胆汁引流不畅。

六、护理要点

1. 心理护理

观察、了解患者及家属对手术的心理反应，有无烦躁不安、焦虑、恐惧的心理。耐心倾听患者及家属诉说。根据具体情况给予详细解释，说明手术的重要性、疾病的转归，以消除其顾虑，积极配合手术。

鼓励患者保持乐观情绪，正确对待疾病和预后，尤其对晚期胆囊癌的患者，心理上给予开导，生活上给予关心照顾，尽量满足其要求，鼓励其主动配合治疗，提高生活质量。告诉患者胆管癌皮肤颜色的改变会随着疾病的治疗逐渐恢复。

2. 营养支持

① 改善营养，加强保肝治疗：术前应配合做好饮食护理，应食用低脂、高糖、含优质蛋白质、丰富维生素、易消化饮食，以改善患者营养状况，提高手术耐受力。必要时，可配合医生进行肠内或肠外营养。一般术前血清总蛋白应达到65g/L，血清白蛋白35g/L。

② 不能经口进食或经口摄入不足者，根据其营养状况，给予肠内、肠外营养支持，以改善患者营养状况，提高对手术及其他治疗的耐受性，促进康复。

3. T管引流的护理

（1）妥善固定 术后除用缝线将T管固定于腹壁外，还应用胶布将其固定于腹壁皮肤。但不可固定于床上，以防因翻身、活动、搬动时牵拉而脱出。对躁动不安的患者，应有专人守护，防止将T管拔出。

（2）保持有效引流 平卧时引流管的高度不能高于腋中线，站立或活动时应低于腹部切口，以防胆汁逆流引起感染。若引流袋的位置太低，可使胆汁流出过量，影响脂肪的消化和吸收。T

管不可受压、扭曲、折叠，经常予以挤捏，保持引流通畅。若术后1周内发现阻塞，进行负压吸引。1周后可用生理盐水加庆大霉素8万U进行低压冲洗。

（3）观察并记录引流液的颜色、量和性状　正常成人每天的胆汁分泌量为800～1200mL，呈黄或黄绿色，清亮无沉渣。术后24小时内引流量约为300～500mL，恢复饮食后，可增至每天600～700mL，以后逐渐减少至每天200mL左右。术后1～2天胆汁呈混浊的淡黄色，以后逐渐加深、清亮，呈黄色。若胆汁突然减少甚至无胆汁流出，则可能有受压、扭曲、折叠、阻塞或脱出，应立即检查，并通知医生及时处理。若引流量多，提示胆道下端有梗阻的可能。

（4）预防感染　严格无菌操作。长期带T管者，应定时冲洗，每周更换引流袋，做好引流管周围的皮肤护理，防止胆汁浸润皮肤引起发炎、红肿。行T管造影后，应立即接好引流管进行引流，以减少造影后反应和继发感染。

（5）拔管　一般在术后2周，患者无腹痛、发热，黄疸消退，血象、血清黄疸指数正常，胆汁引流量减少至200mL、清亮，胆管造影或胆道镜证实胆管无狭窄、结石、异物，胆道通畅，夹管试验无不适时，可考虑拔管。拔管前引流管应开放2～3天，使对比剂完全排出。拔除后残留窦道用凡士林纱布填塞，1～2天可自行闭合。

4.并发症的观察和预防

（1）黄疸　术前有肝硬化、慢性肝炎或肝功能损害者，术后可出现黄疸，一般于术后3～5天减退；若术前有较重的肝功能损害、胆管狭窄或术中损伤胆管，术后黄疸时间较长。应密切注意观察血清胆红素浓度，发现问题及时报告医生，并遵医嘱给予肌内注射维生素K。将患者指甲剪短，防止因黄疸所致皮肤瘙痒时抓破皮肤。以温水擦洗皮肤，保持清洁。

（2）出血　术后早期出血，多由于止血不彻底或结扎血管线脱落所致。观察患者出血量，若每小时出血大于100mL，持续

3 小时以上，或患者有血压下降、脉搏细速、面色苍白等休克征象，应立即与医生联系，并立即配合医生进行抢救。

（3）胆瘘　由胆管损伤、胆总管下端梗阻、T 管脱出所致。注意观察腹腔引流情况，若患者切口处有黄绿色胆汁样引流物，每小时 50mL 以上者，应疑有胆瘘，立即与医生联系，并协助处理。长期大量胆瘘者，遵医嘱及时补充水和电解质，以维持平衡。能进食者，鼓励进低脂、高蛋白、高维生素饮食，少量多餐。

5.健康教育

① 指导患者合理饮食，忌油腻食物及饱餐。肥胖者应适当减肥，糖尿病者应遵医嘱坚持药物和饮食治疗。养成良好的工作、休息和饮食规律，避免劳累及精神高度紧张。

② 向带管出院的患者解释 T 管的重要性，告知出院后的注意事项。尽量穿宽松、柔软的衣服，以防引流管受压；沐浴时采用淋浴，用防水敷料贴在引流管出腹壁处加以保护，以防增加感染的机会。日常生活中避免提重物或过度活动，以免牵拉 T 管而致脱出。引流口周围的皮肤涂氧化锌软膏加以保护。及时更换敷料，定时更换引流袋，并记录引流液的颜色、性质和量。如发现引流液异常或身体不适等，及时就医。

胆道恶性肿瘤

一、定义

胆道恶性肿瘤绝大多数为癌，而肉瘤（平滑肌肉瘤、圆形细胞肉瘤、黑色素肉瘤等）、类癌和血管内皮瘤等均极少见。近年来，胆管癌有增加的趋势，男性较女性多见。其病因目前仍不十分清楚，可能与长期胆汁淤积、慢性胆道感染、某些寄生虫病以及自身免疫疾病有关。

二、临床表现

（1）症状　最基本的表现为胆道梗阻症状，同时伴腹痛、乏力、消瘦等。一般胆囊癌多有右上腹痛，胆道梗阻表现则出现得晚；肝外胆管癌早期即可出现胆汁淤积，病程长者还可有脂溶性维生素缺乏的表现。

（2）体征 多数患者皮肤、巩膜黄染。右上腹部压痛，有时可触及肿大的肝脏、胆囊。晚期肿瘤患者可有腹部移动性浊音。

三、实验室及其他检查

1. 实验室检查

（1）血常规 部分患者可有血红蛋白进行性下降，白细胞计数、血小板一般无异常。

（2）肝功能检查 血清胆红素显著升高，以直接胆红素为主，转氨酶、碱性磷酸酶等亦可升高。血清总蛋白、白蛋白减少。

（3）尿、粪常规 完全性阻塞性黄疸时，便呈白陶土色，粪胆素阴性，大便潜血试验可持续或间断阳性。尿色棕黄，尿胆红素阳性，尿胆原阴性。

（4）肿瘤标志物检测 胆汁中 CEA 可明显增高，胆管癌患者血清 CA19-9 阳性率约 73.9%，血清 CA50 阳性率 91.3%，这些指标的检测有助于良恶性胆道肿瘤的鉴别。

（5）凝血酶原时间测定 多数患者凝血酶原时间延长。

2. 特殊检查

（1）腹部 B 超 超声诊断率为 70%～91.5%，可见肝内胆管扩张，有时可在肝门处显示肿瘤回声，亦可见有不同程度的淤胆性肝大或胆囊肿大。

（2）CT 胆管癌的 CT 诊断率 80%，CT 能显示肿瘤大小、位置、阻塞上段胆管扩张、淋巴结或肝转移，并能排除胰腺癌，但有时难以显示肿瘤，其诊断价值不及 ERCP、PTC。

（3）MRI、MRCP 诊断胆管癌的准确性、敏感性与 B 超、CT 相似，MECP 的准确性可达 92.8%，可较准确显示梗阻部位，确定梗阻原因。

（4）逆行性胰胆管造影（ERCP） ERCP 能从胆管远端直接显示胆管梗阻部位和性质，本病可显示为胆管狭窄型、充盈缺损型及梗阻型三种类型，对于下 1/3 段的胆管癌，ERCP 则具有可直视壶腹并行胰管造影等优点；此外还可在引流胆汁中直接查找癌细胞，检出率达50%。

（5）经皮经肝胆道造影（PTC） 可获得胆管阻塞的影像，利于术式选择和预后的判断，是较有效的定位定性方法，对胆管癌的诊断率为90%～100%，能显示阻塞近端的肝内外胆管扩张、局限性充盈缺损、管腔狭窄、管壁僵硬等改变。

（6）胆道镜 对胆管癌的诊断率可达100%。经皮经肝胆道镜（PTCS）可直视胆道病变及性质，并可取活组织做病理检查以确诊；经口胆道镜检（PCS）可直接观察胆道病变；术中胆道镜可观察胆管黏膜、乳头开口形态、大小、肿瘤形态、范围等。在胆道镜直视下亦可取可疑病变组织送病检，明确诊断。

（7）X线低张十二指肠造影 可显示肿大的胆囊对十二指肠的压迫像、胆总管扩张。

四、治疗

（1）一般治疗 可根据患者具体情况予以对症处理。嘱患者清淡饮食；有消化不良者，可予以助消化药；有腹痛者，可用止痛药物；注意维持水、电解质平衡。

（2）手术治疗 外科手术是胆管恶性肿瘤的主要治疗方法，治疗原则是手术切除癌肿以及解除胆管梗阻，手术方式的选择取决于癌肿的部位和病变范围；对肿瘤较局限，周围侵犯较少者，可施以根治性切除手术；无法根治切除者采用姑息性切除，主要是行胆汁内引流，旨在减轻黄疸，缓解瘙痒，改善肝功能，保持患者一定的生活质量。

（3）介入治疗 适用于全身状况较差，难以耐受外科手术的患者。可通过PTC和ERCP技术放置导管做内、外引流（PTCD、TBD、ENBD）。一般介入治疗后的黄疸消退率达80%，近期疗效较好。

（4）化疗和放疗 氟尿嘧啶是胆道癌肿的主要化疗药物，其有效率为10%～24%。临床上亦可用氟尿嘧啶、丝裂霉素、表柔比星等联合化疗；经肝动脉灌注上述的化学药物亦有一定的疗效。放疗有外照射和胆道引流术导管的介入内照射法，可减轻疼痛或解除胆道梗阻。

五、观察要点

（1）诊断明确者，应行X线胸片、CT、MRI等进一步检查，了解有无局部或全身转移，以及肿瘤侵犯的范围，确定能手术者，应请普外科会诊，予以手术治疗；如无法手术，可行内镜下支架置放术或PTCD引流术，或行化学治疗，重点观察治疗后的病情变化、治疗效果。

（2）诊断未明确者，应根据所在医院的条件，行B超、CT检查或进一步做PTC、ERCP或纤维胆道镜检查，尽快明确诊断。如临床高度疑及本病，经患者及家属同意，可考虑手术探查。

六、护理要点

1.环境的要求

尽量安置在单间病房，减少环境因素刺激，病室光线宜柔和，夜间减低灯光亮度，使患者有昼夜差别感，防止睡眠剥夺。病室内应安静，尽量降低各种机器发出的噪声，工作人员应做到"四轻"，即说话轻、走路轻、操作轻、关门轻。

2.生活护理

大部分患者在晚期会出现恶病质、极度疲劳、长期卧床等，应尽可能地体贴患者，生活上多给予照顾，加强交流。加强基础护理，重视晨间、晚间护理。对于因疼痛而不愿翻身的患者应做好指导，并协助翻身，预防压疮的发生。保持口腔清洁，不仅使患者感到舒适，而且能增强食欲。消除呼吸道异物，保持呼吸道通畅。注意会阴部清洁，保持大小便通畅。

3.心理护理

（1）晚期癌症患者的心理极其复杂，常依次表现为否认、愤怒、协议、忧郁、接受。各个阶段不衔接，持续时间长短不规律。针对患者的性格和情绪变化，对病情恰如其分的解释，使患者乐于接受治疗和护理，减轻焦虑和悲观情绪。

（2）语言技巧在护理中的作用　语言不仅是医患感情交流的工具，也是医术和人道的体现。好的语言"可以治病"，不好语言"可以致病"。要用自己的真情实感，用温暖的、理解体贴的话语对待患者。还要注重非语言的沟通方式，例如：抚摸病危患者的额头，握手，擦掉眼角的分泌物，使患者从心理上得到安慰。

（3）人性化护理　树立以人为本关爱生命的精神，想患者所想，痛患者所痛，护士更应耐心、细致、周到的服务，从看似平凡的小事中使患者感到人性化的关爱，体现临床护理的意义。尽量让患者选择所熟悉、所信赖的护士为其护理。

（4）家属的心理安慰　癌症患者给整个家庭笼罩着阴云，精神支柱的倒塌，平静生活的失调，使家属在心理上难以接受，身体虚弱者还可引发疾病。因此患者家属的心理疏导不容忽视。除了同情，还要安慰家属面对现实。患者生命的终结是他们的解脱，作为家属也尽力了，护理人员要尽力满足家属提出的有利于患者的种种要求，让家属心安。

4.疼痛护理

对患者的疼痛要给予同情和理解，进行心理安慰、鼓励，使其从精神上摆脱恐惧感，有效地配合治疗，根据疼痛的程度，合理采用三阶梯止痛法缓解疼痛。治疗及护理过程中，操作要轻柔、娴熟，给患者亲切、温暖、信任感。另外家属对患者精神上的安慰，也可减轻疼痛。

5.饮食护理

癌症是一种消耗性疾病，尤其是在治疗期间，作好适当的饮食护理是保证治疗顺利进行的必要条件。应根据病情及消化吸收能力分别给予针对性饮食。在病情允许的情况下，鼓励患者进食高蛋白质、高维生素、易消化吸收的食物，少量多餐。难以进食者给予全胃肠外营养支持。

6.术前护理

（1）心理护理　为患者创造良好的治疗环境，尽快完成患者的角色转换。胆管肿瘤患者因疼痛、黄疸等原因，思想负担重，情绪低落。应鼓励患者倾诉，消除焦虑、恐惧及紧张心理，树立增强恢复健康的信心；同时加强沟通，介绍疾病的诊断治疗进展；操作规范熟练，增加彼此信任；向患者解释手术方式及可能发生的情况，以降低因了解病情而产生的焦虑和压力。

（2）改善营养，加强保肝治疗　梗阻性黄疸患者由于胆红素和胆汁酸盐的毒性作用，造成肝细胞损害，纤维增生，引起胆汁性肝硬化，肝功能损害；同时胆汁不能进入肠道，使消化吸收能力和脂溶性维生素吸收率下降，肝细胞代谢能力下降，蛋白合成能力降低，可导致患者全身营养状况差，腹腔积液，低蛋白血症，对手术耐受能力下降。术前应配合做好饮食护理，应食用低脂、高糖、优质蛋白质、丰富维生素、易消化饮食，以改善患者营养状况，提高手术耐受力。必要时，可配合医师进行肠内或肠外营养。一般术前血清总蛋白应达到65g/L，白蛋白35g/L。

（3）密切观察生命体征及意识、尿量变化　胆管肿瘤患者因梗阻性黄疸而致内毒素血症，可加重肝、肾等重要脏器的功能损害，导致肝肾综合征。故应做好病情观察，纠正水、电解质及酸碱失衡，准确记录24小时出入量。

（4）观察患者腹部症状和体征的变化　观察腹痛的性质、部位，有无放射痛等，对于胆管肿瘤继发胆管炎者，往往加重病情，应更加注意体温、黄疸及腹膜刺激征的变化，根据医嘱及时给予抗感染药物，以控制胆管感染。

（5）恶性梗阻性黄疸时的高胆红素血症和内毒素血症，可削弱肝脏的代偿与储备功能，降低机体免疫力和手术耐受力。必要时，应配合医师做好术前减黄、引流，如PTCD术等，密切观察黄疸消退情况及实验室检查结果。一般待血胆红素降至171μmol/ L以下、全身状况好转时，再做根治性手术。

（6）对症护理　高热患者按医嘱进行药物或物理降温，密切监测体温变化。疼痛患者应加强心理护理，了解疼痛的原因，观察疼痛的部位、性质、时间，必要时按医嘱给予镇痛治疗，并观察镇痛效果。加强黄疸患者的皮肤护理，瘙痒时可指导患者温水擦浴或用炉甘石洗剂止痒，穿棉质内衣，修剪指甲，保持双手清洁，严禁抓搔，以免造成皮肤破损、感染。

7. 术后护理

观察并记录腹腔引流液的量、性状、颜色，第1个24小时内腹腔引流量一般不超过300mL，以后逐渐减少。如引流量多，色鲜红，并出现血压低、心率快，则应警惕内出血的可能，必须立即通知医师处理。对于行肝叶切除术后的患者，更应加强监护。通常行胆囊切除或胆肠吻合或肝叶切除术后短期内，肝脏断面或吻合口可有少量胆汁渗出，一般逐渐减少直至消失，无需处理。术后腹腔引流管如有胆汁流出，量持续不减或日渐增多，发热，并出现腹膜刺激征，应及时协助医师处理。若持续1周，则考虑胆瘘形成，应确保引流通畅，以防止胆汁积存形成膈下脓肿或流入腹腔，形成胆汁性腹膜炎。行胰十二指肠切除者，因手术复杂，吻合口多，术后观察护理尤为重要。其中胰瘘是外科医师最关心的问题，早年其发生率为15%～20%，病死率高达50%。目前，随着手术技术的发展和手术方法的改进，其发生率为13%左右，病死率为17%左右。胰瘘的高发生率与胰腺的特殊结构和生化特性密切相关。胰腺结构以腺组织为主，支撑组织少，被膜薄，质脆，做胰肠吻合时，胰腺容易被缝线切割撕裂，另外，胰液具有很强的消化活性，一旦胰液外溢并被激活，将破坏吻合口发生胰瘘。胰瘘多发生在术后5～7天，与胰肠吻合不严、吻合口张力过大、血运障碍、胰周感染和胰液引流不畅有关。常表现为上腹痛、发热、引流液增多，呈乳白色，淀粉酶含量超过1500U/L，时间超过2周。应保持引流通畅，观察引流量、性质的变化，控制感染；加强皮肤护理，涂以氧化锌软膏，防止胰液刺激造成皮肤损伤；禁食，加强营养支持治疗；应用抑制胰液分泌的药物，如生长抑素。对胰瘘超过6个月不愈合者，可行胰瘘管空肠Roux-en-Y吻合术或瘘管空肠、瘘管胃吻合术。

① 下管是胆管手术后的护理重点，应注意以下问题：妥善

固定，防止滑脱，T管长短适宜，要让患者翻身无阻，尽可能不要固定在床上，以免牵扯造成脱落，同时向患者及家属提供相关的护理知识。

② 随时检查T管是否通畅，避免受压，如发现有阻塞现象，应协助医师用无菌生理盐水低压冲洗。

③ 观察记录胆汁的颜色、性质、量。胆汁的生理分泌量为600～800mL，色泽金黄，较稠厚、清亮无沉渣；通常术后第1个24小时T管有300～500mL胆汁流出，以后随着胆总管水肿消退，大部分胆汁进入肠道，引流量逐渐减少，每天约200mL。如引流超过500mL，多表示胆总管下端梗阻或胆肠吻合口狭窄；如胆汁浑浊，有絮状物等，多表示有感染存在；如胆汁稀薄，甚至水样胆汁，量多达1000mL，表示肝脏功能不良；如胆汁突然减少，应注意有无结石、蛔虫、坏死组织堵塞。

④ 鼓励患者下床活动，并注意防止逆流，以免造成感染；卧床时引流袋勿放置太低，以免胆汁过度流失。进食时，可在进餐前1小时夹住T管，以便胆汁进入十二指肠帮助脂肪消。

⑤ 对于长期留置T管的患者，需防止胆汁过度丢失，可收集患者胆汁，煮沸消毒后混合一起服用。目前，随着医学技术的发展，对于恶性梗阻性黄疸的患者多采用胆管支架置入，避免长期留置引流管带来的诸如胆汁丢失、电解质紊乱、消化功能障碍、感染和影响患者生存质量等问题，以改善患者生活质量。

⑥ 观察患者皮肤、巩膜黄疸消退情况和血胆红素的变化。有无发热及尿、便色泽的改变，以了解胆管引流是否通畅。

⑦ 术后2周行T管造影，造影前应试行夹管2～4天，并行碘过敏试验。随着对比剂的改进，目前有主张造影后不需开放引流，但一般情况下仍然给予开放引流，使对比剂外流，以减少副反应和感染。造影后夹管期间如有呕吐、右上腹胀痛、发热、黄疸复出，必须继续引流，以后可行ERCP检查治疗。

⑧ 如T管造影显示正常，则可考虑拔管。以往多以术后半月为拔管期限，但随着手术技术的发展、术中防止腹腔粘连技术

的应用和引流管材质的改进，临床观察发现，T管纤维窦道的形成明显延迟。

第十二章　胰腺疾病的护理

第一节　急性胰腺炎

一、定义

急性胰腺炎（AP）是胰腺的急性炎症，轻症急性胰腺炎为自限性，无明显的器官功能障碍，对液体治疗反应良好，一般数日可完全恢复；重症急性胰腺炎则有胰腺坏死、出血，炎症可波及胰周组织，甚至累及远处器官，可出现局部并发症，如胰腺坏死、胰腺假性囊肿、胰腺脓肿等，亦可并发多器官功能衰竭，病死率为10%～20%。急性胰腺炎最常见的病因为胆囊炎、胆石症，其次为大量饮酒和暴饮暴食。

二、病因与发病机制

1.病因

（1）机械性　胆管梗阻、胰管梗阻、十二指肠反流、手术等。胆石症是急性胰腺炎发病的两大主因之一，在我国，一半以上的急性胰腺炎患者的诱因为胆石症。有胆石症并发急性胰腺炎患者如不解决胆石症的问题，其急性胰腺炎可反复发作。

（2）代谢性　酒精中毒、甲状旁腺功能亢进等。酒精中毒在急性胰腺炎的发病中也占重要地位，在整个急性胰腺炎患者中，以酒精中毒和胆石症为病因者可达80%。

（3）感染性　病毒如腮腺炎病毒、柯萨奇病毒B、埃可病毒等。

（4）**血管性**　低血容量性休克、结节性多动脉炎等。

（5）**药物性**　许多药物均与急性胰腺炎的发病有关，其中以糖皮质激素和口服避孕药最重要。

（6）**其他病因**　包括胰腺癌、壶腹部癌和部分转移性癌，高脂蛋白血症等。

2.发病机制

（1）**胰管梗阻**　结石（如甲状旁腺功能亢进、恶性肿瘤骨转移）、虫卵、肿瘤、胰液蛋白沉积（可由酗酒引起），使胰管出现完全或不完全堵塞，一旦有胰腺分泌过量的情况出现（如暴饮暴食），过量的分泌物不能通过胰管及时排泄，则会使胰管内压力增高而胀破胰管，胰液流入胰实质，引起胰腺破坏。

（2）**十二指肠液反流**　十二指肠腔内压力异常增高（呕吐、肠系膜上动脉压迫综合征）或感染等因素引起肝胰壶腹部括约肌松弛，其诱发急性胰腺炎的机制与上述过程相似。

（3）**酒精中毒**　酒精性胰腺炎的发病机制仍不很清楚，实验发现，单纯使用酒精并不能引起酒精性胰腺炎。胰酶的分泌受胆碱能途径和促胰酶素途径的调节。长期饮酒可明显增强胰腺对胆碱能和促胰酶素的反应而引起富含酶的胰液的分泌增加，另外，长期饮酒者的胰腺溶酶体的脆性增加，溶酶体酶可激活胰蛋白酶。

三、临床表现

以急性腹痛，发热伴有恶心、呕吐及血淀粉酶增高为特点，是常见的消化系统急症之一，多见于青壮年。根据病变轻重不同，分为急性水肿型胰腺炎、急性出血坏死型胰腺炎两种。前者较为常见，预后良好，后者少见，病情重，并发症多。

四、实验室及其他检查

1.实验室检查

（1）**血常规**　多数白细胞计数增高（>10×10^9/L），重症者可>20×10^9/L，血红蛋白下降，如有大量脱水，则血细胞比容可增高。

（2）淀粉酶　血淀粉酶常在起病后6～12小时升高，48小时开始下降，持续3～5天。血淀粉酶活性增高≥正常值上限的3倍以上则有较大诊断价值。

（3）血清脂肪酶　血清脂肪酶常在病后24～72小时开始升高，持续7～10天，对发病后就诊较晚的急性胰腺炎患者诊断具有重要临床价值，尤其是血清淀粉酶活性已经下降至正常，或其他原因引起的血清淀粉酶活性增高，注意血脂肪酶活性变化与病情严重性并不呈相关性。

（4）血清标志物　C反应蛋白（CRP）对判断急性胰腺炎病情很有帮助，发病后72小时CRP＞150mg/L则提示胰腺组织坏死可能。动态测定血清白介素-6（IL-6）水平增高的，提示预后不良。

（5）血液生化　血糖可升高，部分患者血甘油三酯升高；部分患者血钾下降，重症者血钙下降，如低于1.75mmol/L，则提示预后不良。如有肾功能不全，则血钾升高。如为胆源性引起本病，则血清胆红素、碱性磷酸酶、转氨酶等升高。

2.特殊检查

（1）X线检查　可排除其他原因的急腹症和提供支持急性胰腺炎的间接证据。邻近胰腺的小肠节段性扩张、横结肠痉挛，邻近的结肠胀气扩张为胰腺炎的间接征象。部分患者X线胸片可见一侧或双侧横膈抬高或胸腔积液，以及肺部感染的征象。

（2）腹部B超　可确定是否并发胆系结石。重症急性胰腺炎时，示胰腺呈普遍性增大，界限模糊，胰腺呈低回声；重症急性胰腺炎往往呈混合型回声，但受急性胰腺炎时胃肠道积气的影响，对急性胰腺炎常不能做出准确判断。

（3）CT　动态增强CT是诊断急性胰腺炎的标准诊断方法，对本病诊断与预后判断尤为重要，可列为常规检查方法。

（4）心电图　部分患者有ST段改变。

五、治疗

① 减少胰腺分泌，禁食禁饮24～72小时。

② 补充液体防治脱水和休克，保证血容量，改善全身和胰腺的血流。

③ 消除疼痛用止痛药。

④ 控制感染并发症，用广谱抗生素治疗。

⑤ 胰腺炎后期如有脓肿、肉芽形成等并发症时，必须手术治疗。并发糖尿病时，按糖尿病治疗。

⑥ 由病原微生物和寄生虫引起的胰腺炎，应治疗原发病。

六、观察要点

① 注意观察及详细了解患者疼痛的规律和特点，注意观察疼痛的部位、性质、发作规律、呕吐物及粪便颜色、性质和数量。对呕吐者应同时准确记录出入液量，并注意监测酸碱代谢和电解质变化。

② 重症胰腺炎患者腹痛主要表现为腹正中或偏左突发疼痛、持续性刀割样剧痛，一般镇痛药不能缓解，可伴频繁的反射性恶心、呕吐，具有"症征分离"特点。

③ 严密监测患者的体温、脉搏、呼吸、血压、血氧饱和度及血气分析，如患者体温不升，同时血压及心率迅速升高、增快，尿量减少，提示循环功能衰竭，有休克的危险。立即通知医师给予血管活性药物，每4小时监测体温1次，如果体温＞39℃则提示有感染，立即给予物理降温、抗感染等治疗。

④ 一般患者早期有低氧血症，故早期应给予中或低流量持续氧气吸入，必要时面罩给氧，如出现血氧饱和度继续下降，呼吸增快，意识改变，则应及早报告医师，给予呼吸机辅助呼吸，必要时行气管切开，同时保持呼吸道通畅，及时吸痰。

七、护理要点

1. 常规护理

（1）休息与体位

① 胰腺炎患者应卧床休息，保证睡眠及环境的安静，以降低代谢及胰腺分泌，增加脏器的血流量，促进组织修复和体力恢复，改善病情。

② 协助患者选择舒适的卧位，鼓励其翻身；防止因剧痛在床上辗转不宁而坠床，必要时加床挡，周围不要有危险物，保证安全。

（2）疼痛护理

① 禁食，必要时胃肠减压，以减少对胰腺的刺激。

② 评估疼痛的部位、性质、程度，疼痛＞5分或难以忍受，联系医师给予镇痛解痉药物，30分钟后观察镇痛效果。禁用吗啡，因吗啡可引起Oddis括约肌收缩，增加胆管内压力。

③ 协助变换体位，取半卧位，使膝弯曲、靠近胸部以缓解疼痛。按摩背部，增加舒适感。

（3）饮食护理　急性期应禁食，防止食物及酸性胃液进入十二指肠刺激胰腺分泌消化酶，加重胰腺炎；禁食时每天应补液2000～3000mL，以补充血容量，重症者每天补液5000～10000mL；胃肠减压时补液量应适当增加，注意补充电解质，维持电解质及酸碱平衡；腹痛和呕吐症状控制后（淀粉酶正常）可逐步给予进食，饮食要循序渐进，开始时可给患者饮水，无腹痛时可给予对胰腺刺激较小的碳水化合物类饮食，应从流质逐渐过渡到软食，症状缓解后可选用少量优质蛋白质（25g/d），有利于胰腺的恢复，忌油脂饮食。

（4）心理护理　与患者建立互相信赖的护患关系，做好患者和家属的解释和安慰工作，稳定患者情绪，允许家属陪护以给予亲情支持。收集患者的相关信息，观察患者的情绪反应，了解患者对急性胰腺炎的恐惧程度，给予患者同情、理解和关心，积极地影响患者的心理活动。向患者和家属讲解有关急性胰腺炎的理论知识、手术和药物治疗大致过程，使其了解急性胰腺炎的预后，稳定情绪，主动配合治疗和护理。

2. 专科护理

（1）管道护理

① 胃管的护理：妥善固定，保持负压吸引；观察胃管的引流量、颜色、性质；保持胃管的通畅，常规每班2次检查胃管的通畅性，若发现胃管不通畅，可试冲胃管。

② 腹腔引流管/胰周引流管的护理：妥善固定，定时挤压，保持引流通畅。观察引流液的量、色、性质，必要时配合医师做引流管的冲洗。

③ 肠内营养的护理：进行肠内营养阶段，做好肠内营养的护理，营养液滴注前后应用生理盐水或温开水冲洗，持续滴注时每4小时冲洗1次，保持滴注通畅。滴注完成后冲管并用封口塞封住营养管末端，没有封口塞时则将营养管末端反折并用无菌纱布包扎，妥善固定于腹部皮肤上。

④ 导尿管的护理：妥善固定，保持引流通畅，每天2次会阴护理；记录尿量；置管后次日起做好导尿管的夹管锻炼，以了解患者膀胱感觉的恢复情况及保持膀胱功能；根据患者的病情需要、体质和膀胱功能恢复情况选择拔除导尿管的时间。

（2）用药护理

① 遵医嘱给予镇痛药。

② 观察镇痛药的效果，使用阿托品或山莨菪碱效果不佳时应及时通知医生，可加用哌替啶，必要时可重复给予解痉镇痛药，若疼痛持续存在，应考虑是否并发胰腺脓肿和假性囊肿形成；如疼痛剧烈，腹肌紧张、压痛、反跳痛明显，提示并发腹膜炎，应报告医生及时处理。

③ 遵医嘱正确输入广谱、脂溶性好、易透过胰腺的抗生素。

（3）发热护理

① 监测患者体温的变化，注意热型及体温升高的程度。

② 高热时可采取头部冷敷、酒精擦浴等物理降温方法，并观察降温效果。

③ 遵医嘱使用抗生素，严格执行无菌操作。

④ 病房注意定期进行空气消毒，减少探视人数。协助患者做好个人卫生。

（4）口腔护理　胰腺炎患者在禁食期间一般不能饮水，口渴者可含漱或湿润口唇，为了减轻因胃肠减压、安置鼻导管引起的不适及口腔干燥，每天可用消毒液状石蜡于胃肠减压管周围涂抹，定时清洗口腔，口唇干燥者可用液状石蜡润唇。

3. 健康指导

（1）鼓励患者每天进行可耐受的活动，以不出现心悸、气短、乏力等症状为宜。

（2）积极治疗胆管结石，消除诱发胰腺炎的因素。告知患者饮酒与胰腺炎的关系，强调戒酒的重要性。

（3）宣教低脂饮食，高热量、高蛋白、富含维生素、易消化饮食的重要性，少量多餐。

（4）指导患者遵医嘱服药及服药须知，如药名、作用、剂量、途径、不良反应及注意事项。

（5）指导疼痛评估法，放松疗法及正确使用镇痛药物。放置各种导管的目的、注意事项和引起的不适。

（6）指导并发症糖尿病患者进行饮食控制，宣教糖尿病饮食和相关注意事项。

（7）保持良好的精神状态，避免情绪激动。

（8）帮助患者及家属正确认识胰腺炎易复发的特性，强调预防复发的重要性。注意腹部体征，若出现左上腹剧烈疼痛应及时就诊。

第二节　慢性胰腺炎

一、定义

慢性胰腺炎（CP）是指胰腺实质持续性炎症，导致腺体广泛纤维化、腺泡和胰岛细胞萎缩，使胰腺的内分泌、外分泌功能受损，且常有钙化及假性囊肿形成。典型症状为反复腹痛、消化不良、腹泻、消瘦等，晚期可出现胰腺囊肿、糖尿病或黄疸。因缺乏简便而特异的诊断方法，故诊断困难，常被误诊。

二、病因与发病机制

慢性胰腺炎与急性胰腺炎相似，国外以酒精中毒为主，国内以胆管疾病，尤其胆结石为主。其他少见者为营养不良、腹部外伤、高钙血症、代谢异常、自身免疫异常、血管病变、血色病、肝病、遗传性因素等。少数患者确实无病因可寻，称特发性慢性胰腺炎。

三、临床表现

（1）腹痛　是最突出的症状，初为间歇性，后转为持续性腹痛，性质可为隐痛、钝痛、钻痛甚至剧痛，多位于中上腹可偏左或偏右，可放射至后背、两肋部。患者取坐位、膝屈位时疼痛可有所缓解；躺下或进食时疼痛加剧。

（2）胰腺功能不全的表现

① 胰腺外分泌功能不足：胰消化酶减少，患者出现消化不良、腹泻、脂肪泻和粪氮质增加，表现为消瘦、无力、营养不良。

② 胰腺内分泌功能不足：主要表现为糖尿病。其中10%～20%的患者有显著的糖尿病症状，约50%有隐性糖尿病。

（3）体征　多数仅有轻度压痛。当并发假性囊肿时，腹部可扪及表面光整的包块。当胰头肿大压迫胆总管，可出现黄疸。少数患者可出现腹腔积液和胸腔积液、消化性溃疡和上消化道出血、多发性脂肪坏死、血栓性静脉炎或静脉血栓形成及精神症状。

四、实验室及其他检查

1. 胰腺外分泌功能试验

（1）促胰液素试验、促胰液素-CCK试验　促胰液素可刺激胰腺腺泡分泌胰液和碳酸氢盐。促胰液素静脉滴注或注射后，插管收集十二指肠内容物，测定胰液分泌量及碳酸氢钠的浓度，以估计胰腺外分泌功能。

（2）Lundh标准餐试验 用标准配方的Lundh试餐代替外源性胃肠激素，生理性刺激胰腺分泌。通过测定十二指肠液中的胰蛋白酶浓度，判断胰腺的外分泌功能，<6U/L为异常。

（3）BT-PABA试验 如胰腺功能障碍，分泌糜蛋白酶量减少，BT-PABA不能被充分裂解，尿中PABA排泄量就减少，故测定尿中PABA含量可间接反映胰腺外分泌功能状态。口服BT-PABA 500mg后收集6小时内的全部尿液，胰腺外分泌功能减退时尿中PABA排泄量明显减少。

2. 胰腺内分泌功能试验

（1）血糖和血浆胰岛素测定 可有空腹血糖升高，糖耐量试验异常，血浆胰岛素水平降低。

（2）血浆胰多肽测定 患者空腹及餐后血浆胰多肽均明显下降。

（3）血清CCK测定 正常者空腹为60pg/mL，慢性胰腺炎患者可达8000pg/mL。

3. 影像学检查

（1）X线腹部平片 典型者可见位于第1～3腰椎左侧的胰腺区有钙化斑点或结石，是诊断慢性胰腺炎的重要依据。

（2）B超检查 胰纤维化时胰腺回声增强，胰管有不规则扩张及管壁回声增强；有结石及钙化时可见光团及声影；有囊肿时可见液性暗区等。

（3）超声内镜 诊断价值优于腹部超声，可显示胰实质回声增强、主胰管狭窄或不规则扩张及分支胰管扩张、胰管结石、假性囊肿等。

（4）逆行胰胆管造影（ERCP） 对慢性胰腺炎的诊断有重要价值。可显示胰管不规则扩张、狭窄或扭曲变形，主胰管部分或完全阻塞，含有结石、蛋白栓子。

（5）磁共振胰胆管造影（MRCP） 具有无创、无需对比剂等特点。胰管扩张是慢性胰腺炎的影像学特征之一，MRCP能显示胰管不同程度的扩张、胰管内结石和胰腺假性囊肿。

（6）选择性腹腔动脉造影　可见胰腺血管壁不整，并呈串珠状，同时有血管增生、不规则浓染以及脾静脉与门静脉狭窄、闭塞等征象，主要适用于慢性胰腺炎与胰腺癌的鉴别。

五、治疗

（1）一般治疗　包括去除病因、饮食及营养支持。需绝对戒酒，避免暴饮暴食，少量多餐，严格限制脂肪摄入。慎用某些可能与发病有关的药物，如柳氮磺氨吡啶、雌激素、糖皮质激素、吲哚美辛、氢氯噻嗪等。

（2）胰腺外分泌功能不全的治疗　主要采用胰酶制剂替代治疗。应选择含高活性脂肪酶、不含胆盐的肠溶胰酶制剂。目前常用的有复合消化酶、胰酶。疗效不佳时可加抑酸药物。

（3）胰腺内分泌功能不全的治疗　糖尿病患者首先应控制饮食，结合胰腺外分泌功能不全的情况制订综合饮食方案，还应配合胰酶制剂加强脂肪和蛋白质的吸收。

（4）胰性疼痛的治疗

① 一般治疗：避免不良刺激因素，如饮酒、暴饮暴食、高脂饮食等。

② 镇痛药物：非甾体抗炎药物、抗胆碱能药物解痉等镇痛治疗。尽量少用麻醉镇静药。

③ 胰酶制剂：可通过降低胰腺内压力缓解疼痛。

④ 抑酸药：如质子泵抑制药。

⑤ 顽固性疼痛：可选内镜引导下的腹腔神经阻滞术或CT引导下的腹腔神经阻滞术。

（5）内镜下治疗

① 胰管括约肌切开术：适用于胰管开口良性狭窄或行胰管取石、扩张治疗。

② 胆管结石取出术：根据结石特点选用网篮取石、气囊取石、子母镜加液电碎石等。

③ 主胰管内镜引流术及支架置入术：适用于近胰腺开口处的

狭窄、胰管结石取石前或取石困难、与胰管相通的假性囊肿引流。

（6）手术治疗　手术目的是缓解疼痛、处理并发症、明确诊断、延缓胰腺炎症进展和保护内、外分泌功能。急诊手术的适应证为慢性胰腺炎并发症引起的感染、出血、囊肿破裂等。择期手术的适应证：①内科和介入治疗无效者；②压迫邻近脏器导致胆管、十二指肠梗阻，内镜治疗无效者，以及左侧门脉高压伴出血者；③假性囊肿、胰瘘或胰源性腹腔积液，内科和介入治疗无效者；④不能排除恶变者。

六、观察要点

观察腹痛的部位、性质、程度及伴随症状。观察呕吐物的量及性质。监测白细胞计数、血尿淀粉酶值、电解质与血气的变化。

七、护理要点

1.常规护理

（1）一般护理　保持环境整洁、安静、空气流通及适宜的温、湿度。协助患者取弯腰、屈膝侧卧位。

（2）饮食护理　避免刺激性强、产气高、高脂肪和高蛋白食物，严格禁酒。

（3）心理护理　经常巡视，了解患者的需要。解释引起疼痛的原因、治疗方法和预后，以消除疑虑。指导减轻疼痛的方法。说明禁食、禁水的重要性，取得患者的配合。帮助患者及家属正确认识胰腺炎，强调预防复发的重要性。避免过度疲劳和情绪激动，保持良好的精神状态。指导患者遵医嘱服药。

2.专科护理

（1）疼痛护理　合理应用镇痛药；禁食、胃肠减压；遵医嘱给予抗胰酶药、解痉药或镇痛药；协助患者变换体位，使其膝弯曲，靠近胸部以缓解疼痛；按摩背部以增加舒适感。

（2）血糖升高的护理　因胰腺内分泌功能不足致糖尿病的患者，应遵医嘱服用降糖药物；因胰腺全切，则需终身注射胰岛素。要定时监测血糖和尿糖。要严格控制主食的摄入量，不食或少食含糖量较高的水果，多进食蔬菜；注意适度锻炼等。

3. 健康指导

（1）疾病知识指导　慢性胰腺炎的病因与急性胰腺炎相似。慢性酒精中毒可引起。长期酗酒引起慢性胰腺炎的时间需要经过8～10年。酒精刺激促胃液素分泌，引起胃酸分泌增多，致使肠道的促胰液素和CCK-P2分泌增多，进而引起胰液和胰腺蛋白酶分泌亢进；酒精可引起胰腺蛋白酶分泌多于胰液的分泌，高浓度的胰腺蛋白酶能破坏胰管上皮细胞，引起胰液的蛋白质和钙浓度增高，二者结合形成蛋白质性栓子，引起胰管阻塞，腺泡组织增生和纤维化；酒精对胰腺泡细胞的直接毒性作用。

（2）心理指导　由于病程长，病情反复，患者常会产生焦虑、悲观、消极情绪。护士应为患者提供安全舒适的环境，了解患者的感受，耐心解答患者的问题，讲解有关疾病治疗和康复的知识，配合患者家属，帮助患者树立战胜疾病的信心。

（3）饮食指导　急性发作期禁食。病情缓解后可给予高糖、低脂、少渣半流质饮食。

① 限制脂肪量，病情好转可递增至40～50g/d。

② 每天供给蛋白质50～70g。注意选用含脂肪少、高生物价蛋白食物。

③ 因所需能量由糖类补充为主，每天供给可大于300g。

④ 慢性胰腺炎多伴有胆管病或胰腺动脉硬化，胆固醇供给量应小于300mg/d。

⑤ 维生素应供给充足，多进食富含B族维生素、维生素A、维生素C的食物。特别是维生素C每天供给应超过300mg。

⑥ 食物选择原则是富于营养、易于消化、少刺激性。宜食高蛋白、高糖、低脂饮食。

⑦ 少食多餐，每天以4～5餐为宜。烹调加工应使菜肴清淡、细碎、柔软，不用烹调油，可采取蒸、煮、烩、熬、烧、炖等方法。

⑧ 选择谷类及豆制品；选择猪瘦肉、牛瘦肉、猪肝、鸡肉、

虾、鱼、鸡蛋清、脱脂奶；蔬菜选择马铃薯、菠菜、胡萝卜、豇豆、莴苣、茼蒿、苦菜等；水果选择各种果汁；其他，如蔗糖、红糖、蜂蜜等。

⑨ 指导患者戒烟戒酒，限制茶、咖啡、辛辣食物。当患者无不适后再缓慢增加进食量，糖尿病患者应按糖尿病饮食进餐。

（4）出院指导

① 向患者及家属介绍疾病的主要诱发因素和疾病的过程。

② 教育患者积极治疗胆管疾病，注意防治胆管蛔虫。

③ 指导患者及家属掌握饮食卫生知识，患者平时应养成富营养、食勿饱的规律进食习惯。

④ 慢性胰腺炎易脂泻（稍食用油荤即腹泻），且患病期长，难以根治，故患者易出现营养不良，应食富含营养的食物，如鱼、瘦肉、蛋白、豆腐等。

⑤ 米、面等糖类以及新鲜蔬菜宜适当多食，但不能过饱，以七八分饱即可（若合并糖尿病则应适当控制糖类的摄入）。

⑥ 宜少食煎炒，多食蒸炖，以利消化吸收。盐也不宜多，以淡食为好。蔬菜可多食菠菜、青花菜和花椰菜，萝卜需煮熟吃，将纤维煮软，防止增加腹泻。水果可选桃子、香蕉等没有酸味的水果。不宜食易产气致腹胀的食物，如炒黄豆、蚕豆、豌豆、红薯等。调味品不宜太酸、太辣，因其能增加胃液分泌，加重胰腺负担。应避免刺激强、高脂肪和高蛋白食物。

⑦ 避免情绪激动，保持良好的精神状态。戒除烟、酒，防止复发。不适应及时随诊。

第三节　胰腺癌

一、定义

胰腺癌主要指胰外分泌腺腺癌，是一种最常见的胰腺肿瘤，约占消化道肿瘤的10%。近几年来我国腺癌发病率迅速上升，在大城市尤为明显，已居全身恶性肿瘤的第7位，其发病年龄以

40～70岁多见，男性多于女性。本病早期诊断十分困难，确诊时大多已有转移，预后差，5年生存率仅为2%～10%。

二、病因与发病机制

本病发生的病因不明，可能与高脂肪饮食、长期吸烟、糖尿病有关。胰腺癌约1/3位于胰头部，其余在胰体、尾部，病理上多表现为腺病。

三、临床表现

1.症状

（1）上腹胀满或胀痛不适和腹痛　胰腺癌患者常有各种不同程度上腹胀满、胀满或难以描述的不适等感觉。一般以上腹部或脐上部为多，胰头癌的腹痛部位偏于右上腹，而胰体尾癌偏于左上腹。后期病例可有持续性腰背痛痛，有时呈束带状痛，常与体位有关，仰卧时加剧，而弯腰或前倾坐位或侧卧位时稍缓解。此种强迫体位是胰腺癌特别是体尾癌的特点。

（2）黄疸　黄疸是胰腺癌，特别是胰头癌的重要症状。黄疸属于梗阻性是由于胆总管下端受侵犯或被压所致。黄疸为进行性，虽可以有轻微波动，但不可能完全消退。黄疸的暂时减轻，在早期可能与伴有的壶腹周围炎症消退有关，晚期则由于侵入胆总管下端的肿瘤溃烂所致。胰体尾癌在波及胰头时才出现黄疸。有些胰腺癌患者晚期出现黄疸是由于肝转移所致。

近半数的患者可触及肿大的胆囊，这与胆管下段梗阻有关。如原有慢性胆囊炎症，则胆囊可不肿大，故未扪及肿大胆囊不能排除胰头癌。

（3）体重减轻　胰腺癌造成的体重减轻突出，体重减轻可达15kg以上，伴有衰弱、乏力等症状。体重下降的原因是由于食欲缺乏，进食减少，或因进食后上腹部不适或诱发腹痛而不愿进食。此外，胰腺外分泌功能不良或胰液经胰腺导管流出受阻，影响消化和吸收功能，也有一定的关系。

（4）消化不良症状　胰腺癌时，尤其是发生于主胰管或距主胰管较近的胰腺癌，阻塞胰管，引起胰腺外分泌功能不良；或胆总管下端及胰腺导管被肿瘤阻塞，胆汁和胰液不能进入十二指肠，从而引起消化不良症状。少数患者因肿瘤侵入或压迫十二指肠和胃，可出现梗阻性呕吐。脂肪泻为晚期的表现，是胰腺外分泌功能不良时特有的症状，但较罕见。上消化道出血约占10%。主要原因为邻近的空腔脏器如十二指肠或胃受侵犯，使其糜烂或溃疡所致。偶可因癌肿浸润胆总管或壶腹，使该处产生糜烂或溃疡，引起急性或慢性出血。

2.体征

病初常无阳性体征发现。典型胰腺癌可见消瘦，上腹压痛与黄疸。在有肝外胆汁淤积性黄疸者可扪到囊状、无压痛、表面光滑并可推移的肿大胆囊，称Courvoisier征，是诊断胰腺癌的重要证据。半数以上患者同时有肝大。癌肿腹膜转移可致血性腹水，癌肿压迫门静脉或出现门静脉血栓形成时有漏出性腹水。有时在中上腹可触及肿块，可能是腹膜转移包块或肿大的肝脏，晚期胰体尾癌可于左上腹深部触及坚硬的结节状癌块。

四、实验室及其他检查

1.实验室检查

（1）血生化　可有血清总胆红素升高，以结合胆红素为主，血清碱性磷酸酶、γ-谷氨酰转移酶等明显升高。

（2）血常规　可有不同程度的贫血。血白细胞计数一般无改变。

（3）粪、尿常规　粪中可见脂肪滴和肌纤维，部分患者粪潜血试验阳性。可有胆红素尿。

（4）肿瘤标志物　CEA、CA19-9明显增高，约95%的进展期胰腺癌DU-PAN-2明显升高。近据报道，胰液、粪便等中的 *K-ras* 基因突变检测可为胰腺癌的诊断提供新的手段。

2.特殊检查

（1）腹部B超　常为首选的检查方法，可显示肝内、外胆管有无扩张、胰头或胆总管下端有无肿块、肝外胆管梗阻的部位、性质和胆管扩张程度。诊断阳性率可达90%，可显示＞2cm的胰腺肿瘤，声像图上表现为胰腺局限性增大，轮廓不规则，另外可发现胆胰管扩张及胰腺肿大。

（2）腹部CT　可检查出＞2cm的肿瘤，诊断价值与B超相似。可见胰腺形态变异、局限性肿大、胰周脂肪消失、血管周围侵犯、胰管扩大等，其准确率可达80%。此项检查有助于肿瘤分期，也可在CT引导下行穿刺活检，获取组织行病理学检查，可明确诊断。

（3）逆行胰胆管造影（ERCP）　可观察十二指肠壁及壶腹部有无肿瘤浸润；插管造影表现为胆胰管受压，胰管阻塞，突然变细或中断，断端变钝或呈鼠尾状或杯口状，管壁僵硬。其诊断正确率可达90%。

（4）MRI、MRCP　一般可根据质子密度显像，可用于鉴别胰腺的良恶性肿瘤。

（5）超声内镜　可发现直径小于1cm的微小肿瘤。超声内镜在胃内检查时，可见胃后壁有局限性低回声区，通常为低回声团块、内部见不规整斑点，典型病变边缘呈火焰状，还可见周围大血管被浸润的表现，此项检查对胰腺癌尤其是早期胰腺癌的诊断有较大价值。另外可在超声内镜下行穿刺活检，胰腺癌检出率可达100%。

（6）选择性动脉造影　经腹腔动脉做肠系膜上动脉、肝动脉、脾动脉选择性动脉造影，对显示胰体尾癌可能比B超和CT更有效。

（7）X线钡餐检查　胰头癌时可显示有十二指肠曲扩大，有压迹或降部呈反"3"字形，胰头癌对胃窦及胃角压迫，使其向前、向上移位。

（8）胰腺活检和细胞学检查　有条件时可在B超或CT引导下进行细针穿刺活检（FNA）行组织病理学诊断，这是诊断胰腺癌很有效的方法之一。

五、治疗

（1）早期胰腺癌（1、2期）　年龄小于70岁应首选根治性手术治疗，配合放化疗治疗。

（2）中期胰腺癌（3、4期）　术前放疗，手术，手术后放化疗和中医治疗。

（3）晚期胰腺癌　放化疗治疗，免疫治疗，基因治疗等。

六、观察要点

（1）消化系统症状　观察有无恶心、呕吐、腹痛、腹胀、腹泻及黄疸等情况。

（2）全身情况　观察患者的生命体征、神志及精神状态，观察有无发热、乏力、消瘦、腹腔积液等情况以及尿便颜色。

七、护理要点

1. 常规护理

（1）营养支持

① 了解胰腺癌患者喜欢的饮食和饮食习惯，制订合理食谱，注意脂肪和蛋白质的比例，要以糖类为主，脂肪和蛋白质的量要适宜，要食用易消化的蛋白质，如瘦肉、鸡蛋和鱼，要采用合理的烹调方法，如煮、炖、熬、蒸等，不用油煎、炸等，防止胰腺过度分泌胰液。必要时给予肠外营养，黄疸时静脉补充维生素K。

② 按医嘱输注人血白蛋白、氨基酸、新鲜红细胞、血小板等，纠正低蛋白血症、贫血、凝血机制障碍等。

③ 观察进食后消化情况，根据医嘱给予助消化药物，记录出入量，观察腹腔积液变化。

（2）功能监测　监测肝功能、电解质、凝血四项等。

（3）腹痛护理　尊重并接受患者对疼痛的反应，建立良好的护患关系，不能以自己的体验评判患者的感受。介绍减轻疼痛的措施，有助于减轻患者焦虑、恐惧等负性情绪。通过看报、听音乐、与家人交谈、深呼吸、放松按摩等方法分散患者对疼痛的注意力，以减轻疼痛。尽可能地满足患者对舒适的需要，如帮助变换体位、减少压迫；做好各项清洁卫生护理；保持室内环境舒适等。剧烈疼痛时遵医嘱给予有效的镇静、镇痛药物，注意观察药物的不良反应。

（4）心理护理　护理人员理解患者否认、悲哀、畏惧、愤怒的不良情绪，多与其沟通，满足其精神需要；针对性地讲解与疾病和手术相关的知识；帮助患者和家属进行心理调节，使之树立战胜疾病的信心。

（5）皮肤护理　黄疸时皮肤易瘙痒，应避免抓搔，指甲不要过长，以免皮肤破损，造成感染；瘙痒部位尽量不用肥皂等清洁剂清洁。应注意体位的调整，预防压疮的发生，每天用温水擦浴 1～2 次，擦浴后涂止痒药。

（6）血糖的鉴别　定期监测血糖，如有高血糖，及时调节胰岛素的用量，使血糖维持在稳定的水平。使用胰岛素过程中应严密监测血糖变化，防止低血糖。

（7）放化疗的护理　部分化疗药物外漏可致局部组织坏死或静脉炎，输注时要注意观察输液部位，出现肿胀或疼痛应立即停止化疗，局部使用如意金黄散外敷或理疗，必要时行中心静脉置管以保护外周血管。化疗后患者可出现食欲下降、恶心、呕吐等消化道症状，可适当使用镇吐药及帮助消化的药物。密切观察患者血常规，如果出现骨髓抑制，应及时使用升白细胞药物。注意有无皮肤瘀斑、牙龈出血、血尿、血便等全身出血倾向。预防感染，除做好病房、被褥消毒外，还要做好口腔黏膜、皮肤、会阴部的清洁、消毒；指导患者注意休息，减少探访，避免交叉感染。嘱患者不抠鼻，防止鼻腔出血；用软毛牙刷刷牙，防止牙龈出血。合理饮食，鼓励患者摄入高蛋白质、低脂肪、易消化的清淡饮食，多饮水，多食水果，少食多餐。监测体温，预防和控制感染，严格执行无菌操作，注意保暖，做好保护性隔离，预防交叉感染。

2. 健康指导

（1）应尽可能保持日常生活的规律性，定时起床、进食及活动，避免消极悲观，适当增加户外活动。

（2）安定情绪，遇事应冷静思考，切忌急躁或暴怒。

（3）饮食要满足患者的口味，选择易消化、富营养、少刺激性、低脂肪的饮食，多食新鲜水果和蔬菜。避免暴饮、暴食、饮酒和进食高脂肪、辛辣刺激的饮食。

（4）康复期可采用中医中药治疗，将消瘤与补气养血相结合，以起到标本兼治之功，并与其他疗法配合应用，增加疗效。

（5）定期复查B超或CT，了解局部有无复发和转移病灶。同时定期检查血常规、生化和大便潜血试验。

（6）放疗患者注意避免强紫外线照射，注意放疗部位皮肤的清洁护理。

第四节 腹膜及肠系膜疾病

结核性腹膜炎

一、定义

结核性腹膜炎是指由结核杆菌引起的慢性、弥漫性腹膜炎症。本病可见于任何年龄，以青壮年最多见，女性居多，男女之比约为1：2。结核杆菌可由腹腔内结核病灶蔓延而来，如肠结核或输卵管结核延及腹膜，也可经淋巴或血行播散而致本病发生。病理上分为渗出型、粘连型、干酪型；以干酪样坏死病变为主，可形成内瘘或外瘘。

二、病因与发病机制

结核菌属于放线菌目分枝杆菌科分枝杆菌属，为有致病力的耐酸菌。主要分为人、牛、鸟、鼠等型。对人有致病性者主要是人型菌，牛型菌少有感染。结核菌对干燥和强酸、强碱的抵抗力很强，能较长期存在于外界环境中，在痰内可活20～30小时，阴湿处存活6～8个月。但对湿热的抵抗力很低，煮沸5分钟或在阳光下直接暴晒2小时即可杀灭。紫外线消毒效果较好。人型与牛型结核菌株皆是专性寄生物，分别以人与牛类为天然储存宿主。两者对人、猴和豚鼠有同等强度的致病力。结核菌对药物的耐药性，可由菌群中先天耐药菌发展而形成，也可由于在人体中单独使用一种抗结核药而较快产生对该药的耐药性，即获得耐药菌。耐药菌可造成治疗上的困难，影响疗效。结核杆菌长期接触链霉素还可以产生依赖性，即所谓赖药性，但赖药菌在临床上很少见。

腹膜病变的来源：①腹腔病灶，如肠结核、肠系膜淋巴结核或盆腔结核的活动病灶，直接蔓延到腹膜。②血行感染，粟粒结核和肺结核可经血行播散到腹膜；肺部原发综合征引起的血行播散，可在腹膜形成潜在的病灶，在机体抵抗力低下时，可发生结核性腹膜炎。

三、临床表现

结核性腹膜炎一般起病隐袭，无明显症状或症状较轻；少数起病急骤，以急性腹痛或骤起高热而就诊。

（1）全身症状　有发热、盗汗、乏力等结核毒血症的表现，发热以低热及中等度热最多，少数表现为弛张热或稽留热，体温可高达40℃，后期可有消瘦、贫血、舌炎等营养不良的表现。

（2）腹痛　常为持续性隐痛或钝痛，也可无腹痛，疼痛多位于脐周、下腹部或全腹，当并发肠梗阻时可出现腹绞痛，偶可表现为急性腹痛。

（3）腹泻与便秘　腹泻与便秘交替常由肠功能紊乱引起，腹泻也可为伴发的肠结核所致。

（4）腹胀　患者常有腹胀感，结核性腹膜炎的腹水以少量至中量为多，中等以上腹水的患者常感腹胀，腹水不明显的患者亦会有腹胀，主要由胀气所致。

（5）腹部肿块　多见于粘连型或干酪型，以脐周多见，除了由明显增厚的大网膜与肠襻缠结所致外，包裹性积液亦可形成包块，其大小不一，边缘不整，表面不平，有时呈结节感，不易推动，易误诊为肿瘤或肿大的腹腔脏器。

（6）腹部触诊　常见的体征为腹壁柔韧感，是由于腹膜遭受刺激或有炎症时的一种表现。腹部压痛较轻，少数腹部压痛明显，且有反跳痛，见于干酪性结核性腹膜炎，有时可触及腹部包块。

四、实验室及其他检查

1.实验室检查

（1）血常规　部分患者可有轻中度贫血，白细胞计数正常或稍偏高，血沉一般增快，病变趋于稳定者逐渐正常，血沉一般可作为活动性病变的判断指标。

（2）粪常规　一般为糊状，无脓细胞。

（3）腹水检查　多为草黄色渗出液，少数为淡血性，偶尔呈乳糜性，比重＞1.016，蛋白质含量＞30g/L，白细胞计数＞$500×10^6$/L，以淋巴细胞为主；腹水腺苷脱氨酶（ADA）活性增高。

（4）结核菌素试验（PPD）　部分患者阳性；结核菌素（OT）皮肤试验呈强阳性。

2.特殊检查

（1）X线检查　X线腹部平片有时可见钙化影，X线钡灌肠可发现肠粘连、肠结核、肠瘘、肠腔外肿块等征象。X线胸片提示原有结核或有活动性结核的证据，有时见有胸腔积液等。

（2）B超、CT　可确定患者有无腹水，对鉴别是实质性包块或包裹性积液有一定作用。

（3）腹腔镜　适用于有游离腹水的患者，可窥见腹膜、网膜、内脏表面有散在或集聚的灰面结节。并可获取组织行病理检查明确诊断。

五、治疗

早期、联合、适量、规则及全程抗结核化学药物治疗。休息和营养是治疗中的重要辅助措施。必要时手术治疗。

六、观察要点

① 密切观察腹痛的部位、性质及持续时间，对骤起急腹痛要考虑腹腔内其他结核病灶破溃或并发肠梗阻、肠穿孔等。

② 观察腹泻、便秘情况，有无发热。

③ 定期监测体重、血红蛋白等营养指标。

七、护理要点

1. 常规护理

（1）保持环境整洁、安静、空气流通及适宜的温湿度。卧床休息，保证充足的睡眠，减少活动。有腹腔积液者取平卧位或半坐卧位。

（2）提供高热量、高蛋白、高维生素、易消化饮食，如新鲜蔬菜、水果、鲜奶、豆制品、肉类及蛋类等；有腹腔积液者限制钠盐摄入，少进或不进引起腹胀的食物。

（3）结核毒血症状重者，应保持皮肤清洁、干燥，及时更换衣裤；给予腹泻患者肛周护理。

2. 专科护理

（1）用药护理

① 观察抗结核药物的不良反应，注意有无头晕、耳鸣、恶心等中毒症状及过敏反应。

② 定期检查患者听力及肝肾功能。

③ 督促患者不能自行停药，以免影响治疗。

（2）腹腔穿刺放腹腔积液护理

① 术前向患者解释腹腔穿刺的目的、方法、注意事项，消除其紧张心理，以取得配合。

② 术前测量体重、腹围、生命体征，排空膀胱。

③ 术中及术后监测生命体征，观察有无不适反应。

④ 术毕缚紧腹带，记录抽出腹腔积液的量、性质、颜色，及时送检标本。

（3）体温过高护理

① 高热时卧床休息，减少活动。提供合适的环境温度。出汗较多而进食较少者应遵医嘱补充热量、水及电解质。

② 评估发热类型及伴随症状。体温过高时，应根据具体情况选择适宜的降温方式，如温水或酒精擦浴、冰敷、冰生理盐水灌肠及药物降温等。

③ 及时更换衣服、盖被，注意保暖，并协助翻身，注意皮肤、口腔的清洁与护理。

（4）疼痛护理

① 观察疼痛的部位、性质及持续时间。耐心听取患者对疼痛的主诉，并表示关心和理解。

② 提供安静舒适的环境，保证充足睡眠。

③ 腹痛应对方法：教会患者放松技巧，如深呼吸、全身肌肉放松、自我催眠等；教会患者分散注意力，如与人交谈、听音乐、看书报等；适当给予解痉药，如阿托品、东莨菪碱等。

④ 腹痛严重时遵医嘱给予相应处理，如合并肠梗阻行胃肠减压，合并急性穿孔行外科手术治疗。

（5）腹泻护理

① 观察患者排便次数及粪便的性状、量、颜色。

② 腹泻严重者给予禁食，并观察有无脱水症，遵医嘱补液、止泻。

③ 排便频繁者，每次便后宜用软质纸擦拭肛门，并用温水清洗干净，以防肛周皮肤黏膜破溃、糜烂。

④ 检测电解质及肝功能变化。

3. 健康指导

（1）饮食指导

① 为提高患者的抗病能力，除给予支持疗法外还需帮助患者选择高蛋白、高热量、高维生素（尤其含维生素A）食物，如牛奶、豆浆、鱼、瘦肉、甲鱼、鳝鱼、蔬菜、水果等。

② 鼓励患者多饮水，每天＞2L，保证机体代谢的需要和体

内毒素的排泄，必要时遵医嘱给予静脉补充。

③ 协助患者晨起、餐后、睡前漱口，加强口腔护理，口唇干燥者涂液状石蜡保护。积极治疗和预防口角炎、舌炎及口腔溃疡。

④ 进食困难者遵医嘱静脉补充高营养，如氨基酸、脂肪乳剂、白蛋白等。必要时检测体重及血红蛋白水平。

（2）心理指导　指导患者及家属与同病房患者进行沟通，讲解本病的基本知识，使其了解本病无传染性，解除思想顾虑。给患者创造良好的休养环境及家庭社会支持系统。

（3）基础护理

① 结核活动期，有高热等严重结核病毒性症状应卧床休息，保持环境安静、整洁、舒适、空气流通及适宜的温湿度，保证充足的睡眠，使患者心境愉悦，以最佳的心理状态接受治疗。减少活动。

② 有腹腔积液者取平卧位或半坐卧位，恢复期可适当增加户外活动，如散步、打太极拳、做保健操等，有条件者可选择空气新鲜、气候温和处疗养，提高机体的抗病能力。

③ 轻症患者在坚持化疗的同时可进行正常工作，但应避免劳累和重体力劳动，戒烟、戒酒，做到劳逸结合。

（4）出院指导

① 告知患者本病病程缓慢，经正规抗结核治疗，一般预后良好。

② 嘱患者积极配合治疗。根据原发结核病灶不同，有针对性地对患者及家属进行有关消毒、隔离等知识的宣教，防止结核菌的传播。

③ 指导患者注意休息，适当进行体力活动，注意避免劳累，避免受寒和上呼吸道感染。

④ 加强营养，指导患者进食高热量、高蛋白、高维生素、易消化的食物，多食蔬菜、水果类。

⑤ 坚持按医嘱服药，不能随意自行停药，注意观察药物的

不良反应，如恶心、呕吐等胃肠道反应以及肝肾功能损害等。

⑥ 遵医嘱定期复查，及时了解病情变化，以利于治疗方案的调整。

自发性细菌性腹膜炎

一、定义

自发性细菌性腹膜炎（SBP）是指非腹腔脏器穿孔和损伤而发生的腹膜急性细菌感染。本病病情常严重，为肝硬化腹水患者常见的严重并发症。

二、病因与发病机制

肝硬化患者由于抵抗力下降，门体分流形成，肝功能损害，容易并发细菌感染，其发生机制可能与以下因素有关：①严重肝病时肠内细菌移位导致肠道菌群失调，革兰阴性杆菌可通过血行、淋巴、跨膜迁移以及直接蔓延侵入腹腔引起肠源性感染；②宿主体液免疫、细胞免疫功能降低，肝硬化肝内巨噬细胞吞噬功能下降，致使从肠道吸收入门静脉的内毒素和细菌未能经过肝巨噬细胞充分解毒及清除而得以进入体循环；③腹水中白蛋白、纤维连接蛋白、免疫球蛋白、补体以及调理素等几种防御因子减低，其杀菌能力随之下降，丧失了抗菌能力的腹水成为一个理想的培养液，细菌在其中迅速繁殖；④其他诱发因素，如腹泻可破坏肠道菌群平衡；肺炎、泌尿生殖系统感染引起菌血症；内镜检查、食管曲张静脉硬化治疗、腹腔穿刺、留置导管、外科小手术等均可能引起腹腔感染。本病临床上常特指肝硬化腹水患者，无外来原因的腹膜感染。

三、临床表现

（1）症状　SBP的表现差异很大，既可以无症状，也可以表现为肝功能衰竭。典型表现为急性起病，发热、腹痛、腹水增长迅速。2/3患者有发热，半数有腹痛、腹泻，1/3有肝性脑病，半数有腹部压痛但很少有反跳痛。10%发生肝性脑病而无其他症状。

（2）体征

① 部分患者弥漫性腹部压痛，但腹肌紧张、反跳痛等腹膜刺激征少见。半数患者有腹部压痛，多为腹部轻压痛、深压痛。

② 绝大多数患者有寒战、发热等症状。

③ 少数患者有低血压、脉搏增快、皮肤湿冷。

④ 腹部膨隆，移动性浊音阳性。

⑤ 伴有肝性脑病或毒血症严重者则有神志不清，或昏睡、昏迷。部分患者有巴宾斯基病理征阳性。

四、实验室及其他检查

（1）室检查检查　腹水感染或自发性腹膜炎时应做白细胞计数、分类及细菌培养，帮助鉴别是自发性或继发性细菌性腹膜炎。

① 腹水白细胞计数和分类：腹水白细胞计数（WBC）和分类为临床诊断SBP的传统指标。据国外报道，中性粒细胞 $> 0.5 \times 10^9/L$，诊断SBP的敏感性80%，特异性97%，正确性92%；多型核细胞（PMN）$> 0.25 \times 10^9/L$ 诊断SBP的敏感性84%，特异性93%，正确性90%。国内提倡用腹水 WBC $> 0.5 \times 10^9/L$ 及 PMN $> 0.25 \times 10^9/L$ 为标准诊断SBP。

② 腹水细菌学检查：腹水离心后沉渣涂片革兰染色很少阳性，特别是早期患者。腹水培养多为单菌种，大肠埃希菌占47%，克雷伯杆菌26%，肺炎链球菌19%，其他还有变形杆菌、肠杆菌属、脆弱杆菌等。血培养如阳性而与腹水培养属同一菌种更有意义。多种菌种的混合感染只占8%。一般在床边将10mL腹水分别接种于嗜氧菌及厌氧菌培养管内，其阳性率分别可达40%及90%。

③ 血清腹水白蛋白梯度（SAAG）：不明原因的腹水测血清腹水白蛋白梯度，如 $> 1.1g/dL$ 则提示有门静脉高压性肝硬化腹水。

④ 腹水肿瘤坏死因子α（TNF-α）和白介素-6（IL-6）测定：有报道在SBP的腹水中，两者水平明显增高，与无菌性腹水有显著差别。

（2）特殊检查 腹部B超、CT可证实有肝硬化或有肾病等。

五、治疗

1. 给药时机

尽早、足量和联合应用抗生素，一般需经静脉途径给药。腹水PMN＞$0.25×10^9$/L，或者存在其他高度怀疑SBP的临床表现时，不需等待腹水和血培养及药敏试验结果，可立即给予抗生素治疗，腹水或血培养的结果得出后再进行调整。

2. 选药原则

药物敏感试验前应根据下列原则选用抗生素。

① 针对自发性细菌性腹膜炎最常见致病菌，应包括一种对革兰阴性菌有效的药物和一种对革兰阳性球菌有抗菌作用的药物。

② 选择对肝肾功能毒性小的药物。

③ 选择在腹水中浓度高的药物。

3. 疗程

不短于2周，并发败血症、休克者，剂量应适当增加，疗程应相应延长。

4. 停药及改药原则

局部感染的症状和体征消失，腹水中PMN减少至$0.25×10^9$/L以下，可考虑停止抗生素的使用。通常用药48小时后复查腹水，如白细胞计数较给药前下降50%者为有效，不必更换抗生素。如治疗3天仍无效，应根据具体情况改用其他抗生素。

5. 治疗措施

（1）一般治疗 包括卧床休息，给以足够热量及多种维生素，补充有效循环血量，维持水、电解质及酸碱平衡，如有贫血、低蛋白血症，则输注蛋白、血浆或全血等。尽力消除各种诱因。

（2）抗生素治疗 一旦拟诊本病或诊断明确，应立即予以抗生素治疗，药敏试验结果未出来之前可进行经验性治疗，因为肠杆菌族的革兰阴性需氧菌和非肠球菌的链球菌是本病最常见的致病菌，所以可选用覆盖这些细菌的广谱抗生素。

① 第3代头孢菌素

a. 头孢噻肟钠：为SBP经验用药的首选用药，其具有抗菌谱广、抗菌活性强及不良反应少等优点。头孢噻肟的抗菌谱包括了多种细菌，没有肾毒性，对青霉素过敏和过敏体质者、严重肾功能不全者慎用。头孢噻肟钠每8小时静脉注射2g，疗程2周。

b. 其他第3代头孢菌素：包括头孢他啶、头孢曲松、头孢哌酮等。其主要特点是对阴性杆菌 β- 内酰胺酶高度稳定，有强大抗阴性杆菌作用。对革兰阳性球菌，抗菌作用则不如第1代和某些第2代头孢菌素；抗菌谱广，对铜绿假单胞菌与厌氧菌有不同程度作用；分布广泛，各种组织、体液、胸腹水、滑膜腔、浆膜腔及脑脊液内均能达到有效药物浓度。一般每天剂量2～4g，每天分2次静脉滴注。不良反应较少，可有皮疹、恶心、呕吐、腹泻、白细胞减少、血小板减少、肝功能损害。对头孢菌素类过敏者禁用；对青霉素过敏者、孕妇及哺乳妇女慎用。

② 新型半合成青霉素：氨苄西林与 β- 内酰胺酶抑制药结合，从而保护药物 β- 内酰胺环，增强抗菌效果，其总体疗效与第3代头孢菌素相似。代表药有阿莫西林/克拉维酸、复方替卡西林、舒他西林、头孢哌酮/舒巴坦及他唑西林等。一般用阿莫西林/克拉维酸每天6g，静脉滴注；疗程2周。半合成青霉素禁忌证及不良反应与青霉素相同。不良反应有皮疹、食欲缺乏、腹泻、转氨酶升高等。

③ 喹诺酮：喹诺酮类药物主要有诺氟沙星、氧氟沙星、培氟沙星及环丙沙星。其抗菌谱广，对革兰阴性菌和阳性菌均有效，主要适合于轻中度SBP患者及对 β- 内酰胺类抗生素过敏者。用法：诺氟沙星0.2g口服，每天3次；氧氟沙星，每天400mg，分2～3次口服；或200mg静脉滴注，每天2次；环丙沙星0.2g，静脉滴注，每天2次。

④ 氨基糖苷类：革兰阴性杆菌疗效较好，但是由于该类药物有肾脏毒性、二重感染发生率高等不良反应，目前已较少用于SBP治疗。

（3）局部治疗　全身给药的同时配以腹腔内注入抗生素，使腹腔内迅速达到和保持较高抗生素浓度，更有利于控制腹膜炎症。可在腹腔内注入庆大霉素8万U或头孢曲松1g，每天1次或隔天1次；另外，亦可采取局部引流及灌注疗法，即以无菌液灌入腹腔，同时放出炎性腹水。

（4）SBP的预防　早期研究提示，预防性应用诺氟沙星可降低SBP的发生率。但目前认为，预防性用药可增加耐药菌株所致的感染以及改变SBP的病原谱，故不主张对所有肝硬化腹水患者均预防性应用抗菌药物。抗菌药物的预防性应用仅限于：①并发上消化道出血的患者。此类患者不论有无腹水，在出血的最初几日均有严重细菌感染的危险性，包括SBP；②既往多次发生SBP者。这类患者1年内再次发生SBP的概率是40%～70%。多项研究结果证实，上述患者给予预防性应用抗菌药物，可减少SBP的发生率，并改善其预后。喹诺酮类药物常作为抗菌药物预防性应用的首选药物。

必须指出的是，SBP患者的预后较差，在发生SBP后1年和2年的生存率分别仅为30%～50%和25%～30%，所以，目前建议在SBP治愈后，此类患者应尽早接受肝脏移植手术。

六、观察要点

① 诊断明确者，主要注意观察治疗后患者症状和体征的变化，如腹痛是否缓解、体温是否下降、腹部压痛有无减轻、腹水是否明显减少等，尤其应注意腹穿抽取腹水，行相关检查以确定治疗效果。

② 诊断未明确者，应根据患者的临床表现、体征，结合腹水检查、血常规等检查，以尽快明确诊断，特别需要注意与继发性腹膜炎的鉴别；如有腹膜刺激征，则应请普外科会诊协助诊治。疑诊本病者，可予经验性抗生素治疗，注意观察症状、体征的变化。

七、护理要点

（1）加强基础护理，预防继发感染　感染是肝硬化合并糖尿病患者常见的并发症，也是影响预后的重要因素。本组肝硬化合并糖尿病伴发 SBP 患者，腹水细菌培养阳性率高，抗感染治疗的难度增加，因此预防感染是护理工作的重要环节。护士要根据患者病情和自身能力提供主动、恰当、周到的护理服务。

首先要做好患者的基础护理，做到"六洁"，即患者的头发、指甲、口腔、会阴、皮肤、床单位保持清洁。"四无"，即无烫伤、无坠床、无压疮、无交叉感染。危重患者根据病情做好口腔护理，每次进食后漱口，保持口腔清洁。每天一次会阴护理，如发现会阴部位感染，要及时报告医生并给予合理的处理。做好足背护理，保证每天用温水洗脚，预防足部感染。严格执行无菌技术操作规程，防止交叉感染。

（2）注意监测血糖 肝脏是糖代谢的重要器官，严重肝病时常常发生糖代谢的紊乱或者糖尿病，因此监测血糖是护理工作的重点。每位护士必须认识到做好患者血糖监测的重要性。熟练掌握快速血糖仪的使用和注意事项，严密监测患者血糖的变化。尤其是入院前3天血糖控制差的患者，每天7次（空腹三餐前及进食后和睡前），必要时加测凌晨3:00血糖，当发现血糖过高或过低时，一方面要照顾好患者，另一方面要及时通知医生给予相应处理。因此护士要经常巡视病房，尤其是夜间，防止低血糖事件发生。

（3）合理安排患者饮食及运动 护士要与营养师、患者的家属一起制定个体化饮食的治疗计划。重视食物搭配、营养均衡。根据病情按患者身高、年龄、性别计算每天所需热量。三餐热量分配为1/5、2/5、2/5。对于肝硬化合并糖尿病的患者，一方面不要过于限制进食量，另一方面要注意防止患者走进肝病的救治误区，多食糖加强营养、绝对卧床休息的误区。

护士应根据患者的病情鼓励并帮助患者，制定合理的运动计划。指导患者进行适当的运动，能下床活动的要保证每天上下午各活动1次，以散步为主；对卧床的患者，护士指导帮助患者翻身，变换体位。

第十三章　消化道出血疾病的护理

第一节　上消化道出血

一、定义

上消化道出血是指屈氏韧带以上的消化道，包括食管、胃、十二指肠、胰、胆等部位的出血，其临床表现为不同程度的呕血和黑粪。上消化道大出血是指在数小时内失血量超过1000mL或循环血量的20%以上，常伴有急性周围循环衰竭。它是临床常见的急症之一，应及时诊断，积极合理治疗。

二、病因与发病机制

消化道出血可因消化道本身的炎症、机械性损伤、血管病变、肿瘤等因素引起，也可因邻近器官的病变和全身性疾病累及消化道所致。临床上最常见的上消化道出血病因是消化性溃疡、食管-胃底静脉曲张破裂、急性糜烂出血性胃炎和胃癌，这些病因占上消化道出血的80%～90%。现按消化道解剖位置分述如下。

（1）食管疾病　食管炎（反流性食管炎、食管憩室炎）、食管溃疡、食管肿瘤、食管贲门黏膜撕裂症、器械检查或异物引起损伤、放射性损伤、强酸和强碱引起化学性损伤。

（2）胃、十二指肠疾病　消化性溃疡、急慢性胃炎（包括药物性胃炎），胃黏膜脱垂、胃癌、急性胃扩张、十二指肠炎、残胃炎、残胃溃疡或癌；还有淋巴瘤、平滑肌瘤、息肉、肉瘤、血管瘤、神经纤维瘤、膈疝、胃扭转、憩室炎、钩虫病、杜氏（Dieulafoy）病等。

（3）门静脉高压　食管-胃底静脉曲张破裂出血、门脉高压性胃病、门静脉炎或血栓形成的门静脉阻塞、肝静脉阻塞（Budd-Chiari综合征）。

（4）上消化道邻近器官或组织的疾病

① 胆管出血：胆管或胆囊结石、胆管蛔虫症、胆囊或胆管癌、肝癌、肝脓肿或肝血管病变破裂。

② 胰腺疾病累及十二指肠：胰腺脓肿、胰腺炎、胰腺癌等。

③ 胸或腹主动脉瘤破入消化道。

④ 纵隔肿瘤或脓肿破入食管。

（5）全身性疾病在胃肠道表现出血

① 血液病：白血病、再生障碍性贫血、血友病等。

② 尿毒症。

③ 结缔组织病：血管炎。

④ 应激：严重感染、手术、创伤、休克、肾上腺糖皮质激素治疗及某些疾病，如脑血管意外、肺源性心脏病、重症心力衰竭等引起的应激性溃疡和急性糜烂出血性胃炎等。

⑤ 急性感染性疾病：流行性出血热、钩端螺旋体病等。

三、临床表现

呕血、黑粪，常伴有血容量减少引起的急性周围循环衰竭。当失血量在短期内超过全身总量的25%时，会出现心跳加快、血压下降、头晕、心慌、出冷汗、口渴、精神萎靡、意识模糊甚至由于灌注量不足引起休克等症状。

四、实验室及其他检查

（1）实验室检查　①血常规、红细胞比容，上消化道大出血后均有急性失血性贫血。出血6～12小时后红细胞数、血红蛋白量及红细胞比容下降，白细胞数增高，止血后2～3天白细胞降至正常。肝硬化食管-胃底静脉曲张破裂出血，由于常伴脾功能亢进，白细胞增高不明显，甚至白细胞与血小板计数偏低。②尿、粪常规及粪便潜血试验。③肝功能试验，肝功试验异常有助于肝硬化的诊断。血胆红素定量增高，应考虑胆管疾病，肝硬化、壶腹部肿瘤等。

（2）胃、十二指肠镜检查　对明确上消化道出血病因和部位极其重要。为及时诊断，多主张出血后24～48小时内进行紧急内镜检查。为进一步明确病变性质，可经内镜直视下取活组织检查，做出相应的病理诊断，并可进行内镜止血治疗。

（3）X线检查

① 钡餐检查：在出血期间做此检查可加重出血，如检查过迟，一些病变如浅小的消化性溃疡或急性胃黏膜病变可短期内愈合而不被发现，故应选择适宜时机，最好在出血停止或病情稳定数日后进行。上消化道气钡双重造影可观察黏膜相，能发现细小病变。

② 选择性动脉造影：上消化道出血，胃、十二指肠镜检查无异常发现，而仍有活动性出血者，可采用肠系膜上动脉造影确诊，并可经动脉插管注入垂体加压素进行止血。

③ 逆行胰、胆管造影：对胆管、胰腺出血的诊断有帮助。

④ 经皮穿刺门静脉造影：可显示门静脉高压所导致胃左静脉、食管静脉曲张程度并可同时进行栓塞治疗。

（4）B型超声波检查　有助于胰、胆管出血的诊断与鉴别。

五、治疗

控制出血，预防循环衰竭。上消化道大出血常导致周围循环衰竭而危及患者生命，应积极抗休克、迅速补充血容量以维持生命体征的平稳，为其他的治疗措施提供时间。

六、观察要点

① 密切观察病情变化，应用升压药时要注意观察患者的意识、面色、出血量、血压，一般15～30分钟测量生命体征1次，根据血压情况调节补液及升压药的速度。必要时进行心电监护、吸氧。出血时脉搏先加快，血压再下降，注意测量坐卧位血压和脉搏。

② 注意观察患者休克状态有无改善，如患者面色逐渐转为

红润，皮肤温暖，出汗停止，血压上升，则提示好转。

③ 注意观察尿量，出现少尿或无尿，高度提示周围循环不足或并发急性肾衰竭，故要准确记录24小时出入量，有休克时留置尿管，测量每小时尿量，应保持尿量＞30mL/h。

④ 定期复查红细胞计数、血细胞比容、血红蛋白、网织红细胞计数、粪便潜血试验，以了解贫血情况，判断出血是否停止。

⑤ 应结合患者原发病进行全面病情观察，如因胃黏膜病变引起上消化道出血者，并观察是否伴有腹痛、有无胃穿孔等。

⑥ 注意观察呕吐物、粪便的性质、颜色、量、次数等，做好记录，严格床边、书面交接班。

七、护理要点

1. 常规护理

（1）出血期绝对卧床休息，休克患者取休克卧位，床挡拉起，经常更换体位，避免局部长期受压。保持床单位平整、清洁、干燥。出血停止后以卧床休息为主，适当活动，避免头晕跌倒。床边悬挂防跌倒牌。

（2）呕血时，随时做好口腔护理，保持口腔清洁。出血期禁食，出血停止后，按顺序给予温凉流质、半流质及易消化的软食。

（3）安慰、体贴患者，消除紧张、恐惧心理。及时清理一切血迹和胃肠引流物，避免恶心刺激。

（4）密切观察血压、脉搏、心率、血氧饱和度变化。呕血与黑粪的量、次数、性状。皮肤颜色及肢端温度变化。记录24小时出入量，如出现尿少，常提示血容量不足。观察有无再出血征兆，如头晕、心悸、出汗、恶心、腹胀、肠鸣音活跃等。

（5）症状护理　呕血时取侧卧位或半卧位，意识不清者头偏向一侧，必要时准备负压吸引器；便血后应及时擦净，保持肛周清洁、干燥。便后应缓慢站立；发热时遵医嘱给予输液及抗感染药物，密切观察体温变化。

（6）输血的指征　血红蛋白＜70g/L；收缩压＜90mmHg；如

收缩压＜50mmHg则需加压输血，待血压恢复至80mmHg，可调整输液速度90～150mL/h；脉搏＞120次/分；大量呕血或便血。

（7）心理护理　观察患者有无紧张、恐惧或悲观、沮丧等心理反应，特别是慢性病或全身性疾病致反复出血的患者，有无对治疗失去信心、不合作。保持室内环境安静。抢救工作应迅速、准确，以减轻患者的紧张情绪。大出血时陪伴患者，使其有安全感。呕血或排黑粪后应及时清除血迹、污物，以减少对患者的不良刺激。解释各项检查、治疗措施的必要性，耐心听取并解答患者或家属的提问，以减轻其疑虑、紧张及恐惧心理。

2. 专科护理

（1）呕血的护理

① 协助患者取侧卧位或半卧位，意识不清者头偏向一侧，必要时准备负压吸引器。

② 遵医嘱给予输血、输液、止血，保持静脉通畅。

③ 胃、十二指肠溃疡大出血时采取的止血措施是胃内灌注经稀释的去甲肾上腺素加冷生理盐水采用灌注和吸出同时进行的方法，不仅能协助止血，还能观察出血是否停止。

④ 内镜治疗包括溃疡内注入肾上腺素、硬化剂、酒精等，或热探针烧灼术、单电极电烙术或激光。

⑤ 肝硬化门脉高压致食管静脉破裂引起出血时患者除应用止血药治疗外，必要时应用三腔二囊管压迫止血，观察并记录出血情况。

⑥ 应用质子泵抑制药和生长抑素。

（2）三腔二囊管的护理

① 定时抽吸胃内容物，观察出血是否停止，记录抽吸液性状、颜色、量，有鲜红血液提示仍有出血，抽吸不畅提示管腔堵塞，必须及时处理。

② 每天清洁口、鼻。做好口腔护理，向鼻腔滴液状石蜡。

③ 嘱患者勿咽唾液。及时吸出食管囊上液体。

④ 每12～24小时气囊应放松牵引，放气15～30分钟，避

免食管 - 胃底黏膜受压过久糜烂、坏死。

⑤ 避免窒息，若患者突然呼吸困难，可能是食管囊上移，应立即放气，必要时剪断三腔二囊管，放气、拔管。

⑥ 拔管指征：三腔二囊管压迫 2 ~ 3 天后若无继续出血，可放气、观察，24 小时无出血，口服液状石蜡 20 ~ 30mL，10 分钟后拔管。

⑦ 拔管后禁食 24 小时，逐渐过渡到流质饮食。

（3）硬化剂注射或套扎后的护理

① 疼痛的观察：胸骨后轻微的疼痛和不适属正常现象。

② 出血的观察：观察有无呕血、黑粪等。

③ 感染的观察：观察有无肺部感染、结核、腹腔感染等表现。

（4）用药护理　备齐急救用品、药物。立即建立静脉通道，配合医生迅速、准确地实施输血、输液及各种止血、药物治疗等抢救措施，并观察治疗效果及不良反应。输液开始宜快，可加压输入，必要时监测中心静脉压作为调整输液量及速度的依据。避免输液和输血过多、过快引起急性肺水肿，对老年和心肺功能不全患者尤应注意。肝硬化患者禁用吗啡、巴比妥类药物。血管加压素可引起腹痛、心律失常、心肌缺血、血压升高，甚至发生心肌梗死，故有冠心病、原发性高血压、肺心病、心功能不全的患者及孕妇禁用。在输注时速度应缓慢、准确，并密切观察不良反应。

（5）安全护理　轻症患者可在床上适当活动。注意有活动性出血的患者常在排便或便后起立时晕厥。指导患者坐起、站立时动作缓慢；出现头晕、心悸、出冷汗时立即卧床休息并告知医护人员；必要时由护理人员陪同如厕或暂时改为在床上排便。用床挡保护，并加强巡视。

（6）大出血的急救及护理

① 有呕血、便血史者出现面色苍白、表情淡漠、出冷汗、脉搏细数、肠鸣音亢进等，应首先考虑有出血的可能。

② 患者出现呕血，立即去枕平卧，头偏向一侧，绝对卧床，

禁食，及时备吸引器。

③ 立即通知值班医师，迅速建立静脉通路（大号针头），同时抽血、验血，备血样，交叉配血，加快已输液患者的输液速度，如已有备血立即取血。

④ 严密监测患者生命体征，如心率、血压、呼吸、尿量及意识变化；观察呕血与黑粪情况；定期复查血红蛋白浓度、红细胞计数、血细胞比容与血尿素氮。积极补充血容量。注意避免输液、输血过快、过多引起的肺水肿。

⑤ 给予吸氧，保持呼吸道通畅，同时注意保暖。

⑥ 注意观察有无头晕、心悸、四肢厥冷、出冷汗、晕厥等失血性周围循环衰竭症状。严密观察患者意识、皮肤和甲床的色泽，尤其是颈静脉充盈情况。

⑦ 食管静脉曲张破裂出血，备好三腔二囊管，配合医师插三腔管进行止血；按医嘱给予止血药及扩容药。

⑧ 如经内科治疗出血不止，应考虑手术治疗，做好术前准备。

（7）窒息的护理

① 指导患者呕血时取侧卧位或仰卧位头偏向一侧，不要屏气，使呕吐物易于呕出，防止窒息。

② 患者大量呕血时，应及时通知医师。床边准备抢救器械，如负压吸引、气管切开包等。

③ 有窒息先兆时，迅速抬高患者床尾成头低足高位。开放气道是抢救的关键，立即清除口腔、鼻腔内血凝块，用吸引器吸出呼吸道内的血液及分泌物。也可以直接刺激咽喉，咯出血块，或用手指裹上纱布，清除口、咽、喉、鼻部血块。

④ 如患者意识清楚，鼓励用力咳嗽，并用手轻拍背部帮助支气管内淤血排出。如患者意识不清则应迅速将患者上半身垂于床边并一手托扶，另一手轻拍患侧背部。或行气管插管或在气管镜直视下吸取血块。清除患者口、鼻腔内淤血。用压舌板刺激其咽喉部，引起呕吐反射，使其能咯出阻塞咽喉部的血块，必要时立即行气管插管或气管镜直视下吸取血块。

⑤ 气道通畅后，若患者自主呼吸未恢复，应行人工呼吸，给高流量吸氧或按医嘱应用呼吸中枢兴奋药。

（8）休克的护理

① 一般急救措施：根据病情及临床表现（烦躁不安、面色苍白、出冷汗、四肢湿冷、呼吸急促、脉搏快弱、血压下降、反应迟钝、表情淡漠或昏迷，尿量减少等）迅速判断，取平卧位，报告医师，并记录休克时间；保持呼吸道通畅，避免呕血时血液吸入引起窒息。

② 快速建立两条以上静脉通道，尽快恢复有效血容量。

③ 密切观察病情变化：观察患者休克状态有无改善，如患者面色逐渐转为红润，皮肤温暖，出汗停止，血压上升，则提示好转。

④ 注意观察并记录尿量，尿量＜25mL/h，说明血容量不足；尿量≥30mL/h表示肾血流量已有好转；出现少尿或无尿者高度提示周围循环不足或并发急性肾衰竭。有休克时留置尿管，测量每小时尿量，应保持尿量＞30mL/h。

⑤ 定期复查红细胞计数、血细胞比容、血红蛋白、网织红细胞计数、粪便潜血试验，以了解贫血情况，判断出血是否停止。

3. 健康指导

（1）疾病预防指导　①注意饮食卫生和饮食的规律；进营养丰富、易消化的食物；避免过饥或暴饮暴食；避免粗糙、刺激性食物，或过冷、过热、产气多的食物、饮料；应戒烟、戒酒；②生活起居有规律，劳逸结合，保持乐观情绪，保证身心休息。避免长期精神紧张，过度劳累；③在医生指导下用药，保证用药正确。

（2）疾病知识指导　引起上消化道出血的病因很多，应根据各原发病进行健康指导。应帮助患者和家属掌握自我护理的有关知识，减少再度出血的危险。

（3）出院指导

① 宣教休息的重要性，避免重体力劳动。指导患者劳逸结

合，体力允许者可适量活动。

②强调正确饮食的重要性：近期避免进食粗糙、多纤维、坚硬、油炸、过酸、过辣、过烫、过冷等刺激性食物，少量多餐，避免过饱。戒烟、戒酒。

③养成便后观察粪便的习惯。

④宣教正确服用药物的目的、方法、药物的作用及不良反应。避免使用损伤胃黏膜药物。

⑤患者及家属应学会早期识别出血征象及应急措施，如出现头晕、心悸、呕血、黑粪时应立即卧床休息，保持安静，减少活动，呕吐时取侧卧位以免误吸。

⑥给予心理、社会支持，定期门诊随访。

第二节　下消化道出血

一、定义

下消化道出血是指 Treitz 韧带以下的消化道出血，出血量超过500mL称为重度出血。由于空肠和回肠引起出血的病变相对较少，因此下消化道出血主要来自结肠。与上消化道出血相比下消化道出血的发病平均年龄偏大。

二、病因与发病机制

引起便血的疾病很多，现根据出血病变的性质，将便血的病因分为五类。

1. 炎症、溃疡性因素

（1）肠道感染性疾病　常见的有细菌性痢疾、阿米巴痢疾、真菌性肠炎、假膜性肠炎、小肠结核、结肠结核、小肠钩虫感染、结肠血吸虫病、出血坏死性小肠炎等。

（2）炎症性肠病　如克罗恩病（Crohn病）或溃疡性结肠炎。

（3）放射性结肠直肠炎　多系盆腔恶性病变接受放射治疗后，局部肠黏膜受到损伤后导致出血，常表现为反复、小量的便血。

（4）缺血性结肠炎　多见于患有动脉硬化的老年患者，系因肠系膜的血运发生障碍而使肠黏膜发生缺血、溃疡形成所致。病变以结肠多见，临床表现为在剧烈腹痛后排暗红色或鲜红色大便。

（5）白塞病（Behcet's disease）　本病病因未明，多认为是免疫性血管炎引起血管闭塞，导致肠血供障碍而引起溃疡性病变；也有学者认为本病与感染或遗传有关。溃疡发生在回盲部者最为多见，且易发生出血。

（6）直肠或孤立性溃疡　引起此种溃疡的原因不甚明确，但溃疡侵蚀血管即可引起出血。

（7）结肠应激性溃疡　近年来发现服用非甾体抗炎药（NSAID）后可导致便血，甚至表现为大出血，且多见于中老年患者。

2. 血管性因素

（1）动静脉畸形与血管发育不良　下消化道肠壁血管发育不良、畸形等血管性病变引起的出血，近10年来已引起重视，已成为便血的重要病因之一。可分为：①海绵状血管瘤；②肠黏膜下血管发育不良；③血管畸形，病变约70%发生于结肠，其中又以右半结肠或盲肠多见，少数血管畸形发生在小肠。

（2）遗传性出血性毛细血管扩张症（Ronda-Osier-Weber综合征）　此综合征可发生于全消化道，如发生在小肠时易发生出血。本病罕见，属家族性遗传性疾病。

（3）Dieulafoy病　病变发生在胃内者最多见，如发生在小肠或结肠时可引起便血。此病以中老年患者多见，出血多因黏膜下血管受到炎症、溃疡的刺激而发生破裂所致。

（4）直肠、结肠及小肠黏膜下静脉曲张。

三、临床表现

临床上主要表现为黑粪、暗红色或鲜血便，婴儿和儿童以Meckel憩室出血最为常见，其次为息肉出血，随年龄增长，肠道憩室和结肠癌为出血的主要原因，其他如放射性肠炎、缺血性肠炎亦可引起。

四、实验室及其他检查

1. 实验室检查

（1）血常规　血红蛋白有不同程度的下降，而白细胞计数在急性期可有代偿性升高。

（2）粪常规　大便可呈黑色、暗红色甚至鲜红色；如系直肠癌、溃疡性结肠炎则大便中有脓细胞。

2. 特殊检查

（1）内镜及活检　直肠镜、乙状结肠镜可以明确肛门、直肠或乙状结肠的病变，并可行黏膜活检病理检查；结肠镜可明确结肠和回肠末段出血病变的部位和性质。

（2）小肠气钡双重造影　对部分小肠疾病出血，如肠结核、克罗恩病、小肠淋巴瘤、平滑肌瘤等有一定的诊断价值，但对血管性病变则价值不大。由于小肠相互重叠，许多黏膜表面的小病灶易漏诊。

（3）X线钡剂灌肠　灌肠检查可有助于明确出血的病因。

（4）血管造影　选择性血管造影对急性、慢性或复发性消化道出血的诊断及治疗具有重要作用，对活动性出血患者，若其出血速率＞0.5mL/min，多能发现出血部位，为外科手术切除提供指导，但也有一定的假阴性和假阳性率。

（5）红细胞示踪　常以^{99m}Tc标记自身红细胞核素扫描，出血速度达0.1mL/min时，静脉注入的放射性核素（^{99m}Tc）随血流在出血部位溢出，通过扫描即可显示，可动态监测24～36小时，具有初步的定位作用，但敏感性和特异性较低。

（6）胶囊胃镜　是近几年来发展起来的第4代内镜，主要用于小肠性疾病的诊断，对拟诊为小肠病变导致的消化道出血，上述方法仍不能明确诊断出血原因者可考虑使用此项检查，其优点是无需插管而可窥见整个胃肠道，缺点是价格昂贵。

（7）术中肠镜　对急性活动性大出血行剖腹探查术不能找到出血病灶者，可于手术中实施肠镜检查，往往能帮助确定出血原因。

（8）小肠镜　常用的是推进式小肠镜，但技术难度大，患者比较痛苦，目前尚不能推广。

五、治疗

尽快明确下消化道出血的病因和出血部位，进行有针对性的治疗，控制出血，去除原发病变，防止病情反复，如内科保守治疗效果不佳时或合并有外科疾病时，应手术治疗。

六、观察要点

（1）准确记录24小时出入量。

（2）有引流管的患者，要观察引流物的量、颜色及性质，并记录。

（3）观察便血量、颜色及性质，并及时通知医生。

（4）保证静脉输液通畅，监测生命体征。

（5）若患者出现烦躁不安，出冷汗，四肢厥冷，血压下降，脉快而弱，肠鸣音活跃，有活动性出血的指征，应通知医生，并保持静脉通路通畅。

（6）若患者出血量减少，出血颜色由鲜红色转为暗红色，生命体征趋于平稳，则提示病情好转。

七、护理要点

1. 常规护理

（1）一般护理　卧床休息，保持病室安静、整洁，必要时吸氧。

（2）饮食护理　遵医嘱严格控制饮食，向患者解释控制饮食的目的及饮食对疾病的影响，出血活动期禁食。

（3）皮肤护理　在卧床期间注意皮肤护理。

（4）用药护理　遵医嘱使用止血药，并严密观察用药效果。

（5）心理护理　根据患者文化水平及对疾病的了解程度，采取合适的方法向其介绍有关预防下消化道出血的知识。以极大热情关心患者，取得信任，使其对战胜疾病树立信心，进行各种操作前做好解释工作，取得密切配合，使患者保持最佳心态参与疾病的治疗护理。

2. 健康指导

（1）疾病预防指导　①注意饮食卫生和饮食的规律；进营养丰富、易消化的食物；避免过饥或饱饮暴食；避免粗糙、刺激性食物，或过冷、过热、产气多的食物、饮料；应戒烟、戒酒；②生活起居有规律，劳逸结合，保持乐观情绪，保证身心休息。避免长期精神紧张，过度劳累；③在医生指导下用药，保证用药正确。

（2）疾病知识指导　引起上消化道出血的病因很多，应根据各原发病进行健康指导。应帮助患者和家属掌握自我护理的有关知识，减少再度出血的危险。

（3）出院指导

① 宣教休息的重要性，避免重体力劳动。指导患者劳逸结合，体力允许者可适量活动。

② 强调正确饮食的重要性：近期避免进食粗糙、多纤维、坚硬、油炸、过酸、过辣、过烫、过冷等刺激性食物，少量多餐，避免过饱。戒烟、戒酒。

③ 养成便后观察粪便的习惯。

④ 宣教正确服用药物的目的、方法、药物的作用及不良反应。避免使用损伤胃黏膜药物。

⑤ 患者及家属应学会早期识别出血征象及应急措施，如出现头晕、心悸、呕血、黑粪时应立即卧床休息，保持安静，减少活动，呕吐时取侧卧位以免误吸。

⑥ 给予心理、社会支持，定期门诊随访。

第十四章　其他消化内科疾病

第一节　低蛋白血症

一、定义

低蛋白血症不是一个独立的疾病，而是各种原因所致氮负平衡的结果。主要表现为营养不良。血液中的蛋白质主要是血浆蛋白质及红细胞所含的血红蛋白。血浆蛋白质包括血浆白蛋白、各种球蛋白、纤维蛋白原及少量结合蛋白如糖蛋白、脂蛋白等，总量为6.5%～7.8%。若血浆总蛋白质低于6.0%，则可诊断为低蛋白血症。

二、病因与发病机制

（1）蛋白摄入不足或吸收不良　各种原因引起的食欲缺乏及厌食，如严重的心、肺、肝、肾脏疾病，胃肠道淤血，脑部病变；消化道梗阻，摄食困难如食管癌、胃癌；慢性胰腺炎、胆道疾病、胃肠吻合术所致的吸收不良综合征。

（2）蛋白质合成障碍　各种原因导致的肝损害使肝脏合成蛋白能力减低，血浆蛋白质合成减少。

（3）长期大量蛋白质丢失　消化道溃疡、痔疮、钩虫病、月经过多、大面积创伤渗液等均可导致大量血浆蛋白质丢失。反复腹腔穿刺放液、终末期肾病腹膜透析治疗时可经腹膜丢失蛋白质。肾病综合征、狼疮性肾炎、恶性高血压糖尿病肾病等可有大量蛋白尿，蛋白质从尿中丢失。消化道恶性肿瘤及巨肥厚性胃炎、蛋白漏出性胃肠病、溃疡性结肠炎、局限性肠炎等也可由消化道丢失大量蛋白质。

（4）蛋白质分解加速　长期发热、恶性肿瘤、皮质醇增多症、甲状腺功能亢进等，使蛋白质分解超过合成，而导致低蛋白血症。

三、临床表现

（1）营养不良　氮负平衡使皮下脂肪和骨骼肌显著消耗，患者日益消瘦，严重者呈恶病质状态。胃肠道黏膜萎缩，胃酸分泌减少，消化酶减少，因而食欲差。

（2）疲乏、无力　患者不爱活动，体力下降，反应渐趋迟钝，记忆力衰退。多有轻中度贫血，经常头晕，可有直立性低血压和心动过缓。

（3）水肿　与血浆有效渗透压减低有关。体液的渗透压与其所含溶质的分子量成反比，白蛋白分子量较小，是维持胶体渗透压的主要成分，血浆与组织液的总渗透压相差不大，但因血浆内所含不能渗透过毛细血管壁的白蛋白较多，故血浆的渗透压较高，从而使水分有从组织液进入血浆的趋势。血浆白蛋白减少时，有效渗透压减低，使组织间潴留过多的水分，而出现水肿，水肿严重时可出现胸腔积液及腹水。

（4）性功能减退、闭经。

（5）骨质疏松、机体抵抗力差等。

（6）出血倾向　血浆纤维蛋白原减少者可有。

四、实验室及其他检查

（1）一般实验室检查　血清白蛋白降低，由于免疫球蛋白也有一定的减少，故白蛋白/球蛋白比值通常不倒置。除白蛋白减少外其他肝功能指标多正常。尿蛋白阴性可用于排除肾病综合征。

（2）诊断基础疾病的检查　根据相应病史和临床表现选择，包括各种消化道造影、内镜、CT、超声、吸收功能试验、小肠黏膜活检等。

五、治疗

首先应治疗引起蛋白质摄入不足、丢失过多、分解亢进的原发疾病。若原发疾病无禁忌，可给予高蛋白质、高热量的饮食，使每天摄入蛋白质达60～80g，保证充足热量供应（2500kcal/d以上），并酌情使用促进蛋白质合成的药物。消化功能差者，可予流食或半流食，同时补充足够的维生素。病情严重者，可输入血浆或白蛋白。

六、观察要点

① 是否出现智力发育迟缓，精神障碍，表情冷淡或激动，面无笑容。

② 是否出现面和足部水肿，甚者波及全身。是否出现胸腔积液及腹水。

③ 有无出现性功能减退、闭经、骨质疏松。

④ 皮肤的颜色、弹性、完整性，有无出血点、色素沉着、皲裂、脱屑和瘀斑。

⑤ 是否出现恶病质，主诉乏力，体力下降，记忆减退。

⑥ 是否出现轻中度贫血、直立性低血压和心动过缓。

七、护理要点

（1）常规护理

① 环境与休息：指导患者注意休息，当症状改善后，可下床活动，避免发生压疮及动静脉血栓、肺栓塞等。阴囊水肿患者侧卧时在两大腿间放一软枕，使患者感觉舒适。

② 饮食护理：低蛋白血症患者的饮食护理原则是食物新鲜、清淡、柔软易消化。少食多餐，宜进食稀饭、汤粉、汤面等，忌辛辣油腻、硬固性食物，限制水钠摄入，钠限制在2g/d，控制从饮食中摄入蛋白质在20g/d之内。

③ 皮肤护理：进行压疮风险评估，及时采取压疮预防措施，包括使用海绵垫床或气垫床，以缓冲局部压力；每2小时协助患者更换体位，保护受压部位及骨突处；已形成水疱时，按无菌操作规程，用细针头抽出液体，并防止局部摩擦和受压；易发生皮肤破损时采取压疮护理措施。

（2）健康指导　低蛋白血症是肝硬化失代偿期反复出现的症状，因病程长，病情重，经济消耗大，所以患者的生理、心理负担重，应关心、鼓励、安慰患者，以减轻焦虑等不良情绪。加强护患沟通，告知患者及家属与疾病相关的知识，告知蛋白质食物在肠道消化吸收过程会导致血氨升高，易引发肝性脑病，指导患者减少或控制进食海鲜、龟鳖、鱼肉、牛奶等蛋白质含量高的食物，调节饮食，合理休息、活动，积极配合治疗，以提高生活质量。

第二节　胰岛素瘤

一、定义

胰岛素瘤为最常见的胰腺内分泌肿瘤。临床上以反复发作的空腹期低血糖所引起的神经精神症状为其特征。本病多为良性，少数属胰岛B细胞增生，另有11%左右为恶性，多见于中青年，女性稍比男性多发。

胰岛素瘤主要含有B细胞，分泌大量胰岛素，加速葡萄糖的氧化，降低肝内的糖原分解而导致低血糖。低血糖对全身的影响取决于血糖下降的速度。神经系统特别是中枢神经系统对低血糖反应最为敏感，如血糖突然下降，可使神经系统过度兴奋；如血糖持续降低，可使脑细胞代谢而致抑制状态，如反复发作或长时间低血糖，则可使脑细胞退化造成不可逆的损害。

二、病因与发病机制

通常在饥饿、饮酒、感染、活动过度等应激而发病。多数由偶发至频发，逐渐加重，甚至每天发作数次。发作时间可短至数分钟，长至持续数天，甚至长达1周以上，可伴发热等其他并发症。若及时进食或静脉注射葡萄糖，则数分钟即可缓解。初发病者或糖尿病患者伴本病的，血糖水平未降至3.33mmol/L（60mg/dL）以下，即可出现低血糖症状。但是，临床症状和血糖水平并不成正比，甚至有的从不在早餐前发病；发作后血糖并不一定很低，发作时不予补充葡萄糖也可自行缓解；若病情严重或发作时间延长，有时在进食数小时后症状才消失。这些不典型的临床表现，可能与肿瘤间歇性分泌胰岛素有关，也与血糖的下降程度、速度、持续时间、病程长短以及个体差异对低血糖的敏感性不同等有关系。这种复杂的临床表现给诊断带来一定困难。常被误诊为癫痫、癔症、精神病、一过性脑供血不足，但也有长期应用镇静药和抗痉药造成脑组织损害等而出现的神经症状。

三、临床表现

胰岛素瘤的症状主要是因肿瘤释放出大量胰岛素而产生低血糖，常在空腹时发生，开始发作频率低、时间短，以后发作频繁，每天数次。低血糖发作时可出现以下症状。

① 由于低血糖致大量儿茶酚胺释放所引起的交感神经兴奋症状：冷汗、心悸、面色苍白、饥饿、无力等。

② 神经系统症状：头痛、头昏、视力模糊、烦躁不安、精神恍惚、反应迟钝、性格改变、行为异常、昏迷惊厥等。系因低血糖致脑神经细胞代谢发生异常所致。

③ 低血糖症的典型表现为 Whipple 三联征：①低血糖的症状和体征，尤其是在饥饿和劳累时发作者；②重复血糖测定在 2.8mmol/L（50mg/dL）以下；③口服和静脉注射葡萄糖后症状很快减轻或消失。90%的患者根据 Whipple 三联征可以得到正确诊断。

四、实验室及其他检查

（1）空腹血糖测定　发作时血糖可低于2.8mmol/L（50mg/dL）。

（2）空腹胰岛素测定　正常人空腹血胰岛素为5～30μU/mL，本病发作时可超过50μU/mL。

（3）胰岛素释放指数测定　发作时抽血同时测定血浆胰岛素（IRI）和血糖（G），并计算IRI/G比值，对诊断有较大帮助。正常人IRI/G＜0.3（1.12±1.05，m±SD），胰岛素瘤者无例外地＞0.3（1.79±1.75，范围1.35～5.80）。

（4）C肽测定　正常人空腹血清C肽为（1.10±1.23）ng/mL，

24 小时尿 C 肽为（81±36）μg/24h，本病时常高于正常。

（5）激发试验 在无自发性低血糖发作时可采用以下试验诱发低血糖：葡萄糖刺激胰岛素释放试验、甲苯磺丁脲刺激试验、胰高糖素试验、饥饿试验。最简便易行的是饥饿试验，禁食 12～18 小时，约2/3患者血糖降至 3.3mmol/L，禁食 24～36 小时，绝大多数患者出现低血糖症，血糖＜2.2mmol/L 时应终止试验。

（6）特殊检查 证实有低血糖症者可酌情选用以下检查。

① 超声、CT、MRI：直径＜1cm 的肿瘤发现阳性率很低，由于 70% 的胰岛素瘤直径在 2cm 以下，超声、CT 与 MRI 检出率较低，为30%～50%。

② 选择性腹腔动脉造影：由于胰岛素瘤为多血运肿瘤，选择性动脉造影对肿瘤定位价值较大，确诊率为50%～90%。

③ 经皮经肝门静脉置管分段取血测定胰岛素（PTPC）：胰体尾部静脉血回流至脾静脉，头钩部静脉血回流至门静脉或肠系膜上静脉，如胰腺体内有胰岛素瘤，则在回流的静脉血内应有大量的胰岛素，且距肿瘤部位越近者胰岛素含量越高。测定门静脉、脾静脉不同部位血清中胰岛素含量可为胰岛素瘤的诊断和肿瘤定位提供可靠的依据。本诊断率较高，可达91.7%。PTPC 不属常规检查，但当其他方法不能确认甚至剖腹后仍未找到病灶而症状又十分典型者，可选用之。

④ EUS：由于 EUS 相对体表超声分辨率高，对于较小的肿瘤（直径＜1.0cm）其优越性更为突出，能分辨出 0.5cm 以下的肿瘤结节。因此，目前认为 EUS 是胃肠胰腺神经内分泌肿瘤术前定位最精确有效、最经济的手段，敏感性可达90%。

⑤ 生长抑素受体核素显像：胰岛素瘤相对其他胰腺神经内分泌肿瘤的阳性率要低，约为20%。

五、治疗

（1）手术治疗 手术切除肿瘤是治疗胰岛素瘤唯一有效的方法。由于长期低血糖发作将导致脑损害，发生意识障碍及精神异常，所以对有手术适应证者应尽早手术治疗。手术时应仔细检查胰腺、相邻淋巴结以及附近的器官（如肝脏、十二指肠等）。应查明肿瘤部位、数目及有无异位胰岛细胞瘤等，术中超声监测及细针穿刺行细胞学检查是简单可行的确立诊断的方法。对手术切除的标本应立即做冷冻病理切片，以证实诊断。一般在肿瘤切除后即可见血糖回升至正常。手术方法有肿瘤摘除、胰体尾切除、肿瘤部位胰腺切除、胰十二指肠切除等。

（2）药物治疗　对肿瘤无法切除、不能完全摘除干净及有转移的恶性胰岛素瘤者，可采用药物治疗。曾试用双氮嗪、苯妥英钠、氯丙嗪、普萘洛尔等，但效果不理想。近年来有试用链霉素者，动物实验证实链霉素可损伤B细胞，对多数患者有缓解低血糖作用，半数患者肿瘤有缩小。氟尿嘧啶及烷化剂对肿瘤的生长也有一定的抑制作用。目前研究不支持生长抑素有抗肿瘤效果，但有缓解症状的作用。

六、观察要点

（1）症状　①神经系统症状：患者有无嗜睡、智力减退、痴呆、精神异常。②低血糖时有无交感神经兴奋症状；如出冷汗、心悸、面色苍白、饥饿、无力等。③癫痫症状：是否发生舌咬伤、摔伤、抽搐等。

（2）身体状况　①血糖及胰岛素水平。②营养状态：因经常加餐、进食量大，有无体型肥胖。③意识状态：发作时的意识情况。

七、护理要点

1.常规护理

（1）一般护理　患者多次低血糖发作，可引起大脑退行性改变，出现狂躁、忧郁、痴呆及行为异常等。平时应嘱患者少下床活动，必要时专人护理，便于抢救。对有类似癫痫症状表现者，注意保护，勿发生摔伤。

（2）饮食护理　患者饮食以高蛋白、高维生素、高热量为主，提高机体对手术的耐受力。少量多餐，以避免低血糖发作。

（3）血糖的监测与控制　严格执行交接班制度，增加查房次数，观察患者有无低血糖反应。掌握患者低血糖发生规律，定时监测血糖及胰岛素水平，并做好记录。当患者有发病的先兆或患者突然出汗、心悸、抽搐甚至昏迷时，立即给患者监测血糖，如血糖＜2.8mmol/L时，遵医嘱给患者抽血查血糖和胰岛素测定，嘱患者进食或立即静脉推注50%葡萄糖40～60mL。备好急救物品如氧气、开口器等。

（4）安全护理　向患者及家属讲解所患疾病是胰腺B细胞分泌胰岛素亢进引起反复低血糖发作，出现一系列的症状和表现，如心慌、饥饿、手足湿冷、面色苍白、头晕，甚至发生发作性嗜睡、意识障碍、癫痫等，使患者及家属了解此疾病发病机制及临床表现。教会患者如出现低血糖早期表现，应立即卧床休息及进食；教会患者随身携带含糖食物，以备急用；减少远距离活动，活动范围内避免放置成角硬物，防止疾病发作时意外伤害，告知患者应在医务人员或家属视线范围内活动。

（5）心理护理　由于本病较少见，患者对自己的病情缺乏了解，担心预后不好，多有情绪低沉、焦虑、恐惧等，针对此类患者特别加强了心理护理，采取相应的护理措施。及时增加与患者交流次数，了解患者心理动态，并介绍同类病例救治成功的例子，稳定患者情绪，帮助建立战胜疾病的信心。患者因病程长，对治愈持怀疑态度。同时因为低血糖反复发作使脑细胞退行性变化，患者反应略迟钝。护理人员必须耐心细致地做好患者的心理护理，经常与患者交谈，说明哪些是低血糖的临床表现，如何预防及处理低血糖。告诉患者疾病已确诊，施行手术可以摘除肿瘤。鼓励患者树立战胜疾病的信心。

2.健康指导

① 向患者讲解低血糖时的症状，并教会其自我观察，交代其随身携带糖果或糕点，如发生低血糖时及时进食或摄入含糖食品。

② 评估患者家属是否了解低血糖的常见症状及患者低血糖的好发时间，告知家属注意事项，要求其能够及时向患者提供食品。若患者出现大汗淋漓、神志淡漠等低血糖症状时，应及时送医院急救。

第三节 胃泌素瘤

一、定义

胃泌素瘤又称卓-艾综合征（Zollinger-Ellison syndrome），系胰岛D细胞肿瘤分泌大量胃泌素引起以复发性、多发性与难治性溃疡及高胃酸分泌为特征的临床综合征。因肿瘤多位于胰腺，因此又称为胰源性溃疡综合征。

胃泌素瘤主要为胰岛D细胞肿瘤，据统计其中60%为恶性肿瘤，30%为D细胞良性腺瘤，其余为D细胞群增生。胃泌素瘤80%～90%发生在所谓"胃泌素瘤三角"的解剖区域内。虽然早期研究观察到的胃泌素瘤多发生于胰腺，但近年来发现十二指肠可能是胃泌素瘤最常见的发生部位，约占50%，且常为多发，其中以十二指肠第二段最多。而约30%的为胰腺内肿瘤，以胰头、胰尾多见。此外，肿瘤也可发生在远端小肠、胃、肝、脾、淋巴管、网膜、肠系膜等部位，卵巢和甲状旁腺较罕见，瘤体较小，多<1cm，单发多见。胃泌素瘤可分为散发性和多发性内分泌肿瘤I型（MEN-I）相关型两类，以散发性更为常见，约占80%。

胃泌素瘤分泌大量胃泌素，刺激壁细胞增生并分泌大量的胃液和胃酸，产生消化性溃疡；高酸性胃液使十二指肠及空肠液酸化，促进胃窦和肠蠕动增加，同时刺激促胰液素和胆囊收缩素分泌，导致胰液和HCO_3^-分泌增加及抑制小肠内水、电解质和葡萄糖的吸收；加之高酸分泌可使胰酶失活和胆盐沉积，从而产生严重腹泻和腹痛。

二、病因与发病机制

胃窦 G 细胞增生或分泌胃泌素的肿瘤引起。

三、临床表现

胃泌素瘤的确切发病率尚不清楚，国外估计年发病率为 1/100 万左右。发病年龄多发生在 20 ～ 50 岁，男性患者占 60%。主要临床表现为症状显著的溃疡和腹泻。

（1）腹痛　为顽固性消化性溃疡所致。胃酸大量分泌而引起十二指肠球部及特殊部位溃疡（如十二指肠降部、食管下段、球后、高位空肠等），溃疡常呈多发，上腹痛重而顽固，溃疡难以经内科治疗痊愈，且易复发。20% ～ 25% 的患者可发生出血和急性穿孔。

（2）腹泻　约 40% 的患者具有腹泻，17% 的腹泻呈顽固性，多为水样便，也可以为脂肪泻，腹泻可早于消化性溃疡数月、数年出现。腹泻时每天排便可达 10 ～ 30 次，量可达 2500 ～ 10000mL，一般治疗难以控制，严重者可致脱水、低钾血症或吸收不良与消瘦。

（3）合并多发性内分泌腺瘤病（MEN-I）　部分胃泌素瘤可并发其他内分泌肿瘤，其中以甲状旁腺瘤最多，也可见于脑垂体、肾上腺、甲状腺、胰岛 B 细胞瘤等，当合并这些腺瘤时可产生相应激素增多的临床症状。

四、实验室及其他检查

1. 实验室检查

（1）胃液分析　夜间 12 小时胃液总量＞ 1000mL，基础酸排出量（BAO）＞ 15mmol/h（胃大部切除术后者＞ 5mmol/h）。本病患者壁细胞已处于最大刺激状态，故对五肽胃泌素的刺激不再产生强烈反应，致最大酸排出量（MAO）增加不明显，BAO/MAO ＞ 60%。

（2）血清胃泌素测定　正常人和一般消化性溃疡空腹血清胃泌素为 50 ～ 150pg/mL，胃泌素瘤者常＞ 500pg/mL，甚至高达 1000pg/mL，当空腹血清胃泌素＞ 1000gp/mL 且有相应的临床症状者，即可确认为本病。

（3）激发试验　①促胰液素激发试验：促胰液素可刺激胃泌素的分泌，在静脉注射前及注射后分次测定血清胃泌素，胃泌素瘤患者于注射后5～10分钟血清胃泌素值可升至500pg/mL。②钙激发试验：钙离子可刺激肿瘤释放胃泌素，静脉注射钙剂后分次抽血查血清胃泌素，胃泌素瘤者于注射后3小时血清胃泌素值达高峰，常＞400pg/mL，高钙血症者忌做此试验。

2. 超声、CT、MRI

为非创伤性检查，常为首选。但因对小的肿瘤难以发现，故其对胃泌素瘤检查的敏感性分别仅为23%、50%及21%。

3. 胃镜和EUS

胃镜可见大量胃液存留，胃皱襞肥大，十二指肠和空肠黏膜不规则增粗、肠腔扩大，尤其可发现胃和十二指肠球部溃疡、球后溃疡以及其他异位溃疡等，少数可发现存在于胃及十二指肠的胃泌素瘤。EUS对于发现胰腺与十二指肠的胃泌素瘤颇有价值，尤其是位于十二指肠的较小的、多发的肿瘤。

4. 选择性血管造影

当上述检查阴性时可选用。经腹腔动脉插管行肠系膜上动脉和胰动脉造影，约50%的病例可有阳性发现。

5. 经皮经肝门静脉插管分段采血查胃泌素浓度（PTPVS）

可分别收集胰、十二指肠、空肠的静脉血，以测定胃泌素浓度，有助于定位诊断。

6. 生长抑素受体核素显像

由于胃泌素瘤细胞膜表面可表达生长抑素受体，因此该检查有利于发现位置特殊的胃泌素瘤原发灶以及转移灶，其敏感性与肿瘤的大小相关。消化道神经内分泌肿瘤中，胃泌素瘤的生长抑素显像阳性率最高，可达80%～90%。

五、治疗

胃泌素瘤根本的治疗方法是手术切除肿瘤，对肿瘤不能切除者和找不到肿瘤者可行药物治疗。

1.手术治疗

（1）肿瘤切除　应视肿瘤存在的部位制订切除方案。术中超声检查及细针穿刺细胞学检查可进一步提高肿瘤诊断的敏感性。肿瘤如完全被切除，则胃酸分泌及血清胃泌素将迅速正常。

（2）全胃切除术　对肿瘤不能切除或切除后效果差者，为了除去胃泌素作用的靶器官，可行全胃切除术来治疗消化性溃疡。但自抑酸药和生长抑素类似物应用于临床后，该手术的应用明显减少。

（3）选择性胃迷走神经切断术　可明显减少胃酸分泌，增强H_2受体拮抗药抑酸作用。

（4）切除其他内分泌肿瘤　伴甲状旁腺肿瘤者，应在腹部手术前先行甲状旁腺肿瘤切除。

2.药物治疗

（1）抑酸药　可选用西咪替丁0.6g，每4小时1次；雷尼替丁0.3g，每8小时1次，法莫替丁20mg，每4小时1次，奥美拉唑60mg，每12小时1次；兰索拉唑60mg，每6小时1次；雷贝拉唑钠60mg，每12小时1次。一般认为当BAO每小时＜10mmol，或当胃大部切除后＜5mmol，才是抑酸药剂量足够的标准。

（2）奥曲肽（善宁）　短期内应用可显著抑制胃酸和胰液分泌，并使90%患者血清胃泌素水平降低。剂量为50～150μg，每8小时皮下注射1次。长效奥曲肽（善龙）每4周肌内注射1次，可以更方便地应用于临床。

（3）化疗　对肿瘤难以切除或已有转移者，可行化疗。选用链佐霉素和氟尿嘧啶，或从腹腔动脉插管行链佐霉素介入治疗。

六、观察要点

密切监测患者生命体征，咳嗽、咳痰情况，记录24小时痰液引流量，如有异常及时通知医生，遵医嘱予患者相应处理，书写护理记录，及时评价护理效果。

七、护理要点

1.常规护理

（1）环境与休息　保持室内空气新鲜，定时通风，维持适宜的温湿度。指导患者生活要有规律，劳逸结合，选择合适的锻炼方式，提高机体抵抗力。

（2）饮食护理　细嚼慢咽，避免急食，咀嚼可增加唾液分泌，后者能稀释和中和胃酸，并可能具有提高黏膜屏障作用。有规律地定时进食，以维持正常消化活动的节律。以少食多餐为宜。饮食宜注意营养。餐间及睡前避免零食。避免咖啡、浓茶、浓肉汤和辣椒、醋等刺激性调味品或辛辣的饮食，避免损伤胃黏膜的药物。饮食不过饱，以防止胃窦部的过度扩张而增加胃泌素的分泌。

（3）用药护理　指导患者遵医嘱服药，不随意停药或减量，避免加重病情。慎用或勿用阿司匹林、泼尼松、咖啡因及利血平等可致溃疡的药物。

（4）水、电解质紊乱的护理　腹泻患者注意监测电解质，防止电解质紊乱。记录24小时便量，观察排便的性状，遵医嘱及时给药。

（5）皮肤护理　保持肛周皮肤清洁干燥，必要时涂抹保护黏膜药物。使用柔软纸巾或专用软质物品进行皮肤清洁。

（6）心理护理　神经因素对消化性溃疡的发生、发展均有重要影响，因此患者要保持乐观的情绪、规律的生活、劳逸结合以及避免过度的精神紧张。在患者知情的情况下，讲解胃泌素瘤相关知识，减少患者疑虑。

2.健康指导

指导患者改变不良的生活习惯。

（1）避免长期精神紧张　长期精神紧张会通过大脑皮质影响自主神经系统，使胃黏膜血管收缩，胃功能紊乱，胃酸和胃蛋白酶分泌过多，导致胃炎和溃疡发生。

（2）避免过度劳累　无论从事体力劳动还是脑力劳动，都不能过度劳累，否则就会引起消化器官供血不足，胃黏膜分泌失调，从而导致各种胃病发生。

（3）避免饮食饥饱不均　有规律地进餐，定时定量，可形成条件反射，有助于消化腺的分泌，更利于消化。

（4）避免酗酒无度　酒精会使胃黏膜发生充血、水肿甚至糜烂出血而形成溃疡。长期饮酒还损害肝脏，会引起酒精性肝硬化，胰腺炎的发生也与酗酒有关，这些损害反过来又会加重对胃的伤害。

（5）避免嗜烟成癖　吸烟会引起胃黏膜血管收缩，使胃黏膜中的前列腺素合成减少，前列腺素是一种胃黏膜保护因子，它的减少会使胃黏膜受到伤害。吸烟又会刺激胃酸和胃蛋白酶的分泌，所以嗜烟成癖是引起各种胃病的重要诱因。

第四节　神经内分泌肿瘤

一、定义

神经内分泌肿瘤（NET）是一组起源于身体的神经和内分泌细胞的肿瘤。神经内分泌细胞广泛分布于全身，包括垂体、甲状旁腺、肺和胸腺、胃肠道、胰腺、肾上腺、皮和组织。因此这些器官和组织均可以发生神经内分泌肿瘤。NET最常见的发生部位是胰腺、胃肠道、肺和胸腺。神经内分泌肿瘤可以产生和分泌常见激素，而NET患者或有或无激素相关的临床症状，伴有激素临床症状者称为功能性神经内分泌肿瘤，不伴有激素临床症状称为无功能性神经内分泌肿瘤。前者包括类癌、胰岛素瘤、胃泌素瘤、血管活性肠肽瘤（VIP瘤）、胰高血糖素瘤、分泌生长激素释放因子的肿瘤等。

神经内分泌肿瘤属于罕见疾病，但过去的30年发病率在不断上升，美国2004年的发病率为5.25/10万。NET难以早期发现，超过半数的患者确诊时都已经发生了转移，与常见的癌症不同，大部分NET生长缓慢。淋巴结和肝是最常见的转移部位。

二、病因与发病机制
病因尚不明。

三、临床表现
（1）类癌综合征 ①突发性或持续性头面部、躯干部皮肤潮红：可由于酒精、剧烈活动、精神压力或进食含有3-对羟基苯胺的食物如巧克力、香蕉等诱发；②轻度或中度的腹泻：并不一定和皮肤潮红同存在，可能与肠蠕动增加有关，可伴有腹痛。这可能与腹泻引起的腹部痉挛有关，也可能由于肠系膜纤维化引起间歇性部分小肠梗阻及肿块引起的肠梗阻所致；③类癌相关心脏疾病：是由于心内膜的纤维化所致，主要累及右心瓣膜，三尖瓣和肺动脉瓣的纤维样变可引起肺动脉狭窄及三尖瓣关闭不全；其他症状如皮肤毛细血管扩张症、糙皮病等，偶见皮炎、痴呆和腹泻三联征。

（2）胃泌素瘤 常表现为Zollinger-Ellison综合征。其特征是胃酸分泌过高、严重消化性溃疡以及胰岛细胞肿瘤；腹痛、腹泻常见，呈间歇性腹泻，通常为脂肪痢，经充分的内科或外科治疗，消化性溃疡仍反复发作。

（3）胰岛素瘤 其临床症状与肿瘤细胞分泌过量的胰岛素相关。特征性表现是神经性低血糖症，常见于清晨或运动后。其他还有视物模糊、精神异常等表现。

（4）胰高血糖素瘤 常伴有过量的胰高血糖素分泌，典型表现是坏死性游走性红斑伴有贫血以及血小板减少。大约有50%的患者可表现为中度的糖尿病，以及与胰高血糖素促使分解代谢增加有关的体重减轻，还可能有痛性红舌、口唇干裂、静脉血栓、肠梗阻及便秘等表现。

（5）VIP瘤 VIP瘤主要分泌血管活性肠肽，典型症状是Vemer-Morrison综合征，即胰性霍乱综合征。表现为水样腹泻（10～15L/d）、低钾血症、胃酸缺乏症和代谢性酸中毒。

四、实验室及其他检查

（1）肿瘤标志物检查　神经内分泌肿瘤有一种非常重要的肿瘤标志物，叫做嗜铬素A（CgA），它是目前最有价值的神经内分泌肿瘤的通用标志物（无论是功能性还是非功能性神经内分泌肿瘤）。NET患者的CgA水平可升高300多倍。通过检测血清或血浆CgA水平可以提示患者是否罹患神经内分泌肿瘤。另外，CgA水平与是否发生肝转移相关，是影响患者预后的一个重要的因素。

（2）影像学检查　内镜、超声内镜、超声、CT、PET-CT、MRI、生长抑素受体显像等是对神经内分泌肿瘤进行定位诊断的重要手段。

（3）病理学检查　除内镜肉眼观察外，组织病理学检查必不可少。免疫组化CgA和突触素（Syn）是必查项目，所有患者均需进行有丝分裂计数和Ki-67指数以分级。根据2010年世界卫生组织（WHO）GEP-NENs分级标准分为神经内分泌瘤（NET）G1、NET G2、神经内分泌癌（NEC）和混合型腺神经内分泌癌（MANEC）。

五、治疗

目前针对神经内分泌肿瘤的治疗主要包括手术治疗、化学治疗、生物治疗、介入治疗及靶向等治疗。手术切除是首选的治疗手段。生物治疗通常是分化好、生长缓慢、没有广泛肝转移的患者的治疗首选。

（1）手术治疗　对于神经内分泌肿瘤来说，无论是有功能的还是无功能的，手术是唯一能达到治愈目的的手段。如果肿瘤已经发生转移，通过手术切除原发灶、肝脏转移灶以及淋巴结清扫可以降低瘤负荷，提高患者的生存率，减轻与肿瘤分泌的激素相关的临床症状，提高患者的生存质量。对于已经接受过药物治疗的部分患者有二次手术指征的，仍然需要接受手术治疗，以提高患者的生存期。部分无肝外残留病灶的患者还可考虑进行肝移植手术。

（2）放射治疗　放射治疗对于神经内分泌肿瘤的治疗意义不大，仅适用于脑转移或控制骨转移引起的疼痛。因神经内分泌肿瘤多有生长抑素受体高表达，近年来应用核素标记的SST类似物作为转移性神经内分泌肿瘤的靶向治疗取得了一定的进展。在应用放射性核素标记SST类似物的治疗过程中，主要的不良反应是骨髓抑制和肾功能损伤，在治疗过程中要注意血常规和肾功能的监测。

（3）化学治疗　在神经内分泌肿瘤的化学治疗中，常用的药物主要有多柔比星、氟尿嘧啶、链脲菌素、达卡巴嗪、顺铂、紫杉醇等。

（4）生物治疗　神经内分泌肿瘤的生物治疗主要包括干扰素（IFN）治疗和生长抑素类似物治疗。

（5）肝脏转移灶的局部治疗　神经内分泌肿瘤最常见的转移部位是肝脏，有很大部分的患者在就诊时往往已经出现了肝脏转移灶。对于只有肝脏转移而又无法行手术切除的神经内分泌肿瘤患者，可选择针对肝脏转移灶的局部治疗，从而改善生活质量，延长生存期。治疗的方法包括选择性肝动脉结扎或栓塞、肝动脉插管化疗或栓塞化疗、射频治疗术（RFA）等。

六、观察要点

① 患者皮肤情况，是否有出现突发性或持续性头面部、躯干部皮肤潮红、皮炎。

② 是否出现腹痛、腹胀、腹部包块、消化不良以及黄疸。

③ 是否出现进行性吞咽困难。

④ 是否出现低血糖、血糖不稳定。

⑤ 神经症状方面观察患者有无痴呆表现。

七、护理要点

1. 化学治疗的护理

（1）心理护理　接受化疗的患者，常对化疗方法、效果、副反应缺乏了解，担心治疗效果，以及需要大量的医药费用，对家庭、工作单位造成劳务及经济负担，而产生焦虑和恐惧心理。个别患者在缺乏家庭及社会的关怀下有悲观绝望的心理。对此根据患者社会文化状况、个性特点，对疾病知晓的程度，有针对性地做好解释工作，树立战胜疾病的信心。在与患者交谈中，注意说话的声调，使之感觉热情亲切，解释化疗药物的用法、可能出现的不良反应、输注过程中应注意配合的要点，及时反映自我感受，这不仅有利于及时发现问题，及时处理，而且可以减少或避免患者因缺乏思想准备而发生责怪和对立情绪，有利于疾病的治疗，亦有利于护患沟通。

（2）营养支持护理　恶性肿瘤患者，其新陈代谢率呈持续升高，使患者处于不同程度的应激状态，能量需求可增加，加之一系列病理生理反应，会加重患者的营养不良程度，而化疗的副作用如食欲缺乏、恶心、呕吐等常引起患者营养状况进一步恶化，导致患者对化疗耐受力的降低，因此营养支持对改善患者的生存质量有积极的意义。

（3）静脉护理　保护患者的静脉血管至关重要（尤其是老年人），抗癌药物多为化学或生物制剂，作用于细胞代谢各阶段，影响蛋白质合成。大剂量、多药物综合治疗，以及反复多次静脉穿刺，损伤血管内膜或直接刺激血管，尤其高浓度药物对血管壁的化学刺激，使血管内膜易脱落，造成外渗，导致局部组织肿胀，甚至坏死，同时也增加患者痛苦，降低生活质量，而且延长患者住院时间，增加医疗费用。因此做化疗时应注意以下几点。①做好静脉化疗前的准备：严格执行无菌技术操作程序，在治疗室内将化疗药物稀释备用。药物配制应充分溶解，不宜放置过久，以免变质失效引起不良反应，同时护理人员注意自身防护，用过的空针、安瓿要按特殊垃圾予以焚烧处理。②穿刺血管的选择：选择较粗、较直、血流速度较快的血管穿刺，避开肘窝、手腕等关节处，以及手背、足背小静脉穿刺，尽量避免下肢血管，有计划地交替使用静脉血管。静脉穿刺要细心，提高一针见血率。目前常采用静脉留置针或静脉插管。③输注药物的顺序：先静脉输入少量生理盐水，注意观察局部穿刺皮肤，再次查对（三查八对），按医嘱输入化疗药物，严格掌握药物的浓度、剂量，同时输注几种药物时，中间应输入普通药液或用生理盐水间隔，注意观察穿刺皮肤情况和患者的反应，是预防静脉炎和药液外渗的关键。④药液渗漏的处理：一旦发现药液渗漏，及时正确的处理是避免组织坏死的关键。采取的措施是：一停，停止输液；二改，改建新的静脉通道；三抽，回抽残存或外渗的药物；四冲，用生理盐水快速冲洗通道；五封，用利多卡因封闭；六敷，原穿刺点用无菌纱布压迫包扎，冰袋冷敷 1 ～ 2 小时，或用33%硫酸镁湿冷敷，二者间断使用24 ～ 48 小时，使局部血管收缩，降低血管通透性，减少渗出及对组织的损害。

2. 生物治疗的护理

（1）知情同意　在实施生物治疗前护士应向患者及家属介绍免疫治疗的目的、预期疗效及可能出现的不良反应，医生应和患者签订知情同意书。

（2）具体免疫程序　①免疫调动：术后 1 个月内，根据病情可在用药前静脉滴注环磷酰胺400mg。②首次免疫：免疫调动 1 周后始，每周 1 次，共4次。③强化免疫：首次治疗后2 ～ 3 个月或更长时间，依病情及免疫学指标变化，可进行强化免疫。④选择上肢前臂皮肤或肩三角区皮肤，按三角形方向分布，三点注射，每点相距3 ～ 5cm。皮内一点约0.2mL，皮下两点，每点约0.4mL，也可于股部皮肤进行注射，注射方法相同。

（3）病情及皮肤的观察　有无心悸、胸闷、呼吸困难、恶心、呕吐、腹泻、便秘、皮肤瘙痒或疼痛等，一般无任何副作用。观察注射区局部皮肤反应，注射后48 ～ 72 小时判定局部反应。红肿范围＜2mm为（－），2 ～ 5 mm为（＋），5 ～ 10mm为（＋＋）。若体温升高＜38.5℃，可不予处理或给予物理降温；若体温＞38.5℃，则可给予退热栓 1 粒塞肛或冰敷。每天测量体温4 ～ 6 次。

（4）免疫反应　因疫苗制备中的原料为自体肿瘤组织，无过敏或其他反应。极个别患者于免疫后期，由于机体免疫增强，再遇此抗原时局部可有皮疹、红肿、硬结等，此时应注意保持局部清洁干燥，有破溃应随时换药，防止局部感染，必要时服用抗生素。

（5）常规检查　每3个月复查血常规、肝肾功能和肿瘤标志物，如癌胚抗原（CFA）、甲胎蛋白（AFP）等。每3个月复查胸部X线片、肝脏B超，必要时进行CT检查。

（6）心理护理　向患者介绍主动特异性免疫治疗制剂的制备方法、作用机制，说明免疫治疗的优越性，介绍国内免疫治疗的现状和治疗有效率的统计资料。向患者推荐治疗效果较好的病例，增强患者对免疫治疗的信心。

3. 健康指导

① 据病情解释营养要求及意义，指导患者和家属调整饮食，注意食物的色、香、味，创造愉快舒适的就餐环境，刺激患者食欲，保证患者的食量，满足机体的需要。

② 鼓励患者进食高蛋白、高碳水化合物、高维生素、清淡、易消化的食物。化疗期间可采取超食疗法，给予浓缩优质蛋白质。

③ 必要时按医嘱给输血、白蛋白，或胃肠外营养，纠正负氮平衡。

第四篇
常用药物

第十五章　抑酸药

第一节　H$_2$受体拮抗药

西咪替丁

【药理作用】

西咪替丁结构与组胺相似，主要通过阻断H$_2$受体而抑制胃酸分泌。有效地抑制基础胃酸和各种原因（组胺、五肽胃泌素、食物、迷走神经兴奋等）引起的胃酸分泌。同时减少胃液分泌量，阻止H$^+$向胃黏膜内逆向扩散造成的胃黏膜损伤；使胃蛋白酶活性降低，有利于胃肠屏障重建及减少出血。

【适应证】

主要用于消化性溃疡治疗，服药后胃酸减少、疼痛缓解、溃疡愈合。适用于治疗卓-艾综合征（Zollinger-Ellison syndrome）、反流性食管炎、糜烂性胃炎和上消化道出血。目前较少用于消化性溃疡的初始治疗，多用于糜烂性胃炎及消化性溃疡的维持治疗。还常应用于慢性荨麻疹、带状疱疹、皮肤瘙痒等皮肤病的治疗。

【用法用量】

口服，200mg/次，每天3次，睡前加服400mg。一般1天量不超过2.4g，疗程一般为4～6周。另有主张一天量分2次（每次400mg）或顿服疗法（晚间一次性口服800mg）。溃疡愈合后，每晚睡前服400mg，持续6～12个月；静脉注射，200～300mg/次，1次/6小时，用生理盐水或5%葡萄糖注射液20mL稀释后缓慢注射。

【不良反应】

① 消化系统：较常见的有腹胀、腹泻、口干、口苦，一些

患者可出现一过性转氨酶升高，偶见严重肝炎、肝坏死、肝脂肪性变等。

② 中枢神经系统：本品可通过血脑屏障，具有一定的神经毒性，出现头痛、眩晕、嗜睡、精神紊乱、谵妄甚至昏迷。

③ 内分泌：本药具有抗雄激素作用，大量长期应用（每天在1.6g以上）可产生男子乳腺发育和阳痿；产生促催乳素分泌作用，出现女性溢乳。

④ 其他：可导致血肌酐轻度升高，用药期间应注意检查肾功能。尚未有发生血小板减少性紫癜和粒细胞缺乏，甚至致命性骨髓增生低下的报道。

【禁忌证】

对本品过敏者禁用。

【注意事项】

① 癌性溃疡者，使用前应先明确诊断，以免延误治疗。

② 老年患者由于肾功能减退，对本品清除减少减慢，可导致血药浓度升高，因此更易发生毒性反应，出现眩晕、谵妄等症状。

③ 有药物过敏史者请遵医嘱使用。

④ 诊断的干扰：口服15分钟内胃液潜血试验可出现假阳性；血液水杨酸浓度、血清肌酐、催乳素、氨基转移酶等浓度均可能升高；甲状旁腺激素浓度则可能降低。

⑤ 为避免肾毒性，用药期间应注意检查肾功能。

⑥ 本品对骨髓有一定的抑制作用，用药期间应注意检查血常规。

⑦ 本品的神经毒性症状与中枢抗胆碱药所致者极为相似，且用拟胆碱药毒扁豆碱治疗可改善症状。故应避免本品与中枢抗胆碱药同时使用，以防加重中枢神经毒性反应。

⑧ 在老年患者、慢性肺疾病患者、糖尿病及免疫缺陷的患者中，服用H_2受体拮抗药出现社区获得性肺炎的危险性可能会增加。一项大型流行病学研究显示，正在接受H_2受体拮抗药治疗的患者与那些已经停止接受H_2受体拮抗药治疗的患者相比，

出现社区获得性肺炎的危险性增加。

⑨ 下列情况应慎用：严重心脏及呼吸系统疾病。用于系统性红斑狼疮（SLE）患者，西咪替丁的骨髓毒性可能增高。器质性脑病；肝肾功能损害。

⑩ 请将此药品放在儿童不能接触的地方。

雷尼替丁

【药理作用】

本品为 H_2 受体拮抗药，以呋喃环取代了西咪替丁的咪唑环，对 H_2 受体具有更高的选择性，能显著抑制正常人和溃疡病患者的基础和夜间胃酸分泌，以及五肽胃泌素、组胺和进餐引起的胃酸分泌，其抑制胃酸作用较西咪替丁强 5～12 倍，药效维持时间较西咪替丁长。还可降低胃酸及胃蛋白酶活性。

【适应证】

主要用于消化性溃疡，对十二指肠溃疡疗效尤佳，还可用于术后溃疡（吻合口溃疡）、反流性食管炎、对卓 - 艾综合征疗效优于西咪替丁。亦常用于上述病因所致出血及预防重症疾病（如脑出血、严重创伤等）应激状态下应激性溃疡大出血的发生。

【用法用量】

治疗消化性溃疡，150mg/次，每天2次，4～6周为1个疗程，维持量每晚150mg。卓 - 艾综合征的用量是每天600～1200mg，次数可酌情每4～12小时1次。

【不良反应】

较西咪替丁少。不影响肾功能；通过血脑屏障量少，不导致精神错乱；对肝脏微粒体药酶抑制作用不明显，很少影响其他药物代谢；治疗量不改变催乳素和雄激素的血浓度。

【禁忌证】

对枸橼酸铋雷尼替丁或其任何组分过敏者禁用。

【注意事项】

① 本品可引起粪变黑、舌发黑，易与黑粪混淆，但停药后消失。

② 本品不宜长期大剂量使用（不宜超过12周）。

③ 肾功能不全者（肌酐清除率＜25mL/min）不宜使用或禁用。

④ 胃溃疡患者用药前必须排除恶性肿瘤的可能性。

⑤ 与克拉霉素联用时，应注意抗生素的使用说明书中的注意事项。

⑥ 如与抗生素联用后，仍未根除幽门螺杆菌者，应做抗生素耐药试验，必要时更换抗生素。

⑦ 有急性卟啉病史者不宜使用。

⑧ 过期药品及废弃的药品包装请勿随意丢弃。

法莫替丁

【药理作用】

对 H_2 受体阻断作用较西咪替丁、雷尼替丁强，对胃酸分泌量的抑制能维持在12小时以上。其用量更小，作用强大、持久，安全范围大。

【适应证】

适用于胃、十二指肠溃疡、吻合口溃疡、反流性食管炎以及应激性溃疡和卓 - 艾综合征。

【用法用量】

治疗消化性溃疡用量为20mg/次，每天2次，或40mg，睡前1次服用；溃疡愈合后维持量为20mg，每晚1次。静脉注射或静脉滴注，20mg/次，每天2次，或40mg/次，每次1次，溶于生理盐水或葡萄糖液静脉滴注。

【不良反应】

轻微，常见头痛、头晕、口干、恶心、便秘、腹泻、腹部不适，偶见皮疹。

【禁忌证】

对本品过敏者、严重肾功能不全者禁用。

【注意事项】

应排除胃癌后才能使用。肝肾功能不全者慎用。

枸橼酸铋雷尼替丁

【药理作用】

本品为复方制剂，其中雷尼替丁为长效 H_2 受体拮抗药，能有效地抑制基础胃酸及胃泌素刺激引起的胃酸分泌，降低胃酸和胃蛋白酶的活性。枸橼酸铋钾在胃内能迅速崩解，在胃酸作用下水溶性胶体铋与溃疡面或炎症部位的蛋白质形成不溶性含铋沉淀，牢固地附于糜烂面上形成保护屏障，抵御胃酸与胃蛋白酶对黏膜面的侵蚀，并能刺激内源性前列腺素释放，促进胃黏液分泌，加速黏膜上皮修复，改善胃黏膜血流与清除幽门螺杆菌。

【适应证】

用于胃及十二指肠溃疡、反流性食管炎、上消化道出血和幽门螺旋杆菌感染等疾病，同时可减低溃疡复发率。

【用法用量】

口服，一次350mg（一粒），每天2次，餐前服，疗程不宜超过6周；与抗生素合用的剂量和疗程遵医嘱。

【不良反应】

过敏反应罕见，包括皮肤瘙痒、皮疹等；可能出现肝功能异常；偶见头痛、关节痛及胃肠道功能紊乱，如恶心、腹泻、腹部不适、胃痛、便秘等；罕见粒细胞减少。

【禁忌证】

对枸橼酸铋雷尼替丁或其任何组分过敏者禁用。

【注意事项】

① 本品可引起粪变黑，舌发黑，易与黑粪混淆，但停药后消失。

② 本品不宜长期大剂量使用（不宜超过）12周。

③ 肾功能不全者（肌酐清除率＜25mL/min）不宜使用或禁用。

④ 胃溃疡患者用药前必须排除恶性肿瘤的可能性。

⑤ 与克拉霉素联用时，应注意抗生素的使用说明书中的注意事项。

⑥ 如与抗生素联用后，仍未根除幽门螺杆菌者，应做抗生

素耐药试验，必要时更换抗生素。

⑦ 有急性卟啉病史者不宜使用。

⑧ 过期药品及废弃的药品包装请勿随意丢弃。

罗沙替丁

【药理作用】

阻断H_2受体，半衰期长、作用强、不良反应少、缓解疼痛症状快、不需空腹用药、不受抗酸药影响。

【适应证】

胃溃疡、十二指肠溃疡、吻合口溃疡、Zollinger-Ellison综合征、反流性食管炎，也用于麻醉前给药防止吸入性肺炎。

【用法用量】

口服治疗胃溃疡、十二指肠溃疡、吻合口溃疡、Zollinger-Ellison综合征、反流性食管炎，通常成人每次75mg，每天2次（早餐后及临睡前）。维持量75mg/晚。可按年龄、症状适当增减。麻醉前给药，通常成人于手术前一天临睡前及手术诱导麻醉前2小时各服75mg。

【不良反应】

偶见过敏性皮疹、瘙痒感（均应停药）；嗜酸粒细胞增多、白细胞减少；便秘、腹泻、恶心、腹部胀满感；丙氨酸转氨酶（ALT）与天门冬氨酸转氨酶（AST）上升；嗜睡。罕见失眠、头痛以及倦怠感、血压上升。不良反应发生率为1.7%。

【禁忌证】

有药物过敏史患者慎用，孕妇和儿童用药的安全性尚未明确，一般不宜应用。

【注意事项】

① 慎用于有药物过敏史者及肝肾功能不全的患者。

② 对孕妇及小儿的安全性尚未确立。

③ 哺乳期妇女给药时应避免授乳。

④ 本品可掩盖胃癌的症状。

⑤ 应注意肝肾功能及血常规。

尼扎替丁

【药理作用】

强效 H_2 受体拮抗药。生物利用度高（>90%），抗酸作用强，持续时间长（10小时）。

【适应证】

适应证同其他 H_2 受体拮抗药。

【用法用量】

口服，150mg/次，每天2次；或300mg睡前顿服。维持治疗，150mg/晚。

【不良反应】

轻微，包括贫血、腹胀、腹痛、头痛、皮疹。

【禁忌证】

对本品或其他组胺 H_2 受体拮抗药过敏者禁用。

【注意事项】

① 应用本品前需排除胃恶性肿瘤。

② 因本品主要经肾脏排泄，中至重度肾功能不全的患者应减量用药。

③ 肝肾综合征患者服用本品的药代动力学尚不清楚。本品部分在肝脏代谢，肾功能正常且无合并症的肝功能不全患者，用药与正常者相似。

④ 服用本品后尿胆素原测定可呈假阳性。

第二节　质子泵抑制药

H^+-K^+-ATP 酶作用于胃酸分泌的最后步骤。此酶无活性型存在于壁细胞质的小泡中，经过化学（如乙酰胆碱）、神经、激素（如胃泌素）活化后易位至壁细胞分泌小管的原生质膜，主动分泌 H^+，H^+ 穿透原生质膜交换 K^+。质子泵抑制药（PPI）是治疗酸相关性疾病的首选药物，通过抑制 H^+-K^+-ATP 酶的活性，从而抑制中枢或外周介导的胃酸分泌。吸收入血后，能迅速穿过胃壁细胞膜，进入胃壁细胞分泌小管内，在低pH状态下，快速质子化，不再具有亲脂特性，从而在分泌小管内不易透出而高度聚积，被活化为磺烯酸形式。这种被活化的磺烯酸能牢固地结合于H^+-K^+-ATP酶α-亚单位胞浆膜外半胱氨酸残基上，不可逆抑制H^+-K^+-ATP酶的活性，进而抑制胃酸分泌。

壁细胞的胞质小管泡和分泌小管均有质子泵分布，位于小管泡处的质子泵无泌酸活性，称为静止泵，而位于分泌小管的质子泵具有泌酸活性，称为活性泵。壁细胞静止期与分泌期间的相互转化是静止泵与活性泵间循环转换的结果。来源于血液的PPI只能在分泌小管中活化，抑制活性泵，而对胞质中的静止泵无作用。所以PPI抑制胃酸分泌的作用有两种消除机制。①快消除：贮存在胞质中未被抑制的静止泵通过膜融合进入分泌小管（数分钟），使泌酸恢复。②慢消除：质子泵的重新合成。快消除机制在给药初期最明显，因为即使是在进餐后，也非所有的壁细胞均能被兴奋泌酸，兴奋壁细胞中的静止泵也不会全部转化为活性泵。所以第1天用药后仍有较多静止泵贮存在胞质中，这些静止泵的转化将使PPI的作用较快消除。随着质子泵被PPI不可逆性抑制，贮备的静止泵数量将逐渐减少，PPI作用的消除将越来越依靠第二种慢消除机制。达到稳态时药效的消除几乎完全依赖于质子泵的重新合成，且合成速率与被PPI抑制的速率间达到平衡。

影响PPI药效的因素有以下四个方面。①壁细胞的功能状态：PPI仅抑制活性泵，其作用明显受分泌小管膜上活性质子泵数量的影响，PPI对泌酸旺盛的壁细胞作用更强。a.对十二指肠溃疡患者的抑酸作用强于健康人；b.每天1次，早晨用药（进食可激活壁细胞使其泌酸）作用强于晚上给药。早餐前15～30分钟服药为最佳给药时间。②幽门螺杆菌感染状态：其他条件不变时，PPI对幽门螺杆菌感染阳性患者的抑酸作用强于阴性患者；在幽门螺杆菌根除前的抑酸作用强于根除后。原因在于幽门螺杆菌代谢产生的碱性物质氨能中和胃酸，增强PPI的作用。③给药方法：一定程度上增加剂量的效果弱于增加给药频率。这是由于

PPI从体内消除快，增加剂量并不明显延长药物在体内的滞留时间，而增加给药频率可增大PPI与分泌小管膜上质子泵结合的机会。④与H_2受体拮抗药的相互作用：H_2受体拮抗药阻止胞质小管泡上的静止泵转化为分泌小管的活性泵，当PPI与其联用或随后使用时，作用靶分子减少导致其作用受限。因此这两类抑酸药呈相互拮抗作用。应注意避免联用或PPI紧随H_2受体拮抗药之后用药。

奥美拉唑

【药理作用】

能特异性抑制壁细胞顶端膜构成的分泌性微管和胞质内的管状泡上的H^+-K^+-ATP酶，从而抑制该酶活性，阻断胃酸分泌的最后步骤，因此本品对各种原因引起的胃酸分泌具有强而持久的抑制作用。

【适应证】

① 治疗消化性溃疡疗效已经肯定，其中对十二指肠溃疡疗效尤佳。②对反流性食管炎缓解症状、黏膜愈合、预防并发症、防止复发等均有较好疗效。③对卓-艾综合征可改善症状。④治疗消化性溃疡、急性胃黏膜病变等所致的上消化道出血。

【用法用量】

每天20～40mg，疗程2～4周，能加速消化性溃疡愈合；反流性食管炎，20～60mg口服，每天1次；卓-艾综合征需长期大剂量服用，60mg/次，每天1次，治疗时间按临床需要酌情而定，严重患者可用20～120mg/d，剂量超过60mg应分2次服用。静脉滴注：本品40mg溶于100mL生理盐水或5%葡萄糖注射液中，应在20～30分钟或更长时间内静脉滴注，每天1～2次。治疗非静脉曲张性上消化道出血，推荐使用大剂量PPI治疗：奥美拉唑80mg静脉推注后，以8mg/h输注维持72小时。

【不良反应】

不良反应多为轻度可逆，常见头痛、头昏、失眠、感觉异常、腹泻、便秘、腹痛、恶心、纳差，偶见荨麻疹、外周神经炎等。未见严重不良反应，可作长期维持治疗之用。妊娠及哺乳妇女不宜服用。

【禁忌证】

① 对奥美拉唑过敏者。

② 与其他质子泵抑制药一样，奥美拉唑不应与阿扎那韦合用。

【注意事项】

① 当怀疑有消化性溃疡时，应尽早通过X线、内镜检查确诊，以免治疗不当。

② 治疗胃溃疡时，必须排除恶性肿瘤。因用本品治疗可掩盖其症状，从而延误诊断。

③ 当确诊或怀疑胃溃疡，但有以下一种或几种警示症状发生时，必须排除恶性肿瘤：显著的无意识的体重减轻；反复呕吐；吞咽困难；吐血或黑粪。

④ 本品对胃肠道的运动紊乱无效。

⑤ 对经内镜确诊为食管炎而长期服用奥美拉唑的患者，每天10mg治疗较每天20mg治疗的缓解率低，因此每天服用10mg者应定期进行内镜监测。

兰索拉唑

【药理作用】

本药转移到胃黏膜壁细胞的酸分泌细管后，在酸性条件下，转变为活性结构，此种活性物与质子泵（H^+-K^+-ATP）的巯基结合，抑制该酶的活性，故能抑制胃酸的分泌。其抑酶作用强于奥美拉唑。

【适应证】

用于胃溃疡、十二指肠溃疡、反流性食管炎、卓-艾综合征、吻合口溃疡。

【用法用量】

十二指肠溃疡，通常成人每天1次，口服，15～30mg，连续服用4～6周；胃溃疡、反流性食管炎、卓-艾综合征、吻合口部溃疡，通常成人每天1次，口服，30mg，连续服用6～8周。

但用做维持治疗、高龄者、有肝功能障碍、肾功能低下的患者，每天1次，口服兰索拉唑15mg。

【不良反应】

少而轻，可见头痛、口干、腹泻、瘙痒、皮疹。偶见血清转氨酶升高、白细胞减少、嗜酸粒细胞增多等。有药物过敏史者、肝功能不良者、老年患者慎用；对本品过敏者，妊娠、哺乳期妇女忌用。

【禁忌证】

对本品过敏者禁用。

【注意事项】

① 在治疗过程中，应充分观察，按其症状使用治疗上所需最小剂量。

② 下列患者慎重用药：曾发生药物过敏症的患者；肝功能障碍的患者。

③ 对老年患者的用药，一般而言，老年患者的胃酸分泌能力和其他生理功能均会降低，故用药期间请注意观察。

④ 对孕妇及哺乳妇女的用药：已确认兰索拉唑在大白鼠胎仔的血浆浓度比在母鼠中高。又在兔子（经口给药30mg/kg）的实验发现胎仔病死率增加，故对孕妇或有可能妊娠的妇女，需事先判断治疗上的益处超过危险性时，方可用药。曾有报告指出，在动物实验中药品会转移到乳汁中。所以本药品不适合用于正在哺乳中的妇女。如不得已需服药时，应避免哺乳。

⑤ 对小儿的用药：对小儿的安全性尚未被确立（由于在小儿的临床经验极少）。

⑥ 药物相互作用：会延迟地西泮及苯妥英钠的代谢与排泄，资料已被发表于类似药物奥美拉唑的报告中。

雷贝拉唑

雷贝拉唑为新一代质子泵抑制药，在不同程度上克服了第1代PPI的某些缺陷，同时能增强对GERD及其他酸相关性疾病的疗效。其主要特点包括：①具有较高的pK_a值，抑酸作用起效

快，起效时间短；②昼夜均可维持较高的抑酸水平，胃pH＞3
的时间明显延长；③该药很少依赖肝细胞内细胞色素P450同工
酶系统代谢，疗效确切，个体差异小；④该药主要由非酶途径代
谢，与其他药物之间相互影响少，具有很高的安全性。多项研究
证实，雷贝拉唑对24小时胃内酸度的抑制率为66%，而奥美拉
唑为35%。与其他PPI相比，雷贝拉唑服药后2小时便有显著的
抑酸效果，即可改善临床症状，而且，本品缓解日间和夜间疼痛
能力优于奥美拉唑。雷贝拉唑还可直接攻击幽门螺杆菌（Hp），
且非竞争性地、不可逆地抑制Hp的尿素酶，与抗生素三联疗法
有很高的Hp清除率，疗程也相应缩短，只需5～7天。

【药理作用】

雷贝拉唑钠属于抑制分泌的药物，是苯并咪唑的替代品，无
抗胆碱能及抗H_2组胺特性，但可附着在胃壁细胞表面通过抑制
H^+-K^+-ATP酶来抑制胃酸的分泌。此酶系统被看作是酸质子泵，
故雷贝拉唑钠作为胃内的质子泵抑制药阻滞胃酸的产生，此作用
是剂量相关性的。动物试验证实雷贝拉唑钠在用药后不久即可从
血浆和胃黏膜中排出。

【适应证】

① 活动性十二指肠溃疡。

② 良性活动性胃溃疡。

③ 伴有临床症状的侵蚀性和溃疡性胃食管反流病（GERD）。

④ 与适当的抗生素合用，可根治幽门螺杆菌阳性的十二指
肠溃疡。

⑤ 侵蚀性或溃疡性胃食管反流病的维持期治疗，目前疗程
超过12个月的药效尚未进行评估。

【用法用量】

本品不能咀嚼或压碎服用，应整粒吞服。

1.成年人/老年患者的用药

① 活动性十二指肠溃疡和活动性良性胃溃疡患者：20mg（2
粒）/次，每天1次，晨服。大多数活动性十二指肠溃疡患者在

用药4周后痊愈。但有2%的患者还需要继续用药4周才能痊愈。一些十二指肠溃疡患者10mg（1粒）/次，每天1次的治疗量即有反应。大多数活动性良性胃溃疡需在用药6周后痊愈。但有9%的患者还需继续用药6周可痊愈。

② 侵蚀性或溃疡性的GERD患者：20mg（2粒）/次，每天1次，疗程为4～8周。

③ GERD的长期治疗方案的维持治疗：疗程为12个月，维持治疗量为10mg（1粒）/次或20mg（2粒）/次，每1次。一些患者对10mg/日的维持治疗量即有反应。

④ 幽门螺杆菌的根治性治疗：与适当的抗生素合用，可根治幽门螺杆菌阳性的十二指肠溃疡。

本品应在早餐前服用，尽管用药时间及摄食对雷贝拉唑药效无影响，但此种给药方式更有利于治疗的进行。

2.肝肾功能不全患者的用药　肝肾功能不全患者在用药过程中无需进行剂量调节。但在有严重的肝功能不全患者用药时，应参见"不良反应及注意事项"。

注射用雷贝拉唑适用于下列病症无法以口服药物有效治疗时的取代疗法：①续口服雷贝拉唑治疗，例如患者由于某种原因临时不能口服用药的；②有出血或严重侵蚀性活动性十二指肠溃疡；③伴有出血或严重侵蚀性活动性胃溃疡；④侵蚀性或溃疡性的胃食管反流征的短期治疗；⑤胃酸吸入征的预防；⑥在重症监护下，应激性黏膜损伤；⑦病理高胃酸分泌症状，包括Zollinger-Ellison综合征。

注射用法：临用前，5mL灭菌注射用水溶解，然后在5分钟内缓慢给予。静脉滴注：先用5mL灭菌注射用水溶解后，再加入葡萄糖注射液或葡萄糖氯化钠注射液稀释，在15～30分钟滴完。

【不良反应】

（1）偶见（不良反应发生率在0.1～5%）　光敏性反应、头痛、恶心、呕吐、便秘、腹胀、腹泻、皮疹、荨麻疹；红细胞减少、白细胞减少、白细胞增多、嗜酸粒细胞增多、中性粒细胞增多、淋巴细胞减少；ALT、AST、碱性磷酸酶（ALP）、γ-GTP、乳酸脱氢酶（LDH）、总胆红素、总胆固醇、BUN升高；蛋白尿等不良反应。

（2）罕见（不良反应发生率在≤0.1%）　休克、心悸、心动过缓、下腹痛、消化不良、胸痛、肌痛、视力障碍、眩晕、失眠、困倦、倦怠感、握力低下、四肢乏力、感觉迟钝、口齿不清、步态蹒跚、溶血性贫血等。此外国外1例有肝性脑症既往史的肝硬化患者出现了精神错乱、识辨力丧失和嗜睡。

【禁忌证】

① 对雷贝拉唑钠，苯并咪唑替代品或对该制剂制备中使用的任何赋形剂过敏的患者禁用。

② 孕妇和哺乳期妇女禁用。

【注意事项】

① 已知对本品、苯丙咪唑衍生物或剂型中任何成分过敏的患者禁用。

② 孕妇和哺乳期妇女禁用。

③ 由于本品对胃恶性病变引起的症状同样有较高的疗效，因此在使用本品治疗前应排除恶性病变的可能性。

④ 重度肝炎患者慎用，用时需从小剂量开始并监测肝功能。

⑤ 不建议年龄小于12岁的儿童使用。

⑥ 老年患者使用本品无需调整剂量。

埃索美拉唑

埃索美拉唑是另一个新一代PPI，它是奥美拉唑的S-型旋光异构体。奥美拉唑主要由细胞色素P450同工酶（CYP2C19）代谢，埃索美拉唑的代谢表现为立体选择性，主要通过CYP3A4代谢，只有小部分通过CYP2C19代谢。因此在药代动力学上表现为代谢率低、血浆浓度高的特点；抑制胃酸分泌的时间更长，抑酸能力更强，且受个体差异的影响更小，因此能够很好地缓解症状，促使溃疡愈合。

【药理作用】

（1）药效学特性　埃索美拉唑是奥美拉唑的S-异构体，通过特异性的靶向作用机制减少胃酸分秘，为壁细胞中质子泵的特异性抑制剂。

（2）作用部位和机制　埃索美拉唑为一弱碱，在壁细胞泌酸微管的高酸环境中浓集并转化为活性形式，从而抑制该部位的H^+-K^+-ATP酶（质子泵），对基础胃酸分泌和刺激的胃酸分泌均产生抑制。对胃酸的抑制作用更持久、有效，使用后胃内pH变异更小。

（3）对胃酸分泌的影响　口服埃索美拉唑20mg和40mg后，在1小时内起效。重复给以20mg每天1次连续5天，在第5天服药后6～7小时测量，五肽胃泌素刺激引起的平均高峰泌酸量降低90%。

症状性GERD患者每天口服埃索美拉唑20mg和40mg，5天后24小时胃内pH＞4的时间平均值分别为13小时和17小时。维持胃内pH＞4的时间至少8小时、12小时和16小时的患者比例在埃索美拉唑20mg时分别为76%、54%和24%；在40mg时分别为97%、92%和56%。进食对埃索美拉唑降低胃内酸度的效应无显著影响。

（4）抑制胃酸的治疗效果　反流性食管炎患者服用埃索美拉唑40mg，4周的愈合率约为78%，8周后为93%。埃索美拉唑20mg每天2次与适当的抗菌药物联用治疗1周后，幽门螺杆菌的根除率约为90%。1周根除治疗后，对没有并发症的十二指肠溃疡患者无需再单用抑酸药作愈合溃疡和消除症状的后续治疗。

（5）与抑制胃酸相关的其他效应　使用抗酸药物治疗期间，胃酸分泌减少会导致血清胃泌素增高。在长期使用抗酸药物治疗期间，有报道胃腺囊肿的发生率有一定程度的增多。这些改变是显著地抑制泌酸后的生理性反应，其性质为良性，并视为可逆性的。

（6）毒理研究　基于常规的多次用药毒性、基因毒性和生殖性研究，临床前的相关研究没有显示埃索美拉唑对人类有特殊的危害：用消旋混合物在致癌研究发现了胃的ECL细胞增生和类癌，在大鼠中对胃的这些效应是由于持续、显著的高胃泌素血症的结果，后者继发于胃酸产生的减少。见于长期使用胃酸分泌抑制药后的大鼠。

【适应证】

胃食管反流性疾病，根除幽门螺杆菌。

【用法用量】

药片应和液体一起整片吞服，而不应咀嚼或压碎。

（1）用于胃食管反流性疾病（GERD）

① 糜烂性反流性食管炎的治疗：40mg，每天1次，连服4周。对于食管炎未治愈或持续有症状的患者建议再服药治疗4周。

② 已经治愈的食管炎患者防止复发的长期维持治疗，20mg每天1次。

③ 胃食管反流性疾病（GERD）的症状控制，没有食管炎的患者20mg，每天1次。如果用药4周症状未控制，应对患者进一步的检查。

（2）与适当的抗菌疗法联合用药根除幽门螺杆菌，并且埃索美拉唑肠溶片20mg＋阿莫西林1g＋克拉霉素500mg，每天2次，共7天。

① 愈合与幽门螺杆菌相关的十二指肠溃疡。

② 预防与幽门螺杆菌相关的消化性溃疡复发。

【不良反应】

轻微，偶有头痛、腹痛、腹泻、腹胀、恶心/呕吐、便秘、皮疹、头昏、口干。

【禁忌证】

已知对埃索美拉唑、其他苯并咪唑类化合物或本品的任何其他成分过敏者。

【注意事项】

① 当出现任何报警症状（如显著的体重下降、反复的呕吐、吞咽困难、吐血或黑粪），怀疑有胃溃疡或已患有胃溃疡时，应

排除恶性肿瘤，因为使用埃索美拉唑镁肠溶片治疗可减轻症状，延误诊断。

② 长期使用该药治疗的患者（特别是使用1年以上者）应定期进行监测。

③ 肾功能损害的患者无需调整剂量。对于严重功能不全的患者，由于使用该药的经验有限，治疗时应慎重。

④ 对驾驶和使用机器能力的影响，尚未观察到这方面的影响。

第三节　胃泌素受体阻断药

丙谷胺

【药理作用】

本品为胃泌素受体的拮抗药，化学结构与胃泌素（G-17）及胆囊收缩素（CCK）二种胃激肽的终末端化学结构相似。其功能基团酰胺基能特异性地与胃泌素竞争壁细胞上胃泌素受体，因而能明显抑制胃泌素引起的胃酸和胃蛋白酶的分泌，对组胺和迷走神经刺激引起的胃酸分泌作用抑制不明显。能增加胃黏膜氨基己糖的含量，促进糖蛋白合成，对胃黏膜有保护和促进愈合作用，能改善消化性溃疡的症状和促使溃疡愈合。此外，本品具有利胆作用。

【适应证】

常用于胃、十二指肠溃疡、慢性浅表性胃炎、十二指肠球炎，尤对慢性胃酸过多的溃疡病有效。

【用法及用量】

口服，0.4g/次，每天3～4次，餐前15分钟服用，连续服用30～60天，亦可根据胃镜或X线检查结果决定用药时间。注射剂：静脉注射0.4g/次、1次/6小时，用于急性胃黏膜病变及上消化道出血。

【不良反应】

偶有口干、便秘、瘙痒、失眠、腹胀、头痛等不良反应，个别报道有暂时性白细胞减少和轻度转氨酶升高。

【禁忌证】

胆囊管及胆道完全梗阻的患者禁用。

【注意事项】

① 本品抑制胃酸分泌的作用较 H_2 受体拮抗药弱，临床已不再单独用于治疗溃疡病，但其利胆作用较受重视；

② 用药期间应避免烟、酒及刺激性食物和精神创伤。

胆碱受体阻断药

此类药物有哌仑西平、替仑西平、唑仑西平等。

哌仑西平

【药理作用】

哌仑西平选择性阻断 M_1 胆碱受体，无论是基础胃酸分泌，还是由外源性五肽胃泌素、胰岛素引起的胃酸分泌均受到抑制。其抑制胃酸分泌的剂量对唾液分泌、心率、胃肠运动、眼功能等无明显影响。口服、肌注或静注本品后，本品对胃液的pH影响不大，主要是使胃液（包括胃蛋白酶原和胃蛋白酶）分泌量减少，从而使胃最大酸分泌和最高酸分泌下降。

【适应证】

适用于各种酸相关性疾病，如十二指肠溃疡、胃溃疡、胃食管反流病、高酸性胃炎、应激性溃疡、急性胃黏膜出血、胃泌素瘤等。

【用法及用量】

50mg/次，每天2次，早、晚饭前1.5小时服用，疗程4～6周。症状严重者可150mg/d，分3次服，需长期治疗的患者，可连续服用3个月。

【不良反应】

因其不通过血脑屏障，所以中枢性不良反应轻。偶见口干、便秘、腹泻、嗜睡、眼干燥和视力调节障碍，停药后症状即消失。妊娠早期忌服。

【禁忌证】

① 对本品过敏者禁用；②孕妇禁用；③青光眼和前列腺增

生症。

【注意事项】

① 本品与西咪替丁合用可增强抑制胃酸分泌的效果。

② 肝肾功能不全者慎用。

第十六章 胃肠动力药

第一节 概述

　　腹胀、恶心、呕吐、胃灼热、反酸以及便秘、腹泻等是临床常见的消化道症状，这些症状的产生大部分与胃肠道的收缩力下降、运动协调性减弱、内脏感觉异常、中枢情感与痛觉改变有关。促胃肠动力药主要用于治疗胃肠动力功能紊乱及其相关疾病，如胃食管反流病（GERD）、反流性食管炎（RE）、功能性消化不良（FD）、胃轻瘫（GP）、肠易激综合征（IBS）、功能性便秘以及假性肠梗阻等。

　　胃肠动力疾病患者的临床表现个体差异较大，具有多变性和反复性。因此，在治疗上应遵循个体化原则，采取综合治疗措施，包括精神心理治疗、饮食治疗、药物治疗及生物反馈治疗等。在药物治疗方面应该充分认识到直至目前为止仍然没有一种药物或单一疗法对此类疾病完全有效，治疗药物及方法的选择应因人而异，对症处理。同时，对原发性胃肠动力疾病及全身疾病导致的继发性胃肠动力疾病患者，应根据其病因及可能的发病机制给予针对性的治疗。临床上应根据不同疾病的动力障碍特点，选择特异性作用于靶器官的促动力药。

　　促动力药的作用包括以下几方面：增强平滑肌的收缩力，协调胃肠动力，促进胃肠内容物的转运及其排空，调节内脏敏感性。根据促动力药作用机制及其促动力的受体和靶器官不同，促动力药可分为许多类型。

【依据作用部位分类】

① 作用于上胃肠道：甲氧氯普胺、多潘立酮、莫沙必利、伊托必利、红霉素、氯谷胺。

② 作用于下胃肠道：替加色罗、普卡必利等。

③ 作用于全胃肠道：西沙必利、曲美布丁等。

【依据作用机制分类】

（1）调节胃肠动力紊乱

① 增强平滑肌收缩力：甲氧氯普胺、多潘立酮、西沙必利、莫沙必利、伊托必利、红霉素、氯谷胺、替加色罗、普卡必利等。

② 协调胃肠运动药物：曲美布丁。

（2）纠正内脏高敏感性　替加色罗等。

【依据作用途径分类】

① 多巴胺受体拮抗药：甲氧氯普胺、多潘立酮、伊托必利等。

② 胃动素受体激动药：红霉素等。

③ 5-HT受体激动药：西沙必利、莫沙必利、替加色罗、普卡必利等。

④ 胆碱能受体激动药：新斯的明、M_3受体拮抗药扎非那新等。

⑤ 阿片肽受体激动药：曲美布丁等。

⑥ CCK受体拮抗药：氯谷胺等。

第二节　常用促动力药

甲氧氯普胺

【药理作用】

① 本品通过阻滞多巴胺受体而作用于中枢神经系统的延髓催吐化学感应区，具有强大的中枢性镇吐作用。

② 通过阻断胃和上部小肠多巴胺受体增加食管下端括约肌

的压力，增大食管、胃窦和上部小肠蠕动收缩的振幅，促进胃排空。它对胃肠道的作用主要是以胃肠道肌肉对乙酰胆碱敏感的形式起作用，所以它的作用需要以胆碱能活性为基础。

③ 刺激催乳素分泌，从而引起泌乳。

【适应证】

① 可用于中枢性疾病及放疗、化疗等引起的恶心、呕吐。

② 用于胃肠动力性疾病的治疗，如特发性和继发性胃轻瘫、反流性疾病及功能性消化不良等所致的腹胀、食欲缺乏、恶心、呕吐、嗳气、胃灼热及反酸等。

③ 可用于海空作业引起的呕吐、晕车及偏头痛引起的恶心。

④ 用于十二指肠插管前，有助于顺利插管，可缩短患者小肠X线检查的时间。

⑤ 可用于肝胆疾病、慢性胰腺炎的辅助治疗。

【用法与用量】

口服每次5～10mg，每天3次，于餐前半小时或睡前服用。肌注每次10～20mg，根据病情可间隔6小时再用，每天剂量一般不超过0.5mg/kg。

【不良反应】

在接受甲氧氯普胺治疗的患者中20%出现不良反应。

① 主要不良反应为镇静作用，可有倦怠、嗜睡、头晕等，文献报道达10%；另可出现便秘、腹泻及皮疹。

② 锥体外系反应：因该药可通过血脑屏障，大剂量或长期应用可因阻断多巴胺受体使胆碱能受体相对亢进。主要表现为帕金森综合征，出现肌震颤、头后倾、斜颈、阵发性双眼上视、发音困难、共济失调等，停药后24小时可消失，可用抗胆碱药物治疗。肌内注射苯海拉明1～2mg/kg，可使不良反应迅速消失。

③ 注射给药可能引起直立性低血压。

④ 本药有可能刺激儿茶酚胺分泌，故禁用于嗜铬细胞瘤。禁用于进行放疗或化疗的乳腺癌。禁用于胃肠道活动增强后可导致危险的病例，如机械性肠梗阻、胃肠出血等。

⑤ 对胎儿的影响尚不清楚，故孕妇一般不宜使用，长期使用可有乳腺肿大或溢乳。

【禁忌证】

① 下列情况禁用：对普鲁卡因或普鲁卡因胺过敏者；癫痫发作的频率与严重性均可因用药而增加；胃肠道出血、机械性肠梗阻或穿孔，可因用药使胃肠道的动力增加，病情加重；嗜铬细胞瘤可因用药出现高血压危象；不可用于因行化疗和放疗而呕吐的乳腺癌患者。

② 下列情况慎用：肝功能衰竭时，丧失了与蛋白结合的能力；肾衰，即重症慢性肾功能衰竭使锥体外系反应危险性增加，用量应减少。

【注意事项】

① 醛固酮与血清催乳素浓度可因甲氧氯普胺的使用而升高。

② 严重肾功能不全患者剂量至少需减少60%，这类患者容易出现锥体外系症状。

③ 因本品可降低西咪替丁的口服生物利用度，若两药必须合用，间隔时间至少要1小时。

④ 本品遇光变成黄色或黄棕色后，毒性增高。

多潘立酮

【药理作用】

本品为外周性多巴胺受体阻断药，直接阻滞胃肠道的多巴胺受体，可提高食管下端括约肌压力，增强胃蠕动，增大幽门舒张期直径，但不影响幽门开放频率，使胃窦和十二指肠运动协调。

【适应证】

① 胃轻瘫，如特发性胃轻瘫、糖尿病性胃轻瘫、术后胃轻瘫。

② 反流性疾病及功能性消化不良所引起的反酸、嗳气、早饱、腹胀、恶心及厌食等。

③ 各种原因引起的恶心、呕吐：外科、妇科手术后的恶心、呕吐；抗帕金森综合征药物（如苯海索、莨菪碱等）引起的胃

肠道症状及多巴胺受体激动药（如左旋多巴、溴隐亭）所致的不良反应；细胞毒性药物（如抗癌药）引起的呕吐，但对氮芥等强效致吐药引起的呕吐，只在不太严重的时期有效；消化系统疾病（胃炎、肝炎、胰腺炎等）引起的呕吐；其他疾病（如偏头痛、痛经、颅脑外伤、尿毒症等）、检查（如胃镜检查）和治疗措施（如血液透析、放射治疗）引起的恶心、呕吐；儿童各种原因（如感染等）引起的急性和持续性呕吐。

【用法与用量】

（1）成人　口服给药，每次5～10mg（片剂、滴剂或混悬液），每天2～3次，餐前15～30分钟服用。呕吐及其他药物所致的胃肠道反应，每次20mg，每天3～4次。静脉注射，用于防止偏头痛发作及治疗发作时的恶心、呕吐，静脉注射本药8～10mg。直肠给药，每次60mg，每天2～4次。

（2）儿童　口服给药，儿童每次0.3～0.6mg/kg。

【不良反应】

（1）中枢神经系统　偶见头痛、头晕、嗜睡、倦怠、神经过敏等。

（2）代谢/内分泌系统　本药是一种强有力的催乳激素释放药，临床上如使用较大剂量可引起非哺乳期泌乳，并在一些更年期后的妇女或男性患者中出现乳房胀痛的现象；也有致月经失调的报道。

（3）消化系统　偶见口干、便秘、腹泻、短阵腹部痉挛性疼痛等。

（4）心血管系统　据国外报道本药静脉注射可出现心律失常。

（5）皮肤　偶见一过性皮疹或瘙痒。

【禁忌证】

① 禁忌：对本药过敏者；嗜铬细胞瘤；乳腺癌；机械性肠梗阻；胃肠道出血。

② 慎用1岁以下小儿。

③ 药物对妊娠的影响　尽管动物实验中尚未发现本药有致

畸作用和胎盘毒性，但孕妇用药应权衡利弊，谨慎使用。

【注意事项】

① 孕妇慎用，哺乳期妇女使用本品期间应停止哺乳。

② 建议儿童使用多潘立酮混悬液。

③ 心脏病患者（心律失常）以及接受化疗的肿瘤患者应用时需慎重，有可能加重心律失常。

④ 如服用过量或出现严重不良反应，应立即就医。

⑤ 对本品过敏者禁用，过敏体质者慎用。

⑥ 本品性状发生改变时禁止使用。

⑦ 请将本品放在儿童不能接触的地方。

⑧ 如正在使用其他药品，使用本品前请咨询医师或药师。

伊托必利

【药理作用】

伊托必利为一种新型的消化道促动力药，一方面能拮抗多巴胺 D_2 受体，刺激内源性乙酰胆碱的释放，另一方面通过拮抗胆碱酯酶，抑制乙酰胆碱的水解，使释放的乙酰胆碱聚集在胆碱能受体部位，增强胃的内源性乙酰胆碱，但对循环系统却无明显影响。这种双重机制使本品不仅能显著增强胃和十二指肠的运动，而且还具有中等强度的镇吐作用。

【适应证】

本品主要适用于功能性消化不良引起的各种症状，如：上腹部不适、餐后饱胀、早饱、食欲缺乏、恶心、呕吐等。

【用法及用量】

口服，成人每天3次，每次50mg，餐前服用。可根据年龄、症状适当增减或遵医嘱。

【不良反应】

主要不良反应有过敏症状，如皮疹、发热、瘙痒感等；消化道症状，如腹泻、腹痛、便秘、唾液增加等；神经系统症状，如头痛、刺痛感、睡眠障碍等；血液系统症状，如白细胞减少，当确认异常时应停药。偶见血尿素氮或血肌酐升高、胸背部疼痛、疲劳，手指发麻和手抖等。高龄患者用药时易出现副作用，使用时应注意。孕妇及哺乳期妇女用药安全性未确定，应慎用。儿童不宜使用。

【禁忌证】

① 因胃肠动力增强可能加重胃肠道出血、机械性梗阻或穿孔的损害，故此类患者禁用本品。

② 已知对伊托必利过敏，或对本品中的任何成分有过敏史的患者禁用本品。

【注意事项】

① 本品能增强乙酰胆碱的作用，必须谨慎使用。

② 本品使用中若出现心电图$Q-T_C$间期延长，应停药。

③ 虽然未证实本品对驾驶和操作机器的能力有影响，但由于偶尔可发生眩晕和激动，故应注意药物对人体机敏性的影响。

西沙必利

【药理作用】

西沙比利为$5-HT_4$受体激动药，选择性地作用于胃肠道壁肌间神经丛神经节后末梢，促进乙酰胆碱的释放（延长与增强释放的时间与数量），刺激整个胃肠道而发挥作用。因为胆碱能神经的分布在胃肠道近段比远段丰富，故本药的作用主要涉及食管、胃及近段肠道，能增强食管蠕动，增加食管下段括约肌的张力，防止胃内容物反流入食管并改善食管的清除率；能增加胃和十二指肠的收缩，改善胃窦、十二指肠的排空；还能促进肠道的蠕动，显著加快小肠、结肠的通过时间，其作用比甲氧氯普胺强10～100倍。本药不影响胃肠黏膜下神经丛，因此不改变胃肠黏膜的分泌。同时由于本药不抑制乙酰胆碱酯酶的活性，也无多巴胺受体阻断作用，因此不增加胃酸分泌，也不影响血浆催乳激素的水平，基本上无中枢抑制作用。

【适应证】

① 主要用于功能性消化不良，缓解上腹胀饱、早饱及恶心、呕吐等症状。

② 用于胃食管反流性疾病，包括食管炎的治疗及维持治疗。

③ 由神经损伤、迷走神经切断术、部分胃切除或糖尿病引起的胃轻瘫。

④ 可恢复结肠的推进性运动，可用于慢性便秘的长期治疗。

⑤ 也可用于治疗与运动功能失调有关的假性肠梗阻导致的推进性蠕动不足和胃肠内容物滞留。

【用法及用量】

（1）成人　口服给药，根据病情的程度，每天总量为15～40mg，分2～4次给药，需餐前15分钟服用。

① 一般病情：每次5mg（剂量可加倍），每天3次。

② 病情严重者（如胃轻瘫、食管炎、顽固性便秘）：每次10mg，每天3～4次，于三餐前及睡前服用；或者每次20mg，每天2次，于早餐前及睡前服用。

③ 食管炎的维持治疗：每次10mg，每天2次，早餐前和睡前服用；或者每次20mg，每天1次，睡前服用。病情严重者剂量可加倍。

④ 肾功能不全和肝功能不全患者起始剂量可减半，以后可根据临床反应调整剂量。

（2）老年人应酌情减少用药剂量。

【不良反应】

① 少数患者可能发生瞬间性腹部痉挛、腹泻和腹鸣，减量可消失。

② 偶有过敏、轻度短暂的头痛或头晕及与剂量相关的尿频的报道。

③ 罕见可逆性肝功能异常，并可能伴有胆汁淤积。

④ 个别报道，本药可影响中枢神经系统，导致癫痫、锥体外系反应等。

【禁忌证】

① 对本药过敏者。

② 心肌病。

③ 充血性心力衰竭。

④ 有临床意义的心动过缓。

⑤ 二至三度房室传导阻滞。

⑥ 窦房结功能障碍。

⑦ 室性心律失常。

⑧ 易于发生严重心律失常的患者，如多器官衰竭、慢性阻塞性肺疾病、晚期癌症等。

⑨ 肾衰竭。

⑩ 呼吸衰竭。

⑪ 进食障碍者。

⑫ 可导致电解质紊乱的情况如严重脱水、呕吐或营养不良。

⑬ 胃肠道出血、阻塞或穿孔以及其他刺激胃肠道可能引起危险的疾病。

⑭ 妊娠期及哺乳期妇女。

⑮ 孕龄小于34周的早产儿。儿童使用本药的安全性和有效性尚未确定，不推荐使用。肝肾功能损害者。

⑯ 服用其他药物引起Q-T间期延长或本来就有Q-T间期延长者。

【注意事项】

（1）在使用本品治疗前，应先排除心律失常的潜在危险。

（2）具有以下心律失常危险因素的患者，应慎重使用。

① 严重心脏病史，包括严重室性心律失常、二或三度房室传导阻滞、窦房结功能障碍、充血性心力衰竭、缺血性心脏病；

② 猝死家庭史；

③ 肾衰竭，尤其是进行长期透析的患者；

④ 慢性阻塞性肺疾病和呼吸衰竭；

⑤ 电解质紊乱的危险因素，如服用排钾利尿药；

⑥ 胰岛素用量的剧烈调整；

⑦ 持续性呕吐和（或）腹泻。

（3）当婴幼儿和儿童发生腹泻时，应降低剂量，检查血钾水平，若结果异常，则应停药。

（4）用药前和用药过程中应检查心电图、血电解质（血钾和血镁）和肾功能。

（5）应在具有适当医疗监护措施的情况下，权衡利弊使用本品。

（6）应根据临床指征或至少每3个月对患者进行疗效评定。

（7）Q-T间期大于450ms的患者或电解质紊乱的患者，不应使用本品。

（8）本品不影响精神运动性功能，不引起镇静和嗜睡。然而，本品可加速中枢神经系统抑制剂的吸收，如巴比妥酸盐、酒精等，因此，同时给予应慎重。

（9）一般不建议用于早产新生儿。如早产新生儿必须使用本品，则应在重症监护病房内使用，同时进行持续的心脏监护。每天剂量应分次服用，每次不超过0.2mg/kg，最高日剂量不得超过0.8mg/kg。

莫沙必利

【药理作用】

本品为强效选择性5-HT$_4$受体激动药，能激动胃肠道胆碱能中间神经元及肌间神经丛的5-HT$_4$受体，促进乙酰胆碱的释放，从而产生胃肠道的促动力作用，改善功能性消化不良患者的胃肠道症状。本品与大脑突触膜上的多巴胺D$_2$、α$_1$-HT$_1$、α$_5$-HT$_1$和5-HT$_2$受体无亲和力，因而没有这些受体阻滞所引起的锥体外系综合征和尖端扭转型室性心动过速等心血管副作用。与西沙必利不同的是，本品对结肠的亲和力低于胃肠道的其他部位，而西沙必利对动物胃肠道各个部位的促动力作用相似。

【适应证】

慢性胃炎或功能性消化不良引起的消化道症状，如上腹部胀满感、腹胀、上腹部疼痛、嗳气、恶心、呕吐、胃烧灼感等。

【用法与用量】

每次5mg，每天3次，餐前服用。

【不良反应】

主要表现为腹泻、腹痛、口干、皮疹及倦怠、头晕等。偶见嗜酸粒细胞增多、甘油三酯升高及谷氨酸草酰乙酸转氨酶（GOT）、丙氨酸氨基转移酶（GPT）、碱性磷酸酶（AKP）、γ-谷氨酰转移酶（GT）升高。

【禁忌证】

① 对本品过敏者。

② 出血、穿孔或肠梗阻等胃肠道疾病患者。

【注意事项】

（1）慎用的情况　孕妇及哺乳期妇女、儿童及青少年、肝肾功能不全者、老年患者、电解质紊乱者（尤其是低钾血症）和有心力衰竭、传导阻滞、室性心律失常、心肌缺血等心脏病史者。

（2）药物对检验值或诊断的影响　用药后可致嗜酸粒细胞增多以及血清甘油三酯、丙氨酸氨基转移酶（ALT）、天门冬氨酸氨基转移酶（AST）、碱性磷酸酶（ALP）和γ-谷氨酰转移酶（γ-GT）等检验值升高。

（3）用药前后及用药时应当检查或监测　有心血管病史或联用抗心律失常药的患者在治疗过程中应定期做心电图检查。

替加色罗

【药理作用】

替加色罗是5-HT$_4$受体部分激动药。能刺激内脏初级传入神经元，激活兴奋性或抑制性内在神经元，引起近端肠道收缩，同时尾端肠道舒张。肠道中氯化物和水的分泌对大便起决定作用，已证明5-HT$_4$受体可刺激肠道中氯化物和水的分泌。替加色罗能降低直肠扩张时内脏传入纤维的放电，减少伤害性直肠扩张时腹部的收缩，也可以减少伤害性直肠扩张时内脏传入纤维的放电，参与调节内脏敏感性，因而替加色罗也被考虑用于胃食管反流性疾病和功能性消化不良的治疗。

【适应证】

适用于女性便秘型肠易激综合征患者缓解症状的短期治疗，

能有效改善便秘型肠易激综合征患者的腹部不适、腹胀和便秘等胃肠道症状。

【用法与用量】

每天2次，每次6mg，餐前口服。

【不良反应】

本品的不良反应为腹泻、腹痛、恶心、腹胀、头痛、偏头痛、腿部疼痛及关节病、背痛、流感样症状。

【禁忌证】

① 已知对该药活性成分或任何赋形剂过敏者。

② 肾功能严重损害者禁用。

③ 中度或严重的肝功能损害者禁用。

④ 患有肠梗阻、症状性胆囊疾病，可疑Oddi括约肌功能紊乱或有肠粘连病史者禁用。

【注意事项】

① 腹泻或与肠易激综合征相关的复发性腹泻患者慎用。

② 增加胃肠动力可能导致不良影响的患者慎用。

③ 轻中度肾功能不全及轻度肝功能不全慎用。如需使用，剂量不需调整。

④ 服药期间如出现新的腹痛或腹痛加剧，应停用。在治疗的第1周内有可能出现腹泻症状，此后，腹泻症状会随着治疗而消失。

红霉素

【药理作用】

红霉素是一种特异性胃动素受体激动药，能引起胃体和胃窦的有力收缩。

【适应证】

能解除糖尿病或进行性系统性硬化症患者的胃轻瘫，对甲氧氯普胺无反应的患者，使用红霉素可以有效。在出现肠蠕动停止时，小肠细菌生长过度，可加重胃肠的低运动性，用红霉素来提高胃肠运动性，同时亦可用抗生素控制细菌的生长。

【用法与用量】

口服，红霉素250～300mg/次，每天3次。

【不良反应】

主要为消化道症状，恶心、腹部不适、腹泻较为常见。其酯化物可致肝毒性，用药后引起肝大、黄疸、发热、皮疹、转氨酶升高等症状，停药后大多能于数天自行消失。剂量偏大时，偶可引起耳鸣和暂时性耳聋。

【禁忌证】

对本品及其他大环内酯类药物过敏者禁用。

【注意事项】

① 溶血性链球菌感染用本品治疗时，至少需持续10天，以防止急性风湿热的发生。

② 肾功能减退患者一般无需减少用量，但严重肾功能损害者本品的剂量应适当减少。

③ 肝病患者本品的剂量应适当减少。

④ 用药期间定期随访肝功能。

⑤ 患者对一种红霉素制剂过敏或不能承受时，对其他红霉素制剂也可能过敏或不能承受。

⑥ 因不同细菌对红霉素的敏感性存在一定差异，故应做药敏试验测定。

⑦ 对诊断的干扰：本品可干扰Higerty法的荧光测定，使尿儿茶酚胺的测定值出现假性增高；血清碱性磷酸酶、胆红素、丙氨酸氨基转移酶和门冬氨酸氨基转移酶的测定值均可能增高。

曲美布丁

【药理作用】

本品具有对胃肠道平滑肌的双向调节作用。在胃肠道功能低下时，本品能作用于肾上腺素能受体，抑制去甲肾上腺素释放，从而增加运动节律；而在胃肠道功能亢进时，本品主要作用于κ受体，从而改善运动亢进状态。

【适应证】

本品主要用于慢性胃炎引起的胃肠道症状，如腹部胀满感、腹痛和嗳气等；也用于肠易激综合征。

【用法及用量】

治疗慢性胃炎，通常成人每天300mg，分3次口服。可根据年龄、症状适当增减剂量。治疗肠易激综合征，一般每天剂量300～600mg，分3次口服。

【不良反应】

偶有口渴、口内麻木、腹鸣、腹泻、便秘和心动过速、困倦、眩晕、头痛、皮疹、GOT升高、GPT升高等，发生率约为0.4%。

【禁忌证】

对本品过敏者禁用。

【注意事项】

有时出现皮疹等过敏反应，此时应停药。由于老年人生理功能较弱，用药时需加以注意。孕妇、哺乳期妇女和儿童用药的安全性尚不明确，因此上述人群不宜使用本品。

第十七章　胃肠黏膜保护药

胃十二指肠黏膜除了经常接触高浓度胃酸外，还受到胃蛋白酶、微生物（Hp等）、胆盐、酒精、药物和其他有害物质的侵袭。但在正常情况下，胃十二指肠黏膜能够抵御这些侵袭因素的损害作用，维护黏膜的完整性。这是因为胃十二指肠黏膜具有一系列防御和修复机制，包括黏液-重碳酸盐屏障、黏膜屏障、黏膜血流量、细胞更新、损伤的急性愈合、前列腺素和表皮生长因子等。除侵袭因素外，消化性溃疡，特别是胃溃疡的发生亦可能主要是由于防御/修复因素减弱所致。胃黏膜保护剂治疗愈合溃疡的主要机制是增强黏膜的防御/修复作用，主要用于胃溃疡的治疗。

目前常用的胃黏膜保护药主要有三种，即胶体铋剂、前列腺素类药物米索前列醇和硫糖铝等。

第一节 胶体铋剂

枸橼酸铋钾

【药理作用】

本药为抗溃疡药，作用方式独特，既不中和胃酸，也不抑制胃酸分泌，而通过以下几个方面起作用：①在胃液pH值条件下，可在溃疡表面或溃疡基底肉芽组织表面形成一种坚固的氧化铋胶体沉淀形成的保护性薄膜，从而隔绝胃酸、酶及食物对溃疡黏膜的侵蚀作用，促进溃疡组织的修复和愈合。体外试验证明，本药在酸性条件下能与蛋白质及氨基酸发生络合作用而凝结，而溃疡部位的氨基酸残基较正常黏膜丰富，因此本药更易沉积在溃疡黏膜上。②抗胃蛋白酶作用，本药能与胃蛋白酶发生络合而使其失活。③改变胃黏液成分，促进碳酸氢盐和黏液分泌，防止黏液糖蛋白被分解，增强胃黏膜屏障作用。④防止氢离子逆弥散。⑤刺激内源性前列腺素的释放，提高胃及十二指肠黏膜中前列腺素 E_2 浓度，并使唾液腺分泌的表皮生长因子富集于溃疡部位并保护其不受胃酸灭活，从而起到保护胃黏膜、促进溃疡组织修复和愈合的作用。⑥改善胃黏膜血流，杀灭幽门螺杆菌（Hp），延缓Hp对抗菌药耐药性的产生，这对治疗消化性溃疡和胃炎均有益。本药与阿莫西林或甲硝唑或奥美拉唑联合应用时，还可增加对Hp的根除率。

临床研究和应用证明本药能有效地促进溃疡愈合，近期疗效与 H_2 受体拮抗药相似，而治愈溃疡后的复发率则明显低于 H_2 受体拮抗药，且用本药治愈的十二指肠溃疡，停药后症状缓解时间比用 H_2 受体拮抗药治疗者长。且对西咪替丁耐药的患者，使用本药治疗仍有80%以上愈合率。

本药在胃中形成不溶性的胶体沉淀,很难被消化道吸收,仅有少量铋可被吸收。吸收入体内的铋约4周后达稳态浓度。本药血药浓度与给药剂量有关,动物实验证明,以常规剂量给药,稳态血铋浓度在 5 ～ 14μg/L。铋吸收后主要分布在肝、肾及其他组织中,以肾脏分布居多,且主要经肾脏排泄,清除率约为50mL/min。血液和尿液中铋的排泄过程符合三室模型。本药未吸收部分经粪便排出体外。半衰期为5 ～ 11天。

【适应证】

主要用于胃、十二指肠溃疡及慢性胃炎,可缓解胃酸过多引起的胃痛、胃灼热感及反酸等。

【用法及用量】

口服给药,每次0.3g,每天3 ～ 4次,餐前0.5小时和睡前服用。

【不良反应】

(1)神经系统 少数患者可有轻微头痛、头晕、失眠等,但可耐受。当血铋浓度＞0.1μg/mL时,有发生神经毒性的危险,可能导致铋性脑病,但目前尚未发现服用本药的患者血铋浓度超过0.05μg/mL者。

(2)消化系统 服用本药期间,口中可能带有氨味,且舌、粪便可被染成黑色,易与黑粪症相混淆;个别患者服用时可出现恶心、呕吐、食欲减退、腹泻、便秘等消化道症状。以上表现停药后均可消失。

(3)泌尿系统 本药长期服用可能引起肾脏毒性。

(4)骨骼肌肉 骨骼的不良反应常发生在不同的部位,与骨内铋的浓度过高有关。较常见的是与铋性脑病相关的骨关节病,常以单侧或双侧肩疼痛为先兆症状。

(5)其他 个别患者可出现皮疹。

【禁忌证】

① 肾功能减退者。

② 孕妇。

③ 以下患者慎用：肝功能不全者，儿童，哺乳妇女。急性胃黏膜病变时最好不用。

【注意事项】

① 本药不宜大剂量长期服用，连续用药不宜超过2个月。长期使用本药的患者应注意体内铋的蓄积。

② 服药前后半小时必须禁食，不得服其他饮料（如含乙醇或含碳酸的饮料）和药物，否则会干扰本药治疗溃疡的作用。

③ 如发生了铋性脑病，应立即停药。此外，加服地塞米松和金属络合剂可加快脑病恢复。

④ 大剂量服用本药会导致可逆性肾衰，并于10天内发作。

⑤ 药物过量的处理：应急救，洗胃、重复服用药用炭悬浮液及轻泻剂。监测血、尿中铋浓度及肾功能，对症治疗。当血铋浓度过高并伴有肾功能紊乱时，可用2-巯基琥珀酸或2-巯基丙磺酸络合疗法进行治疗，严重肾衰者需进行血液透析。

胶体果胶铋

【药理作用】

本药是一种新型的胶体铋制剂，通过应用生物大分子果胶酸代替现有铋制剂中的小分子酸根（如碳酸根、硝酸根、枸橼酸根等），从而提高了本药的胶体特性，使其能在酸性介质中形成高黏度溶胶。该溶胶与溃疡面及炎症表面有强的亲和力，可在胃黏膜表面形成一层牢固的保护膜，增强胃黏膜的屏障作用，故对消化性溃疡和慢性胃炎有较好的治疗作用。有研究表明，与其他胶体铋制剂比较，本药的胶体特性好，特性黏数为胶体碱式枸橼酸铋钾的7.4倍；此外，本药对受损黏膜具有高度选择性，胶体碱式枸橼酸铋钾在受损组织中的铋浓度为正常组织中的3.1倍，而本药为4.34倍。

另一方面，本药可沉积于幽门螺杆菌的细胞壁，使菌体内出现不同程度的空泡，导致细胞壁破裂，并抑制细菌酶的活性，干扰细菌的代谢，使细菌对人体的正常防御功能变得更敏感，从而起到杀灭幽门螺杆菌、提高消化性溃疡的愈合率和降低复发率的作用。

此外，本药还可刺激胃肠黏膜上皮细胞分泌黏液，促进上皮细胞的自身修复，以及直接刺激前列腺素和表皮生长因子的产生，使溃疡面和糜烂面快速愈合而止血。另有文献报道，果胶本身也有止血作用。

本药口服后在肠道内吸收甚微，血药浓度和尿中药物浓度极低，绝大部分药物随粪便排出体外。

【适应证】

主要用于胃及十二指肠溃疡，也用于治疗慢性浅表性胃炎、慢性萎缩性胃炎及消化道出血。

【用法与用量】

① 消化性溃疡和慢性胃炎：每次120mg或150mg，每天4次，分别于3餐前1小时及临睡前服用。疗程一般为4周。

② 并发消化道出血：将日服剂量1次服用。方法为：将胶囊内药物取出，用水冲开搅匀后服用。

③ 儿童用量酌减。

【不良反应】

本药不良反应少，按常规剂量使用本药，一般无肝、肾及神经系统等方面的不良反应，服药后血、尿及粪的常规检查也无改变。

【禁忌证】

严重肾功能不全者及孕妇禁用。

【注意事项】

① 本品连续使用不得超过7天，症状未缓解，请咨询医师或药师。

② 儿童用量请咨询医师或药师。

③ 服用本品期间不得服用其他铋制剂，且本品不宜长期大量服用。

④ 如服用过量或出现严重不良反应，应立即就医。

⑤ 对本品过敏者禁用，过敏体质者慎用。

⑥ 本品性状发生改变时禁止使用。

⑦ 请将本品放在儿童不能接触的地方。

⑧ 儿童必须在成人监护下使用。

⑨ 如正在使用其他药品，使用本品前请咨询医师或药师。

枸橼酸铋钾-克拉霉素-替硝唑

【药理作用】

本药的枸橼酸铋钾在胃酸的作用下迅速崩解而形成微小的胶态物质，与溃疡表面的蛋白质密切结合并形成致密、均匀的保护膜，阻止胃酸和胃蛋白酶对溃疡面的侵蚀，促进内源性前列腺素的生成、上皮细胞的再生，加速溃疡组织的自身修复；此外还有较强的杀灭幽门螺杆菌的作用。替硝唑为5-硝基咪唑类抗菌药，对厌氧菌和幽门螺杆菌都有杀灭作用。克拉霉素是大环内酯类抗生素，对幽门螺杆菌也有较强的杀灭作用。

【适应证】

① 十二指肠溃疡、胃溃疡（伴幽门螺杆菌感染者），尤其是复发性和难治性溃疡。

② 慢性胃炎（伴幽门螺杆菌感染者），尤其是其他药物治疗无效且症状较重者。

【用法及用量】

口服给药。枸橼酸铋钾片（白片），每天2次，每次2片，早、晚餐前半小时空腹服用；克拉霉素片（黄片），每天2次，每次1片，早、晚餐后服用；替硝唑片（绿片），每天2次，每次1片，早、晚餐后服用。疗程为1周，根据病情需要，必要时可加服一疗程。

【不良反应】

本药不良反应轻微，一旦停药可自行消失。

（1）消化系统　主要有口内金属味、恶心、呕吐、便秘、腹泻等。

（2）中枢神经系统　可有头晕、头痛、失眠、乏力。

（3）泌尿系统　可出现尿色变深。

（4）皮肤　可出现皮疹、荨麻疹等过敏症状。

【禁忌证】

（1）禁用　①对本药任何成分过敏者。②严重肝肾功能障碍者。③孕妇及哺乳妇女。

（2）儿童慎用。

【注意事项】

大便呈灰黑色是由于本品中枸橼酸铋钾片的铋胺代谢后产生硫化铋所致，停药后可自行消失。肝功能不全或肾功能严重损害者及儿童应慎用。

复方铝酸铋

【药理作用】

本药为抗消化性溃疡药，内含的主要成分为铝酸铋，口服后可在溃疡面形成一层保护性的铋钛复合物膜，碳酸氢钠和碳酸镁可中和部分胃酸，从而防止胃酸和胃蛋白酶对胃黏膜的侵蚀和破坏，促进黏膜再生和溃疡愈合。甘草浸膏、弗朗鼠李皮、茴香果实分别具有消炎、解痉、止痛和驱风等作用，可以消除便秘和缓解胃肠胀气，增强胃及十二指肠黏膜屏障的保护作用。

本药口服之后在胃黏膜及溃疡表面形成保护膜，不被胃肠道吸收，通过肠道排出体外。

【适应证】

① 用于胃及十二指肠溃疡。

② 用于慢性浅表性胃炎、十二指肠球炎。

③ 缓解胃酸过多引起的胃痛、胃灼热感、反酸及功能性消化不良等症状。

【用法与用量】

口服给药，每次1～2片，每天3次，餐后嚼碎服用或将药片压碎后用温开水送服。

【不良反应】

本药不良反应很少，偶见恶心、腹泻等症状，停药后症状可自行消失。

【禁忌证】

① 肾功能不全者。

② 孕妇及哺乳妇女。

【注意事项】

① 服药期间如出现腹泻或稀便，宜适当减量。

② 疗程一般4～8周，服药不可间断，如服药1～2周内症状消失或减轻，仍应继续服药至疗程结束，或者剂量减半之后再服3～4周。

③ 治疗期间应少食煎炸油腻食物。

④ 本药含铋制剂，可以使大便颜色呈黑色，此属正常现象，停药后大便颜色可恢复正常。

⑤ 不宜长期服用，以防发生铋性脑病。

第二节 前列腺素及其衍生物

米索前列醇

【药理作用】

本药为前列腺素 E_1 衍生物，具有强大的抑制胃酸分泌的作用。能抑制基础胃酸分泌和组胺、五肽胃泌素等引起的胃酸分泌，但机制尚未阐明。目前认为与影响腺苷酸环化酶的活性从而降低胃壁细胞环磷酸腺苷（cAMP）的水平有关。同时，本药还能抑制胃蛋白酶的分泌，刺激胃黏液及碳酸氢盐的分泌，促进磷脂合成；增加胃黏膜的血流量，加强胃黏膜屏障，从而具有保护胃黏膜的作用。此外，本药具有 E 类前列腺素的药理活性，可软化宫颈、增强子宫张力和宫内压。与米非司酮序贯应用，可显著增高和诱发早孕子宫自发收缩的频率和幅度，用于终止早孕，其不良反应较硫前列酮、卡前列甲酯小，且使用方便。

本药口服吸收迅速，1.5 小时后即可完全吸收。口服15分钟后，血浆活性代谢物米索前列酸可达峰值。单次口服200μg，平均血药浓度峰值为0.309μg/L。血浆蛋白结合率为80%～90%。

药物在肝、肾、肠、胃等组织中的浓度高于血药浓度。消除半衰期为20～40分钟。每12小时口服400μg体内不产生蓄积。口服后约75%经肾随尿排出，约15%自粪便排出；8小时内尿中排出量为56%。

【适应证】

① 用于治疗胃、十二指肠溃疡，也可预防与治疗非甾体抗炎药（NSAID）引起的出血性消化道溃疡。

② 与抗孕激素药物米非司酮序贯应用，用于终止停经49天以内的早期妊娠。

【用法与用量】

① 胃溃疡和十二指肠溃疡：每次0.2mg，每天4次，于餐前和睡前口服。

② 预防非甾体抗炎药（NSAID）所致的消化道溃疡：每次0.2mg，每天2～4次，剂量应根据个体差异、临床情况不同而定。

老年人可用常规剂量。

【不良反应】

本药的不良反应以胃肠道反应最为常见，并与剂量有关。主要为稀便或腹泻，大多数不影响治疗，偶有较严重且持续时间长的情况，需停药。其他可有轻度恶心、呕吐、腹部不适、腹痛、消化不良、头痛、眩晕、乏力等。极个别妇女可出现皮疹、面部潮红、手掌瘙痒、寒战、一过性发热甚至过敏性休克。

【禁忌证】

（1）禁忌证

① 对前列腺素类药物过敏者。

② 有使用前列腺素类药物禁忌者（如青光眼、哮喘、过敏性结肠炎及过敏体质等）。

③ 有心、肝、肾或肾上腺皮质功能不全者。

（2）慎用

① 脑血管或冠状动脉病变患者。

② 低血压者。

③ 癫痫患者，只能在癫痫得以控制或用药利大于弊时才用（外资料）。

【注意事项】

① 采用不超过0.2mg的单次剂量，并与食物同服，可减少腹泻的发生率。

② 本药用于终止早孕时，必须与米非司酮序贯配伍应用，且必须按药物流产常规的要求进行观察和随访。应用本药终止妊娠失败者，必须用人工流产终止妊娠。

③ 本药用于消化道溃疡时，治疗是否成功不应以症状学进行判断。

④ 药物对儿童的影响：儿童使用本药的安全性和疗效尚未确定。

⑤ 药物对妊娠的影响：本药对妊娠子宫有收缩作用，除用于终止早孕外，孕妇禁用。

⑥ 药物对哺乳的影响：尚不清楚本药的活性代谢物是否可经乳汁排泄，由于其代谢物米索前列酸可引起婴儿严重腹泻，故哺乳妇女不应服用本药。

⑦ 用药前后及用药时应当检查或监测：本药可引起腹泻，对高危患者，应监视有无脱水。

第三节　其他胃黏膜保护药

硫糖铝

【药理作用】

本药为蔗糖硫酸酯的碱式铝盐，是一种胃黏膜保护药，具有保护溃疡面、促进溃疡愈合的作用。其机制如下：①在酸性条件下，可离解为带负电荷的八硫酸蔗糖，并聚合成不溶性胶体，保护胃黏膜。能与溃疡或炎症处的带正电荷的渗出蛋白质结合，在溃疡面或炎症处形成一层薄膜，保护溃疡或炎症黏膜抵御胃酸的侵袭，促进溃疡愈合。且与溃疡病灶有较高的亲和力，为正常黏膜的6～7倍。②能吸附胃蛋白酶，抑制该酶分解蛋白质。治疗剂量时，胃蛋白酶活性下降约30%。③有弱的中和胃酸作用。④吸附唾液中的表皮生长因子，并将其浓聚于溃疡处，促进溃疡愈合。⑤刺激内源性前列腺素E的合成，刺激表层上皮分泌碳酸氢根，从而起到细胞保护作用。另有学者报道，硫糖铝对食管黏膜亦有保护作用，故也可用于反流性食管炎。

本药口服后可释放出铝离子和八硫酸蔗糖复合离子，胃肠道吸收仅5%，作用持续时间约5小时。主要随粪便排出，少量以双糖硫酸盐随尿排出。慢性肾功能不全者的血清铝和尿铝浓度明显高于肾功能正常者。

【适应证】

用于治疗胃、十二指肠溃疡及胃炎。

【用法与用量】

口服给药，一般用法：每次1g，每天3～4次。也可根据不同剂型给药：①片剂、颗粒、胶囊：每次0.5～1g，每天3次。②混悬液：每次0.4～1g，每天3次。③混悬凝胶：每次1g，每天2次，于晨起餐前1小时及睡前空腹服用。

【不良反应】

① 常见便秘，少见或偶见眩晕、昏睡、腹泻、口干、恶心、胃痛、消化不良、皮疹、瘙痒等。

② 长期及大量使用本药，可引起低磷血症，可能出现骨软化。

【禁忌证】

① 对本药过敏者禁用。

② 慎用：肾功能不全者、妊娠头3个月、习惯性便秘者。

【注意事项】

① 本药对严重十二指肠溃疡效果较差。用药之前应检查胃溃疡的良恶性。

② 必须空腹摄入，餐前1小时与睡前服用效果最好。嚼碎或研成粉末后服下能发挥最大效应。

③ 本药短期治疗即可使溃疡完全愈合，但愈合后仍可能复

发。故治疗收效后，应继续服药数日，以免复发。

④ 连续应用不宜超过8周。

⑤ 甲状腺功能亢进症、营养不良性佝偻病、低磷血症患者，不宜长期服用本药。

⑥ 出现便秘时可加服少量镁乳等轻泻药，胃痛剧烈的患者可与适量抗胆碱药（如溴丙胺太林等）合用。

⑦ 药物对哺乳的影响 本药是否经乳汁分泌尚不明确，哺乳妇女不宜服用。

⑧ 用药前后及用药时应当检查或监测。

⑨ 应配合X线或内镜检查观察溃疡愈合情况。

⑩ 用药期间应监测血清铝浓度。

瑞巴派特

【药理作用】

本药为胃黏膜保护药，具有保护胃黏膜及促进溃疡愈合的作用。具体包括：①抑制幽门螺杆菌（Hp）作用：本药不具有细胞毒活性，而是通过阻止Hp黏附至胃上皮，减少氧化应激，降低Hp产生的细胞因子浓度等而用于治疗Hp感染。②清除羟基自由基的作用，通过降低脂质过氧化等作用保护自由基所致的胃黏膜损伤。③抑制炎性细胞浸润。另外动物实验显示本药可增加大白鼠的胃黏液量、胃黏膜血流量及胃黏膜前列腺素含量，并可促进大白鼠胃黏膜细胞再生、使胃碱性物质分泌增多等。但对基础胃液分泌几乎不起作用，对刺激胃酸分泌也未显示出抑制作用。

本药口服吸收较好，但餐后吸收缓慢，0.5～4小时血药浓度达峰值，血浆蛋白结合率为98%以上，在胃、十二指肠分布良好。半衰期为2小时，大部分以原型从尿中排出。

【适应证】

① 用于胃溃疡。

② 用于改善急性胃炎、慢性胃炎急性加重期的胃黏膜病变（如糜烂、出血、充血、水肿等）。

【用法与用量】

口服给药，每次0.1g，每天3次，早、晚及睡前服用。

【不良反应】

（1）血液系统　可引起白细胞减少（不足0.1%），也有血小板减少的报道。

（2）精神神经系统　有导致麻木、眩晕、嗜睡的报道。

（3）胃肠道　发生率不足0.1%，有味觉异常、嗳气、打嗝、呕吐、胃灼热、腹痛、腹胀、便秘、腹泻等。另有引起口渴的报道。

（4）肝脏　引起丙氨酸氨基转移酶、天门冬氨酸氨基转移酶、γ-谷氨酰转移酶、碱性磷酸酶值升高等肝功能异常。另有黄疸的报道。

（5）内分泌系统/代谢　有引起乳腺肿胀、乳房疼痛、男性乳房肿大、诱发乳汁分泌的报道。

（6）呼吸系统　有引起咳嗽、呼吸困难的报道。

（7）过敏反应　发生率不足0.1%，表现可有皮疹、瘙痒、药疹样湿疹等。另有引起荨麻疹的报道。

（8）其他　本药所致的月经异常、血尿素氮（BUN）升高、浮肿等的发生率不足0.1%。另有引起心悸、发热、颜面潮红的报道。

【禁忌证】

（1）禁用

① 对本药过敏者。

② 哺乳期妇女。

（2）慎用

① 孕妇。

② 儿童。

【注意事项】

① 不推荐本药单独用于Hp感染。

② 服药期间若出现瘙痒、皮疹或湿疹等过敏反应，或出现

氨基转移酶显著升高时应立即停药，并进行适当治疗。

③ 药物对老人的影响：一般老年患者生理功能低下，应注意消化系统不良反应。

④ 药物对妊娠的影响：妊娠期间用药的安全性尚未确定，孕妇用药应权衡利弊。

⑤ 药物对哺乳的影响：动物实验显示本药可转移至母乳，故哺乳期妇女用药时应避免哺乳。

⑥ 药物对儿童的影响：儿童用药的安全性尚未确定。

替普瑞酮

【药理作用】

本品为一种萜烯类物质，具有组织修复作用，特别能强化抗溃疡作用。本品能促进胃黏膜微粒体中糖脂质中间体的生物合成，进而加速胃黏膜及胃黏液层中主要的黏膜修复因子即高分子糖蛋白的合成，提高黏液中的磷脂浓度，从而提高黏膜的防御功能。本品不影响胃的正常生理功能，如胃液分泌及胃运动功能。对盐酸、阿司匹林及酒精所致溃疡本品具有细胞保护作用，而H_2受体拮抗药和抗胆碱药则无此作用。本品还能改善氢化可的松引起的黏膜增殖区细胞繁殖能力低下，保持胃黏膜细胞增殖区的稳定性，促使损伤愈合。本品并能提高正常大鼠胃体部与幽门间黏膜中PGE_2的合成能力，改善失血应激及固定水浸应激引起的胃黏膜血流量低下。

本药口服后迅速自胃肠道吸收，健康成人的交叉法试验显示药物血药浓度达峰时间呈双相性。溃疡患者餐前或餐后半小时内服用本药150mg，其药时曲线下面积（AUC）比空腹时大30～45倍。本药吸收后广泛分布于各组织，尤以消化道、肝、胰、肾、肾上腺组织中浓度为高，其分布浓度均比血药浓度高，脑及睾丸中的分布浓度与血药浓度约相等。在胃内分布时，以溃疡部位原药浓度最高，其平均药物浓度较周围组织约高10倍。本药在肝脏代谢极少，84.8%以原型排出。服药3天内给药量的27.7%由呼吸道排出；4天内22.7%经肾排泄，29.3%随粪便排泄。

【适应证】

胃溃疡。

【用法及用量】

餐后30分钟内口服，每天3次，每次1粒胶囊（50mg）或颗粒剂0.5g（含本品50mg）。

【不良反应】

总不良反应发生率约为2.22%，主要有便秘、腹胀、AST及ALT轻度升高、头痛、皮疹及总胆固醇升高等。上述不良反应一般在停药即可消失。

【禁忌证】

对本品中替普瑞酮及其他成分过敏者禁用。

【注意事项】

① 对妊娠妇女及儿童用药的安全性尚未确定，孕妇及儿童应慎用。

② 本品为铝塑包装（PTP），在服用前从包装中取出药片服用。据报道，一旦因误吞食铝塑泡罩板，铝塑板锋利的边角可能会刺穿食管黏膜，引起食管穿孔，从而导致纵隔炎等严重的并发症。

麦滋林-S

【药理作用】

本品内含两种有效成分。

① 不溶性薁，系自菊科植物花中提取的一种化学物质，研究发现其具有下述作用：抑制多种致炎物质引起的炎症，且作用较为持久；通过局部直接作用抑制炎性细胞释放组胺；增加黏膜内前列腺素E_2的合成，促进肉芽形成和上皮细胞新生；降低胃蛋白酶的活性。

② L-谷酰胺，系自绿叶蔬菜中分离提取得到的一种非必需氨基酸，亦具有多种生物活性，如增加葡萄糖胺、氨基己糖、黏蛋白的生物合成和促进溃疡组织再生等。二者的联合应用有利于溃疡组织的再生、修复和形成保护性因子。其优点在于主要发挥

局部作用，而不是阻断 H_2 受体，因此极少发生副作用。

【适应证】

主要用于胃炎、胃溃疡和十二指肠溃疡。可明显缓解临床症状，并有较好地预防溃疡复发的作用。

【用法与用量】

成人一般每天 $1.5 \sim 2.5g$，分 $3 \sim 4$ 次口服，或 $0.67g$，每天 3 次口服，剂量可随年龄与症状适当增减。

【不良反应】

副作用少见且轻微，有时会出现恶心、呕吐、便秘、腹泻、腹痛及饱胀感；有时会出现面部潮红。

【禁忌证】

对本品及其成分过敏者禁用。

【注意事项】

建议直接吞服，避免用水冲服。

胸腺蛋白口服溶液

【药理作用】

本品主要成分是从健康乳猪新鲜胸腺提取出的一组蛋白类生物活性物质，可以直接促进胃肠黏膜上皮细胞、成纤维细胞的再生修复，增强胃黏膜细胞 Na^+-K^+-ATP 酶的活力，增加胃黏膜前列腺素合成，增加胃黏膜黏液分泌，提高胃黏膜对 Hp 毒素的抵抗作用。

【适应证】

主要用于胃及十二指肠溃疡的治疗。也可用于吻合口溃疡、慢性胃炎、急性胃黏膜病变、口腔溃疡及溃疡性结肠炎的治疗。

【用法与用量】

胃、十二指肠溃疡患者口服，每天 2 次（早晚餐后 $2 \sim 3$ 小时服用），每次 6mL，30 天为 1 疗程。

【不良反应】

尚未见明显不良反应，偶尔出现轻度口干、乏力、头晕。

【禁忌证】

对本品过敏者禁用。

【注意事项】

若出现絮状沉淀，禁止使用。

第十八章　医用微生态制剂

在我国，作为最早的活菌制剂乳酶生已应用半个世纪。近年来，随着微生态学理论的发展和人们对微生态知识了解的不断深入，微生态制剂应用日益广泛，已有大量微生态制剂新品种出现在国内市场上，新开发的微生态制剂已有上百种，且数量品种仍在不断增加。这些制品绝大多数是以保健品形式出现的，目前已有10多个品种作为医用微生态制剂获国家新药证书。

第一节　微生态制剂的定义

微生态制剂又称微生态调节剂，是在微生态学理论指导下，利用宿主自身的生理性细菌作为种子，通过发酵工程扩大数量，制成的益生菌及其代谢产物和生长促进剂，再回归宿主原生境，从而调整微生态失调，维持微生态平衡，提高宿主（动物、植物和人）健康水平或增进健康状态。它既包括正常微生态成员，尤其是优势菌群在内的活的生物制剂，还包括一切能促进正常微生物生长、繁殖，尤其是调整和恢复群落、优势种群的无生命的有机或无机化合物。广义地讲，一切能促进正常微生物群生长繁殖，并产生一定的生态效应的微生态工程制品统称为微生态制剂。应用于临床且具有一定预防、治疗疾病作用的微生态制剂称为医用微生态制剂。

第二节 微生态制剂的分类及其作用机制

益（促）生菌

【定义】

又称生态制品、活菌制剂，是指"以适当剂量服用时对宿主（人或动物）健康有益的活体微生物制剂"。这一概念是由联合国粮食与农业组织（FAO）和世界卫生组织（WHO）共同定义的。经口服或其他黏膜途径入体，益（促）生菌可改善黏膜表面微生物与酶的平衡或刺激特异性与非特异性免疫，提高机体抗病力和免疫力。

【作用机制】

（1）调整微生态平衡 补充体内正常优势菌群，调整菌群失调使宿主恢复生态平衡，从而达到治病目的。

（2）生物拮抗作用 作为正常菌群成员，益生菌可参与肠道生物屏障构成，发挥生物拮抗作用。

（3）生物夺氧学说 多数病原微生物属于需氧菌或兼性厌氧菌，当肠道内微生态体系失调时，局部氧分子浓度升高，有利于病原微生物的生长和繁殖。此时利用无毒无害、非致病性的耗氧的益生菌（如蜡样芽孢杆菌、枯草杆菌等）暂时在肠内定植，可降低局部氧分子浓度，抑制病原菌的生长和繁殖，恢复肠道微生态平衡，从而达到防治疾病的目的。

（4）免疫调节作用 可作为非特异免疫调解因子，通过细胞本身或细胞壁成分刺激宿主免疫细胞，产生促分裂因子，促进吞噬细胞活力或作为佐剂发挥作用；还可通过增强特异性免疫，促进宿主B细胞产生抗体。

（5）营养作用 能够合成多种维生素如叶酸、烟酸、维生素 B_1、维生素 B_2、维生素 B_6、维生素 B_{12} 等；促进机体对蛋白质的消化、吸收；促进机体对钙、铁、维生素 D 的吸收，具有助消化增食欲的功能。

益（促）生元

【定义】

益（促）生元是一种不被宿主消化的食物成分，它能够选择性刺激一种或几种肠道内有益微生物的活性或生长繁殖，起到增进宿主健康的作用。包括果糖寡聚糖、半乳糖基寡糖、大豆寡聚糖提取物、乳醇寡糖、异麦芽糖寡糖等。

【作用机制】

① 选择性促进双歧杆菌生长。

② 经双歧杆菌发酵产生大量短链脂肪酸（SCFA），可降低肠道 pH 值，抑制肠道需氧菌及兼性厌氧菌的数量；抑制结肠癌的发生。

③ 增加镁元素的吸收，减少其排出量，通过促进双歧杆菌生长，发挥代谢调解作用。

④ 可抑制肠道腐败菌和产生尿素酶的细菌，减少内毒素和尿素酶的含量，降低血氨，从而防治肝昏迷。

合生元（素）

将益生菌与益生元相合并的制剂称为合生元（素），这种制剂理论上可使二者作用相得益彰、优势互补，既可发挥益生菌生理性活菌的功效，又可通过益生元选择性促进益生菌生长使益生作用更显著持久。合生元效果更确切，是今后微生态制剂的又一发展方向。

第三节　常用的微生态制剂

肠球菌活菌制剂——乳酶生（表飞鸣）

【药理作用】

本品为人工培养的活肠球菌干燥制剂。肠球菌在肠内能使糖分解产生乳酸，使肠内酸度增高，抑制病原菌繁殖，同时能防止肠内蛋白质异常发酵，减少气体产生，因而具有助消化和止泻作用。

【适应证】

用于消化不良、腹胀及婴儿腹泻等；对使用抗生素及化疗后引起的菌群失调也有一定疗效。

【用法及用量】

口服，成人每次300～900mg，每天3次；儿童5岁以上，每次300～600mg，5岁以下每次100～300mg，每天3次，餐前服。

【不良反应】

未见不良反应。

【禁忌证】

尚不明确。

【注意事项】

本品不宜与多种抗菌药物、吸附剂及收敛剂同服，若必须合用，二药的服用时间应间隔2小时以上，以免影响疗效。由于本品受热受潮后易使菌株灭活而降低疗效，因此必须密闭保存于阴凉干燥处。

蜡样芽孢杆菌制剂——促菌生、乐腹康、源首胶囊DM423

【药理作用】

蜡样芽孢杆菌（*Bacillus cereus*）是从土壤中分离到的无毒无害的需氧芽孢杆菌，菌种编号为CMCC63305。每粒250mg，含活菌4亿。作为人畜肠道的共生菌，该活菌进入肠道后，在繁殖过程中可消耗肠道内的氧气，降低局部环境的氧化还原电位（Eh），扶植厌氧菌的定植、生长和繁殖。通过促进厌氧菌（如双歧杆菌）的生长，拮抗致病菌或条件致病菌的定植、生长和繁殖，达到调节肠道菌群，治疗疾病的目的。因此，蜡样芽孢杆菌制剂被称为活的双歧因子。

【适应证】

主要用于婴幼儿腹泻、秋季轮状病毒感染所致的腹泻、老年人慢性肠炎、使用抗生素无效的腹泻，其他原因（如手术、放化疗、长期大量使用抗生素等）引起的肠道菌群失调的预防和治疗，以及用于减轻肝炎患者的腹胀、消化不良、食欲缺乏等。

【用法及用量】

口服，成人每天2次，每次3～4粒。儿童用量酌减。

【不良反应】

未见不良反应。

【禁忌证】

尚无禁忌证。

【注意事项】

避免与抗生素同服，以免影响本品疗效。

双歧杆菌活菌制剂——丽珠肠乐

【药理作用】

双歧杆菌活菌制剂是以青春型双歧杆菌（*B. Adobacterium*）DM8504菌株经驯化后获得的生产性菌株，每粒350mg，含活菌0.5亿个以上。是人体最重要的正常生理性优势细菌。该菌通过磷壁酸与肠黏膜上皮紧密结合，与其他厌氧菌一起共同占据肠黏膜表面，形成生物学屏障，阻止致病菌、条件致病菌的入侵和定植。另外该菌发酵葡萄糖产生大量乳酸和醋酸，降低肠内pH值和氧化还原电位，抑制致病菌生长。双歧杆菌可合成多种维生素（如维生素B_1、维生素B_2、维生素B_{12}、烟酸及叶酸等），因而具有营养作用。该菌能激活机体吞噬细胞的吞噬活性，增强机体的非特异性和特异性免疫反应。本活菌制剂尚能够有效减少革兰阴性杆菌的数量，降低血内毒素水平，从而减轻肝脏的负担，促进肝功能恢复。

【适应证】

用于各种原因（包括抗生素、放射治疗、化学治疗、手术和过敏性疾病等）所致的肠道菌群失调的防治，各种原因引起的腹泻、腹胀和便秘，以及由菌群失调所致血内毒素升高（如急慢性肝炎、肝硬化、肝癌等）的辅助治疗。

【用法及用量】口服，每次2粒，每天2次（早晚餐后），儿童酌减。

【不良反应】

未见不良反应。

【禁忌证】

对本品过敏者禁用。

【注意事项】

不宜与抗生素同时服，以免影响本品疗效。

双歧杆菌、嗜酸乳酸杆菌、肠球菌三联活菌
制剂——培菲康、贝飞达

【药理作用】

本品系用长双歧杆菌（*B. longium*）、嗜酸乳酸杆菌（*L. acidophilus*）、粪肠球菌（*E. fecalis*）经分别培养，冷冻干燥后制成，每粒含活菌210mg（$0.5×10^9$CFU）。直接补充正常生理性细菌，调整肠道菌群，促进机体对营养物质的分解、吸收；合成机体所需的维生素；增强机体免疫力；抑制肠道中对人具有潜在危害的菌类甚至病原菌，减少肠源性毒素的产生和吸收。

【适应证】

主治肠道菌群失调引起的腹泻和腹胀；亦可用于治疗轻中型急性腹泻、慢性腹泻、腹胀及便秘或肠功能紊乱等。

【用法及用量】口服，每天2～3次。成人每次2～3粒，儿童酌减。

【不良反应】

尚不明确。

【禁忌证】

尚不明确。

【注意事项】

避免与抗生素同服。避光，于2～8℃储存。

双歧杆菌、乳酸杆菌、嗜热链球菌三联活菌片——金双歧

【药理作用】

本品系用长双歧杆菌（*B. longium*）、保加利亚乳酸杆菌（*L. bulgaricus*）、嗜热链球菌（*S. thermophilus*）经分别培养、冷冻干

燥后制成。每片500mg，内含长型双歧杆菌活菌＞0.5×10^{7}CFU，保加利亚乳酸杆菌和嗜热链球菌活菌＞0.5×10^{6}CFU。三种菌皆为健康人肠道正常菌群，可直接补充人体正常生理性细菌，调节肠道菌群平衡，抑制肠道中对人体有害的菌类。

【适应证】

本品用于治疗胃肠道致病菌感染或菌群失调引起的急慢性腹泻、便秘、结肠炎等。也可用于治疗小儿厌食、消化不良、肠功能紊乱，放疗、化疗导致的胃肠不适，抗生素治疗无效的急慢性腹泻。

【用法及用量】

口服，每日2～3次，每次4片，儿童酌减，重症加倍。婴幼儿可将药片碾碎溶于温热牛奶中服用。

【不良反应】

尚无不良反应。

【禁忌证】

未见报道禁忌证。

【注意事项】

本品对青霉素、氨苄西林、克林霉素、先锋霉素等敏感，若需同时使用宜错开用药时间。本品为真空封装，宜冷藏（2～8℃）避光保存，开袋后应尽快服用。

地衣芽孢杆菌活菌制剂——整肠生

【药理作用】

本品系用地衣芽孢杆菌（*B. licheniformis*）BL63516菌株经培养收集菌体，与辅料混合后制成，每克含10亿活菌。该菌株为兼性厌氧菌，服用后以活菌形式进入肠道，产生抗菌活性物质，直接拮抗致病菌和内源性感染的条件致病菌；在有氧状态下能迅速消耗环境中的游离氧，产生"生物夺氧"的作用，造成肠道内低氧环境，扶持生理性厌氧菌的生长，从而间接抑制致病菌的生长繁殖。这种双重调节作用可以调整肠道菌群失调，维持人体肠道的生态平衡，从而对肠道疾病达到治疗和预防的目的。

【适应证】

本品用于各种原因引起的肠道菌群失调症；急慢性肠炎；细菌及真菌引起的急慢性腹泻；对肝炎、肝硬化引起的腹胀也有满意疗效。

【用法及用量】

口服，每天3次，每次0.5g，首次倍量。儿童剂量酌减，服用时可将胶囊瓣开，将药粉倒入少量温开水或奶液中服用，不影响疗效。

【不良反应】

超剂量服用可见便秘。

【禁忌证】

尚不明确。

【注意事项】

本品不宜与抗生素同时服用。常温下可保存2年。

双歧杆菌、乳杆菌、肠球菌、蜡样芽孢杆菌四联活菌片——威特四联活菌片、思连康

【药理作用】

本品系用两歧或婴儿双歧杆菌（*B. bifidum*）、嗜酸乳杆菌（*L. acidophilus*）、粪肠球菌（*E. fecalis*）、蜡样芽孢杆菌（*B. cereus*）制成。每片500mg，其中双歧杆菌、嗜酸乳杆菌和粪肠球菌分别不低于 0.5×10^6 CFU；蜡样芽孢杆菌不低于 0.5×10^5 CFU。

口服进入肠道后，在肠道内生长、繁殖、定植，可直接补充正常生理菌群，形成生物学屏障，抑制肠道中某些致病菌，促进肠蠕动，调整菌群平衡；增强机体免疫力；参与维生素合成，促进营养物质消化吸收。

【适应证】

本品用于治疗与肠道菌群失调相关的腹泻、便秘及消化不良等。

【用法及用量】

口服，每天3次，每次3片，重症可加倍服用。餐后以50℃

以下温水或牛奶送服。

【不良反应】

未见不良反应。

【禁忌证】

尚不明确。

【注意事项】

青霉素、氯霉素、红霉素、头孢菌素对本品中的活菌有抑制作用，同时服用会影响其疗效。本品为真空封装，宜冷藏（2～8℃）避光保存，开袋后应尽快服用。

双歧杆菌、酪酸梭菌制剂——常乐康

【药理作用】

这是一种以高浓缩活性酪酸梭菌和婴儿型双歧杆菌为主的微生态制剂，每袋散剂500mg，含酪酸梭菌 $> 10 \times 10^7/g$，双歧杆菌活菌 $> 1.0 \times 10^6/g$。酪酸梭菌在肠内可与有益菌共存，并促使其增殖，同时可抑制病原菌生长和发育，从而调整菌群失调。

【适应证】

适用于非特异性感染所致的急性腹泻，抗生素、慢性肝病等引起的肠道菌群失调及相关的急慢性腹泻和消化不良。

【用法及用量】

口服，成人每次3粒（袋），每天2次；儿童一次1粒（袋），每天2次。

【不良反应】

在Ⅰ～Ⅲ期临床研究中，仅个别患者出现皮疹，可自行消退。

【禁忌证】

对微生态制剂有过敏史者禁用。

【注意事项】

与抗生素同时服会影响疗效。

枯草杆菌、肠球菌二联活菌肠溶胶囊——美常安

【药理作用】

本品为枯草杆菌、屎肠球菌二联活菌，每粒含枯草杆菌

5.0×10^7个、屎肠球菌4.5×10^8个。这两种菌为健康人肠道中的正常菌群成员。服用后可直接补充正常生理活菌，抑制肠内有害菌过度繁殖，调整肠道菌群。

【适应证】

用于治疗肠道菌群失调（抗生素、化疗药物等）引起的腹泻、便秘、肠炎、腹胀，消化不良、食欲缺乏等。

【用法及用量】

12岁以上儿童及成人1～2粒/次，2～3次/天；12岁以下儿童可服用多维乳酸菌活菌制剂（妈咪爱）。

【不良反应】

根据临床试验结果，偶可见恶心、头痛、头晕、心慌。

【禁忌证】

对微生态制剂过敏史者禁用。

【注意事项】

本品无需低温保存，在室温下有效期长达2年；因菌株对多种抗生素耐药，可与抗生素合用；根据临床试验结果，本品偶可致恶心、头痛、头晕、心慌。

多维乳酸菌活菌制剂——妈咪爱

【药理作用】

本品是含有大量活性乳酸菌、粪链球菌及枯草杆菌，并含维生素、锌、钙等，利用特殊的冷冻干燥法生产的复方制剂。每袋1g，其成分与含量如下：乳酸菌培养物37.5mg，活菌1.5亿（粪链球菌、枯草杆菌、乳酸菌共生菌），维生素B_1、维生素B_2、维生素B_6各0.5mg、维生素C 1.0mg、维生素B_{12} 1.0μg、乳酸钙20mg、烟酰胺2.0mg、氧化锌1.25mg。

本品可调整婴幼儿肠内菌群平衡，抑制菌群失调引起的腹泻；可促进多种消化酶的生成，改善消化功能并可为婴幼儿补充维生素及微量元素。

【适应证】

用于小儿消化不良、营养不良、食欲缺乏、便秘、腹胀、肠道菌群失调引起的腹泻、便秘、腹胀、肠内异常发酵、肠炎及使用抗生素所致的肠黏膜损伤等。

【用法及用量】

口服，3岁以下婴幼儿1g/次，1～2次/天；3岁以上儿童1～2g/次，1～2次/天。

【不良反应】

推荐剂量未见明显不良反应，罕见腹泻次数增加，停药后可恢复。

【禁忌证】

对本品过敏者禁用。

【注意事项】

避光、密闭、阴凉、干燥处保存。

嗜酸乳酸杆菌死菌制剂——乐托儿

【药理作用】

本品为嗜酸乳酸杆菌（杀死后冻干）及其所产生的代谢产物（乳酸杀菌素、乳酸杆菌素、乳酸乳菌素、乳酸菌素）。散剂每袋800mg，含嗜酸乳酸杆菌100亿个及中和后冻干培养基160mg。胶囊每粒235mg，含嗜酸杆菌50亿个及中和后冻干培养基80mg。

本品具有①抑菌作用：乳酸杆菌可产生抑菌物质；②免疫刺激作用：促进肠道sIgA分泌，增强肠道免疫屏障；③刺激防护性产酸菌丛生长，阻止细菌、病毒与肠绒毛黏附，从而缩短腹泻时间，减少大便次数及大便含水量。

【适应证】

本品适用于新生儿至成人急性及慢性细菌性腹泻。

【用法及用量】

散剂冲服，儿童1袋/次，每天2次；成人首次2袋，以后1袋/次，每天2次。胶囊剂成人每天2次，每次2粒，首剂加倍；婴幼儿每天2次，每次1～2粒，饭前服。

【不良反应】

未见不良反应报道。

【禁忌证】

由于本品含有乳糖，禁用于先天性半乳糖血症、葡萄糖和乳糖不耐症，以及乳糖酶缺乏症患者。

【注意事项】

无明显副作用，与抗生素合用不影响疗效。

第十九章　抗菌药物

近年来，抗菌药物迅猛发展，新药的出现使绝大多数感染性疾病得以控制，但社区感染仍是各国常见的疾病，医院内感染如"医院获得性肺炎"在我国高居首位。老年难治性细菌性呼吸道感染的治疗和细菌耐药问题已是当今全球性的难题，临床医师如何合理选择抗菌药物依然是个令人困惑的问题。现就抗菌药物的应用有关问题略加讨论。

第一节　β-内酰胺类抗生素

青霉素类

又称青霉烷类，包括天然青霉素、口服不耐酶的青霉素、耐酶青霉素、广谱青霉素。

1. 青霉素

亦称苄青霉素，1940年问世，应用最广泛，低毒高效。

【主要优点】

① 杀菌作用强，为繁殖期杀菌剂；②毒性作用小；③价格低廉；④药源充足。

【主要缺点】

① 抗菌谱窄；②口服不吸收，对酸不稳定；③不耐酶；④有过敏反应，严重者可发生过敏性休克。

【抗菌谱】

① 革兰阳性菌：A组和B组溶血性链球菌、不产β-内酰胺酶葡萄球菌属、肺炎链球菌、厌氧阳性球菌。

② 革兰阴性菌：白喉棒状杆菌、炭疽芽孢杆菌、李斯特菌、产气荚膜梭菌、败血梭状芽孢杆菌、放线杆菌属、肉毒梭菌、脑膜炎奈瑟球菌、淋病奈瑟球菌、破伤风梭菌、螺旋体等。

【使用方法】

半衰期短，排泄快，应间歇给药。每天量分2～4次至少2次给药。重症每3～4小时给药1次。轻度、中度感染者可肌内注射，重症静脉滴注，其浓度每毫升液中含1万～4万U。青霉素类不宜静脉推注和鞘内注射。一般治疗量200～1000万U/d，分次静脉滴注，药液一定要新鲜配制，一次剂量的药物溶于100mL溶液中，在30～60分钟内滴完。溶液最好用生理盐水，青霉素遇酸性和碱性均可分解。

【不良反应】

主要为过敏性反应，青霉素类各品种之间有交叉过敏反应。无论采用何种给药途径，均必须按照国家规定做皮试。使用前需详细询问过敏史，皮试本身可发生过敏性休克，亦有皮试阴性者在用药过程中发生过敏性反应。皮试液要现配现用，浓度为500μg/mL，皮内注0.05mL，20分钟观察反应，阴性者可用。用药后观察30分钟后方可离去，在具有抢救过敏休克的条件下使用。

青霉素脑病是青霉素对中枢神经系统的毒性反应，是用药剂量过大和（或）滴速过快所致。

【过敏性休克的抢救】

90%患者在给药30分钟内发生，约半数发生于给药后5分钟。

① 就地抢救。

② 1%肾上腺素0.5mL上臂注射，必要时可重复给药。

③ 开液路。

④ 激素：氢化可的松100～200mg静脉滴注，或甲泼尼龙。

⑤ 吸氧。

⑥ 气道痉挛给氨茶碱静脉滴注。

⑦ 血管神经性水肿、荨麻疹可给抗组胺药。

2. 口服不耐酶青霉素

包括苯氧类青霉素，代表药为青霉素 V（苯氧甲基青霉素）、非奈西林（苯氧乙基青霉素）、丙匹西林（苯氧丙基青霉素）。青霉素 V 成人剂量 250～500mg，6～8 小时给药 1 次，餐前 1 小时服（未经卫生部批准免做皮试产品，应按规定做皮试）。

3. 耐酶青霉素

包括甲氧西林、萘夫西林、苯唑西林、氯唑西林（邻氯青霉素）、双氯西林、氟氯西林。其中邻氯青霉素为最好，每日 6～8g，分 3～4 次给药，可口服和注射。

4. 广谱青霉素

包括广谱的氨基青霉素，如氨苄西林、氨苄西林/舒巴坦、阿莫西林、阿莫西林/克拉维酸。对产酶耐药金葡菌有效，铜绿假单胞菌、肺炎克雷伯菌对其天然耐药。

使用方法：氨苄西林口服 1～2g/天，每 6 小时 1 次，静脉滴注 4～12g/d，每 6～8 小时给药 1 次。氨苄西林/舒巴坦 6～12g/d，静注每 6～8 小时 1 次。阿莫西林口服 1.5～4.0g/d，分 3～4 次给药。阿莫西林/克拉维酸，口服 1.5～3g/d，分 3 次给药，静脉滴注 3.6～4.8g/d，6～8 小时 1 次。

5. 广谱羧基青霉素

如羧基青霉素、替卡西林、替卡西林/克拉维酸 12.6～25.2g/d，静脉滴注每 4～6 小时 1 次，对铜绿假单胞菌有效。广谱磺基青霉素如磺苄西林。广谱酰脲基类青霉素如呋苄西林、哌拉西林 4～16g/d，静滴 4～6 小时 1 次。哌拉西林/他唑巴坦（特治星）4.5g/ 支，静滴每 8 小时 1 次，13.5g/d。

6. 酰脲类青霉素

为国内外临床广泛应用最有临床价值的一类青霉素，其药理作用特点如下。

① 抗菌谱广。

② 抗菌作用强为繁殖期杀菌药。

③ 对铜绿假单胞菌有强的抗菌作用。

④ 具有较强的膜穿透作用。

⑤ 与主要靶蛋白PBP-1、PBP-2、PBP-3均有较强结合作用。

头孢菌素类

用原药做皮试，皮试液浓度为500μg/mL。

（1）第1代头孢菌素

【特点】

① 对革兰阳性球菌作用强，除肠球菌和MRSA外多敏感。抗阳性球菌作用优于第2代、第3代头孢菌素。

② 对革兰阴性杆菌中的脑膜炎球菌、克雷伯杆菌、大肠埃希菌、流感嗜血杆菌、奇异变形杆菌等也有活性，但不及第2代，更不如第3代头孢菌素。

③ 对铜绿假单胞及厌氧菌无效。

【常用药物】

头孢氨苄口服吸收较好，临床应用较广1～2g/天，分4次服。

头孢羟氨苄500mg口服，每天3～4次。

头孢唑啉2～6g/d，静脉滴注每6～12小时1次。

头孢拉定口服1～2g/d，分4次服，静脉滴注2～6g/d，每6～12小时1次。

头孢硫脒2～8g/d，分2～4次静脉滴注。

（2）第2代头孢菌素

【特点】

① 提高了对酶的稳定性。

② 抗阴性杆菌活性增强。

③ 抗阳性球菌活性较好。

④ 个别品种有抗厌氧菌作用。

⑤ 对铜绿假单胞菌无效。

⑥ 肾毒性较第1代头孢菌素低。

【品服常用药】

头孢呋辛酯（西力欣片）500mg，每天2次。

头孢克洛（希刻劳）250～500mg，每8小时1次。

头孢丙烯（施复捷）500mg，每天2次。

【注射常用药】

头孢呋辛（西力欣）2.25～4.5g/d，静脉滴注，每6～8小时1次。

头孢西丁3～8g/d，每8小时1次，兼有抗厌氧菌作用。

头孢美唑2～3g/d，重症4～8g/d，分2次静滴。

头孢孟多（头孢羟唑）2～8g/d，每6～8小时1次。

头孢替安4g/d，分2次静滴，重症6g/d，分3次给药。

（3）第3代头孢菌素

【特点】

① 对阴性杆菌产生的广谱 β- 内酰胺酶高度稳定。

② 有强大的抗阴性杆菌作用，超过第2代头孢菌素。

③ 抗菌谱扩大，对铜绿假单胞与厌氧菌有不同程度抗菌作用。

④ 抗革兰阳性球菌不如第1代和某些第2代头孢菌素。

⑤ 体内分布较广，多数组织通透性较好，各组织、体液、滑膜腔或浆膜腔及脑膜炎症时脑脊液内均能达到有效浓度，也能通过胎血循环。

【口服】

头孢布烯、头孢克肟、头孢妥仑匹酯、头孢地尼。

【注射】

头孢哌酮（先锋必）2～8g/d静脉滴注每8～12小时1次，经肝胆排泄适用于肾功能不全者，长期使用需补充维生素K、B族维生素。

头孢哌酮/舒巴坦（舒普深）在第3代头孢菌素中抗菌谱最广，增强了对厌氧菌的抗菌活性，可用于重症细菌感染及ESBLs治疗，2～8g/d，静脉滴注，每8～12小时1次。

头孢噻肟（头孢氨噻肟、凯福隆）2～8g/d，静脉滴注，每6～8小时1次。

头孢他啶（头孢噻甲羧肟、复达欣）2～6g/d，静脉滴注，每8～12小时1次。抗铜绿假单胞作用强。

头孢曲松（头孢三嗪、菌必治、罗氏芬）1～4g/d，静脉滴注，每天1次。长效、广谱、低毒，肝肾双向排泄。中重度CAP首选用药，轻中度HAP经验性治疗用药。重症每天4g。

头孢地嗪（莫敌）2～4g/d，静脉滴注，每8～12小时1次，广谱高效抗菌及调节免疫的双重作用。

氨曲南（单酰氨菌素、君刻单）3～6g/d，每6～8小时1次。抗铜绿假单胞作用强，多联合用药。

（4）第4代头孢菌素

【特点】

新开发的高效品种，对超广谱质粒酶和染色体酶稳定，抗菌活力较三代作用强，加强了对革兰阳性菌的抗菌作用，Ampc有效。

【常用药物】

头孢吡肟（马斯平）2～6g/d，静脉滴注，每8～12小时1次。

头孢匹罗2～4g/d，静脉滴注，每8～12小时1次。

碳青霉烯类

亚胺培南/西司他丁（泰能）1.0～3.0g/d，最大剂量每天4g，静脉滴注500mg，滴60分钟以上，每6小时、8小时、12小时1次。抗菌作用极强，对革兰阳性球菌、革兰阴性杆菌及厌氧菌、对其他药不敏感或耐药的金葡菌、铜绿假单胞菌、粪链球菌等均有强大抗菌作用，ESBLs和Ampc酶首选。

美洛培南（美平、倍能）1.5～3.0g/d，最大剂量6g/d。静脉滴注每8～12小时1次。

帕尼培南/倍他米隆（克倍宁）1.0～2.0g/d，分2次静脉滴注。

厄他培南对非发酵菌无效，其他抗菌谱同亚胺培南，1.0g/d一次，静脉滴注。

第二节　氨基糖苷类抗生素

【特点】

① 抗阴性菌菌谱较广，包括铜绿假单胞、肺炎克雷伯菌、肠杆菌属及吲哚阴性变形杆菌等。

②具有抗生素后效应。

③ 有不同程度的耳毒性、肾毒性及神经肌肉阻滞作用，一般不做首选，儿童、孕妇、哺乳期妇女及老年人应避免使用氨基糖苷类药。

④有过敏反应，必须常规做皮试。

【常用药物】

链霉素0.75g，肌内注射，每天1次，仅用于抗结核联合化疗。

庆大霉素3～3.5mg/（kg·d），肌内注射或静脉滴注，每天1次（1mg=1000U）。

妥布霉素3～3.5mg/（kg·d），肌内注射或静脉滴注，每天1次。

阿米卡星（丁胺卡那）15mg/（kg·d），肌内注射或静脉滴注，每天1次，常用量0.4～0.8g/d。

奈替米星4～6mg/（kg·d），肌内注射或静脉滴注，每天1次。

依替米星100mg，每12小时1次，或200mg静脉滴注，每天1次。

第三节　大环内酯类抗生素

红霉素为代表药，为窄谱抗革兰阳性球菌抗生素，过去用来治疗耐青霉素金葡菌感染和链球菌感染，对支原体、衣原体、军团菌均有强大抗菌活性。

【用法及用量】

红霉素1.0～2.0g/d，分4次口服。1.0～4.0g/d，静脉滴注，

每6～8小时1次（溶液不宜用糖液，pH低会降低效价）。

罗红霉素0.3g/d，每天2次分服。

克拉霉素（甲红霉素）口服0.5～1.0g/d，每天2次分服，静脉滴注1.0g/d，每12小时1次。

阿奇霉素0.5g，每天1次连服3天，或者首日0.5g，以后每天0.25g连服5天；静脉滴注0.5g/d，连用5天。

第四节　林可霉素和克林霉素

抗菌谱与大环内酯类抗生素相似，主要用于革兰阳性需氧菌及革兰阳性和阴性厌氧菌，在抗厌氧菌药物中有重要地位。对青霉素过敏者可选用。

【用法及用量】

林可霉素（洁霉素）1.2～2.4g/d，静脉滴注每8～12小时1次。

克林霉素（氯洁霉素）口服0.6～1.8g/d，每6～8小时1次，静滴0.6～1.8g/d，每8～12小时1次。抗菌作用较林可霉强4～8倍，骨组织中浓度高，主要在肝内代谢，经胆汁及粪便排泄。稀释药液浓度应低于18mg/mL，滴注速度不超过30mg/min。

第五节　糖肽类抗生素

抗菌谱窄属抗菌力很强的杀菌剂，突出特点是对MRSA有效，对多种抗生素都耐药的金黄色葡萄球菌对万古霉素仍敏感。亦可适用于肠球菌及青霉素耐药的肺炎链球菌感染。耳肾毒性与产品的纯度有关，其纯度提高并不出现明显的耳肾毒性。

输液速度过快，可发生"红人综合征"。

万古霉素

万古霉素（稳可信）1.0～2.0g/d。1.0g注射用水溶后加入5%葡萄糖液250mL中，输液泵恒速滴入100分钟，每12小时1次。

去甲万古霉素

去甲万古霉素（万迅）0.8～1.6g/d，静脉滴注12小时1次，溶于200～250mL液中静滴60分钟以上。

替考拉宁

替考拉宁（他格适、壁霉素），静脉滴注与肌注剂量相同。成人常用剂量为6mg/kg（一般为400mg），每天1次。静脉给药溶于100mL液体中，静脉滴注30分钟。严重感染负荷剂量12mg/kg，每12小时1次，共3剂后，同一剂量每天1次。

本药肾毒性低于万古霉素，但肾功能不全者仍需调整剂量。

轻度肾功能不全（肌酐清除率＞50～90mL/min），6mg/kg，24小时1次。

中度肾功能不全（肌酐清除率10～50mL/min），6mg/kg，48小时1次。

重度肾功能不全（肌酐清除率＜10mL/min），6mg/kg，72小时1次。

第六节　喹诺酮类抗菌药

为全合成抗菌药，第1代萘啶酸，第2代吡哌酸，用于治疗尿路和肠道感染，第3代增加了抗革兰阳性球菌的作用，第4代增加了对革兰阳性球菌、厌氧菌、支原体、军团菌、结核杆菌等抗菌活性。

喹诺酮类的优点是抗菌谱广、口服吸收良好、组织浓度高、过敏反应少。本药为浓度依赖，有较好的抗生素后效应（PAE），可每天1次给药。喹诺酮类抗菌药的缺点：有神经系统、肝、胃肠道、心脏传导系统的毒副作用，可能有潜在致畸作用及影响关节发育，故孕妇、哺乳期妇女、儿童不宜使用。

【用法及用量】

诺氟沙星（氟哌酸）主要抗革兰阴性杆菌，用于肠道及尿路感染。口服200～400mg每天2～3次。静脉滴注200mg/100mL，滴速60分钟以上，每天2次。

环丙沙星抗革兰阴性菌（铜绿假单胞菌）较氟哌酸强4～8倍，对部分革兰阳性菌有活性。口服250～500mg每天2～3次，静脉滴注200mg/100mL，每天2次。

氧氟沙星口服200mg，每8～12小时1次，静脉滴注200mg/100mL，每天2次。

洛美沙星口服200～400mg，每天1～2次，静脉滴注200mg，每天2次。

氟罗沙星200～400mg/d，静脉滴注，每天1～2次。

司巴沙星100～300mg/d，口服，每天1次。

左氧氟沙星300～400mg/d，口服，每8～12小时1次，静滴200～400mg/d，每天1～2次。抗革兰阳性球菌作用相对较强，可作为院内外感染首选用药。

加替沙星400mg，每天1次，疗程7～14天，本药影响糖代谢。

莫西沙星（拜复乐）400mg口服或静脉，每天1次，疗程5～10天，国际指南推荐ICU的CAP为一线用药，2005年ATS指南推荐HAP为一线用药。

第七节　硝基咪唑类

甲硝唑

【药理作用】

本品为硝基咪唑衍生物，可抑制阿米巴原虫的氧化还原反应，使原虫氮链发生断裂。体外试验证明，药物浓度为1～2mg/L时，溶组织阿米巴于6～20小时即可发生形态改变，24小时内全部被杀灭，浓度为0.2mg/L的，72小时内可杀死溶组织阿米巴。

本品有强大的杀灭滴虫的作用，其机制未明。甲硝唑对厌氧微生物有杀灭作用，它在人体中还原时生成的代谢物也具有抗厌氧菌作用，抑制细菌的脱氧核糖核酸的合成，从而干扰细菌的生长、繁殖，最终致细菌死亡。对某些动物有致癌作用。

【适应证】

临床广泛用于各种厌氧菌感染、假膜性肠炎、幽门螺杆菌及肠道内外阿米巴病、阴道滴虫病、贾第虫病等。对所有需氧菌无抗菌活性。

【用法用量】

（1）成人常用量

① 厌氧菌感染：静脉给药首剂15mg/kg，维持量为每次7.5mg/kg，每8～12小时1次，疗程7～10天或更长。口服每次400～500mg，每8～12小时1次，疗程7～10天。②预防用药：手术前1小时静脉滴注15mg/kg，之后每6小时，12小时给7.5mg/kg。③阿米巴病：急性阿米巴肠病每次400～800mg，每天3次，疗程5～10天；阿米巴肝脓肿每次400～800mg，每天3次，疗程20天。④滴虫病：口服每次200mg，每天4次，疗程7天。⑤假膜性肠炎：口服每次500mg，每天3次，疗程10～14天。

（2）小儿用量　参考有关资料。

【不良反应】

① 以消化道最常见，如恶心、呕吐、纳差、腹部不适、腹泻、味觉改变、口干、口腔金属味等；②一过性粒细胞减少；③过敏反应、皮疹、荨麻疹、瘙痒等；④中枢神经系统症状，如头痛、眩晕、晕厥、肢体麻木、多神经炎、共济失调和精神错乱等。

【禁忌证】

有活动性中枢神经系统疾病和血液病者禁用。

【注意事项】

① 对本品和硝基咪唑类药物过敏者禁用。

② 妊娠前3个月孕妇禁用。

③ 大剂量可致抽搐等中枢神经系统反应，必须及时停药。

④ 肝功能异常或肾功能不全者需调整剂量。

⑤ 本品属妊娠期用药B类，可透过胎盘进入胎血循环。

⑥ 不宜用于哺乳妇女。

⑦ 小儿疗效及安全性尚未确立。

⑧ 老年用药宜监测血浓度，以调整剂量。

⑨ 本品无特殊解毒药，可支持及对症治疗。

本品与庆大霉素，氨苄西林有配伍禁忌。与其他咪唑类可能存在交叉过敏，本品口服吸收完全，静脉滴注宜缓慢，每次1小时以上，避免与其他药一起滴注。

替硝唑

【药理作用】

替硝唑与甲硝唑同属硝基咪唑类。对原虫（溶组织阿米巴、阴道滴虫等）和厌氧菌有良好活性。对阿米巴和蓝氏贾第虫的作用优于甲硝唑。革兰阳性厌氧菌（消化球菌、消化链球菌、乳杆菌属），梭状芽孢杆菌属和难辨梭菌等对本品均较敏感；本品对脆弱类杆菌、梭杆菌属和费氏球菌属等革兰阴性厌氧菌的作用略胜于甲硝唑，空肠弯曲菌等则对本品中度敏感。放线菌属和丙酸杆菌属等对本品耐药。其作用机制为抑制病原体DNA合成、并能快速进入细胞内。

【适应证】

同甲硝唑，用于由厌氧菌感染引起的多种疾病，严重厌氧菌感染宜先用本品静脉给药，继以口服序贯治疗。

【用法用量】

（1）口服给药　①厌氧菌感染：成人每天1g或500mg，每天2次，疗程5～6天或更长。②非特异性阴道炎：成人2g单剂顿服，或每天2g1次口服，连服2天。③急性溃疡性牙龈炎：成人2g单剂顿服。④泌尿道滴虫病：成人2g单剂顿服。⑤鞭毛虫病：成人2g单剂顿服。⑥肠阿米巴病：成人每天2g顿服，疗程3天或1g，每天3次，疗程3天；3天无效可延至6天。⑦阿米巴肝脓肿：必须同时引流脓液。成人每天2g顿服，疗程3天，如3天无效，可延至6天。⑧预防手术后厌氧菌感染，术前12小时，2g单剂顿服。

（2）静脉用药　①厌氧菌感染：每天1次0.8g缓慢静滴，疗程5～6天或按病情而定。②预防手术后感染：1.6g，分1～2次静脉滴注。

【不良反应】

与甲硝唑相比不良反应少见且轻微，罕见有黑毛舌及深色尿。

【禁忌证】

本品虽无致畸作用，但可通过胎盘，也可经乳汁排出，故早期妊娠及哺乳期妇女最好不用。对本品过敏者禁用，用药期间忌酒及含乙醇饮料，否则可发生戒酒硫样反应，可引起腹部痉挛、面部潮红或呕吐。对替硝唑及硝基亚硝基烃咪唑衍生物过敏者禁用。血液病患者或有血液病史者禁用。器质性神经疾病患者禁用。12岁以下患者禁用或不宜使用。

【注意事项】

禁用于有器质性神经系统疾病者，血液病史者，用药期间禁止饮用含酒精饮料，其他多同甲硝唑。宜缓慢静脉滴注，每次2小时以上。

奥硝唑

【药理作用】

本品为第3代硝基咪唑类衍生物，其发挥抗微生物作用的机制可能是：通过其分子中的硝基，在无氧环境中还原成氨基或通过自由基的形成，与细胞成分相互作用，从而导致微生物死亡。

【适应证】

（1）用于治疗由脆弱拟杆菌、狄氏拟杆菌、卵圆拟杆菌、多形拟杆菌、普通拟杆菌、梭状芽孢杆菌、真杆菌、消化球菌和消化链球菌、幽门螺杆菌、黑色素拟杆菌、梭杆菌、CO_2 噬纤维菌、牙龈类杆菌等敏感厌氧菌所引起的多种感染性疾病，包括：①腹部感染，如腹膜炎、腹内脓肿、肝脓肿等；②盆腔感染，如子宫内膜炎、子宫肌炎、输卵管或卵巢脓肿、盆腔软组织感染、嗜血杆菌阴道炎等；③口腔感染，如牙周炎、根尖周炎、冠周炎、急性溃疡性龈炎等；④外科感染，如伤口感染、表皮脓肿、压疮溃疡感染、蜂窝织炎、气性坏疽等；⑤脑部感染，如脑膜炎、脑脓肿；⑥败血症、菌血症等严重厌氧菌感染等。

（2）用于手术前预防感染和手术后厌氧菌感染的治疗。

（3）治疗消化系统严重阿米巴虫病，如阿米巴痢疾、阿米巴肝脓肿等。

【用法用量】

1. 成人口服常用剂量

（1）厌氧菌感染　①预防手术后感染：手术前12小时服1500mg，以后500mg，每天2次，直至术后2～3天。②治疗厌氧菌引起的感染：1次500mg，每天2次。连服3～6天。

（2）毛滴虫病　①急性毛滴虫病：于夜间单次服用1500mg。②慢性毛滴虫病：500mg，每天2次，连服5天，性伙伴需同时治疗。

（3）阿米巴痢疾　于夜间顿服1500mg，连服3天。

2. 成人静脉滴注常用剂量

（1）厌氧菌感染　①预防手术感染：术前1～2小时滴注1000mg，术后12小时滴注500mg，术后24小时滴注500mg。②治疗厌氧菌引起的感染：初始剂量为500～1000mg。然后每12小时滴注500mg，连用3～6天。后可改口服。

（2）治疗严重阿米巴病　初始剂量为500～1000mg，以后每12小时滴注500mg，连用3～6天。

【不良反应】

与甲硝唑、替硝唑相比不良反应轻微。

【禁忌证】

① 禁用于对本品及其他硝基咪唑类药物过敏的患者。

② 禁用于脑和脊髓发生病变的患者，癫痫及各种器官硬化症患者。

③ 禁用于造血功能低下、慢性酒精中毒患者。

【注意事项】

① 肝损伤患者用药每次剂量与正常用量相同，但用药间隔时间要加倍，以免药物蓄积。

② 使用过程中，如有异常神经症状反应即停药，并进一步观察治疗。

③ 本品溶液显酸性，与其他药物合用时注意本品低pH值对

其他药物的影响。

④ 本品与半合成抗生素类及头孢菌素类药合用时应单独给药，两者不能使用同意稀释液稀释，应分别溶解稀释，分别滴注。

⑤ 如发现药液混浊或变色切勿使用。

第八节　抗真菌药物

真菌侵入机体可引起各个系统的真菌病。发生真菌感染的致病危险因素为老年体弱多病、免疫功能低下、长期应用广谱抗生素、恶性肿瘤放化疗免疫抑制药、激素治疗及器官移植术、气管切开、静脉导管、留置导尿管等，一旦合并真菌感染病情迅速恶化，病死率较高，故应及时诊断积极治疗。

两性霉素B

【药理作用】

本品结构中有一羧基和氨基，故兼有酸碱两性。多烯类抗生素主要用于深部真菌感染，此类抗生素与真菌细胞上的甾醇结合，损伤膜的通透性，导致真菌内钾离子、核苷酸、氨基酸等外漏，破坏正常代谢而其抗菌作用。除支原体外，细胞缺少甾醇的细菌不能被多烯类抗生素所作用。游离甾醇和细胞膜上的甾醇竞争多烯类抗生素，而使多烯类抗生素作用减少。

【适应证】

主要对念珠菌、隐球菌、组织胞浆菌、酵母菌、球孢子菌等引起的感染。几乎对所有真菌均有抗菌活性，对曲霉菌部分耐药。

【用法与用量】

静脉给药，0.5～1mg/kg，开始每天1～5mg，视耐受情况每天或隔天增加5mg。当增加至0.6～0.7mg/kg时即可停止增加剂量，最高单次剂量不超过1mg/kg，每天或隔天1次，总累积量1.5～3g，疗程1～3个月。

【不良反应】

本品毒性大，不良反应多，但又是治疗某些严重全身真菌感染的有效药物，使用需权衡利弊。

①肾毒性：几乎所用患者均可出现不同程度的肾功能损害。尿中出现红细胞、白细胞、蛋白和管型，血尿素氮和血肌酐升高，肌酐清除率降低，可有肾小管性酸中毒。

②肝脏：肝毒性较少见，亦有肝细胞坏死，急性肝衰报道。

③血液系统：可出现正红细胞性贫血，偶有血小板减少。

④心血管系统：滴速快可发生室颤或心脏停搏等。

⑤神经系统：可有视物模糊、复视、癫痫发作。

⑥过敏反应：偶有过敏休克、皮疹等反应。静脉滴注后有寒战、高热、严重头痛、恶心、呕吐、血压下降、眩晕等。

⑦局部发生血栓性静脉炎。

⑧低钾血症。

【禁忌证】

（1）下列情况应慎用

①肾功能损害：该品主要在体内灭活，故仅在肾功能重度减退时半衰期轻度延长，因此伴肾损害的患者仍可每天或隔天静滴该品，重度肾功能损害者给药间略予延长，然而由于应用两性霉素B时常发生肾功能损害，且肾毒性与剂量有关，故宜给予最小有效量。

②肝功能损害：该品可致肝毒性，故患者已有严重肝病时禁用该品。

（2）由于它的毒性作用，应避免用于孕妇。

【注意事项】

①本品为多烯类抗真菌药，几乎不被肠道吸收，需静脉给药，半衰期24小时，肾清除慢，有严重的肾毒性，需做肾功能及血钾监测。

②避光缓慢静脉滴注6小时以上，如耐受性良好，可缩短时间，避免液体外漏。

③避免与其他肾毒性药物合用，溶液用等渗葡萄糖液为宜，禁用氯化钠、氯化钾等。

④ 观察输液反应并及时处理。

⑤ 静脉滴注前可给解热镇痛、抗组胺药，输液中加用小量糖皮质激素。

⑥ 对本药过敏者、严重肝病者禁用，肝、肾功能不全者慎用。

两性霉素B脂质体

本品适用于敏感真菌所致全身性深部真菌感染，对普通两性霉素B无效者或对其毒副反应不能耐受者。静脉给药大部分分布于网状内皮组织，在肝、脾和肺浓度最高，平均清除半衰期27.5～28.2小时，保留了两性霉素B的高度抗菌活性，降低了即刻反应及肾毒性。

【药理作用】

两性霉素B脂质体的有效成分两性霉素B为多烯类抗真菌抗生素，其通过与真菌细胞膜上的固醇（主要为麦角固醇）结合，造成膜通透性改变胞内容物流出而使真菌细胞死亡，两性霉素B也能结合哺乳动物细胞膜中的固醇（主要为胆固醇），这可能是其对动物和人类有毒性的原因。本品是内含有两性霉素B的双层脂质体，其胆固醇成分可增强药物的稳定性，使两性霉素B尽可能在疏水层中保留最大的含量，降低与人体细胞膜中胆固醇的结合而增强对真菌细胞麦角固醇的结合，从而发挥两性霉素B的最大杀菌能力。体外抗菌试验和临床试验提示，本品对新型隐球菌、白色念珠菌、热带念珠菌、酵母菌、总状毛霉、铁互隔菌、曲霉、球孢子菌、组织胞浆菌、皮炎芽生菌、巴西芽生菌、孢子丝菌等有良好抗菌作用，但对细菌、立克次体和病毒的感染无效。皮肤和毛发癣菌大多耐药。

【适应证】

本品适用于患有深部真菌感染的患者；因肾损伤或药物毒性而不能使用有效剂量的两性霉素B的患者，或已经接受过两性霉素B治疗无效的患者均可使用。

【用法用量】

成人常用量，静脉滴注：初始剂量为每天0.1mg/kg，第2天增至 0.25 ～ 0.5mg/kg，再逐日递增至每天 1 ～ 3mg/kg 的维持量。本药不可用生理盐水溶解，应以 5% 葡萄糖注射液溶解后于 6 小时内滴注，如耐受性良好，滴注时间可缩短为 2 小时。

【不良反应】

不良反应发生率低于两性霉素 B，大多为轻中度反应，对症治疗后可耐受。

【禁忌证】

对本品过敏及严重肝病的患者禁用。

【注意事项】

① 对两性霉素 B 过敏者，严重肝病者禁用。

② 肝肾功能不全者，电解质紊乱者慎用。

③ 儿童用药安全性和有效性尚不明确。

④ 老年人用药密切监测肌酐清除率，以及时调整剂量。

⑤ 本药对妊娠安全性分级为 B 级。

⑥ 哺乳妇女用药缺乏资料。

⑦ 用药前后及用药期间应定期监测：肝肾功能、血钾、血镁、血尿常规。两性霉素 B 脂质体减低了肾毒性和即刻反应。

伊曲康唑

【药理作用】

伊曲康唑是具有三唑环的合成唑类抗真菌药、抗菌谱与氟康唑相似，对深部真菌和浅表真菌均有抗菌作用。临床主要应用于深部真菌所引起的感染。

伊曲康唑是一种合成的广谱抗真菌药，为三氮唑衍生物，对皮肤癣菌（毛癣菌属、小孢子菌属、絮状表皮癣菌）、酵母菌 [新生隐球菌、糠秕孢子菌属、念珠菌属（包括白色念珠菌、光滑念珠菌和克柔念珠菌）]、曲霉属、组织胞浆菌属、巴西副球孢子菌、申克孢子丝菌、着色真菌属、枝孢霉属、皮炎芽生菌以及各种其他的酵母菌和真菌感染有效。体外研究已证实该品可抑制真菌细胞膜的主要成分之一麦角甾醇的合成，从而发挥抗真菌效应。

【适应证】

① 妇科：外阴阴道念珠菌病。

② 皮肤科/眼科：花斑癣、皮肤真菌病、真菌性角膜炎和口腔念珠菌病。由皮肤癣菌和（或）酵母菌引起的甲真菌病。

③ 系统性真菌感染：系统性曲霉病及念珠菌病、隐球菌病（包括隐球菌性脑膜炎）、组织胞浆菌病、孢子丝菌病、副球孢子菌病、芽生菌病和其他各种少见的系统性或热带真菌病。

注：对于免疫受损的隐球菌病患者及所有中枢神经系统隐球菌病患者，只有在一线药物不适用或无效时，方可使用本品治疗。

【用法与用量】

第1～2天：200mg，静脉滴注，每天2次。第3～14天：每天200mg，静脉滴注1次，静滴时间在60分钟以上。之后序贯使用口服液，200mg，每天2次，直至症状改善及影像学病灶基本吸收。

【不良反应】

常见胃肠道反应，以及头晕、头痛、疲乏、发热、嗜睡、抑郁、失眠、耳鸣、高血压、水肿、心衰、血钾低、血钙低、肝酶升高、蛋白尿等，也可有过敏。

【禁忌证】

（1）禁用于已知对本品任一成分过敏者。

（2）禁与下列药物合用

① 可引起Q-T间期延长的CYP3A4代谢底物，例如阿司咪唑、苄普地尔、西沙必利、多非利特、左美沙酮、咪唑斯汀、匹莫齐特、奎尼丁、舍吲哚、特非那丁。上述药物与本品合用时，可能会使这些底物的血浆浓度升高，导致Q-T间期延长及尖端扭转型室速的罕见发生。

② 经CYP3A4代谢的HMG-CoA还原酶抑制剂，如洛伐他汀或辛伐他汀。

③ 三唑仑和口服咪达唑仑。

④ 麦角生物碱，如双氢麦角碱、麦角新碱、麦角胺、甲麦

角新碱。

（3）除治疗危及生命或严重感染的病例，禁用于有或曾有充血性心力衰竭（CHF）病史的心室功能障碍的患者。

（4）除危及生命的病例，禁用于孕妇。

（5）育龄妇女使用本品时，应采取适当的避孕措施，直至停药后的下一个月经周期。

【注意事项】

① 长期治疗时应注意肝功能监护，避免与其他肝毒性药物合用。

② 对本药过敏者禁用，有充血性心力衰竭及心衰病史者禁用。

③ 对其他唑类药过敏者，心肌缺血者，瓣膜病者，明显的肺部疾病者，水肿性疾病者，肝肾功能不全者，肌酐升高，活动性肝病者，其他药物所致肝损害者不宜使用本药。

④ 儿童、妊娠、哺乳妇女资料有限，宜权衡利弊。

⑤ 用药前后，用药期间应监测肝功能。

氟胞嘧啶

本品为氟胞嘧啶类化合物，属抑菌药。单独应用易导致耐药，多与两性霉素B联合使用。

【药理作用】

本品为抗真菌药。对隐球菌属、念珠菌属和球拟酵母菌等具有较高抗菌活性。对着色真菌、少数曲霉属也有一定抗菌活性，对其他真菌的抗菌作用均差。

本品为抑菌药，高浓度时具杀菌作用。其作用机制在于药物通过真菌细胞的渗透酶系统进入细胞内，转化为氟尿嘧啶。替代尿嘧啶进入真菌的脱氧核糖核酸中，从而阻断核酸的合成。真菌对本品易产生耐药性，在较长疗程中即可发现真菌耐药现象。

【适应证】

适用于念珠菌属及隐球菌属所致的感染。

【用法与用量】

每天100～150mg/kg，分4次口服。静脉滴注分2～4次给药。成人每次2.5g，滴速4～10mL/min。肾功能不全者需减量。

【不良反应】

可有恶心呕吐，厌食，腹泻，皮疹，发热，贫血，氨基转移酶升高，血细胞及血小板减少等不良反应。可见血细胞及血小板减少，偶见肝坏死、全血细胞减少、骨髓抑制和再生障碍性贫血。

【禁忌证】

① 肾功能不全者禁用。

② 严重肝病患者禁用。

③ 对本品过敏者禁用。

【注意事项】

① 监测血液、肝脏不良反应。

② 严重肾功能不全、严重肝病、对本药过敏者禁用。

③ 妊娠妇女慎用，哺乳妇女不宜使用。

④ 阿糖胞苷可使本药作用失活。

⑤ 不宜与骨髓抑制药同时使用。

氟康唑

三唑类抗真菌药，具有广谱抗菌作用，体内抗菌活性高于体外。口服后吸收完全，生物利用度高，主要经肾小球滤过，80%以原型自尿中排出。半衰期27～37小时。透析可清除本品。

【药理作用】

本药为氟代三唑类抗真菌药。本药对真菌依赖的细胞色素P450酶有高度特异性，可抑制真菌细胞膜麦角固醇的生物合成，影响细胞膜的通透性，而抑制其生长；但对人体的细胞或P450酶作用甚微。本药的体外抗菌活性明显低于酮康唑，包括念珠菌属、隐球菌属等，但其体内抗菌活性则明显高于其体外作用。动物实验证明本药对念珠菌属感染，包括全身性念珠菌感染；新型隐球菌感染；小孢子菌属感染及毛癣菌属感染有效。此外，对皮炎芽生菌、粗球孢子菌、荚膜组织胞浆菌感染也有效。本品具有广谱抗真菌作用，抗菌谱与酮康唑近似，对白色念珠菌、须发癣菌、犬小孢子菌、絮状表皮癣菌、鼠孢子菌、新型隐球菌、烟曲霉有较强的抗菌活性；对阴道念珠菌和一些表皮真菌的抗菌作用比酮康唑强10～20倍。

【适应证】

念珠菌属感染，包括全身性念珠菌感染（非粒细胞减少者的深部念珠菌感染）、新型隐球菌感染、孢子菌属感染、毛癣菌属感染、组织胞浆菌、球孢子菌感染等。

【用法与用量】

有口服及注射剂二个剂型。成人常用量：侵袭性念珠菌病200～400mg/d，重症400mg/d，治疗5天发热不退或出现其他症状应换药，疗程4～8周。

【不良反应】

主要为胃肠道症状，一般反应轻微，可有一过性肌酐升高、淋巴细胞减少、粒细胞减少及缺乏、血小板减少。过敏反应有皮疹、血管神经性水肿、瘙痒、面部浮肿等。

【禁忌证】

对本品或其他吡咯类药物有过敏史者禁用。

【注意事项】

① 监测肝功能，发生严重肝损害时应停止用药。

② 皮肤出现大疱性损害或多形性红斑，应立即停药。

③ 本品属妊娠期用药C类。

④ 孕妇用药缺乏资料，哺乳妇女不宜使用本品。

⑤ 老年用药适当调整剂量。

⑥ 过量用药可能发生幻觉和兴奋性偏执行为。

伏立康唑

三唑类抗真菌药，具有广谱抗真菌作用。较氟康唑作用强，用于治疗免疫功能减退者感染，威胁生命的感染。

【药理作用】

伏立康唑的作用机制是抑制真菌中由细胞色素P450介导的14α-甾醇去甲基化，从而抑制麦角甾醇的生物合成。体外试验表明伏立康唑具有广谱抗真菌作用。本品对念珠菌属（包括耐氟康唑的克柔念珠菌、光滑念珠菌和白念珠菌耐药株）具有抗菌作用，对所有检测的曲霉属真菌有杀菌作用。此外，伏立康唑在体外对其他致病性真菌也有杀菌作用，包括对现有抗真菌药敏感性较低的菌属，例如足放线病菌属和镰刀菌属。动物实验发现，伏立康唑的最低抑菌浓度值与其疗效有关。但是在临床研究中，最低抑菌浓度与临床疗效之间并无相关性，并且药物的血浓度和临床疗效之间似乎也无相关性。这是吡咯类抗真菌药的特点。

【用法用量】

负荷剂量：静脉给药6mg/kg，每12小时1次，连用2天。输注速率不超过每小时3mg/kg，在1～2小时内输完。维持剂量：静脉给予4mg/kg，每12小时1次。病情缓解可改口服，序贯治疗疗程6～12周。

【不良反应】

最常见为视力障碍、发热、皮疹、恶心、呕吐、腹泻、头痛、周围性水肿、肝功能异常等。大约30%患者有视觉改变或增强、模糊，色觉改变或畏光，通常为轻度、一过性。

【注意事项】

① 本品过敏史者禁用，其他吡咯类过敏史者慎用。

② 禁止与利福平、利福布汀、卡马西平、长效巴比妥类、奎尼丁、西沙必利等合用。

③ 禁止与CYP3A4底物、特非那定、阿司咪唑、奎尼丁、西沙必利等合用。

④ 禁止麦角生物碱类药合用，禁止与西罗莫可同时使用。

⑤ 监测肝肾功能、胆红素和血肌酐。

⑥ 本品属妊娠期用药D类，妊娠妇女不宜使用。哺乳期必须停止哺乳。

⑦ 部分吡咯类与Q-T间期延长有关，应慎用。

⑧ 小儿安全性和有效性尚未建立。

卡泊芬净

棘白菌素是全新的一类抗真菌药，对包括曲霉和念珠菌属在内的广泛真菌和酵母菌均有良好的抗菌活性，用于治疗侵袭性曲霉病和念珠菌等真菌感染。对隐球菌、镰刀霉属、毛霉无活性。

【药理作用】

醋酸卡泊芬净是一种由 *Glarea Lozoyensis* 发酵产物合成而来的半合成脂肽化合物。醋酸卡泊芬净能抑制许多丝状真菌和酵母菌细胞壁的一种基体成分——β-(1,3)-D- 葡聚糖的合成。哺乳类动物的细胞中不存在 β-(1,3)-D- 葡聚糖。

体外药理学研究显示，卡泊芬净对许多种致病性曲霉属和念珠菌属真菌具有抗菌活性。目前尚未建立针对 β-(1,3)-D- 葡聚糖合成抑制剂检测的标准药物敏感性试验方法。而且药物敏感性试验的结果也不一定与临床结果有必然联系。

【适应证】

① 本品适用于成人患者和儿童患者（3 个月及 3 个月以上）。

② 经验性治疗中性粒细胞减少、伴发热患者的可疑真菌感染。

③ 治疗对其他治疗无效或不能耐受的侵袭性曲霉菌病。

【用法与用量】

① 念珠菌败血症及其他念珠菌感染：成人首日负荷量 70mg，继以每天 50mg，缓慢静脉滴注 1 小时以上，疗程至少 2 周，粒缺者疗程延长。国外疗程 30 天。

② 食管念珠菌病：每天 50mg。缓慢静滴 1 小时以上。

③ 侵袭性曲霉病：首日 70mg，继以每天 50mg，缓慢静滴 1 小时以上，疗程依病情而定。

④ 严重肝功能受损者避免用药。

【不良反应】

发热、恶心、呕吐及静脉滴注相关反应，实验室检查肝酶学、胆红素、血肌酐升高，血钾、血红蛋白降低。

【禁忌证】

对本品中任何成分过敏的患者禁用。

【注意事项】

本品不宜与环孢素合用，属妊娠期用药 C 类。

第五篇
护理操作

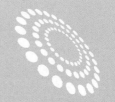

第二十章　标本采集

第一节　血培养标本采集

一、目的

根据医嘱采集患者血培养标本，进行临床检验，为诊断和治疗提供依据。

二、采血方式

（1）"双瓶双侧"是指从一个部位采血接种一套培养瓶，再从另一部位采血接种另一套培养瓶，通常选上臂静脉。一般用于对怀疑菌血症、真菌血症的成人患者。

（2）"双侧双瓶"是指从一个部位采血接种一个需氧瓶，再从另一部位采血接种另一个厌氧瓶。一般用于婴幼儿患者。

三、采集部位要求

从两侧上肢静脉采血，"双瓶双侧"采血培养。至少做到"双侧双瓶"。必要时从下肢静脉采血做第三套血培养。

四、血液标本在需氧瓶和厌氧瓶中的分配要求

以一个需氧瓶和一个厌氧瓶为一套血培养，作为常规血培养的组合。当采血量不够推荐的采血量时，应首先满足需氧瓶，剩余标本再接种入厌氧瓶。

五、操作标准

（一）操作前准备

（1）评估患者　询问了解患者身体状况，向患者解释，取得配合。观察患者采血部位有无异常情况。

（2）个人准备　仪表端庄，服装整洁，洗手，戴口罩。

（3）用物准备　无菌手套、止血带、消毒液、棉棒、采血器、培养瓶、培养单。

（4）环境准备　清洁、安静、舒适、无人员走动。

（二）操作步骤

① 核对医嘱及患者。

② 安尔碘消毒血培养瓶瓶口3遍，待干60秒。

③ 抽血部位皮肤消毒，安尔碘消毒3遍，待干60秒，消毒时从穿刺点向外画圈消毒，至消毒区域直径达5cm以上，待挥发干燥后采血。

④ 戴无菌手套，用采血器无菌穿刺成功后，连接血培养瓶，采集时轻轻混匀以防血液凝固。

⑤ 再次核对患者姓名、床号。

⑥ 洗手，记录。

六、注意事项

① 严格无菌操作，避免污染。

② 不应从留置静脉或动脉导管处取血，因为导管易被固有菌群污染。

③ 采血量及采血间隔，成年患者推荐的采血量为20～30mL，每套不少于10mL，每瓶不少于5mL。婴幼儿患者推荐的采血量应少于患儿总血容量的1%，每瓶不少于2mL。两部位采血时间≤5分钟。

④ 采血时机，在患者发热期间越早越好，最好在抗菌治疗前，以正在发冷发热前半小时为宜或在停用抗生素24小时后。

⑤ 采集后应立即送往实验室，最好在2小时内。如果不能及时送检，应置于室温环境。

⑥ 送检标本应注明来源、检验目的和采样时间，使实验室能正确选用相应的培养基和适宜的培养环境。

第二节　粪便标本采集

一、目的

根据医嘱采集患者粪便培养标本，进行临床检验，为诊断和治疗提供依据。

二、操作标准

（一）操作前准备

（1）评估患者　询问患者身体状况，向患者解释，取得配合。

（2）个人准备　仪表端庄，服装整洁，洗手戴口罩。

（3）用物准备　培养瓶、培养单、无菌手套。

（4）环境准备　适当遮挡，保护患者隐私。

（二）操作步骤

① 核对医嘱及患者。

② 戴手套，取少量大便3～5g（蚕豆大小）放于培养瓶中，合盖。

③ 再次核对患者。

④ 洗手，记录。

三、注意事项

① 常规检查选取有黏液、脓血等病变成分的粪便，外观无异常的粪便潜血检测标本需从表面、深处和粪端多处取材。

② 标本应尽快送检，不能及时送检的标本可室温保存≤2小时，入4℃冰箱保存，一般可保存24小时。

③ 粪便标本应避免混有经血、尿液、消毒剂及污水等各种物质。

④ 送检标本应注明来源、检验目的和采样时间，使实验室能正确选用相应的培养基和适宜的培养环境。

第三节　尿标本采集

一、目的

根据医嘱采集患者尿培养标本，进行临床检验，为诊断和治疗提供依据。

二、操作标准

（一）操作前准备

（1）评估患者　询问了解患者身体状况，向患者解释，取得配合。

（2）个人准备　仪表端庄，服装整洁，洗手戴口罩。

（3）用物准备　止血钳一把、安尔碘、棉棒、20mL空针一个、培养瓶、培养单、无菌手套一副。

（4）环境准备　适当遮挡，保护患者隐私。

（二）操作步骤

① 核对医嘱及患者。

② 戴手套，用安尔碘消毒尿道口处的导尿管壁（接头上端接近会阴部）2遍，待干。

③ 用无菌注射器的细针斜穿管壁抽吸尿液10mL。做尿培养时应采集尿液20mL。

④ 将抽好的尿液导入培养瓶中，盖好盖子。

⑤ 再次核对患者。

⑥ 洗手，记录。

三、注意事项

① 严格无菌操作，避免污染。

② 不可从集尿袋下端管口留取标本。

③ 标本应尽快送检，最好在2小时内。如果不能及时送检，放置于冰箱内，但不要超过24小时。

④ 送检标本应注明来源、检验目的和采样时间，使实验室能正确选用相应的培养基和适宜的培养环境。

第四节　痰标本采集

一、目的

根据医嘱采集患者痰液标本，进行临床检验，为诊断和治疗提供依据。

二、操作标准

（一）操作前准备

（1）评估患者　询问了解患者身体状况，向患者解释，取得配合，昏迷患者病情平稳。观察患者口腔黏膜有无异常和咽部情况。

（2）个人准备　仪表端庄，服装整洁，洗手戴口罩。

（3）用物准备　无菌手套、一次性痰培养器。

（4）环境准备　安静、舒适。

（二）操作步骤

① 核对医嘱及患者。

② 洗手，戴无菌手套。

③ 助手协助打开痰培养器，若为呼吸机辅助呼吸患者，助手协助摁下纯氧和静音按钮。

④ 痰培养器接负压吸引器。

⑤ 助手协助固定患者头部，若为气管插管患者，助手协助断开患者气管插管接头处。

⑥ 吸痰管插入合适深度后，开放负压吸引痰液。当标本瓶内痰液达到需要量时关闭负压，退出吸痰管，痰培养器加盖。

⑦ 再次核对患者姓名。

⑧ 洗手，记录。

三、注意事项

① 严格无菌操作，避免污染标本，影响检验结果。

② 在抗生素使用前采集价值高。

③ 痰液标本采集最好在上午进行。

④ 连续采集3～4次，采集间隔时间＞24小时。

⑤ 不能用无菌水冲洗吸痰管，否则会稀释标本。

⑥ 退吸痰管时不能开放负压，否则会引起上呼吸道分泌物污染标本。

⑦ 标本送检不超过2小时，不能及时送检者可暂存4℃冰箱。

⑧ 痰液标本采集后应评估标本量、颜色、形状，进行痰液涂片，检查确定标本来源，若怀疑细菌感染，应进行革兰染色、细菌培养和药物敏感试验。

⑨ 送检标本应注明来源、检验目的和采样时间，使实验室能正确选用相应的培养基和适宜的培养环境。

第二十一章　仪器操作

第一节　多功能监护仪使用

一、定义

监护仪指能够对患者生理参数进行实时、连续监测的医用仪器设备。

二、目的

对生命体征不稳定患者进行监护。

三、原理

主机由各种传感器物理模块和计算机系统构成，负责信号检测和处理，包括信号模拟处理、数字处理及信息输出。

四、基本结构

由主机、显示器、各种传感器及连接系统等四部分组成。

五、操作标准

1.操作前准备

① 评估患者病情、意识状态及皮肤情况，对清醒患者，告知监护的目的及方法，取得患者合作。

② 评估监护仪各功能是否良好。

③ 个人准备：仪表端正，服装整洁，洗手。

④ 用物准备：心电监护仪、电极片5个、75%乙醇、纱布、弯盘、笔、记录卡、洗手液。

⑤ 环境准备：安静、无强光照射、无电磁波干扰。

2.操作步骤

见表21-1。

表21-1 多功能监护仪操作步骤

步骤	要点说明
1.核对 医嘱及患者	确认患者
2.接收 按主菜单，接收患者	选择患者类型和有无起搏
3.脱脂 用75%乙醇将贴电极片部位和血氧饱和度指套连接部位脱脂后用纱布擦干	保证电极与皮肤表面接触良好
4.贴电极贴 将电极片按监护仪标识贴于患者胸部正确位置，扣好患者衣扣，盖好被子	使电极贴与皮肤接触良好避开伤口，必要时避开除颤部位
5.捆无创血压袖带 使测压标志压在肱动脉上	位置正确，松紧合适。选合适的袖带
6.安放血氧饱和度探头	
7.调报警范围 根据患者实际监测数值调整报警上下限	上下限度合适。小范围设置，不要以正常生理指标作为上下限
8.再次核对 床号、姓号。告知患者或家属注意事项	
9.记录 监测数值、时间	注意观察电极片周围皮肤情况

步骤	要点说明
10.停止 向患者告知，取得合作；关监护仪，取下电极片，观察局部皮肤情况，用干纱布擦净皮肤。协助患者取舒适体位，整理床单位，整理用物	整理导线，避免打结损伤
11.洗手、记录 停止监护时间	

六、注意事项

① 各监护线应与患者连接紧密，勿脱落。

② 安放电极贴前需皮肤脱脂，避免干扰，各电极贴位置安放正确。

③ 无创血压袖带捆绑正确。

④ 有创血压监测时，换能器需与心脏同一水平，肝素液冲洗或采血后应将传感器重新校零。

⑤ 各参数报警范围调节适当。

七、维护和保养

各监护线用后均应擦拭消毒，仪器定时清洁；各导联线不能打折；无创血压袖带，当没有捆绑患者手臂时，不能启动主机测量血压；发现故障应及时排除或报修。

第二节　输液泵使用

一、定义

输液泵是用于准确控制单位时间内液体输注的量和速度的仪器。

二、目的

准确、匀速、安全地给患者输入药物。

三、基本原理

微型计算机控制步进电机带动偏心凸轮作用于蠕动排，使蠕动排以波动方式连续挤压输液管。

四、基本结构

由微机系统、泵装置、检测装置、报警装置和输入及显示装置组成。

五、操作标准

1.操作前准备

① 评估患者病情、意识状态、皮肤情况及血管情况，向患者及家属解释输液及药物作用，取得合作，询问大小便。

② 评估仪器性能是否完好，将输液泵妥善固定在输液架上，连接电源，打开开关，处于备用状态。

③ 个人准备：仪表端正，服装整洁，洗手戴口罩。

④ 用物准备：输液泵、输液器2套、止血带、小枕、弯盘、0.5%聚维酮碘或安尔碘、棉棒、胶布、一次性头皮针、液体和药物、病历、输液卡、洗手液、笔、手表，锐器盒、垃圾桶，必要时备网套、启瓶器。

2.操作步骤

见表21-2。

表21-2 输液泵操作步骤

步骤	要点说明
1.核对 医嘱及患者	确认患者
2.排气 检查输液器、插入液体并排气	使茂菲滴管的1/2～2/3充盈液体，对光检查无气泡，防止气体进入体内
3.连接设定 将输液器置于泵的卡式管道内，设定总量、速度	卡道内管道松紧合适

续表

步骤	要点说明
4.静脉穿刺 取合适体位，备胶布。铺垫巾，扎止血带，消毒皮肤，再次检查输液管有无气泡。穿刺成功，按启动键盘，固定穿刺处，再次核对	三查七对
5.观察 取舒适卧位，观察患者病情及有无输液反应，讲解注意事项	
6.输液结束 按停止键，关输液泵，拔针	输液泵用75%乙醇纱布擦拭，放置于清洁干燥处备用
7.整理用物 洗手，记录	

六、注意事项

① 特别注意观察穿刺部位有无液体渗漏。

② 使用一段时间后更换蠕动挤压部位。

七、维护和保养

首次使用前或长时间不使用，当再次使用时，要将泵与交流电源连接，充电至少12小时。长期不使用，电池每月至少充放电1次。出现故障及时报修。定期清洁擦拭。

贝朗容积输液泵的使用见表21-3。

表21-3 贝朗容积输液泵的使用

操作流程	要点说明
1.准备物品	输液泵、液体
2.连接输液管路	将输液管排气，关闭"流量夹"，备用
3.安装输液管路	打开输液泵泵门，自上而下安装输液管，关闭泵门，打开流量夹
4.开机	等待自检完成
5.确认输液管路	按YES键确认
6.设置输液总量	按VOL键输入输液总量，按VOL键确认

续表

操作流程	要点说明
7. 设置输液速率	在主屏直接输入数值即是速度
8. 开始输液	按START键，开始输液（屏幕上出现移动光标，显示泵在运行中）
9. 运行中修改速率	直接在面板上设置新速率，再按RATE键，确认新数值，泵按新速率继续运行
10. 快推功能	手动BOLUS操作按BOL键，屏幕出现另外BOL键，同时按下两个BOL键 BOLUS操作按BOL键，直接输入预置BOLUS量，按YES键确认，快推运行。如需中断BOLUS，按屏幕上提示的STOP键，BOLUS停止。

报警原因及纠正方法见表21-4。

表21-4 贝朗容积输液泵报警原因及纠正方法

报警显示	可能原因入处理方法
Pressure alarm（压力报警）	输液管夹闭了么（打开旋夹） 输液管有压折吗（使管路通畅） 患者静脉通路阻塞（恢复静脉通路通畅）
Air alarm（空气报警）	管路系统中有空气（准备输液时将管路中的气泡完全排尽，报警后重新排气）
Preselect volume（未设定预置总量报警）	未设定输液总量（设定输液总量）
Invaid rate（未设定速度报警）	未设定速率（重新设定速率）
KOR end（液体输完前预置报警）	输液瓶已空（更换新的输液瓶）
Recal lalarm（暂停结束报警）	暂停结束后报警（调至Standby或Start开始输液）
Pump door open（泵门打开报警）	泵门打开（关闭泵门）
Battery pre-alarm（蓄电池预报警）	蓄电池电量将耗尽（连接主电源）
Battery alarm（蓄电池报警）	蓄电池没电（连接主电源）

Space输液泵基本操作见表21-5。

表21-5　Space输液泵基本操作

操作流程	要点说明
1.准备物品	输液泵、液体
2.连接输液管路	将输液管排气，关闭"流量夹"，备用
3.开机	按开机键，开启电源，设备自检
4.打开泵门	按开门键，按Yes键
5.安装输液管路	从右向左放置输液器，关闭泵门，进入intrafix PVC菜单，按OK键，确认管型。
6.设置预置输液总量	在VTBI菜单，设置预置输液量，按OK键确认
7.设置输液速率	进入Rate菜单，设置速率，按OK键确认
8.开始输液	按START键，开始输液
9.更改速率	1.不停止输液时，按C键，按OK键，键入新的速率，按OK键确认 2.停止输液时，按Stop键，按OK键，键入新的速率，按Start键启动输液
10.快推功能	1.手动快推，按Bol键松开，按住OK键不放，系统进入快推功能并显示快推剂量，松开OK键停止快推 2.自动快推，按Bol键按左箭头键进入Bol. Dose设置菜单，设置快推剂量，按Bol键开始快推，结束后自动切换到原速率工作，如需中途停止快推，按OK键直动切换到原始速率
11.等待模式	按Stop键停止输液，按关机键小于3秒，切换到Standby菜单，按OK键确认进入等待模式，再按OK键退出等待模式

报警原因及纠正方法见表21-6。

表21-6　Space辅液泵基本操作报警原因及纠正方法

报警显示	可能原因及处理方法
Pressure high alarm（阻塞报警）	输液管夹闭了了（打开旋夹） 输液管有压折吗（使管路通畅） 患者静脉通路阻塞（恢复静脉通路通畅）
Air bubble alarm（气泡报警）	管路系统中有空气（准备输液时将管路中的气泡完全排尽，报警后重新排气）
Value not accepted（未设定预置总量报警）	未设定输液总量（设定输液总量）

续表

报警显示	可能原因及处理方法
Not rate set（未设定速度报警）	未设定速率（重新设定速率）
Reminder alarm（未接受数值报警）	电源开启，未设置参数或未启动输液（设置参数开启输液）
VTBI near end（预设输液量结束报警）	预设输液量接近结束（准备新的液体）
Standby time expired（暂停结束报警）	暂停结束后报警（调至Standby或Start开始输液）
VTBI infused（预设输液量结束）	预设输液量结束（自动切换到KVO功能）
Battery pre-alarm（蓄电池预报警）	蓄电池电量将耗尽（连接主电源）
Battery alarm（蓄电池报警）	蓄电池没电（连接主电源）

第三节　微量泵使用

一、定义
微量泵是一种给药量非常准确、问题很小且给药速度缓慢或长时间流速均匀的仪器。

二、目的
非常均匀地给患者输注药物。

三、基本原理
微型计算机控制步进电机带动注射器推杆匀速直线运动，实现匀速推动注射器匀速给药。

四、基本结构
泵、数据显示窗、数据输入键、功能键和注射器安全支架。

五、操作标准

1. 操作前准备

（1）评估患者 病情、意识状态、皮肤情况及血管情况，向患者及家属解释使用微量泵的目的及药物作用，取得合作。

（2）评估仪器 性能是否完好，将微量泵妥善固定在输液架上，连接电源，打开开关，处于备用状态。

（3）个人准备 仪表端正，服装整洁，洗手，戴口罩。

（4）用物准备 微量泵、头皮针2个、20mL或50mL注射器、砂轮、止血带、小枕、弯盘、0.5%聚维酮碘或安尔碘、棉棒、胶布、无菌纱布、无菌巾、液体和药物、病历、治疗卡、洗手液、笔、手表、锐器饭、垃圾桶。

（5）环境准备 安静、无尘、适合无菌操作。

2. 操作步骤

见表21-7。

表21-7 微量泵操作步骤

步骤	要点说明
1. 核对 医嘱及患者	不能只核对一项
2. 抽取药物 检查药物，将药物抽入注射器内并核对。将注射器放入无菌巾内	在注射器上贴标签（注明床号、姓名、药名、剂量、浓度、用法、加药时间），严格无菌操作
3. 核对患者	携用物至床旁，查对床号、姓名，协助取合适体位，备胶布
4. 连接设定 再次核对药液，连接延长管，排气，安装入泵。打开开关，调好速度	注意防止污染
5. 查对连接 确定无误后，消毒输液通路的肝素帽，将头皮针插入肝素帽内，用胶布固定，启动泵	患者、药物、泵入速度、三查七对

续表

步骤	要点说明
6.交代观察 　取舒适卧位，观察反应及泵运行情况，讲解注意事项	协助取舒适卧位，整理床单位
7.洗手记录	
8.注射结束 按停键，关输液泵，拔针	核对患者，向患者告知，取得合作。按下Stop键，揭去胶布拔出头皮针，关电源
9.整理用药	分类整理用物，分离针头放于锐器盒，洗手记录。微量泵用75%乙醇纱布擦拭，放置于清洁干燥处备用

六、注意事项

① 更换注射器前一定要排尽空气。

② 特别注意观察穿刺部位有无液体渗漏。

七、维护和保养

① 首次使用前或长时间不使用，当再次使用时，要将泵与交流电源连接，充电至少12小时。长期不使用，电池每月至少1次充放电。出现故障及时报修。定期清洁擦拭。

② 使用完后将固定栓或推动柄复位。

Perfusor Compact注射泵见表21-8。

表21-8　Perfusor Compact注射泵

操作流程	要点说明
1.准备物品	注射泵、抽好液体的注射器
2.连接注射器管路	将注射器和延长管排气，备用
3.安装注射器管路	向上推动"推杆锁"，拉出"推杆"，向外拉出"针筒夹"，逆时地转动90°，安装注射器，固定针栓尾端，使"推杆锁"咔嗒一声复位，之后"针筒夹复位"

续表

操作流程	要点说明
4.开机	自检后自动识别注射器,显示OPS/-XX,按F键确认注射器
5.静脉穿刺	按F键及8键(STANDBY键),"暂停"设备,进行静脉穿刺。静脉穿刺后,按F键结束"暂停"
6.设置输液速率	在主屏直接输入数值即是速度
7.开始输液	按START键,开始输液(此时泵显示屏上将放有风轮状光标转动,显示泵在运行中)
8.运行中修改速率	运行中按C键,设置新速率,再按F键确认新数值,泵按新速率继续运行
9.快速功能	运行中进行按住F键不放,同时持续按住1键(BOL键),快推运行,松开任何一键,结束快推运行

Space注射泵见表21-9。

表21-9 Space注射泵

操作流程	要点说明
1.准备物品	注射泵、抽好液体的注射器
2.连接注射器管路	将注射器和延长管排气,备用
3.开机	按开机键,开启电源,设备自检。等待注射器推柄自动释放
4.安装注射器管路	拉开注射器针管固定卡并右旋,打开泵门,放置注射器,按OK键,确认注射器型号注射器推柄自动前移并扣住注射器针栓
5.设置预置输液总量	在VTBI菜单,设置预置输液量,按OK键确认
6.设置输液速率	进入Rate菜单,设置速率,按OK键确认
7.静脉穿刺	
8.开始输液	按START键,开始输液
9.更改速率	不停止输液:按C键,按OK键,键入新的速率,按OK键确认 停止输液:按Stop键,按OK键,键入新的速率,按Start键启动输液

续表

操作流程	要点说明
10.快推功能	手动快推：按Bol键松开，按住OK键不放，系统进入快推功能并显示快推剂量，松开OK键停止快推 自动快推：按Bol键盘按左箭头键进入Bol. Dose设置菜单，设置快推剂量，按Bol键开始快推，结束后自动切换到原速率工作，如需中途停止快推，按OK键直动切换到原始速率
11.等待模式	按Stop键停止输液，按关机键小于3秒，切换到Standby菜单，按OK键确认进入等待模式，再按OK键退出等待模式
12关闭泵	按Stop键停止输液，打开注射器固定卡并右旋，等待注射器推柄知道松开并释放，打开泵门取下注射器，关上泵门合上注射器固定卡，按关机键持续3秒，关机

第四节 肠内营养泵的使用

一、定义

肠内营养泵是调节经胃肠道营养液流量的电子机械设置。

二、结构及组成

肠内营养泵包括泵座和泵两部分。泵座上有固定装置、电源接口和呼叫系统接口，泵表面有显示屏和功能键，泵侧面有泵门和拉杆。

三、目的

为患者准确均匀输注肠内营养液，减少胃肠道不良反应，减轻护士工作量。

四、工作原理

通过机械挤压作用，将喂养管内的液体以一定速度均匀地输注胃肠内。

五、操作标准

1.操作前准备

（1）评估患者　病情及治疗情况，胃（肠）管通畅情况，评估肠内营养泵的性能。

（2）环境准备　整洁、安静、合适。

（3）个人准备　着装整齐，洗手戴口罩。

（4）用物准备　营养泵、电源线、专用泵管、肠内营养液、温开水、空针、手套、纱布等。

（5）患者准备　了解泵的目的、操作过程及配合的相关知识，患者愿意配合。

2.操作步骤

见表21-10。

表21-10　肠内营养泵操作步骤

步骤	要点说明
1.核对 医嘱及患者，合适体位	确认患者，抬高床头30°～45°
2.检查 营养泵性能及各功能键	确保仪器功能正常
3.准备营养液 接输注泵管理并挂于输液架上，排尽泵管内的气体	营养液温度适中，必要时用加热器
4.开机自检	自检后，屏幕显示前次喂养所设定的参数
5.安装 肠内营养输注管	按箭头标示方向将输注管上截流夹安放于泵的工作区，确保截流夹方向正确
6.检查 胃（肠）管位置及通畅情况将胃管与泵管连接	确认胃（肠）管位置：一抽、二听、三冲洗
7.调节 输注总量及速度	根据患者的胃肠功能及要求调节

续表

步骤	要点说明
8. 启动 输注泵按START键开始输注	观察患者反应、泵运作情况
9. 结束 输注完毕按STOP键停止	关闭电源
10. 封闭胃管 将胃肠（管）与泵管分离，封闭胃管末端	脉冲式冲洗管道，防止堵塞
11. 整理床单位、整理用物	观察患者反应，听取患者主诉，清洁输注泵，消毒备用
12. 洗手记录	记录肠内营养方式、速度、剂量、名称

六、注意事项

① 配置营养液应无菌操作，温度适宜。

② 输注前彻底排净空气。

③ 喂养前检查胃管是否在胃内，确保在胃内方可喂养。

④ 营养前、中、后用温水 20mL 脉冲式冲洗。

⑤ 营养过程中，密切观察患者反应（腹胀、腹泻、恶心呕吐等）滴速、泵运作情况，及时处理各种报警，并做好记录。

七、维护和清洁

① 放于阴凉干燥处，避免剧烈震动和阳光直射。

② 专人管理，建立使用登记、定期检查、保养维修制度。

③ 营养液滴注到机器上时，立即擦拭干净。

④ 每年检查一次，每周清洗一次，清洁前应断开电源。

⑤ 清洁后，启动或接通电源前应先干燥约 5 分钟。

八、报警显示、故障原因及处理方法

见表 21-11。

表21-11　报警显示、故障原因及处理方法

警报	原因	处理
电池报警	显示插头符号（电池失效） 不显示插头符号：①泵座电 源指示灯不亮；②泵座上电源 指示灯亮 泵和泵座上的电源有污垢	通知专业人员更换电源 检查电源线是否连接；泵 插入泵座位置正确 去污后晾干
空管报警	管路中有气泡 传感器区域有污垢 输注管放置位置不正确	排除气泡 去污后晾干 检查重新安装
输注管	输注管安装不准确 安装截流夹部位有污物	重新正确安装 去污后晾干
堵塞报警	输注管或喂养管堵塞	检查冲洗
泵门未关	泵启动时泵门未关 启动后泵门打开 泵门从固定点松脱 泵门机械损坏	关闭泵门 关闭泵门 重新固定 专业技术人员修理
系统错误	设备内部障碍	通知专业技术人员修理

第五节　心电图机的使用

一、定义

心电图机是来记录心脏活动时所产生的生理电信号的仪器。

二、目的

将心脏活动时心肌激动产生的生物电信号（心电信号）自动记录下来，为临床诊断和科研提供信息。

三、基本原理

通过电极提取人体生物电信号经过导线传输至心电图主机，经过心电放大电路将心电信号放大后推动记录器工作而描绘出心电图曲线。

四、基本结构

由电极、导线、主机、电源等四部分组成。

五、操作标准

1.操作前准备

（1）评估患者 病情、意识状态及皮肤情况，对清醒患者，告知目的及方法，取得患者合作。

（2）评估仪器 心电图机各功能是否良好。

（3）个人准备 仪表端正，服装整洁，洗手。

（4）用物准备 心电图机、导电液、纱布、弯盘、笔、记录卡、洗手液。

（5）环境准备 安静、无强光照射、无电磁波干扰。

2.操作步骤

见表21-12。

表21-12 心电图机操作步骤

步骤	要点说明
1.核对 医嘱及患者	确认患者，平卧位
2.皮肤处理 清洁皮肤，涂导电液	减少干扰、伪差
3.安放电极 将电极按标识置于患者正确位置，盖好被子	使电极与皮肤接触良好，避开伤口
4.描记心电图 （1）打开电源开关 （2）调节描笔位置 （3）按动定标键"1mV" （4）按"START" （5）继续按动定标键 （6）按动"CHAECK"键 （7）按动"LEAD SELECTOR"键 （8）继续按动"LEAD SELECTOR"键	按下抗干扰键 确认描笔在记录纸中央附近 描笔随着定标键的 按动而做相应的摆动，记录纸走动 记录纸上可看到定标方波，其振幅应是10mm 观察有无伪差 使之由"TEST"向"Ⅰ"导联、"Ⅱ"导联转换 重复上述操作，完成全部导联的心电图记录

续表

步骤	要点说明
5.撤除电极	动作轻柔
6.关机切断电源、整理仪器	在记录纸上注明日期、时间、姓名、住院号及导联
7.再次核对 床号姓名，告知患者或家属注意事项	整理患者
8.洗手、记录	做好清洁工作，并做好仪器使用登记

六、注意事项

（1）根据规定的操作顺序进行操作。

（2）使电极与皮肤密切接触，涂导电膏或生理盐水，避免机电干扰，注意描笔温度。

（3）正确安放常规十二导联心电图电极。

① 四肢电极：右手红（R），左手黄（L），左脚绿（F），右脚黑（RF或N）。

② 胸电极

a. V_1 导联：红，胸电极安放胸骨右缘第四肋间。

b. V_2 导联：黄，胸电极安放在胸骨左缘第四肋间。

c. V_3 导联：绿，胸电极安放在 V_2 与 V_4 连线的中点。

d. V_4 导联：棕，胸电极安放在左锁骨中线与第五肋间。

e. V_5 导联：黑，胸电极安放在左腋前线与 V_4 平齐。

f. V_6 导联：紫，胸电极安放在左腋中线与 V_4 平齐。

七、维护和保养

① 各监护线用后均应擦拭消毒，仪器定时清洁。

② 发现故障应及时排除或报修。操作时勿将水洒入机内，以免损坏机器。

③ 机内装有电池盒，可定时充电，充电时间不超过24小时，

以免缩短电池寿命。

④ 机器避免高温暴晒、受潮、尘土或碰撞，盖好防尘罩。

⑤ 做完心电图后必须洗净电极。

⑥ 导联电缆的芯线或屏蔽层容易损坏，尤其是靠近两端的插头处，因此切忌用力牵拉或扭转。收藏时应盘成直径较大的圆盘或悬挂放置，避免扭转或锐角折叠。

第六节 多功能病床

病床是患者抢救、治疗、诊断和恢复过程中必不可少的设备。

一、基本结构

床体、可调节床面、X线盒、体重秤和电控系统。

二、功能作用

① 为患者提供一个舒适的体位。

② 为医护人员提供一个便捷的操作平台。

③ 在不移动患者情况下完成一些基本辅助检查。

三、操作步骤

（1）背部抬高　可调节背部床板的角度，在水平至约75°之间进行调节。先按绿色键，然后按上下键调节适当高度。

（2）膝部抬高可调节膝部床板的角度，可在水平至约45°角之间进行调节。先按绿色键，然后按上下键调节适当高度。

（3）高度调节　可调节床的高度，从地面至床板表面的高度，可在60～100cm间进行调节。先按绿色键，然后按上下键调节适当高度。

（4）CPR脱扣器　紧急时用CPR脱扣器的柄，或者先按绿色键后再按CPR键，可迅速地将背部床板恢复到水平状态。

（5）床边护栏的使用　按下床挡下面的红色按键，然后向内轻推床挡，就能放下床挡。

四、保养维护

① 拔下电源插头后再进行维护。

② 医用电动床不能用水清洗，否则有触电的危险。

③ 床主体、床边护栏、床用桌清洁时，先将浸有用水稀释的中性洗涤剂的布拧干擦拭，再用干布擦干净。

④ 不要用挥发性溶剂擦拭。

⑤ 使用洗涤液擦拭时，必须稀释到指定浓度再使用。

⑥ 床垫清洁时间，根据使用状态和出汗多少而定。

⑦ 患者转出后，床单位可用紫外线进行床边消毒，或送医院消毒部门集中消毒。

第七节　电复律

一、定义

心脏电复律是用电能来治疗异位性快速性心律失常，使之转为窦性心律的方法，最早用于消除心室颤动，故亦称心脏电除颤。心脏电复律器是用于心脏电复律的装置，目前常用的为直流电心脏电复律器，由电极、除颤、同步触发、心电示波、电源等几部分组成，电功率可达200～360J。电除颤是心搏骤停抢救中必要的、有效的重要抢救措施。

二、适应证

① 心室颤动是电复律的绝对指征。

② 慢性心房颤动（房颤史在1～2年以内），持续心房扑动。

③ 阵发性室上性心动过速，常规治疗无效而伴有明显血流动力学障碍者，或预激综合征并发室上性心动过速而用药困难者。

三、禁忌证

① 缓慢型心律失常，包括病态窦房结综合征。

② 洋地黄过量引起的心律失常（除室颤外）。

③ 伴有高度或完全性传导阻滞的房颤、房扑、房速。

④ 严重的低钾血症暂不宜做电复律。

⑤ 左心房巨大，房颤动持续1年以上，长期心室率不快者。

四、操作方法

立即将电极板涂导电糊或垫以生理盐水浸湿的纱布，按照电极板标示分别置于胸骨右缘第2～3肋间和胸前心尖区或左背，选择按非同步放电钮，按充电钮充电到指定功率，明确无人与患者接触，同时按压两个电极板的放电钮，此时患者身躯和四肢抽动一下，通过心电示波器观察患者的心律是否转为窦性。

（1）非同步电复律　仅用于心室颤动，此时患者神志多已丧失。将电极板涂导电糊或垫以生理盐水充分浸湿的纱布垫分置于胸骨右缘第2～3肋间及心尖区，按充电按钮充电到功率360J左右。将电极板导线接在复律器的输出端，按非同步放电按钮放电，通过心电示波器观察患者的心律是否转为窦性。

（2）同步电复律　用维持量洋地黄类药物的心房颤动患者，应停用洋地黄至少1天。复律前1天应给予奎尼丁（普鲁卡因胺、普萘洛尔或苯妥英钠），每6小时1次，目的是使这些药物在血中达到一定的浓度，转复后能预防心律失常再发和其他心律失常的发生，少数患者用药后心律即可转复。术前复查心电图并利用心电图示波器检测电复律器的同步性。静脉缓慢注射地西泮0.3～0.5mg/kg或氯胺酮0.5～1mg/kg麻醉，当患者睫毛反射开始消失时，充电到150～200J（心房扑动者则充到100J左右），按同步放电按钮放电。如心电图显示未转复为窦性心律，可增加电功率，再次电复律。

（3）外科开胸手术患者可用体内操作法　电极板用消毒盐水纱布包裹，置于心脏前后，直接向心脏放电，但电功率宜在60J以下。

心律转复后，应密切观察患者的呼吸、心律和血压指导苏醒，必要时给氧吸入，以后每6～8小时一次口服奎尼丁（普鲁卡因胺、普萘洛尔或苯妥英钠）维持。

五、注意事项

① 若心电显示为细颤，应坚持心脏按压或用药，先用1%肾上腺素1mL静脉推注，3～5分钟后可重复一次，使细颤波转为粗颤波后，方可施行电击除颤。

② 电击时电极要与皮肤充分接触，以免发生皮肤烧灼。

③ 触电早期（3～10分钟内）所致的心跳骤停，宜先用利多卡因100mg。

第八节　PHILIPS HEARTSTART XL除颤仪使用

一、目的

用电能来治疗异位性快速性心律失常，使之转复为窦性心律。

二、基本原理

除颤仪在某些严重快速型心律失常时产生通过心脏的高能量电流脉冲使全部（或大部分）心肌细胞在瞬间同时除极，造成心脏电活动暂时停止，然后由最高自律性起搏点重新主导心脏节律。

三、基本结构

除颤器基本结构由除颤充电、除颤放电、控制电路、电源及监视装置等五部分组成。

四、除颤仪能量的选择和安放位置

1.电除颤时双相波和单相波的能量选择

成人双相波形电击的能量设定相当于200J，单相波形电击的能量设定相当于360J。

儿童首剂量2J/kg，后续电击，能量级别应至少为4J/kg并可使用更高能量级别，但不超过10J/kg或成人最大剂量。

2.电极板放置位置

（1）前侧位　一个电极板放置在左侧第五肋间与腋中线交界处，另一电极板放置在胸骨右缘第二肋间。

（2）前后位　一个电极板放置胸骨右缘第二肋间，另一电极板放置在左背肩胛下面。

五、操作标准

1.操作前准备

（1）评估患者　病情、意识状态、心电图状态及是否有室颤波、皮肤情况。

（2）评估仪器　除颤仪器各功能是否良好。

（3）个人准备　仪表端正，服装整洁，洗手。

（4）用物准备　除颤仪、导电糊、治疗盘（内有75%酒精棉球、镊子）、干纱布、棉签。

（5）报告心律情况"需紧急除颤"。

2.操作步骤

见表21-13。

表21-13　除颤仪操作步骤

步骤	要点说明
1.核对 医嘱及患者	确认患者
2.安置体位 平卧于硬板床上，充分暴露除颤部位	处于复苏体位
3.皮肤处理 清洁皮肤，酒精脱脂擦干	同时去除身上所有金属和其他导电物品
4.除颤仪准备 电极板涂抹导电糊，调节参数选择能量开始充电	导电糊涂抹均匀，具体参数根据医嘱调节
5.电极板安放 电极板与皮肤紧密安放，压力适当	请他人离开床旁
6.放电 按放电按钮电击除颤	必须双电极同时放电

续表

步骤	要点说明
7.除颤结束 打回监护屏	观察心电示波变化，若不成功 再次除颤
8.整理患者 擦净皮肤，取舒适卧位	严密监测心率变化
9.整理用药 清洁除颤仪电极板	用物整理归位，关闭除颤仪
10.洗手、记录	

六、注意事项

① 在准备电击除颤同时，做好心电监护以确诊心律失常类型。

② 定时检查除颤仪性能，及时充电。

③ 电极板安放位置要准确，并应与患者皮肤密切接触，保证导电良好。

④ 电击时，任何人不得接触患者及病床，以免触电。

⑤ 对于细颤型室颤者，应先进行心脏按压、氧疗及药物治疗，使之变为粗颤，再进行电击，以提高成功率。

⑥ 电击部位皮肤可有轻度红斑、疼痛，也可出现肌肉痛，3～5天后可自行缓解。

⑦ 对于能明确区分QRS和T波的室速，应进行同步电复律，无法区分者，采用非同步电除颤。

⑧ 同步电复律通常遵医嘱选择稍低的起始能量，选择能量前按下"同步"键。

七、维护和保养

（1）电极板的清洁与擦拭　每次使用结束后都要对电极板进行清洁与擦拭。常通过以下三步来完成：①检查仪器是否关闭，如未关闭则必须关闭；②用湿润的抹布擦净电极板；③干燥后，可靠地置于卡槽中。在对电极板进行清洁与擦拭时，应注意不要损伤电极板。

（2）电池的充电与更换　电池需要日常或定期的维护与保养，有助于延长电池的使用寿命。充电时间15小时达到100%，由LED指示。约3小时达到90%，由LED指示。电池容量为可进行100分钟ECG监护或50次全能量放电，或在起搏时75分钟的ECG监护。

（3）仪器工作状态的判断　将仪器与交流电源断开，打开仪器开关，在仪器完成自检后，即可判断仪器的工作状态。

（4）电容维护　电路结构包括充电电路、放电电路及其控制电路，在使用频次较低的情况下，电容需要定期维护。

第九节　血糖仪的使用

一、定义

用于监测血糖的仪器叫做血糖仪。

二、目的

准确检测出患者当前的血糖水平。

三、基本原理

血糖测试都是以酶学反应为基础的，主要原理分为电化学和光化学。

四、基本结构

主机（显示屏、开关测试口、记忆键）、针、测试纸。

五、操作标准

1. 操作前准备

（1）个人准备　仪表端正，服装整洁，洗手戴口罩。

（2）用物准备　治疗盘内放75%乙醇、血糖仪、血糖试纸、密码牌、采血笔和（或）采血针、无菌棉签、弯盘、记录本、笔、洗手液、病历（以稳步血糖仪为例）。

（3）评估仪器

① 检查试纸条和质控品储存是否恰当。

② 检查试纸条的有效期及条码是否符合。

③ 清洁血糖仪。

④ 检查质控品有效期。

（4）患者准备　评估患者身体状况及确认患者是否空腹或餐后2小时血糖测定的要求。向患者解释末梢血糖监测目的及注意事项，取得配合。评估穿刺部位无皮疹、瘢痕、破溃及硬结。

2.操作步骤

见表21-14。

表21-14　血糖仪操作步骤

操作步骤	要点说明
1.核对 医嘱及患者	确认患者
2.体位 舒适体位	患者彻底清洁双手，采血手臂下垂10 ~ 15分钟，利于采血
3.开机自检	显示屏依次显示"88.8"、上次血糖值、代码并显示采血标志
4.核对血糖仪与试纸密码	血糖仪代码必须与试纸密码一致，否则影响结果准确性
5.选择穿刺部位 指尖、手臂、耳垂	手指尽量选择环指
6.备采血针（笔）	检查采血笔功能是否正常
7.再次查对，消毒 待干	待酒精干透以后再取血，以免酒精混入血液，影响血糖值

续表

操作步骤	要点说明
8.采血 棉签按压1分钟	（1）采血针对手指指尖两侧采血 （2）将血滴和试纸黄色反应区的前沿相接触，试纸就会自动吸收血样 （3）屏幕中沙漏标志闪烁，说明试纸中的血样已足够 （4）不要涂血，以免手上的油脂影响测定结果 （5）不要触摸试纸条的测试区和滴血区
9.血糖仪保持平稳勿移动倾斜	稳步血糖仪中将血样滴在试纸橘红色的测试区中央，待纸条背面"血量确认圆点"完全变蓝，将试纸重新插入血糖仪，约10秒后显示监测结果
10.读取血糖值	结果告知，再次核对，向患者交代注意事项。结果如有疑问进行复测或更换血糖仪监测
11.整理用药	患者舒适卧位，分类处理用物，仪器清洁备用
12.洗手、记录	记录血糖值，根据结果进行相应处理

六、常见报警及处理

测量范围1.1 ~ 33.3mmol/L。过高时显示屏会显示"Hi"过低时显示屏会显示"Lo"。如果血糖监测结果异常，重新进行检测（更换血糖仪并检查电源是否充足，避开输液侧，血滴是否合适）。血糖仪具有存储功能，便于查询记录。

七、注意事项

① 必须配合同一品牌的试纸，使用时手不要碰触试纸条的测试区，并注明开瓶日期。不用过期（有效期3个月）的试纸条。

② 将试纸条储存在原装盒内，不能在其他容器中盛放。

③ 试纸要放在干燥、避光的地方密闭保存。

④ 用酒精消毒，待酒精干透以后再取血，以免引起误差。

⑤ 采血量必须足以完全覆盖试纸测试区。

八、储存、维护和保养规程

① 血糖仪检测结果与本机构实验室生化方法检测结果的比对与评估，每6个月不少于1次。

② 每台血糖仪均应当有质控记录，包括测试日期、时间、仪器的校准、试纸条批号及有效期、仪器编号及质控结果。

③ 每天血糖检测前，都应当在每台仪器上先进行质控品检测。当更换新批号试纸条、血糖仪更换电池或仪器及试纸条可能未处于最佳状态时，应当重新进行追加质控品的检测。

④ 失控分析与处理，如果质控结果超出范围，则不能进行血糖标本测定。应当找出失控原因并及时纠正，重新进行质控测定，直至获得正确结果。

⑤ 同一医疗单元原则上应当选用同一型号的血糖仪，避免不同血糖仪带来的检测结果偏差。

⑥ 血糖仪应当配有一次性采血器进行采血，试纸条应当采用机外取血的方式，避免交叉感染。

⑦ 对测试区的清洁要注意不要使用酒精等有机溶剂，以免损坏光学部分，可使用棉签或软布蘸清水擦拭，定期对血糖仪进行校准和比对，确保血糖仪的准确性。

第二十二章　其他操作

第一节　氧气疗法

一、定义

氧气疗法简称氧疗，是指通过给氧，提高动脉血氧分压（PaO_2）和动脉血氧饱和度（SaO_2），增加动脉血氧含量（CaO_2），纠正各种原因造成的缺氧状态，促进组织的新陈代谢，维持机体生命活动的一种治疗方法。

二、缺氧的分类和氧疗的适应证

（1）低张性缺氧　主要特点为动脉血氧分压降低，动脉血氧含量减少，组织供氧不足。由于吸入氧分压过低，外呼吸功能障碍，静脉血分流入动脉血引起。常见于高山病、慢性阻塞性肺疾病、先天性心脏病等。

（2）血液性缺氧　由于血红蛋白数量减少或性质改变，造成血氧含量降低或血红蛋白结合的氧不易释放所致。常见于贫血、一氧化碳中毒、高铁血红蛋白血症等。

（3）循环性缺氧　由于组织血流量减少使组织供氧量减少所致。其原因为全身性循环性缺氧和局部性循环性缺氧。常见于休克、心力衰竭、大动脉栓塞等。

（4）组织性缺氧　由于组织细胞利用氧异常所致。其原因为组织中毒、细胞损伤、呼吸酶合成障碍。常见于氰化物中毒、大量放射线照射等。

三、缺氧或低氧血症的程度判断

（1）临床上缺氧与低氧血症并不是完全等同的定义，患者可能有缺氧但不一定有低氧血症。当血红蛋白正常时，可根据PaO_2和SaO_2来判断缺氧的程度，将缺氧分为轻、中、重三度。

① 轻度缺氧：可无发绀。$PaO_2 > 6.67kPa$（50mmHg），$SaO_2 > 80\%$，无发绀，一般不需要氧疗。如有呼吸困难，可给予低流量低浓度（氧流量1～2L/分）氧气。

② 中度缺氧：PaO_2 4～6.67kPa（30～50mmHg），SaO_2 60%～80%，有发绀、呼吸困难，需氧疗。

③ 重度缺氧：$PaO_2 < 4kPa$（30mmHg），$SaO_2 < 60\%$，显著发绀、呼吸极度困难、出现三凹征，是氧疗的绝对适应证。

（2）临床上习惯用PaO_2和SaO_2来判断缺氧的程度，但并不能准确反映组织缺氧情况，混合静脉血氧分压（PvO_2）和外周血乳酸盐浓度可评估组织缺氧。PvO_2正常值为37～42mmHg。

$PvO_2 < 20mmHg$ 出现细胞功能障碍，低于 $12mmHg$ 的患者数分钟内死亡。正常人血乳酸含量为 $0.6 \sim 1.8mmol/L$，如持续在 $5mmol/L$ 以上，即可作为组织缺氧的指标。

四、氧疗的禁忌证

无特殊禁忌证，百草枯中毒及使用博来霉素者应慎用，因前者使用高浓度氧会增加其毒性作用，后者可加重其肺炎样症状及肺纤维化副作用。

五、缺氧对机体的影响

正常健康人的 PaO_2 高于 $90mmHg$，60 岁的老年人不低于 $80mmHg$。当 $PaO_2 < 60mmHg$ 时即诊断为呼吸衰竭。$PaO_2 < 50mmHg$ 时可出现发绀。$PaO_2 < 40mmHg$ 时，即相当于混合静脉血氧分压，氧向组织的弥散发生困难。$PaO_2 < 30mmHg$ 时，则导致细胞膜、线粒体和溶酶体受损，心、脑、肾等重要脏器细胞内的正常氧化代谢就发生严重障碍。若不立即纠正，必将导致器官组织细胞严重损害，甚至危及生命。

六、氧疗的种类

① 控制性氧疗：指吸入氧浓度控制在 24% ～ 35%，故称低浓度氧疗。适用于缺氧伴二氧化碳潴留的呼吸衰竭患者。其原理如下，此类患者由于其呼吸中枢对血中二氧化碳浓度变化的敏感性降低，其呼吸主要靠低氧血症对外周化学感受器反射性的兴奋呼吸中枢增加通气。当吸氧使血氧分压增加而对化学感受器的兴奋作用减弱时，患者的自主呼吸将受到抑制，使肺泡通气量降低，导致二氧化碳潴留。

② 非控制性氧疗：对给氧的浓度无严格的限制，主要根据病情来调节，适用于缺氧而不伴有二氧化碳潴留的患者，如心功能不全、休克、贫血等患者，是临床上常用的给氧方法。一般吸入氧浓度在 35% ～ 60%，又称中浓度氧疗。

③ 高浓度氧疗：指吸入氧浓度 > 60% 的氧疗。适用于弥散

障碍、严重V/Q比例失调、右向左分流、急性呼吸心跳骤停、一氧化碳中毒等所致的严重缺氧但不伴有二氧化碳潴留患者。对于限制性通气障碍患者，如重症肌无力、大量胸腔积液等，也可吸入高浓度氧来解除严重低氧血症以改善缺氧。此类患者可短时间吸入高浓度氧，以便使PaO_2和SaO_2分别提升至60mmHg和90%，避免组织细胞发生不可逆的改变。病情稳定后，应将吸入氧浓度降至40%以下，以防止氧中毒。

④ 高压氧疗法。

⑤ 长期家庭氧疗。

⑥ 体外膜肺氧合。

一般将给氧方法分为无创伤性（表22-1）和有创伤性（表22-2）两大类。

表22-1　无创给氧的方法

方法	原理	优点	缺点
鼻导管或鼻塞给氧	氧气通过鼻塞或鼻导管，经由上呼吸道直接进入肺内，可用公式计算：FiO_2（%）= 21+4×氧流量（L/min），常用氧流量为2～3L/min	简单、经济、安全，多数患者易于接受	FiO_2不恒定，易于堵塞。局部刺激作用，使鼻黏膜干燥痰液黏稠。氧流量大于7L/分时，患者多不能耐受
简单面罩	简单给氧面罩盖在口鼻之上，一侧注入氧气，呼气则从面罩的两侧逸出，面罩的容量宜小，以减少重复呼吸气量。FiO_2取决于氧流量和患者的通气量，常用氧流量为5L/min，超过8L/min时，因储备腔未变，FiO_2增加很少	适用于严重缺氧而无二氧化碳潴留的患者，能提供较好的湿化	影响患者进食和咳嗽，面罩易移位和脱落，呼出气体易积聚在面罩内被重复吸入，导致二氧化碳蓄积
附贮气袋的面罩	在简单面罩的基础上装一个贮气袋，用时将面罩系紧，保持贮气袋内有适当的氧。在呼气或吸呼间歇期间，氧气进入贮气袋，当吸气时主要由贮气袋供氧	与简单面罩相比其优点是用较低浓度的氧为患者提供较高的FiO_2	

续表

方法	原理	优点	缺点
文丘里面罩	面罩是根据Venturi原理制成,即氧气通过狭窄的孔道进入面罩时,在喷射气流的周围产生负压,携带一定量的空气从面罩侧面开口处或喷射器开口处进入,是一种能控制氧浓度的面罩	无重复呼吸,耗氧量小,不需要湿化。吸入氧浓度恒定,不受患者张口呼吸的影响	Venturi面罩虽也可以提供40%以上的吸入氧浓度,但不如低FiO_2时准确

表22-2　经气管插管给氧

方法	适应证	优点	缺点
经气管插管或气管切开给氧	主要适用于肺部感染严重、呼吸道分泌物多或黏稠不易排出的患者;也可用于昏迷或意识障碍不能主动排痰的患者	氧疗效果好,有利于呼吸道分泌物的排除,保持呼吸道通畅	对患者损伤大,给患者带来痛苦
呼吸机给氧	适用于需要机械通气装置的缺氧患者	高档呼吸机均设有空氧混合器,提供准确、稳定、温度及湿度合适的氧,任何通气模式均可供氧。最大限度提高FiO_2,纠正多种类型的缺氧	少数患者出现人机对抗

七、氧疗的不良反应

(1)二氧化碳潴留　COPD合并呼吸衰竭的患者,由于长期$PaCO_2$升高,呼吸中枢对二氧化碳刺激的敏感性降低。呼吸主要靠低氧血症对颈动脉窦和主动脉体的化学感受器的刺激作用,高浓度氧的吸入,使PaO_2升高,失去对外周化学感受器的刺激作用,患者呼吸受到抑制,进一步加重二氧化碳潴留。对这类患者应严格低流量持续长期给氧。

(2)吸收性肺不张　正常人呼吸空气时,肺内含有大量不被血液吸收的氮气,肺泡内的氧被吸收后留下氮气以维持肺泡不致萎陷。当吸入高浓度的氧后，肺泡内的氮气被氧稀释，肺泡内氧分压升高。当呼吸道不完全阻塞时，在吸入较高浓度氧后，局部肺泡内的氧被吸收后，易出现肺泡萎陷发生肺不张。预防措施主要包括：FiO_2 尽量小于60%；应用机械通气可适当加用PEEP；鼓励患者排痰，保持呼吸道通畅。

（3）氧中毒

① 氧中毒是氧疗最主要的毒副作用，是指在常压下较长时间吸入高浓度氧（＞60%）或在高压下（＞1个大气压）呼吸100%氧所引起的一系列中毒反应的总称。这些中毒反应随着 FiO_2 升高和持续时间的延长而增加。

② 氧中毒的临床表现：肺部出现急性气管、支气管炎、急性肺损伤乃至ARDS，表现为胸痛、咳嗽、极度呼吸困难，即使浓度吸氧也不能缓解，并伴有发绀、面色潮红、PaO_2 下降等症状；中枢神经系统主要表现为口唇、肌肉抽搐、惊厥、癫痫样发作、出汗等；眼部晶状体纤维增生（仅见于新生儿）。

八、氧疗的撤离

（1）氧疗的目的在于提高 PaO_2，纠正低氧血症，保证组织细胞得到适度的氧供，以维持和恢复其功能。从氧解离曲线上可知，一般只要：PaO_2 达到并稳定在60mmHg，SaO_2 就能达到90%以上而满足机体的生理需要，因此呼吸空气时，$PaO_2 > 60$mmHg即可停止吸氧。

（2）适应证

① 神志清楚，病情稳定，精神状态良好。

② 发绀消失。

③ 血气分析结果满意，$PaO_2 > 60$mmHg，$PaCO_2 < 50$mmHg，并保持稳定。

④ 呼吸平稳，无呼吸困难症状。

⑤ 心率较前减慢，循环稳定。

⑥ 慢性疾病急性加重期基本控制，转为临床缓解期。

九、氧疗的监护技术

（1）控制氧浓度和流量　根据实际情况选择合适的给氧装置，正确操作，保证给氧浓度正确。其中保持气道通畅是氧疗的关键。还应根据病情调整氧流量或浓度，不能随意更改，并在氧疗过程中严密监测，防止意外误调。

（2）防止并发症　严密观察患者面部皮肤和鼻黏膜情况，防止面部压伤和鼻黏膜出血等。观察患者有无氧疗并发症。面罩吸氧患者应保持呼吸通畅，防止窒息。

（3）健康指导　氧疗场所禁止明火、吸烟等，保证用氧安全。告知患者合理用氧的重要性，指导患者正确处理面罩吸氧与进食之间的矛盾，可采取交替进行或进食时以经鼻吸氧代替。

第二节　呼吸机雾化吸入使用

一、定义

呼吸机雾化吸入使用（SAVINA）是应用呼吸机使经雾化装置的液体变成微小的雾粒或雾滴悬浮吸入气道中，使气湿化和药物吸入呼吸道达到治疗的目的。

二、目的

① 治疗呼吸道感染，消除炎症和水肿。
② 解痉。
③ 稀释痰液，帮助祛痰。

三、基本原理

雾化吸入疗法是利用射流原理，将水滴撞出为微小雾滴悬浮于气体中，形成气雾剂输入呼吸道内。气雾作用主要取决于气体的流速和雾化颗粒大小。

四、适应证

① 气管内插管或气管切开术后，通过雾化吸入以湿化气道，

加入适当抗菌药物预防或控制肺部感染。

② 上呼吸道急慢性炎症，如咽喉炎、气管炎。

③ 肺气肿、肺心病合并感染、痰液黏稠、排痰困难或有支气管痉挛呼吸困难者。

④ 支气管哮喘急性发作者。

⑤ 支气管及肺部化脓性感染，如支气管扩张症、感染、肺脓肿等痰液黏稠不易咯出者。

五、操作标准

1. 操作前准备

（1）评估　患者神志、生命体征，呼吸机模式及参数，听诊双肺呼吸音。

（2）环境准备　整洁、安静、舒适

（3）操作者准备　仪表端庄，着装整齐，洗手戴口罩。

（4）用物准备　呼吸机雾化吸入装置1套（雾化药液罐、管道）、注射器、治疗巾或患者毛巾、听诊器、可控式吸痰管、洗手液、护理记录单、笔、按医嘱准备药液。

（5）患者准备　向清醒患者解释目的、注意事项，以取得配合。

2. 操作步骤

见表22-3。

表22-3　呼吸机雾化吸入操作步骤

步骤	要点说明
1. 检查 雾化吸入装置，遵医嘱将药液稀释，注入雾化器的药杯内	使用前检查雾化吸入器连接是否完好，有无漏气，呼吸机雾化功能是否良好
2. 核对 携用物至患者床旁，核对医嘱及患者	确认患者
3. 连接 一端连接呼吸机雾化口，一端连接呼吸机管路Y形口	避免雾化罐倾斜、倒转、防止药液漏出

续表

步骤	要点说明
4.调节呼吸机 在【配置】菜单中（2/4）调节FLOW MONTORING为OFF，撤除流量传感器	FLOW MONITORING为（流量监测），注意保护
5.开始雾化 按【雾化键】开始，呼吸机面板上雾化灯亮	雾化时间为20分钟上，观察患者生命体征变化及雾化效果
6.结束雾化 按静音键撤除雾化罐	呼吸机面板雾化灯灭
7.调节呼吸机 在【配置】菜单中（2/4）调节FLOW MONTORING为ON，安装流量传感器	打开流量监测，屏幕显示流量传感器标定通过
8.翻身拍背 用大小鱼际由下向上，由外向内拍	叩背时严格掌握操作手法，使痰液有效排出
9.吸痰 经人工气道、口鼻腔将呼吸道的分泌物吸出，以保持呼吸道通畅	吸痰前在呼吸机面板按吸痰键，吸纯氧3分钟，吸痰过程中掌握无菌、无创、快速、有效原则
10.肺部听诊 肺部情况有明显改善，痰鸣音减少	观察患者呼吸机参数及血氧饱和度变化确认患者
11.整理床单位整理用物	帮患者取舒适体位
12.记录 洗手，记录	记录患者生命体征情况、痰液性质、量

六、注意事项

① 所需雾化罐须与呼吸管道相配套。

② 雾化装置必须接在患者吸气端。

③ 注意保护流量传感器（价格昂贵、内置导丝极易断）。

④ 一次雾化呼吸机大约为20分钟，若药液仍有剩余，可再一次按【雾化键】开始。

⑤ 雾化过程中观察有无气雾及呼吸机有无工作。

七、其他呼吸机与SAVINA比较

① EVITA 2在【标定预设置】中【流量】调节FLOW为OFF。

② EVITA 4在【报警限值】中【监测】调节FLOW为OFF。

③ 西门子与PB840无雾化功能，必须接氧驱雾化。

第三节　鼻空肠管主动置入法

一、定义

鼻空肠管主动置入法是鼻肠管通过引导钢丝被伸直后，应用盲插直接将鼻肠管管端送到幽门以下，到达十二指肠或空肠上段的置管方法。

二、适应证和禁忌证

（一）适应证

① 对较长时间不能经口进食且不耐受经胃营养的重症患者。

② 有反流和误吸高风险的重症患者（胃潴留、连续镇静或肌松、急性重型颅脑损伤、脊髓损伤、烧伤、MODS、肠道麻痹或需要经鼻胃管引流患者等）。

③ 急性重症胰腺炎患者。

（二）禁忌证

① 食管静脉曲张。

② 食管出血。

③ 肠道吸收障碍。

④ 肠梗阻。

⑤ 急腹症。

三、操作标准

1.操作前准备

（1）评估患者　鼻腔黏膜有无充血水肿、炎症，鼻中隔是否弯曲或畸形，口腔有无假牙，了解既往有无鼻急病。对清醒患者，告知留置鼻肠管的目的及方法，取得合作。胃肠减压者通过胃管抽净胃内分泌物，肠内营养者禁食时间4～6小时以上。

（2）评估环境　安静、舒适、光线好。

（3）评估鼻肠管是否在有效期内，包装是否完整。

（4）个人准备　仪表端正，服装整洁，洗手，戴口罩。

（5）用物准备　治疗巾、口服药、治疗碗2个（放温开水适量、压舌板一个、纱布2块、止血钳）、复尔凯螺旋形鼻肠管、手套、呋喃西林/麻黄碱（呋麻）滴漏液、弯盘、笔、治疗卡、灭菌注射用水、pH试纸、皮筋、棉棒、听诊器、胶布、60mL注射器、洗手液。

2. 操作步骤

见表22-4。

表22-4　鼻空肠管主动置入法操作步骤

步骤	要点说明
1. 核对 医嘱及患者，备齐用物，携至患者床旁	确认患者
2. 解释 向患者解释操作目的、过程及配合方法，取得配合	解除患者焦虑紧张情绪
3. 患者准备 吸净患者气管、口鼻腔内分泌物	患者若戴眼镜或义齿，应取下，防止脱落及误咽
4. 用物准备 胶布2条，打开空针放在治疗碗内备用，打开鼻肠管包装，检查鼻肠管通畅情况，腔内注满灭菌注射用水，将引导钢丝插入鼻肠管内，使螺旋形的鼻肠管头部伸直，湿润导管	用水激活引导钢丝及鼻肠管表面的润滑剂，减少插管时的摩擦阻力
5. 用药 鼻腔通畅的一侧，用棉签清洁后，将呋麻液滴入该侧鼻腔1～2滴	便于插管，减少不适，局部麻醉作用

续表

步骤	要点说明
6. 体位 根据病情取半坐卧位或坐位,昏迷者取右侧卧位,将治疗巾铺于患者颌下	减少胃管通过鼻咽部时引起呕吐反射,使胃管易插入
7. 长度测量 戴手套,将用物放于治疗巾上。测量鼻肠管插入的长度(胃内标记和十二指肠标记),并在鼻肠管上标记好	胃内长度为前额发迹至剑突的长度,十二指肠长度为胃内长度再加20～25cm
8. 置入胃内方法 一手托鼻肠管,一手拿镊子夹住鼻肠管缓慢轻轻插入,插至咽喉部时(15～20cm)或感觉有阻力时,导管平面顺时针旋转180°,将患者的头部轻轻向前倾,继续缓慢下管到达预测的置管初始标记深度(胃内)	动作要轻柔,不应强行推进,注意避免勿插入气管,有吞咽功能且能配合的患者可饮用少量温开水,助胃管插入顺利。插管过程中若出现剧烈恶心、呕吐,应暂停插入,嘱患者深呼吸,稍休息后再插
9. 判断位置 确认鼻肠管是否在胃内	常用方法:听诊气过水声;回抽出胃内容物;胃管末端放入水中无气体冒出;pH试纸监测为酸性
10. 置入肠内方法 确定在胃内后,患者右侧半卧位,止血钳夹住鼻肠管继续随患者呼吸缓慢边旋转边送入,直至标定刻度位置(十二指肠),再次确认插管的位置(插入至幽门后为成功),然后将引导钢丝取出	置管过程中,应感觉到轻度摩擦阻力。进管超过75cm时,如通过幽门,有一种突破感,应继续轻柔进管,遇阻力明显增加停止进入
11. 判断位置 确认鼻肠管是否在肠内	常用方法:听诊胃—左上腹、十二指肠近端—右上腹、十二指肠远端空肠上端—左腹部有气过水声;pH试纸的酸碱度,排除反流后呈碱性;X线是金标准(插管24小时后行此检查)
12. 固定 确认成功后,用胶布固定于鼻翼及颊部,贴标签于鼻肠管上。将鼻肠管末端用纱布包好,橡皮筋固定	标签标记插管时间及长度,妥善固定防止脱出,防止反流,保持末端干净清洁

步骤	要点说明
13. 护理 协助患者清洁口腔、鼻腔，整理床单位，患者取舒适体位	口腔护理一天4次
14. 整理用物 洗手，记录	记录插管长度、日期、时间

四、注意事项

① 操作过程中，患者如出现恶心、呕吐情况，需防止误吸。

② 操作方法正确，动作轻柔，防止黏膜损伤出血及其他并发症。

③ 插管时如遇阻力，要先检查管道是否盘曲在口腔或咽喉部，不宜强行插入，避免发生呼吸道置管错位或食管、十二指肠穿孔移位等并发症。

④ 若插管时患者出现咳嗽、呼吸困难、发绀等，表明插入气道，应立即拔出。对于神志或反应较差的患者，如鼻肠管插入呼吸道后并不一定有明显的呼吸道症状，应特别警惕并排除呼吸道置管错位。

⑤ 预先告知患者插管过程中可能出现的不良反应及不适，减轻患者的紧张、焦虑、恐惧心理。

⑥ 置管后要妥善固定，每班交接，记录长度。保持通畅，确定位置，每6小时行"一抽、二听、三冲洗"。

第四节　静脉营养液配制

一、定义

静脉营养指当患者被禁食或营养严重缺乏时，通过静脉途径提供人体代谢所需的营养物质。

全合一营养液（AIO）也叫全营养混合液（TNA），是临床上常用的肠外营养制剂，是将机体所需的糖类、氨基酸、脂肪乳、维生素、微量元素、电解质和水等七大营养要素按比例在严格无菌的环境下按要求配制于营养袋中，然后经外周静脉或中心静脉输入机体参与血循环。

二、目的

大手术后、严重营养不良、恶性肿瘤、禁食患者常采用静脉营养的方法。以维持全身营养，促进伤口愈合，增强患者抵抗力，提供给患者热量，维持正氮平衡，补充各种维生素和矿物质。

三、适应证

有营养支持指征，不能从胃肠道进食或胃肠道功能不能充分利用时。

四、操作标准

1.操作前准备

（1）个人准备　仪表端正，服装整洁，洗手，戴口罩。

（2）用物准备　注射器（10mL、30mL、50mL）数个、1mL注射器1个、安尔碘消毒液或75%乙醇、弯盘、笔、输液卡、所需药液、静脉营养袋1个、棉签、医嘱执行单、洗手液、锐器盒、计算器。

（3）环境准备　单独房间，室内用品整洁，地板和工作台表面应用含氯消毒液湿布擦拭每天1次。

2.操作步骤

见表22-5。

表22-5　静脉营养液配制操作步骤

步骤	要点说明
1. 核对 医嘱执行单和输液卡	确认医嘱执行正确
2. 查对药物 认真查对药液，检查所有药液瓶口（安瓿）、瓶体，瓶内（安瓿）液体	查药名、剂量、浓度、有效期、瓶盖有无松动，瓶身有无裂痕

步骤	要点说明
3. 检查3L袋 有效期及外包装有无破损，注射器有效期，并打开备用	确保完好，在有效期内
4. 操作者准备 穿一次性无菌隔离衣，再用消毒凝胶消毒双手及手腕，戴无菌手套	注意手卫生，严格无菌操作
5. 加药顺序 ① 微量元素、电解质可加入氨基酸中为A ② 磷酸盐加在葡萄糖液中为B，将A和B先加入3L袋混匀 ③ 脂溶性和水溶性维生素加入脂肪乳中为C ④ 将C加入3L袋 ⑤ 轻轻摇动3L袋，使袋内的药液充分混合均匀，没有沉淀形成 卡文加药顺序 ① 先将氨基酸和葡萄糖充分混合摇匀，无浑浊为A ② 将脂肪乳混入A中，充分混匀药液 ③ 其他成分单独加入卡文中每加入一种药后都要混匀药液一次	① 安达美不能与维生素、磷酸盐直接混合 ② 水乐维他、维他利匹特不能与安达美直接混合 ③ 钙与磷酸盐可形成沉淀，应分别加在葡萄糖液或氨基酸中 ④ 营养液中不要加入其他药物 ⑤ 高渗液体可破坏脂肪乳的完整性（如微量元素和电解质），不能直接加入脂肪乳中
6. 再次核对 输液卡、医嘱执行单和安瓿、药瓶是否一致	确保加药的名称、剂量、浓度准确无误
7. 计算标记 配好的营养液袋上写明床号、姓名、配置时间、并计算出营养液总量、算出（20～24小时输完）滴速	营养液应现配现用，应于24小时内持续均匀输完。暂不使用者，应置于4℃冰箱内保存，用前1小时取出
8. 分类整理用物 针头放入锐器盒内，含氯消毒液纱布擦拭加药台面	
9. 洗手、记录	

五、注意事项

① 需要严格遵守无菌作，按规定顺序进行，注意药物的配伍禁忌，以保持液体的稳定性。

② 混合液中不能加入其他药物除已有资料报道或验证过。

③ 加入液体总量应不小于1500mL，混合液中的葡萄糖的最终浓度为0～23%，有利于混合液的稳定。

④ 电解质不应直接加到脂肪乳中。因为阳离子可中和脂肪乳颗粒上磷脂的负电荷，使脂肪颗粒相互靠近，发生聚合和融合，终致水油分层。一般控制阳离子浓度小于150mmol/L，镁离子浓度小于3.4mmol/L，该离子浓度小于1.7mmol/L。

⑤ 混合液最好现配现用，如为PVC输液袋，应于24小时输完，最多不超过48小时，而且应放置4℃冰箱中保存。

⑥ 钙剂和磷酸盐应分别加入不同的溶液内稀释，以免发生磷酸钙沉淀，在加入氨基酸和葡萄糖混合液后，检查有无沉淀生成，如确认没有沉淀再加入脂肪乳。

第五节　洗胃术

一、定义

洗胃术是指将一次性洗胃管经口腔插入胃内，反复注入和吸出一定量的溶液，冲洗并排出胃内容物，以减轻或避免吸收中毒。急性中毒患者常因毒物毒性较剧或大量地迅速进入体内，出现严重症状甚至危及生命。

二、适应证

① 口服毒物后6小时以内洗胃有效，超过6小时胃已排空，洗胃效果已不佳。但如服毒量大或毒物吸收后再从胃排出者，24～48小时内都应洗胃。

② 幽门梗阻性病变、胃潴留、胃黏膜水肿者。

③ 某些手术或检查前的准备。如胃癌手术前洗胃，以防止

手术中胃内容物流入腹腔引起感染；胃镜检查前洗胃，防止胃内容物影响检查效果。

三、操作前准备

① 洗胃用物：全自动洗胃机，塑料桶两个（其中一个装冷开水），橡皮单，治疗巾，弯盘，开口器，压舌板，胃管，液状石蜡，棉签、胶布，听诊器,20mL注射器，钳子1把，纱布1块，手套，消毒液，小杯内盛冷开水。

② 常用的洗胃溶液有温开水、温生理盐水、2%碳酸氢钠溶液，0.01%～0.02%高锰酸钾溶液等。

四、操作步骤

① 正确连接洗胃机上各管道，并将导管末端分别置于各桶内。接通电源，选按手冲键，再按手吸键，检查各管道是否通畅。按自控键检查出入液量情况。

② 备齐用物，推至患者床旁，向患者解释，以取得合作。协助病员取左侧卧位，如昏迷患者去枕平卧头偏向一侧。

③ 用正确的方法下胃管 找剑突定位铺好橡胶单及治疗巾，用张口器、压舌板使患者口腔张开（合作患者不必使用张口器）；右手持镊子夹住胃管前端，左手捏后端测量从患者前额发际至剑突的距离并做标记。用液状石蜡棉球润滑胃管前端15cm；自患者口腔缓慢插入，至10～15cm时，嘱患者做吞咽动作，同时继续插入胃管至所需长度。将胃管与洗胃机导管连接。

④ 开机后先将功能选择"手吸"键按下，吸出胃内容物，再按手冲键冲洗或按"自控"键反复冲洗，直至流出的液体澄清无味为止。必要时留取胃内容物送检。在洗胃过程中出入液量相差较多时，可用"手吸"、"手冲"键调整。

⑤ 每次灌洗量成人为300～500mL，小儿为100～200mL。

⑥ 洗毕，用正确的方法拔出胃管。关闭电源前按"自控"键反复冲洗洗胃机各管道2次，消毒后备用。

⑦ 关闭电源，将过滤器，污水桶清洗消毒后备用。

⑧ 做好洗胃记录：灌洗液的种类，胃内容物性状、量。

五、护理注意事项

① 洗胃机工作时应水平放置，必须妥善接地，以防电击伤。

② 每次洗胃后应及时进行清洗工作，避免机内油污沉淀，影响机器性能，同时杜绝交叉感染。

③ 各接头部位连接应牢固，不得松动、漏气。

④ 中毒物质不明时，抽出胃内容物应立即送检，送检的胃内容物应为第1次抽出或洗出物。

⑤ 如患者呼吸停止、心搏尚存或呼吸困难、发绀者应先行气管插管，保证有效的呼吸支持后再行洗胃。在洗胃过程中，如呼吸道分泌物多应及时吸出。

⑥ 洗胃过程中，应观察患者的病情变化，正确判断，及时处理。如出现腹痛、洗出液呈血性等应立即停止洗胃。

⑦ 洗胃必须彻底，在病情允许条件下，更换体位，反复灌洗，直至洗出的液体澄清、无味为止。

第六节　肠内营养管路护理

一、定义

肠内营养是经胃肠道提供代谢需要的营养物质及其他各种营养素的营养支持方式。肠内营养的途径有口服和经导管输入两种。其中经导管输入包括鼻胃管、鼻十二指肠管、鼻空肠管和胃空肠造瘘管。

二、目的

肠内营养的目的有营养支持和营养治疗之分。营养支持的目的是提高临床疾病治愈率，降低病死率，纠正营养不良和代谢紊乱，维持机体免疫功能；而营养治疗的目的更侧重于器官功能的保护，减轻高分解代谢，防止细胞损伤，调节免疫和炎症反应等。

三、适应证

各种原因不能经口进食者的营养补充或给药，患者消化和吸收功能应基本正常。

四、禁忌证

食管严重狭窄或阻塞、食管手术后。

五、护理

1. 操作前护理

（1）患者准备　健康宣教，告知患者营养的目的、过程及注意事项，消除其疑虑，使其能充分配合。

（2）物品准备　治疗盘、胃管、纱布、液状石蜡、止血钳、镊子、棉签、弯盘、胶布、治疗巾、50mL注射器、温开水、听诊器。

（3）环境准备　环境干净整洁，无人员走动，注意保护患者隐私。

2. 操作中护理

① 正确核对患者床号、姓名、相关检查、操作部位。

② 六步洗手法洗手。

③ 协助患者排尿后，摆合适体位。

④ 熟练操作过程，及时供给操作所需的物品及药品等。

⑤ 随时观察患者的病情变化，注意患者不适主诉。

3. 操作后护理

（1）保证营养液及输注用具清洁无菌。

（2）喂养管护理　①妥善固定；②防止扭曲、折叠、受压；③保持清洁；④定时冲洗。

（3）保护黏膜、皮肤　长期留置鼻胃管或鼻肠管的患者，由于鼻、咽黏膜持续受压易出现溃疡，要每天涂拭油膏，保持鼻腔润滑，定期更换胃管胶布，对造口周围皮肤保持清洁、干燥。

（4）预防误吸。

（5）防治胃肠道并发症。

第七节　结肠造口的护理

一、定义

结肠造口术是将结肠一段由腹壁取出，做一个永久性或暂时性的粪便排出口。常见于结肠肿瘤梗阻急腹症、直肠外伤、直肠肿瘤等疾病。

二、适应证

什么情况下才会实施结肠造口术？直肠癌或肛管癌切除术后，或不能切除的直肠、肛管癌，做永久性人工肛门；外伤性直肠破裂，做暂时性人工肛门；用于直肠的感染、狭窄及梗阻。

三、护理

1. 操作前护理

(1) 心理护理　结肠造口患者必须面对的最常见问题就是周围的人如何看待他们，顾虑周围的人可能会"听到或嗅到"他们。许多患者术前存在焦虑、恐惧、自信缺失，不能接受该手术方式，因此，术前访问非常重要。应根据患者的个人情况、经济状况、心理环境、宗教信仰和社会交往提供其所关注的、易懂的、现实性的信息。让患者减少焦虑，提高适应性，建立自信平和的心态，树立生活的信心，积极配合医护人员的治疗和护理。

(2) 饮食护理及肠道准　术前给予高热量、高蛋白质、少渣饮食，术前2～3天进流质，酌情补液，有肠梗阻症状者应禁食。肠道准备工作在直肠癌手术中占有重要地位，是预防污染、减少术后感染的重要措施，术前1周开始进低渣饮食，术前3天进流质饮食，口服肠道杀菌药、导泻药，清除肠内积便，术前一晚及手术当天清晨清洁灌肠。

(3) 皮肤护理及造口定位　术前除常规备皮外，如有皮肤破损者应及时消毒保护，促进愈合，防止感染。特别是老年人皮下脂肪少，皮肤松弛，皮肤皱褶多、弹性差，术前清洁污垢时，忌用碱性肥皂，以免造成皮肤瘙痒。术前1～2天，患者、护士、外科医生共同选择并标记造口的位置，告知患者标记造口位置的目的和重要性，最好让患者的妻子或丈夫或其他近亲属在旁倾听。造口位置要根据疾病类型、手术方式、个体差异而定，同时也要考虑到一些独立因素，如视力、工作、文化背景等方面。让患者选择一个理想的、护理方便的位置，也可以让患者先试戴造口袋，让其心理上适应。

2. 操作中的配合

按手术室配合常规。

3. 操作后护理

（1）一般护理　术后早期观察和评估。随时观察患者的生命体征、切口敷料、腹腔引流管、骶前引流管、造口等情况，并给予健康指导。

（2）饮食护理　术后3～4天，患者的肠蠕动恢复，如肠造口有气泡逸出或排出大便，可指导患者进流质饮食，少食多餐，逐步过渡到正常饮食。要选择高热量、高蛋白、高维生素、易消化的食物，避免进食辛辣刺激性、易胀气、不易消化或易产生臭味的食物，如避免进食蛋类、豆类、萝卜、洋葱、大蒜、卷心菜、辣椒、芹菜等，忌烟酒，多饮水。指导患者多样化规律饮食，更好地咀嚼。通过尝试来认识可能引起问题的食物并避免食用，防止腹泻或便秘。

（3）造口周围皮肤护理　注意观察造口皮肤周围是否红润，有无缺血。造口周围皮肤由于受粪便、消化液的腐蚀刺激，易引起皮肤湿疹。要注意保持造口周围皮肤清洁干燥，每天排便后要先用清水擦洗，再用棉球擦洗，然后涂上防漏膏，以免大便浸润皮肤。

（4）造口并发症的护理

① 造口肠管出血：出血多发生在术后24～48小时内，表现为肠管近端或腹壁与腹壁之间出血。少量出血者，可用云南白药外敷，如合并肠管水肿，多为局部淋巴回流受阻所致，可用高

渗盐水湿敷数日。

② 造口肠管缺血坏死：是术后72小时出现的较严重的并发症，主要原因是血液供应不足，多为对造口肠管的血管分离过多、过净，或从造口洞拉出肠管时肠管及其系膜扭曲，造口洞过小，或因造口肠管缝合时，缝扎了肠管的主要血管。术后加强观察是预防坏死的关键。理想的造口部肠黏膜应红润，有光泽，富有弹性，摩擦不见出血。如发现黏膜颜色发暗，浆膜下有紫斑，表示有坏死，及时报告医生做进一步处理。

③ 造口狭窄：多发生于术后8天到数年不等，有报道发生率达2%～10%。多因造口血运障碍、感染或隧道过窄所致。表现为大便变细、排便困难、排便时间延长、腹胀、腹痛。出现此种情况应加强造口扩张护理。

④ 造口回缩或脱出：造口回缩指肠管黏膜平面低于皮肤，可导致急性腹膜炎，局部或全身感染，患者多以腹痛就诊，后期可因周围组织皮肤或肉芽组织增生，导致造口狭窄、梗阻。主要原因为肠游离不充分，吻合口扩张过大所致，此种情况应由医师再次造口处理。

（5）出院指导

① 定期复诊：一般1个月左右来医院复诊。当造口有狭窄的趋势，应定时扩肛，戴上手套，用手指涂液状石蜡，缓慢插入2指或3指的关节处，在造口内停留3～5分钟，直至造口定形。病情允许闭口手术，交代患者3～6个月做闭瘘术。

② 饮食指导：一般不需忌口，只要生活有规律、平衡饮食就可以。应多吃新鲜蔬菜、水果，尽量少进食产气或气味较大的食物，如洋葱、芹菜、蒜、啤酒、豆类、汽水及香料太浓的食物等。

③ 鼓励患者参加适量活动，恢复体力后可参加工作，恢复正常生活。

④ 鼓励患者接受造口存在的现实，让其充分了解人工肛门、人工肛门袋的各种信息，使其有信心护理自己的人工肛门造口。

第八节　胆道引流的护理

一、定义

经皮肝胆管引流，是指经皮肝穿刺途径放置胆道引流导管，达到胆道引流的作用，用于胆道梗阻的减黄治疗。

二、准备

（1）护士准备　衣帽整齐，洗手，戴口罩。

（2）患者准备　术前禁食8～12小时；术前常规检查血常规、血胆红素、凝血功能等。

（3）物品准备

① 镇静药物　阿托品、地西泮、止血药。

② 生理盐水，引流袋。

③ 备好特护记录单。

④ 备好其他抢救物品　急救车、呼吸机、临时起搏器。

（4）环境准备　关闭门窗，调室温，必要时屏风遮挡，请无关人员回避等。

（5）核对医嘱，携用物至患者床旁。

（6）辨识患者，向患者及家属解释技术执行的目的及过程，并取得同意。

三、操作步骤

① 局部麻醉药麻痹局部。

② 在B超监视下，经皮经肝胆管引流。

③ 固定导管，接袋引流。

④ 术后卧床24小时，禁食水8小时。

⑤ 术后监测生命体征　观察患者有无腹痛、发热等不适。

⑥ 术后引流管的护理，妥善固定，观察引流液。

四、护理

1.操作前护理

① 术前常规检查血常规、血胆红素、凝血功能。

② 术前禁食8～12小时。术前肌内注射阿托品0.5mg、地西泮10mg。术前测定血压、心率。

③ 应详细了解患者病情，结合超声检查资料选择相应穿刺部位及进针径路。

④ 心理护理 耐心做好患者及家属的心理辅导工作，解释行PTCD穿刺的目的、意义、方法，介绍同种治愈好转或成功的病例，增强患者战胜疾病的信心。如患者情绪紧张可用小量镇静药。术前签知情同意书。

⑤ 术前掌握患者的情况，针对预见性常见护理诊断/问题提出护理措施。例如肝功能差，有否出血倾向，配合医生使用止血药，做好护肝处理，严重黄疸患者术前3天注射维生素K，术前2天静脉滴注胆道排泄性抗生素。感染严重者，应用抗生素，嘱患者注意休息。

⑥ 告知患者手术时间，嘱患者术前禁食禁水。

2. 操作中的配合

密切与术者配合，严格执行医嘱，及时准确传递手术所需用物。严密观察患者生命体征，发现患者有胸闷、气短、腹痛等症状时，及时通知医生，并主动积极配合医生做好必要的治疗与护理。

3. 操作后护理

(1) 心理护理 接受PTCD治疗的患者因为体外引流管和引流袋的存在及引流出血液、胆汁等引流物而较为紧张恐惧，此时向他们进一步说明治疗的目的和意义，取得他们治疗和护理上的配合。并说明引流出胆汁是为了减轻胆汁阻塞造成的毒性，术后短时间内引流出少量的血液是正常现象。鼓励患者，将病情好转的信息及时向患者反馈，树立患者战胜疾病的信心。

(2) 一般护理 术后患者平卧位休息及禁食禁水6小时，监测生命体征6小时，密切观察患者腹部体征、症状、引流液颜色，警惕胆道出血、胆汁性腹膜炎及胆道感染等并发症。如有异常及时通知医生。若患者出现穿刺口疼痛时，协助患者采取舒适的体位，指导患者进行节律性的深呼吸，必要时可遵医嘱予药物止痛对症治疗。

（3）引流管的护理

① 保持引流管通畅，避免扭曲、折叠、受压和滑脱，定期从引流管的近端向远端挤捏，每天更换引流袋，保持引流管始终低于伤口，以防胆汁逆流。

② 妥善固定引流管，胆道引流管应用缝线或弹力胶布将其妥善固定于腹壁，做好患者自我保护引流管的健康教育，如从引流管侧上下床，翻身时动作不宜过大，避免将引流液管拉脱。在引流管出皮肤处与皮肤间垫一条形棉垫让其弧形转弯，使皮内与皮外管呈最大钝角，防止管道打折。对躁动及不合作的患者，应采取相应的防护措施，防止脱出。

③ 防止逆行性感染，尽量采取半坐或斜坡卧位，以利于引流，平卧时引流管的远端不可高于腋中线，坐位、站立或行走时不可高于穿刺口，以防止胆汁逆流而引起感染。

④ 每周更换防反流引流袋，并严格执行无菌技术操作。

⑤ 引流管口周围皮肤覆盖无菌纱布，并保持局部的清洁干燥，如有渗液应及时更换，防止胆汁浸润皮肤而引起炎症反应和引起穿刺点的感染。

⑥ 观察引流情况，定期观察并记录引流管引出胆汁的量、颜色及性质。正常成人每天分泌胆汁量为800～1200mL，呈黄绿色、清亮，无沉渣，有一定的黏性。若胆汁量突然减少甚至无胆汁引出，提示引流管阻塞、受压、扭曲、折叠或脱出，应及时查找原因和处理，若管道阻塞或脱出，应及时通知医生，并配合医生及时处理。若引流量每天超过1200mL，应密切观察电解质情况，防止电解质紊乱，并且严密记录24小时出入量，做好饮食指导。术后24小时内引出少许的血性液体是正常情况，若引出大量的血性液体，说明可能出现了出血，应及时通知医生，按医嘱给予相应的止血对症治疗，并密切观察患者的生命体征、腹部症状和体征的变化。

（4）饮食护理　因胆汁引流后，患者对脂肪的消化能力明显减低，应指导患者低脂饮食，告知饮食治疗的重要性及目的性，提高患者的依从性。在早期，应遵循少量多餐的原则，饮食以清淡易消化的低脂流质为主，第1天先进食米汤、菜汁等，进食后密切观察患者有无腹胀、腹痛、恶心等不适，如无不适，第2天起可进食鱼汤、肉汤、稀饭、新鲜果汁等，告知家属及患者食物中少放油，观察2～3天，若患者仍无腹胀、腹痛等不适，可逐步过渡到低脂软食；3周以后，再逐渐恢复到每天三餐的正常饮食习惯（低脂普食）。指导患者多进食富含维生素及优质蛋白的食物，避免高脂饮食，以免引起消化不良，嘱其多饮水，以利于冲洗尿中过量的胆盐淤积。

（5）并发症的观察与护理

① 胆道出血：胆道出血发生率约为6.8%。胆道出血的主要原因是穿刺时损伤肝内血管，同时，肝脏在穿刺点处裂伤所致，另外，长期胆道阻塞的患者，肝功能受损导致凝血功能障碍。术后应密切观察生命体征及腹部体征的变化，观察穿刺口有无渗血及引流液的颜色。

② 胆道感染：其发生率约10%。原因有胆汁中细菌经对比剂注入肝内或PTCD操作器械消毒不严；内外引流后，肠内容物在腹压增加时逆行至胆。

③ 长期梗阻性黄疸患者，其机体免疫力较弱，肝内Kupffer细胞功能及T细胞淋巴功能受到抑制，容易导致感染。术后应严密监测体温的变化及引流液的性质，保持引流管的通畅。

④ 胆汁性腹膜炎常见于引流管脱落或穿刺置管失败、反复穿刺，大量胆汁漏至腹腔所致。患者一旦出现持续性右上腹疼痛并阵发性加强、寒战高热，并伴有压痛、反跳痛、烦躁不安、肠鸣音消失、白细胞明显升高，应及时报告医生，同时密切观察患者神志及生命体征变化。术后嘱患者及家属固定好引流管，防止牵拉脱落。

⑤ 导管堵塞：导管堵塞是造成引流失败和继发胆道感染的

重要原因。与长期引流致胆汁盐沉积或胆道出血致血凝块阻塞引流管有关，因此，每隔 2 小时应往离心方向挤压引流管。

第九节　生物制剂输注的护理

一、定义

英夫利西单抗是一种生物制剂，在国外已经广泛应用，且显示出显著的临床疗效，在国内的应用刚刚起步。英夫利西单抗是人鼠嵌合的 lgGlk 型 TNF-α 的单克隆抗体，为促炎性细胞因子的拮抗剂，由人体恒定区和鼠类可变区组成，其中 75% 为人源化，25% 为鼠源化，通过结合具有生物学活性的可溶性和膜结合型 TNF-α，抑制 TNF-α 与受体的结合，从而阻断 TNF-α 的信号传导以及随后的病理作用，研究显示炎症性肠病患者血液、结肠黏膜组织中，TNF-α 明显增加，抗 TNF-α 抗体通过与 TNF 的特异性结合，促进黏附分子下调，同时可使表达 TNF 的炎性细胞凋亡，从而使炎症消退，因此该药的出现可视为炎症性肠病治疗领域的新突破。

二、适应证

英夫利西单抗对于溃疡性结肠炎、难治性克罗恩病以及克罗恩病伴瘘管的诱导缓解和维持治疗效果明显。我国在 2008 年炎症性肠病诊治共识意见中推荐英夫利西单抗用于激素和免疫抑制药治疗无效的重度克罗恩病和溃疡性结肠炎。

三、护理

（1）操作前护理

① 药物保存：英夫利西单抗每瓶 100mg，为白色固体，生物制剂，需 2～8℃避光保存。一旦溶解，药液必须立即使用，未用完的液体不能再储存使用。

② 药物配制：配制药物时，使用配有 21 号或更小针头的注

射器,将药品用10mL无菌注射用水溶解。轻轻旋转药瓶,使药粉溶解。溶药过程中可能出现泡沫,静置5分钟后,从250mL 0.9%氯化钠注射液袋中抽出与本品稀释后溶液相同的液体量丢弃,再将本品稀释后溶液全部注入该输液袋中,轻轻混合。避免长时间或用力摇晃,严禁振荡。如药瓶内的真空状态已被破坏,则该瓶药品不能使用。配制好的溶液应为无色或淡黄色,泛乳白色光。配制过程中严格无菌操作。由于英夫利西单抗是一种蛋白质,溶液中可能会有一些半透明微粒。如果溶液中出现不透明颗粒、变色或其他物质,则不能继续使用。本品不宜与其他药物同时使用。

(2) 操作后护理

① 严格控制药物输注速度：用药过程中严格控制药物输注速度。首先用0.9%氯化钠注射液100mL排气,输液器使用统一的带有恒速调节器的输液管,然后选择相对粗、直的血管建立静脉通道,滴注10分钟后换上英夫利西单抗药物,初始输注速度为10mL/h,15分钟后调至20mL/h,30分钟后调至40mL/h,45分钟后调至80mL/h,60分钟后调至150mL/h,90分钟后调至250mL/h,直到英夫利西单抗液体输注完毕,最后用0.9%氯化钠注射液冲管,减少浪费。输液时间不得少于2小时。

② 观察和护理：输液过程中除了观察穿刺处有无红肿、外渗以外,还应严密观察患者出现的不良反应,听取患者主诉,细心观察患者皮肤、生命体征,如果患者出现过敏反应,要立即停止药物输入,改换生理盐水并通知医生,在没有严重过敏反应时,可以给予抗过敏药物（如地塞米松、盐酸异丙嗪）在观察的同时要稳定患者情绪,注重患者心理护理,医生镇定的态度和护士娴熟的技术及医护默契的配合是对患者最大的安慰。症状减轻后继续输入药液,滴速调至初始速度,观察患者没有反应时再调整速度,治疗过程中与医生多交流,对于有过敏史或易过敏患者建议用药前使用激素预防过敏反应。输液结束后患者接受观察1小时,观察有无迟发的输液反应,无不适后方可离开医院。

③ 心理护理：英夫利西单抗作为一种生物制剂，价格较贵，经济负担较大，而且患者担心疗效和不良反应。向患者解释选用英夫利西单抗的原因、主要药理作用、优点、治疗的过程、不良反应及其应对方法，并请既往使用过英夫利西单抗的患者现身说法，减轻患者的心理压力，增强治疗的信心，使患者顺利完成治疗。

④ 出院指导：告知患者药物使用时间及可能出现的不适反应、日常注意事项，避免接触上呼吸道感染患者，保持空气流通，避免到人多拥挤、空气混浊的地方，必要时戴口罩。教会患者如何监测感染征象，每天测量体温，及时发现发热、咳嗽、咳痰等症状，并观察腹痛、腹胀情况、大便次数、体质量情况等。如无腹痛、腹胀，大便次数减少，体质量增加则为好的征兆。告知患者在接受手术或疫苗注射前应向医生咨询。使用氨基水杨酸类制剂、肾上腺皮质激素治疗的患者，严格随诊，切勿自行加减药或停药，以免影响疾病复发或恶化。告知患者戒烟，注意饮食调理和营养补充，一般供给高热量、优质蛋白质、低脂、少渣饮食，少量多餐，适当给予叶酸、维生素B_{12}等多种维生素及微量元素。注意保暖，适当运动，保证充足的睡眠、均衡的饮食及保持乐观的心态，认真记录下一次接受治疗的日期，告知连续治疗对疾病恢复的重要性，医生提前电话通知患者，定期来院治疗。